科学出版社"十四五"普通高等教育本科规划教材

医学统计学

（多元篇）

第 2 版

主　编　姜晶梅

副主编　薛　芳　徐　涛

主　审　韩少梅

编　委（按姓氏汉语拼音排序）

陈王跃	陈雅丽	杜　瑾	顾文涛
郭晓波	韩　伟	韩少梅	厚　磊
胡耀达	姜晶梅	庞海玉	申郁冰
王子兴	吴　鹏	徐　涛	薛　芳
杨翠红	张璐雯	赵　婧	赵玉洁

U0210021

科学出版社

北　京

内 容 简 介

本书是 2014 年 1 月出版的《医学实用多元统计学》的第 2 版，与 2022 年 10 月出版的《医学统计学》(基础篇，第 2 版)为系列教材。全书共 12 章，基本包括了医学研究常用的多元统计分析方法。

本书理论介绍深入浅出，案例丰富，85%的案例来自作者亲身参与的科研课题。为方便读者学习，我们将多元统计分析必备的矩阵代数内容独立出来，附于书后。书后有例题中用到的 SAS 程序，可以供学生和科研工作者参考。

本书的特色是在介绍经典统计方法的同时，补充了近年来在方法学上的拓展内容，重点介绍与医学密切相关的多元统计内容，突出医学应用。本书既可作为医学院校研究生的多元统计分析课程教材，也可用作医学科研人员从事科研活动的参考资料。

图书在版编目（CIP）数据

医学统计学. 多元篇 / 姜晶梅主编. -- 2 版. 北京：科学出版社，2024. 6. -- (科学出版社"十四五"普通高等教育本科规划教材). -- ISBN 978-7-03-078886-3

Ⅰ. R195.1

中国国家版本馆 CIP 数据核字第 2024U7M816 号

责任编辑：王　颖 / 责任校对：宁辉彩
责任印制：张　伟 / 封面设计：陈　敬

科学出版社 出版
北京东黄城根北街 16 号
邮政编码：100717
http://www.sciencep.com

北京富资园科技发展有限公司　印刷
科学出版社发行　各地新华书店经销
*

2014 年 1 月第　一　版　开本：787×1092　1/16
2024 年 6 月第　二　版　印张：21
2024 年 6 月第六次印刷　字数：506 000
定价：95.00 元
（如有印装质量问题，我社负责调换）

前　　言

本书是 2014 年 1 月由科学出版社出版的《医学实用多元统计学》的第 2 版。尽管《医学实用多元统计学》自使用以来，学生和相关任课老师普遍反映良好，但也存在一些问题。教学过程中的反馈和思考，以及北京协和医学院教育教学改革要求都促使我们进一步对教材进行修订。2020 年《医学实用多元统计学》被评为"北京市高等学校优质本科教材课件"后，主编对本书的第 2 版修订深感责任重大。

此版除对第 1 版的内容（包括内容、公式、文字、例题及习题的核查，图表的制作和附录）在实际使用中发现的错误以及对诸如措辞表达不妥的地方进行订正之外，还重点做了如下调整：

1. 与已经出版的《医学统计学》（基础篇，第 2 版）一起作为统计学系列教材，从理论到应用在内容上的衔接上更加流畅、完善。

2. 对书中例题部分进行调整，加大了案例讨论部分，使其不仅在内容上利于读者对多元理论知识的消化吸收，而且在应用上更贴近医学科研实践。

3. 对每一章节后的习题进行了增删和改写，加强了以问题为导向的讨论与思考设计；并将由过去的单一计算形式改为目前的分析和计算融为一体的模式。

4. 增加必要的附录，便于学生和相关人员学习时参考。

本书案例及例题数据主要来自以下科研项目的支持：公益性行业科研专项（项目编号：201402017，200802030）、国家自然科学基金（项目编号：81273181）、科技部科技基础性工作专项（项目编号：2006FY110300）、美国国家癌症研究学会基金（项目编号：1156002259A3）、国家"十五"科技攻关项目（项目编号：2004BA719A10）、中国医学科学院创新工程（2017-I2M-W9）以及多项临床试验研究。在此，特表示衷心的感谢！

本书的编写得到了"北京协和医学院精品教材"以及基础学院"协和基础医学实用教材建设"的项目资助，在此表示衷心的感谢。

教材的编写不是一日之功，提升再版教材的质量是我们首要的目的。通过系列化教材的出版来提升整体的教学水平一直是是我们追求的初衷，并且教材编写修订过程中的创造性工作也能不断激发我们工作的热情和进一步提升教学质量。

本书的编写和修订由北京协和医学院基础学院流行病与卫生统计学系的统计学教研室全体教师和研究生共同完成。限于编者水平，不足之处在所难免，恳请广大读者及同行提出宝贵意见。

编　者

2023 年 1 月 17 日于北京协和医学院

目　　录

第 1 章 概 述

1.1 多元统计分析目标及内容

在医学研究中，经常需要采用多个指标对某些现象进行综合描述和分析。如采用生理、心理及社会适应等方面的指标描述人体健康状态；采用症状、体征等临床表现和影像学、实验室等检查结果进行疾病诊断；采用体重指数、血压状况、血脂水平、是否伴有糖尿病、是否吸烟等指标估计心脑血管事件发生风险。显然，上述例子潜在的数据结构是多元的，并且观察指标间多存在着广泛的相互关系。如何挖掘这类数据中所隐含的重要信息，进而把握其内在的本质属性就是多元统计要解决的问题。以多元随机数据为研究对象，进行数据的收集、整理和分析以揭示各类现象内在规律性的理论和方法就是多元统计分析（multivariate statistical analysis）。

多元统计学起源于 20 世纪 20 年代，威沙特（J. Wishart）、霍特林（H. Hotelling）、费希尔（R.A. Fisher）、罗伊（S.N. Roy）等是该领域的先驱。多元统计的内容既包括一元分析中某些方法的直接推广，也包含多个随机变量所特有的一些问题。1975 年，英国统计学家肯德尔（M. G. Kendall）在 *Multivariate Analysis* 一书中把经典多元统计分析所研究的问题概括为以下几个方面：

1. 数据简化或结构简化 将较复杂的数据结构通过变量变换等方式使相互依赖的变量变成互不相关的变量，或把高维空间的数据投影到低维空间，在不损失有价值信息的前提下，尽可能用简单的形式表示所研究的现象，同时又能够做出很好的解释。例如，主成分分析、因子分析等就是这样的方法。

2. 分类与判别 是对所考察的对象（或变量）按相似程度进行分类（或归类）。例如，聚类分析和判别分析等就是解决这类问题的统计方法。

3. 变量间关系的研究 人们往往对变量间的关系感兴趣，即变量间是相互独立，还是彼此相关？是否可以根据某些变量间的变化关系对其他变量进行预测？回归分析和典型相关属于研究这类问题的统计方法。

4. 多元数据的统计推断 包括以多元正态分布下的均值向量及协方差矩阵为代表的多元正态总体参数的估计和假设检验等问题。

5. 多元统计分析的理论基础 多元统计分析的理论基础主要涉及随机向量特别是正态随机向量，以及由这些随机向量定义的各种多元统计量，推导它们的分布并研究其性质。其中，抽样分布理论不仅是统计推断的基础，也是多元统计分析的理论基础。

由于多元分析中的大部分理论和方法都是基于正态分布假设下得到的，故矩阵运算和正态分布的性质对真正掌握多元分析的基本方法起着重要作用。

随着计算机技术的发展，多元统计分析目前在地质、气象、医学、经济等领域得到了广泛应用。近年来，我国在多元统计理论的研究和医学研究的应用上也取得了很多令人瞩目的成绩，一批有实力的科研和教学队伍在医学研究领域中已经形成。

1.2 多元统计方法在医学研究中的应用

为进一步说明多元统计方法在医学研究中的应用价值，以下列举几个笔者亲历的医学科研实例，这些实例可促使广大医学生和从事医学科研工作的读者产生更多的感性认识，并使他们能够结合自身实践加深对多元统计方法的理解。这些例子可以根据多元统计分析的目标及内容进行分类。

1. 数据简化或结构简化

（1）老年生命质量研究中的一个重要方面是生活自理能力的评价，该评价涉及 10 余项指标，从基本的穿衣、吃饭，到更高层次的购物、理财等。如何简化这个数据结构而又不失重要的信息？

（2）某项研究拟采用社会关系、生理、心理等多维度指标反映某人群的健康状况。如何基于一个较庞大的指标体系对该人群的健康状况进行综合评价？（参见本书第 8、9 章）

2. 分类与判别

（1）如何根据人口学指标和医疗卫生服务指标将地区进行划分，进而评价医疗资源配置的合理性？如何根据人体基本生理指标对人群进行分类？

（2）对肺结节患者，如何根据结节大小、部位、边缘是否光滑等影像特征以及患者的临床表现对其疾病性质进行判断？（参见本书第 11、12 章）

3. 变量间关系的研究

（1）在国民体质调查中，如何根据青少年体格发育状况及其肺功能状态来评价体格发育与肺功能的关系？

（2）对已接受手术治疗的乳腺癌患者进行随访观察，如何探索影响患者预后的可能因素？并确定各种预后因素对患者生存时间的影响程度。

（3）如何对成年女性尿失禁的风险因素进行探讨？（参见本书第 4、6、7 章）

4. 多元数据的统计推断

（1）如何通过病毒学、免疫学等实验室指标的变化，评价国产新药相对已上市药物对 HIV/AIDS 患者的疗效？

（2）收缩压、总胆固醇、体重指数是心血管病的重要危险因素，如何根据样本资料比较不同民族人群在这些指标上的分布特征以指导心血管病的防控？（参见本书第 3 章）

应提醒注意的是，在科研实践中，上述方法通常不是孤立的使用，往往需要相互配合，最终得到有效的分析结果。

医学多元统计学是一门应用学科，尽管我们无意过多阐述多元统计的数理基础，但读者必须清楚统计理论研究和应用研究之间"源"和"水"的关系。基础医学、临床医学、公共卫生与预防医学等医学实践为多元统计学的应用提供了广阔的空间；而多元统计方法在实践中又可不断拓展新的应用领域。但无论如何发展，统计学基础理论都是这些方法的生命之源。

1.3 多元统计分析的数据结构

当研究者试图了解某现象或验证某种假说时，常先选择对事物的多个特征（或多个变量）进行记录，从而形成了多元（多维）数据。习惯上，我们用 x_{ij} 表示第 i（$i = 1, 2, \cdots, n$）个样品（观测对象）的第 j（$j = 1, 2, \cdots, p$）个指标的观测值，其数据结构可表达为表 1.1 形式。

表 1.1 多元数据的表格形式

编号	观察指标 (j)					
(i)	X_1	X_2	$\cdots$	X_j	$\cdots$	X_p
1	x_{11}	x_{12}	$\cdots$	x_{1j}	$\cdots$	x_{1p}
2	x_{21}	x_{22}	$\cdots$	x_{2j}	$\cdots$	x_{2p}
$\vdots$	$\vdots$	$\vdots$		$\vdots$		$\vdots$
i	x_{i1}	x_{i2}	$\cdots$	x_{ij}		x_{ip}
$\vdots$	$\vdots$	$\vdots$		$\vdots$		$\vdots$
n	x_{n1}	x_{n2}	$\cdots$	x_{nj}		x_{np}

上述数据表格可以用 n 行 p 列矩阵形式表示，即多元数据矩阵（data matrix）。

$$X = \begin{bmatrix} x_{11} & x_{12} & \cdots & x_{1p} \\ x_{21} & x_{22} & \cdots & x_{2p} \\ \vdots & \vdots & & \vdots \\ x_{n1} & x_{n2} & \cdots & x_{np} \end{bmatrix} \text{ 或简写为 } X = (x_{ij})_{n \times p} \tag{1.1}$$

数据矩阵 X 包含了全部变量的所有观测值，每个观测值也称为矩阵的元素。

我们称数据矩阵 X 中的每一行为行向量（row vector），每一列为列向量（column vector）。以行向量为例，数据矩阵 X 中第 i 行的观测数据可有如下表达：

$$X_{(i)} = \begin{bmatrix} x_{i1} \\ x_{i2} \\ \vdots \\ x_{ip} \end{bmatrix}$$

也可以将第 i 行的数据表示成如下行向量的形式：

$$X_{(i)}^T = \begin{bmatrix} x_{i1}, & x_{i2}, & \cdots, & x_{ip} \end{bmatrix}$$

其中，$X_{(i)}$ 右上角的符号"T"表示转置。行向量的括号也可以用圆括号表示。

如果这个向量在未进行观察之前取值是不确定的，称其为随机向量（random vector），但在观测实施后，它就是有固定取值的向量。在多元统计分析中涉及的都是随机向量，或是由随机向量组成的随机矩阵。

用数据矩阵形式记录数据简化了对问题的说明，其优势有：①有利于对数据的变换、处理和计算；②用数据矩阵表示的数据关系很容易在计算机上编程，从而使一些统计量的计算可由程序来完成。

例 1.1 为了解藏族儿童身体发育情况，在四川某藏族居住区 12 岁女童中随机选取了 57 名并测量其胸围 X_1（cm）、腰围 X_2（cm）、臀围 X_3（cm），部分资料见表 1.2。

表 1.2　四川某藏族居住区 12 岁女童三项观测指标

编号 i	胸围 X_1	腰围 X_2	臀围 X_3
1	72.0	65.0	80.0
2	78.0	67.0	91.0
3	75.0	62.0	80.0
4	70.0	61.0	88.0
5	76.0	60.0	91.0
6	71.0	62.0	83.0
7	63.0	58.0	78.0
⋮	⋮	⋮	⋮
57	80.0	68.0	92.0

资料来源：科技部科技基础性工作专项重点项目（2006FY110300）

表 1.2 中资料用矩阵形式表达则为

$$X = \begin{bmatrix} 72.0 & 65.0 & 80.0 \\ 78.0 & 67.0 & 91.0 \\ \vdots & \vdots & \vdots \\ 80.0 & 68.0 & 92.0 \end{bmatrix}$$

这里有 3 个观测指标：胸围 X_1、腰围 X_2、臀围 X_3，每一个观察对象在这些指标上的测量值就构成一个行向量，它是一个 3 维 $(p = 3)$ 随机向量，因此，57 个观察对象就有 57 个行向量，它们是

$$X_{(1)}^T = [72.0,\ 65.0,\ 80.0],\ X_{(2)}^T = [78.0, 67.0, 91.0],\ \cdots,\ X_{(57)}^T = [80.0, 68.0, 92.0]$$

与一元统计类似，多元统计分析仍然将根据研究目的的确定的全体研究对象的特征称为总体。如果构成总体的个体具有 p 个需要观测的指标，我们称这样的总体为 p 元总体，每一个体的 p 个指标的观测称为一个样品，而全部 n 个样品组成一个样本。上述实例就是 $p = 3$, $n = 57$ 的一个样本。

1.4　多元描述统计量

例 1.1 中多元数据的结构启示我们，多元统计分析在实践中所产生的数据集通常是庞大且复杂的。与一元统计分析中通过使用描述统计量来描述数据的分布特征一样，多元数据分布特征也依赖于描述统计量。在此，我们先给出针对样本数据的常用描述统计量，包括样本均值向量、样本协方差矩阵和样本相关系数矩阵。关于多元随机向量的数字特征，我们将在第 2 章中作进一步介绍。

1.4.1　样本均值向量

样本均值向量处于样本数据矩阵的"中心"位置，由样本观测值计算得到的均值向量记为

$$\bar{X} = \begin{bmatrix} \bar{X}_1 \\ \bar{X}_2 \\ \vdots \\ \bar{X}_p \end{bmatrix} = \begin{bmatrix} \bar{X}_1, \bar{X}_2, \cdots, \bar{X}_p \end{bmatrix}^T \qquad (1.2)$$

其中，$\bar{X}_j = \dfrac{1}{n}\sum\limits_{i=1}^{n} x_{ij}$ $(j=1, 2, \cdots, p)$。

例 1.2　利用例 1.1 资料计算 57 名 12 岁女童的三项观测指标：胸围 X_1（cm）、腰围 X_2（cm）、臀围 X_3（cm）的均值向量。

解：样本均值分别是

$$\bar{x}_1 = \frac{1}{57}\sum_{i=1}^{57} x_{i1} = \frac{1}{57}(72.0+78.0+\cdots+80.0) = 76.58$$

$$\bar{x}_2 = \frac{1}{57}\sum_{i=1}^{57} x_{i2} = \frac{1}{57}(65.0+67.0+\cdots+68.0) = 67.14$$

$$\bar{x}_3 = \frac{1}{57}\sum_{i=1}^{57} x_{i3} = \frac{1}{57}(80.0+91.0+\cdots+92.0) = 87.51$$

其均值向量为

$$\bar{x} = \begin{bmatrix} \bar{x}_1 \\ \bar{x}_2 \\ \bar{x}_3 \end{bmatrix} = \begin{bmatrix} 76.58 \\ 67.14 \\ 87.51 \end{bmatrix} = \begin{bmatrix} 76.58, 67.14, 87.51 \end{bmatrix}^T$$

1.4.2　样本协方差矩阵

在一元统计分析中，我们用方差描述随机变量取值的离散程度。类似地，在多元分析中，描述多元随机数据离散程度的统计指标是样本方差-协方差矩阵，它不仅能够描述单一变量取值的离散程度，还能刻画两两变量间的相互关系。

为便于理解，我们将样本方差-协方差矩阵的计算写成两部分：

$$s_{jj} = \frac{1}{n-1}\sum_{i=1}^{n}(x_{ij}-\bar{x}_j)^2 \quad (j=1, 2, \cdots, p) \qquad (1.3)$$

$$s_{jk} = \frac{1}{n-1}\sum_{i=1}^{n}(x_{ij}-\bar{x}_j)(x_{ik}-\bar{x}_k) \quad (j, k=1, 2, \cdots, p;\ j\neq k) \qquad (1.4)$$

式（1.3）是对 p 维随机向量的每一个分量 X_j 求方差（这里的 $s_{jj}=s_j^2$），式（1.4）为 p 维随机向量中的任意两个变量 X_j 与 X_k 间的协方差，或者说是它们各自离均差积的平均值。事实上，两个公式可以统一表达，因为 X_j 的方差就是 X_j 同自身的协方差。为方便起见，以后我们统称方差-协方差矩阵为协方差矩阵。

于是，对于 p 维随机向量，我们可以得到样本协方差矩阵为

$$S = \begin{bmatrix} s_{11} & s_{12} & \cdots & s_{1p} \\ s_{21} & s_{22} & \cdots & s_{2p} \\ \vdots & \vdots & & \vdots \\ s_{p1} & s_{p2} & \cdots & s_{pp} \end{bmatrix}$$

该矩阵包括 p 个方差和 $p(p-1)/2$ 个协方差。从分布上看，样本方差位于矩阵的主对角线

上，且协方差矩阵为对称矩阵。

例 1.3　利用例 1.1 资料，计算 57 名 12 岁女童的三项观察指标：胸围 X_1（cm）、腰围 X_2（cm）、臀围 X_3（cm）的样本协方差矩阵。

解：样本方差和协方差是

$$s_{11} = \frac{1}{57-1} \sum_{i=1}^{57} (x_{i1} - \overline{x}_1)^2$$

$$= \frac{1}{56} \times \left[(72.0 - 76.58)^2 + (78.0 - 76.58)^2 + \cdots + (80.0 - 76.58)^2 \right] = 67.32,$$

$$s_{22} = \frac{1}{57-1} \sum_{i=1}^{57} (x_{i2} - \overline{x}_2)^2$$

$$= \frac{1}{56} \times \left[(65.0 - 67.14)^2 + (67.0 - 67.14)^2 + \cdots + (68.0 - 67.14)^2 \right] = 69.02,$$

$$s_{33} = \frac{1}{57-1} \sum_{i=1}^{57} (x_{i3} - \overline{x}_3)^2$$

$$= \frac{1}{56} \times \left[(80.0 - 87.51)^2 + (91.0 - 87.51)^2 + \cdots + (92.0 - 87.51)^2 \right] = 38.47,$$

$$s_{12} = \frac{1}{57-1} \sum_{i=1}^{57} (x_{i1} - \overline{x}_1)(x_{i2} - \overline{x}_2)$$

$$= \frac{1}{56} \times \left[(72.0 - 76.58) \times (65.0 - 67.14) + \cdots + (80.0 - 76.58) \times (68.0 - 67.14) \right] = 60.85,$$

$$s_{13} = \frac{1}{57-1} \sum_{i=1}^{57} (x_{i1} - \overline{x}_1)(x_{i3} - \overline{x}_3)$$

$$= \frac{1}{56} \times \left[(72.0 - 76.58) \times (80.0 - 87.51) + \cdots + (80.0 - 76.58) \times (92.0 - 87.51) \right] = 47.31,$$

$$s_{23} = \frac{1}{57-1} \sum_{i=1}^{57} (x_{i2} - \overline{x}_2)(x_{i3} - \overline{x}_3)$$

$$= \frac{1}{56} \times \left[(65.0 - 67.14) \times (80.0 - 87.51) + \cdots + (68.0 - 67.14) \times (92.0 - 87.51) \right] = 43.27,$$

并且，$s_{12} = s_{21}$，$s_{13} = s_{31}$，$s_{23} = s_{32}$。于是我们得到的含有 3 个变量的样本协方差矩阵为

$$S = \begin{bmatrix} 67.32 & 60.85 & 47.31 \\ 60.85 & 69.02 & 43.27 \\ 47.31 & 43.27 & 38.47 \end{bmatrix}$$

1.4.3　样本相关系数矩阵

基于样本协方差矩阵还可以计算另一个重要的统计量——相关系数矩阵。由样本观测值计算的相关系数矩阵为

$$R = \begin{bmatrix} 1 & r_{12} & \cdots & r_{1p} \\ r_{21} & 1 & \cdots & r_{2p} \\ \vdots & \vdots & & \vdots \\ r_{p1} & r_{p2} & \cdots & 1 \end{bmatrix}$$

其中，p 维随机向量中第 j 个和第 k 个变量的样本相关系数（Pearson 相关系数），定义为

$$r_{jk} = \frac{s_{jk}}{\sqrt{s_{jj}s_{kk}}} = \frac{\sum\limits_{i=1}^{n}(x_{ij}-\overline{x}_j)(x_{ik}-\overline{x}_k)}{\sqrt{\sum\limits_{i=1}^{n}(x_{ij}-\overline{x}_j)^2 \sum\limits_{i=1}^{n}(x_{ik}-\overline{x}_k)^2}} \quad (j,\,k=1,\,2,\,\cdots,\,p) \tag{1.5}$$

相关系数的取值在 -1 与 $+1$ 之间。这里 r_{jk} 的绝对值度量的是两两变量间线性相关的强度，而 r_{jk} 的正负号给出了相关的方向。

我们对相关系数这个统计量感兴趣的原因在于它没有量纲，即改变变量的度量单位不会改变相关系数的大小。事实上，对每个变量作标准化变换，则标准化变换后的协方差矩阵就等于原始变量的相关系数矩阵。在实际分析中，相关系数在衡量两个变量间的相互关系上比协方差更有价值。

例 1.4　利用例 1.1 资料，计算 57 名 12 岁女童三项观察指标：胸围 X_1（cm）、腰围 X_2（cm）、臀围 X_3（cm）的相关系数阵，结果是

$$R = \begin{bmatrix} 1.000 & 0.893 & 0.930 \\ 0.893 & 1.000 & 0.840 \\ 0.930 & 0.840 & 1.000 \end{bmatrix}$$

上述计算过程类似协方差矩阵的计算过程，此处不再赘述。

1.5　统 计 距 离

统计距离（statistical distance）是学习多元统计的基础，由于大多数多元统计方法都基于距离的概念，因此，有必要将距离的概念单独进行介绍。

欧几里得距离（Euclidean distance，简称欧氏距离）是人们所熟知的，它是定义在 p 维空间上两点之间的距离。例如，考虑平面的点 $P(x_1,\,x_2)$，则 P 到原点 $O(0,\,0)$ 的直线距离 $d(O,\,P)$ 是

$$d(O,\,P) = \sqrt{x_1^2 + x_2^2} \tag{1.6}$$

将二维空间拓展到 p 维空间，设点 P 的坐标为 $(x_1,\,x_2,\,\cdots,\,x_p)$，则点 P 到原点 $O(0,\,0,\,\cdots 0)$ 的距离为

$$d(O,\,P) = \sqrt{x_1^2 + x_2^2 + \cdots + x_p^2} \tag{1.7}$$

任意两点 $P = (x_1,\,x_2,\,\cdots,\,x_p)$ 和 $Q = (y_1,\,y_2,\,\cdots,\,y_p)$ 的欧氏距离定义为

$$d(P,\,Q) = \sqrt{(x_1-y_1)^2 + (x_2-y_2)^2 + \cdots + (x_p-y_p)^2} \tag{1.8}$$

欧氏距离虽然简单直观，但在统计分析中的局限性也非常明显，原因在于它将样品的不同属性（即各指标或各变量）之间的差别等同看待，即在计算距离时每个变量所起的作用是相同的（等权重）。因此，欧氏距离不能完全体现具有不同变异程度的指标观测值的变化。统计距离就是基于这样的考虑而被引入的。为了便于理解，我们用图 1.1 来解释统计距离的概念。

图 1.1 中，变量 x_1，x_2 相互独立，从观测点的分布上看，沿 x_1 轴方向的离散程度要比沿 x_2 轴方向的离散程度大得多，即在 x_1 轴单位长度上所含的观察点的个数（密度）要比在 x_2 轴单位长度上所含的观察点的个数少得多，这可能

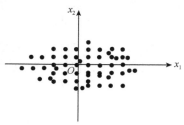

图 1.1　随机点 $P(x_1,\,x_2)$ 在平面上分布的示意图

是由于 x_1 与 x_2 的量纲或本身变异程度不同所导致的。解决该问题的常用方法是标准化，具体做法是将每个坐标除以各自的标准差（即以标准差的倒数进行加权），得到相应的新坐标 $x_1^* = x_1 / \sqrt{s_{11}}$ 和 $x_2^* = x_2 / \sqrt{s_{22}}$，这些标准化后的新坐标保证了度量尺度的一致性。

在新坐标下的欧氏距离

$$
\begin{aligned}
d(O, P) &= \sqrt{(x_1^*)^2 + (x_2^*)^2} \\
&= \sqrt{\left(\frac{x_1}{\sqrt{s_{11}}}\right)^2 + \left(\frac{x_2}{\sqrt{s_{22}}}\right)^2} \\
&= \sqrt{\frac{x_1^2}{s_{11}} + \frac{x_2^2}{s_{22}}}
\end{aligned}
\tag{1.9}
$$

称为统计距离。换句话说，统计距离就是对原坐标的加权距离。

式（1.9）与式（1.6）不同的是，式（1.9）中 x_1 和 x_2 分别增加了权重 $k_1 = 1/\sqrt{s_{11}}$ 和 $k_2 = 1/\sqrt{s_{22}}$，当两个变量的方差相同时，即 $k_1 = k_2$，统计距离与欧氏距离相差一个常数倍。

令式（1.9）等于 $c(c \geqslant 0)$，将式（1.9）两边平方得

$$
\frac{x_1^2}{s_{11}} + \frac{x_2^2}{s_{22}} = c^2
\tag{1.10}
$$

式（1.10）表示所有到原点统计距离的平方为常数 c^2 的点的轨迹是一个椭圆，该椭圆以原点为中心，长轴和短轴分别与坐标轴重合。

统计距离的概念可直接推广到 p 维空间。设 P 和 Q 是 p 维空间中的两个点，其中设 $P = (x_1, x_2, \cdots, x_p)$ 为动点，$Q = (y_1, y_2, \cdots, y_p)$ 为固定点，且坐标变量间的变化相互独立，令 $s_{11}, s_{22}, \cdots, s_{pp}$ 分别是由 $x_1, x_2, \cdots, x_p$ 的 n 个测量值构造的样本方差，则点 P 与 Q 的统计距离是

$$
d(P, Q) = \sqrt{\frac{(x_1 - y_1)^2}{s_{11}} + \frac{(x_2 - y_2)^2}{s_{22}} + \cdots + \frac{(x_p - y_p)^2}{s_{pp}}}
\tag{1.11}
$$

式（1.11）的几何意义与式（1.9）类似。即所有到定点 Q 的统计距离的平方为某定值的点分布在一个超椭球面上，其中心为 Q，各主轴分别平行于对应的坐标轴。式（1.11）还提示，当 $s_{11} = s_{22} = \cdots = s_{pp} = 1$，即椭球的主轴长度都为 1 时，超椭球面就成为单位球面，这时的统计距离就退化为欧氏距离。

在实践中，由于各个变量之间通常是不独立的，因此，式（1.11）的应用受到限制，如图 1.2 所示的点的分布趋势，变量 x_1 和 x_2 就不是相互独立的。

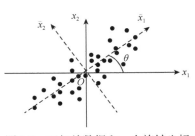

图 1.2　正相关数据和一个旋转坐标系的示意图

图 1.2 显示，如果在点的分布趋势保持不变的情况下，将原坐标系绕原点逆时针旋转 θ 角得到新坐标，使得在新坐标系下 $\tilde{x}_1$ 和 $\tilde{x}_2$ 是独立的，这样，我们仍可以用式（1.9）得到统计距离的计算公式

$$
d(O, P) = \sqrt{\frac{\tilde{x}_1^2}{\tilde{s}_{11}} + \frac{\tilde{x}_2^2}{\tilde{s}_{22}}}
\tag{1.12}
$$

其中，$\tilde{s}_{11}$ 和 $\tilde{s}_{22}$ 分别表示由 $\tilde{x}_1$ 和 $\tilde{x}_2$ 的测量值计算出的样本方差。

原坐标 (x_1, x_2) 与逆时针旋转后的新坐标 $(\tilde{x}_1, \tilde{x}_2)$ 之间有如下关系

$$\tilde{x}_1 = x_1 \cos\theta + x_2 \sin\theta$$
$$\tilde{x}_2 = -x_1 \sin\theta + x_2 \cos\theta \tag{1.13}$$

将式（1.13）代入式（1.12）并经过简单计算，这样点 $P = (\tilde{x}_1, \tilde{x}_2)$ 到原点 $O(0, 0)$ 的距离可以用 P 的原始坐标 (x_1, x_2) 表示

$$d(O, P) = \sqrt{a_{11}x_1^2 + 2a_{12}x_1x_2 + a_{22}x_2^2} \tag{1.14}$$

这里的系数 a_{11}，a_{12}，a_{22} 由角 θ 决定，式（1.14）与式（1.12）不同之处是交叉乘积项 $2a_{12}x_1x_2$ 的出现。

一般地，在变量相关条件下，$P(x_1, x_2)$ 点到固定点 $Q(y_1, y_2)$ 的统计距离表示为

$$d(P, Q) = \sqrt{a_{11}(x_1 - y_1)^2 + 2a_{12}(x_1 - y_1)(x_2 - y_2) + a_{22}(x_2 - y_2)^2} \tag{1.15}$$

并且所有与点 Q 的距离的平方为常数 c^2 的点 $P(x_1, x_2)$ 的坐标满足

$$a_{11}(x_1 - y_1)^2 + 2a_{12}(x_1 - y_1)(x_2 - y_2) + a_{22}(x_2 - y_2)^2 = c^2 \tag{1.16}$$

这是一个以 Q 点为中心的椭圆方程（图1.3）。

式（1.15）与式（1.16）的距离公式可直接推广到 p 维空间，这里不再赘述。

统计距离是构成统计描述和统计推断的基本要素之一。统计距离与欧氏距离的主要不同在于它既考虑了观测值之间的变异性，又考虑了观测变量之间的相互关系，是用各个观测指标的标准差的倒数作为权重的加权欧氏距离，因此不再受各指标量纲的影响。在以后章节中的学习中我们将反复用到统计距离的概念，读者可以通过统计原理的学习和研究案例的分析对它有进一步的认识和理解。

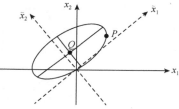

图 1.3　到定点 Q 距离为常数的点的轨迹

1.6　多元统计方法与统计软件

统计学的发展离不开计算机的帮助，特别是在多元统计分析中，由于涉及的变量众多，且计算方法越来越复杂，如果不借助于统计软件，将大大限制统计学在医学研究中的应用。统计软件作为一种专门的数据分析工具，是统计学应用的一项专门技术，也是实现各种复杂的多元统计方法的重要载体。目前，能够应用于多元统计分析的软件数量众多，功能各异，如 SPSS、SAS、Stata 和 R 等，其中 SPSS 和 SAS 是国内医学统计学领域应用较为广泛的两个统计软件。

SPSS 软件全称为 Statistical Product and Service Solutions，主要是以菜单和对话框的方式将各种统计分析方法的选项一目了然地展现出来，省去了编写程序的困难，极大方便了使用者，但是要完成某些复杂的多元统计分析方法，SPSS 软件仍需要依赖于编写程序来实现。

SAS 软件全称为 Statistics Analysis System，它同样具有完备的数据访问、管理、统计分析、矩阵运算、作图及应用开发功能。在数据管理和统计分析领域，SAS 软件已成为国内外认可度最高和应用范围最广泛的统计软件系统之一，它可以完成医学研究领域常用的各种统计分析方法。与 SPSS 软件比较，SAS 软件需要编程，但与其他多元统计分析软件相比，SAS 软件的编程语言更为简洁，所涵盖的分析程序和模块更多。

本书以 SAS 软件为统计分析工具，并对其结果进行详尽的解释说明，以辅助本教材的使用者更好地应用多元统计方法。本书中每一章的实例所涉及的 SAS 分析程序语句核心的

提示统一编排在附录里，关于 SAS 软件的数据步和过程步的基础知识，请参阅 SAS 帮助文档或 SAS 软件相关参考书籍。

思考与练习

1. 在本章所介绍多元统计分析的 5 个主要研究内容中，哪些方法可以看作是一元统计方法的直接拓展，哪些方法更具备多元分析自身特点？请举例说明。

2. 如何理解随机向量及其含义？在一元统计方法中其没有被提及是由于随机向量的概念在一元统计分析中不存在吗？请举例说明。

3. 什么是统计距离？在一元统计的学习中我们是否已经接触过该概念，请举例说明它在统计推断中的作用。

请结合亲历的研究（或阅读文献中的实例）谈谈你对多元统计学在医学研究中作用的体会。

5. 某研究者欲探讨 40 岁以下成年男性体重（kg）与用力肺活量（FVC，L）之间的关系，随机调查了某地区 30 名男性的体重和 FVC 等指标，部分资料见表 1.3。

表 1.3 某地区 30 名 40 岁以下成年男性体重和用力肺活量观测指标

编号	体重	FVC	编号	体重	FVC
i	x_1	x_2	i	x_1	x_2
1	69.8	4.13	16	60.5	4.48
2	85.5	4.44	17	90.4	4.69
3	74.8	4.02	18	80.2	5.01
4	52	4.21	19	80.2	5.01
5	67.4	3.83	20	51.7	4.49
6	61.8	4.74	21	71.1	4.78
7	49	4.26	22	71.1	4.78
8	56.9	4.32	23	57.5	5.11
9	59.1	4.42	24	55.3	4.15
10	48.9	4.27	25	50.7	3.93
11	48.9	4.27	26	85.8	4.92
12	60.3	4.18	27	77.9	5.23
13	76.7	4.61	28	68.5	4.53
14	66.9	4.44	29	67.1	4.14
15	53.1	3.8	30	77.9	4.57

资料来源：中国医学科学院医学与健康科技创新工程（2020-I2M-2-009）

（1）绘制数据的散点图及边缘点图（仅考虑一个变量），并解释这些图形。

（2）根据散点图推断样本协方差的正负号。

（3）计算样本均值 $\bar{x}_1$ 和 $\bar{x}_2$、样本方差 s_{11} 和 s_{22}，并计算样本协方差 s_{12} 和样本相关系数 r_{12}。

第 2 章　多元正态分布及参数估计

正态分布既可以作为某些自然现象的总体模型，又可被看作许多其他理论分布的渐近分布或者极限分布，这种双重作用使其在统计学中占有举足轻重的地位。事实上，本书中所介绍的大多数方法都是基于总体服从多元正态分布（multivariate normal distribution）这一假设的。由于多元正态分布的理论与应用目前都比较成熟，已有一整套行之有效的统计推断方法。因此，本章在首先介绍随机向量分布的基础上，重点讨论多元正态分布的性质及特征。之后，我们还将介绍与多元正态分布密切相关的几个重要统计量及其分布，特别是多元正态分布的两个"同伴"分布，威沙特分布和霍特林 T^2 分布，了解这些统计量的分布将为第 3 章的学习奠定基础。

2.1　随机向量及其分布

本书所讨论的是多变量总体，用 $X = (X_1, X_2, \cdots, X_p)^T$ 表示 p 维随机向量。在一元统计分析中，描述随机变量的基本工具是分布函数。类似地，在多元统计分析中，描述多个随机变量的基本工具也是分布函数，它是多元情形下对一元分布的推广。

2.1.1　一维随机变量的分布回顾

1. 分布函数的定义　设 X 是一个随机变量，x 是任意实数（ $-\infty < x < +\infty$ ），令 $F(x) = P(X \leqslant x)$ ，则称 $F(x)$ 为随机变量 X 的分布函数。

（1）如果 X 为连续型随机变量，其分布函数定义为

$$F(x) = P(X \leqslant x) = \int_{-\infty}^{x} f(t)\mathrm{d}t \tag{2.1}$$

其中，$f(x) \geqslant 0$ 为概率密度函数，简称密度函数。

（2）如果 X 为离散型随机变量，其分布函数定义为

$$F(x) = P(X \leqslant x) = \sum_{x_k \leqslant x} p_k \tag{2.2}$$

其中，$p_k = P(X = x_k)$ 为概率。

易知，离散型变量的分布函数，就是将连续分布函数中密度函数的积分形式转换成相应概率的累加形式。

2. 分布函数的基本性质　无论连续型随机变量还是离散型随机变量，分布函数都具有下列性质：

（1）$F(x)$ 是单调不减函数，即对任意的 $x_1 < x_2$ ，有 $F(x_1) \leqslant F(x_2)$ ；

（2）$0 \leqslant F(x) \leqslant 1$ ，且有 $F(-\infty) = \lim_{x \to -\infty} F(x) = 0$ ，$F(+\infty) = \lim_{x \to +\infty} F(x) = 1$ ；

（3）$F(x)$ 右连续，即 $F(x + 0) = F(x)$ 。

2.1.2　随机向量的联合分布

1. 联合分布函数的定义　设 $X = (X_1, X_2, \cdots, X_p)^T$ 是 p 维随机向量，称函数

$$F(x_1, x_2, \cdots, x_p) = P(X_1 \leqslant x_1, X_2 \leqslant x_2, \cdots, X_p \leqslant x_p) \qquad (2.3)$$

为 X 的联合分布函数（joint distribution function）。

对于连续型随机向量 X，存在一个非负的联合概率密度函数（joint probability density function） $f(x_1, x_2, \cdots, x_p)$，使得

$$F(x_1, x_2, \cdots, x_p) = \int_{-\infty}^{x_p} \cdots \int_{-\infty}^{x_2} \int_{-\infty}^{x_1} f(t_1, t_2, \cdots, t_p) \mathrm{d}t_1 \mathrm{d}t_2 \cdots \mathrm{d}t_p \qquad (2.4)$$

函数 $f(x_1, x_2, \cdots, x_p)$ 也称为多元密度函数或简称密度函数。

密度函数 $f(x_1, x_2, \cdots, x_p)$ 满足以下两条性质：

（1） $f(x_1, x_2, \cdots, x_p) \geqslant 0$ 对一切实数 $x_1, x_2, \cdots, x_p$；

（2） $\int_{-\infty}^{+\infty} \cdots \int_{-\infty}^{+\infty} \int_{-\infty}^{+\infty} f(x_1, x_2, \cdots, x_p) \mathrm{d}x_1 \mathrm{d}x_2 \cdots \mathrm{d}x_p = 1$。

对于离散型随机向量 X，设 X 的所有可能取值组成有限或可数点集 $\{c_j\}_{j \in J}$，则 $P(X = c_j)$ （$j \in J$）组成一个概率分布，称为随机向量 X 的联合概率质量函数（joint probability mass function）。

对任意点集 $D \subseteq \{c_j\}_{j \in J}$，事件 $\{X \in D\}$ 发生的概率可用下式计算

$$P(X \in D) = \sum_{\{j | c_j \in D\}} P(X = c_j) \qquad (2.5)$$

从上述定义可见，p 维随机向量的联合分布函数本质上与一元情形相同。为便于直观理解，我们以二维随机向量为例进一步介绍随机向量联合分布的基本性质，以及由它派生出的边缘分布、条件分布，并讨论分布的独立性。

2. 二维联合分布函数　设 $(X, Y)^T$ 是二维随机向量，对于任意一对实数 (x, y)，定义

$$F(x, y) = P(X \leqslant x, Y \leqslant y)，$$

则称函数 $F(x, y)$ 为向量 $(X, Y)^T$ 的联合分布函数，$P(X \leqslant x, Y \leqslant y)$ 指事件 $\{X \leqslant x\}$ 和事件 $\{Y \leqslant y\}$ 同时发生的概率（图 2.1）。

与一元分布函数不同的是，二元联合分布强调的是两个随机事件同时发生的概率。因此，在多元情形下，逐一研究其分量不能完整地体现变量之间的内在联系。

3. 分布函数的基本性质

（1） $F(x, y)$ 是 x 或 y 的单调不减函数。即固定 x，$F(x, y)$ 是 y 的单调不减函数；或固定 y，$F(x, y)$ 是 x 的单调不减函数；

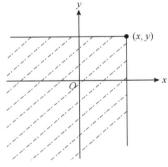

图 2.1　事件 $\{X \leqslant x\} \bigcap \{Y \leqslant y\}$ 集合示意图

（2） $0 \leqslant F(x, y) \leqslant 1$，且有 $F(-\infty, -\infty) = 0$，$F(+\infty, +\infty) = 1$；

（3） $F(x, y)$ 关于 x 和 y 右连续，即对任意的 x, y，有 $F(x, y) = F(x+0, y) = F(x, y+0)$；

（4） 对任意的 $x_1 < x_2$ 和 $y_1 < y_2$ 有 $F(x_2, y_2) + F(x_1, y_1) - F(x_1, y_2) - F(x_2, y_1) \geqslant 0$，显然，不等式左边正是随机点 (X, Y) 落在矩形区域 $\{(x, y) | x_1 < x \leqslant x_2, y_1 < y \leqslant y_2\}$ 内的概率 $P(x_1 < X \leqslant x_2, y_1 < Y \leqslant y_2) \geqslant 0$（图 2.2）。

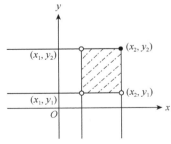

图 2.2　集合 $\{x_1 < x \leqslant x_2\} \bigcap \{y_1 < y \leqslant y_2\}$

4. 边缘分布　二维随机向量 $(X, Y)^T$ 的每个分量都是一维随机变量，都有各自的分布函数。关于 X 的边缘分布函数（marginal distribution function）$F_X(x)$ 定义为

$$F_X(x) = P(X \leqslant x) = P(X \leqslant x, Y < +\infty) = F(x, +\infty) \tag{2.6}$$

对连续型随机向量 $(X, Y)^T$，若有

$$F_X(x) = \int_{-\infty}^{x} \left(\int_{-\infty}^{+\infty} f(u, v) \mathrm{d}v \right) \mathrm{d}u \tag{2.7}$$

则称其中 $f_X(x) = \int_{-\infty}^{+\infty} f(x, v)\mathrm{d}v$ 为随机向量 $(X, Y)^T$ 关于 X 的边缘密度函数（marginal density function）。

同理，关于 Y 的边缘分布函数 $F_Y(y)$ 为

$$F_Y(y) = P(Y \leqslant y) = P(X < +\infty, Y \leqslant y) = F(+\infty, y) \tag{2.8}$$

若有

$$F_Y(y) = \int_{-\infty}^{y} \left(\int_{-\infty}^{+\infty} f(u, v)\mathrm{d}u \right) \mathrm{d}v \tag{2.9}$$

则称其中 $f_Y(y) = \int_{-\infty}^{+\infty} f(u, y)\mathrm{d}u$ 为随机向量 $(X, Y)^T$ 关于 Y 的边缘密度函数。

由于二维随机向量 $(X, Y)^T$ 的联合分布全面反映了 $(X, Y)^T$ 的取值情况，因此，当已知联合分布时，我们就可以求出随机向量 $(X, Y)^T$ 关于 X 或 Y 的边缘分布了。

离散型随机向量的边缘分布与连续型随机向量的定义相似，这里不再赘述。

5. 统计独立性　设 $(X, Y)^T$ 是二维随机向量，如果对任意实数 (x, y)，满足

$$P(X \leqslant x, Y \leqslant y) = P(X \leqslant x)P(Y \leqslant y) \tag{2.10}$$

则称变量 X，Y 相互独立，此时联合分布等于边缘分布的乘积。即

$$F(x, y) = F_X(x)F_Y(y) \tag{2.11}$$

以连续型随机向量为例，如果随机向量 $(X, Y)^T$ 有密度函数 $f(x, y)$，则

$$\begin{aligned} f(x, y) &= \frac{\partial^2 F(x, y)}{\partial x \partial y} = \frac{\partial^2 (F_X(x)F_Y(y))}{\partial x \partial y} \\ &= \frac{\mathrm{d}F_X(x)}{\mathrm{d}x} \times \frac{\mathrm{d}F_Y(y)}{\mathrm{d}y} \\ &= f_X(x)f_Y(y) \end{aligned} \tag{2.12}$$

成立，即联合密度函数等于边缘密度函数的乘积。

离散型随机向量的独立性与连续型随机向量含义相同。

6. 条件分布　设 $(X, Y)^T$ 是二维随机向量，则称在给定 Y(或 X) 的取值条件下，随机变量 X(或 Y) 的分布为条件分布（conditional distribution）。

对于连续型随机向量 $(X, Y)^T$，记联合密度函数为 $f(x, y)$，X、Y 的边缘密度函数分别为 $f_X(x)$ 和 $f_Y(y)$。

若 $f_Y(y) > 0$，则给定 $Y = y$ 时随机变量 X 的条件密度函数为 $f_X(x | Y = y) = \dfrac{f(x, y)}{f_Y(y)}$。

同理，若 $f_X(x) > 0$，则给定 $X = x$ 时随机变量 Y 的条件密度函数为 $f_Y(y | X = x) = \dfrac{f(x, y)}{f_X(x)}$。

对于离散型随机向量 $(X, Y)^T$，记其联合概率质量函数为 $P(X = x_i, Y = y_j) = p_{ij}$ $(i = 1, 2, \cdots; j = 1, 2, \cdots)$。

若对固定的 y_j，有 $P(Y = y_j) > 0$，则称

$$P(X = x_i \mid Y = y_j) = \frac{P(X = x_i, Y = y_j)}{P(Y = y_j)} = \frac{p_{ij}}{\sum_i p_{ij}} \quad (i = 1, 2, \cdots) \qquad (2.13)$$

为在 $Y = y_j$ 条件下随机变量 X 的条件分布。

同理，若对固定的 x_i，有 $P(X = x_i) > 0$，则称

$$P(Y = y_j \mid X = x_i) = \frac{P(X = x_i, Y = y_j)}{P(X = x_i)} = \frac{p_{ij}}{\sum_j p_{ij}} \quad (j = 1, 2, \cdots) \qquad (2.14)$$

为在 $X = x_i$ 条件下随机变量 Y 的条件分布。

p 维随机向量可以看作是二维随机向量的推广，完全可以仿照二维的情况进行讨论，这里不再赘述。

例 2.1 已知随机变量 X 和 Y 的联合分布（表 2.1）为：

表 2.1 X 和 Y 联合分布

Y	X	
	0	1
−1	0.10	0.08
0	0.30	0.25
1	0.15	0.12

（1）求随机变量 X 和 Y 的边缘分布；
（2）求给定 $Y = -1$ 时随机变量 X 的条件分布；
（3）随机变量 X 和 Y 是否独立？

解：（1）X 的边缘分布为

$$P(X = 0) = \sum_{y \in \{-1,0,1\}} P(X = 0, Y = y) = 0.10 + 0.30 + 0.15 = 0.55$$

$$P(X = 1) = \sum_{y \in \{-1,0,1\}} P(X = 1, Y = y) = 0.08 + 0.25 + 0.12 = 0.45$$

Y 的边缘分布为

$$P(Y = -1) = \sum_{x \in \{0,1\}} P(X = x, Y = -1) = 0.10 + 0.08 = 0.18$$

$$P(Y = 0) = \sum_{x \in \{0,1\}} P(X = x, Y = 0) = 0.30 + 0.25 = 0.55$$

$$P(Y = 1) = \sum_{x \in \{0,1\}} P(X = x, Y = 1) = 0.15 + 0.12 = 0.27$$

表 2.2 X 和 Y 联合分布及边缘分布

Y	X		
	0	1	$p_{i \cdot}$
−1	0.10	0.08	0.18
0	0.30	0.25	0.55
1	0.15	0.12	0.27
$p_{\cdot j}$	0.55	0.45	1.00

（2）给定 $Y = -1$ 时随机变量 X 的条件分布为

$$P(X = 0 \mid Y = -1) = \frac{P(X = 0, Y = -1)}{P(Y = -1)} = \frac{0.1}{0.18} = 0.56$$

$$P(X = 1 \mid Y = -1) = \frac{P(X = 1, Y = -1)}{P(Y = -1)} = \frac{0.08}{0.18} = 0.44$$

（3）由于

$$P(X = 0, \ Y = -1) = 0.10$$

$$P(X = 0)P(Y = -1) = 0.55 \times 0.18 = 0.10$$

$$P(X = 0, Y = -1) = P(X = 0)P(Y = -1)$$

类似地，对于 X 和 Y 的其他取值，可以同理计算得出上述式子成立，故 X 和 Y 独立。

2.1.3 随机向量的数字特征

从前面的讨论中我们可以看出，尽管随机向量的分布函数可以完整地描述随机向量的取值规律，但在实践中求解其概率分布往往是非常困难的，而有时随机向量的概率分布仅依赖于几个参数，这些参数就是随机向量的数字特征。于是确定随机向量的分布问题就转化为确定数字特征的问题。在此，我们给出几个重要的随机向量的数字特征，包括均值向量、协方差矩阵以及相关系数矩阵。

设 $X = (X_1, X_2, \cdots, X_p)^T$，$Y = (Y_1, Y_2, \cdots, Y_q)^T$ 是两个随机向量。

1. 随机向量 X 的均值向量　设 $X = (X_1, X_2, \cdots, X_p)^T$ 是 p 维随机向量，若 $E(X_j) = \mu_j$（$j = 1, 2, \cdots, p$）存在，则称

$$E(X) = \begin{bmatrix} E(X_1) \\ E(X_2) \\ \vdots \\ E(X_p) \end{bmatrix} = \begin{bmatrix} \mu_1 \\ \mu_2 \\ \vdots \\ \mu_p \end{bmatrix} = \mu \tag{2.15}$$

为随机向量 X 的均值向量（mean vector）。显然，X 的均值向量由每个分量的期望值构成。

2. 随机向量 X 的协方差矩阵　若 X_j 和 X_k 的协方差 $\text{Cov}(X_j, X_k)$（$j, k = 1, 2, \cdots, p$）存在，则称

$$
\begin{aligned}
D(X) &= E\left[(X - E(X))(X - E(X))^T \right] \\
&= \begin{bmatrix} \text{Cov}(X_1, X_1) & \text{Cov}(X_1, X_2) & \cdots & \text{Cov}(X_1, X_p) \\ \text{Cov}(X_2, X_1) & \text{Cov}(X_2, X_2) & \cdots & \text{Cov}(X_2, X_p) \\ \vdots & \vdots & & \vdots \\ \text{Cov}(X_p, X_1) & \text{Cov}(X_p, X_2) & \cdots & \text{Cov}(X_p, X_p) \end{bmatrix} \\
&= \begin{bmatrix} \sigma_{11} & \sigma_{12} & \cdots & \sigma_{1p} \\ \sigma_{21} & \sigma_{22} & \cdots & \sigma_{2p} \\ \vdots & \vdots & & \vdots \\ \sigma_{p1} & \sigma_{p2} & \cdots & \sigma_{pp} \end{bmatrix} \triangleq \Sigma
\end{aligned} \tag{2.16}
$$

为随机向量 X 的协方差矩阵（covariance matrix）。

式（2.16）中显示，X 的协方差矩阵是由 p 个方差 σ_{jj} 和 $p(p-1)/2$ 个协方差 $\sigma_{jk}(j<k)$ 构成的对称矩阵。

协方差矩阵 $\sum$ 是多维随机向量的一个重要的数字特征，它刻画了随机变量间的相互关系。从协方差的定义可以看出，协方差衡量的仅是线性依赖关系。关于协方差的结构分析，将在第 8 章的主成分分析和第 9 章的因子分析中进一步讨论。

3. 随机向量 X 和 Y 的协方差矩阵 两个随机向量 X 和 Y 的协方差矩阵的定义为

$$
\begin{aligned}
\text{Cov}(X,Y) &= E\left[(X-E(X))(Y-E(Y))^T\right] \\
&= \begin{bmatrix}
\text{Cov}(X_1, Y_1) & \text{Cov}(X_1, Y_2) & \cdots & \text{Cov}(X_1, Y_q) \\
\text{Cov}(X_2, Y_1) & \text{Cov}(X_2, Y_2) & \cdots & \text{Cov}(X_2, Y_q) \\
\vdots & \vdots & & \vdots \\
\text{Cov}(X_p, Y_1) & \text{Cov}(X_p, Y_2) & \cdots & \text{Cov}(X_p, Y_q)
\end{bmatrix}
\end{aligned}
\tag{2.17}
$$

如果 $\text{Cov}(X, Y) = O$（其中"O"表示零矩阵，即矩阵中的元素均为 0），则向量 X 和 Y 不相关。

4. 随机向量 X 的相关系数矩阵 设 p 维随机向量 $(X_1, X_2, \cdots, X_p)^T$，总体相关系数矩阵（correlation matrix）的定义为

$$
\rho = \begin{bmatrix}
1 & \rho_{12} & \cdots & \rho_{1p} \\
\rho_{21} & 1 & \cdots & \rho_{2p} \\
\vdots & \vdots & & \vdots \\
\rho_{p1} & \rho_{p2} & \cdots & 1
\end{bmatrix}
$$

其中，

$$
\rho_{jk} = \frac{\text{Cov}(X_j, X_k)}{\sqrt{\text{Var}(X_j)}\sqrt{\text{Var}(X_k)}} = \frac{\sigma_{jk}}{\sqrt{\sigma_{jj}\sigma_{kk}}} \qquad (j,k=1, 2, \cdots, p)
\tag{2.18}
$$

为随机变量 X_j 和 X_k 的 Pearson 相关系数。显然，相关系数矩阵 ρ 是一个 p 阶对称矩阵。

相关系数的优势是它无量纲，因此，相关系数矩阵在衡量多个变量的相互关系上比协方差矩阵更有用。

2.1.4 均值向量和协方差矩阵的性质

容易证明，均值向量和协方差矩阵具有如下性质：

1. $E(AX) = AE(X)$；
2. $E(AXB) = AE(X)B$；
3. $D(X + a) = D(X)$；
4. $D(AX) = AD(X)A^T = A\sum A^T$；
5. $\text{Cov}(AX, BY) = A\text{Cov}(X, Y)B^T$。

其中，a 是常数向量，A, B 为常数矩阵。

2.2　多元正态分布的定义与性质

2.2.1　多元正态密度函数的定义

我们先回顾一元正态随机变量的密度函数。

若随机变量 X 具有密度函数

$$f(x) = \frac{1}{\sigma\sqrt{2\pi}} \exp\left[-\frac{1}{2}\left(\frac{x-\mu}{\sigma}\right)^2\right] \quad (\sigma > 0, \ -\infty < x < +\infty) \tag{2.19}$$

则称 X 为具有均数 μ 和方差 σ^2 的正态随机变量，记为 $X \sim N(\mu, \sigma^2)$。

在密度函数的指数部分，以单位标准差测量从 x 到 μ 的距离（统计距离）的平方有

$$\left(\frac{x-\mu}{\sigma}\right)^2 = (x-\mu)(\sigma^2)^{-1}(x-\mu) \tag{2.20}$$

将式（2.20）可推广为多元情形下的统计距离（也称广义距离，generalized distance）平方 $(x-\mu)^T \sum^{-1}(x-\mu)$（此时 x 和 μ 均为向量，$\sum$ 为协方差矩阵），并进行相应变换就可得到多维正态随机向量 $X = (X_1, X_2, \cdots, X_p)^T$ 的联合密度函数，简称密度函数。

$$f(x) = \frac{1}{(2\pi)^{p/2}\left|\sum\right|^{1/2}} \exp\left[-\frac{1}{2}(x-\mu)^T \sum^{-1}(x-\mu)\right] \tag{2.21}$$

式（2.21）中，$-\infty < x_j < +\infty$（$j = 1, 2, \cdots, p$），x 为 p 维正态随机向量，均值 μ 是 p 维常数向量，协方差矩阵 $\sum$ 是 p 阶正定矩阵（$\sum > 0$），$\left|\sum\right|$ 是 $\sum$ 的行列式。

为方便起见，我们以二元正态分布为例讨论如何建立联合密度函数。

例 2.2　设随机向量 $X = (X_1, X_2)^T$ 服从二元正态分布，X_1, X_2 的均数分别为 μ_1, μ_2，方差分别为 σ_1^2, σ_2^2，X_1 与 X_2 的相关系数为 ρ_{12}，试求联合密度函数。

解： 第一步：计算 $\sum^{-1}$

由

$$\sum = \begin{bmatrix} \sigma_{11} & \sigma_{12} \\ \sigma_{21} & \sigma_{22} \end{bmatrix} = \begin{bmatrix} \sigma_1^2 & \rho_{12}\sigma_1\sigma_2 \\ \rho_{12}\sigma_2\sigma_1 & \sigma_2^2 \end{bmatrix}, \quad (\sigma_1 > 0, \ \sigma_2 > 0, \ |\rho_{12}| < 1)$$

矩阵 $\sum$ 的行列式为

$$\left|\sum\right| = \sigma_{11}\sigma_{22} - \sigma_{12}^2 = \sigma_1^2\sigma_2^2(1-\rho_{12}^2)$$

$\sum$ 的逆矩阵为

$$\sum^{-1} = \frac{1}{\sigma_1^2\sigma_2^2(1-\rho_{12}^2)} \begin{bmatrix} \sigma_2^2 & -\rho_{12}\sigma_2\sigma_1 \\ -\rho_{12}\sigma_1\sigma_2 & \sigma_1^2 \end{bmatrix}$$

第二步：求广义距离的平方

$$(x-\mu)^T \sum^{-1}(x-\mu)$$

$$= (x_1-\mu_1, \ x_2-\mu_2)\frac{1}{\sigma_1^2\sigma_2^2(1-\rho_{12}^2)} \begin{bmatrix} \sigma_2^2 & -\rho_{12}\sigma_2\sigma_1 \\ -\rho_{12}\sigma_1\sigma_2 & \sigma_1^2 \end{bmatrix}\begin{bmatrix} x_1-\mu_1 \\ x_2-\mu_2 \end{bmatrix}$$

$$= \frac{1}{1-\rho_{12}^2}\left[\left(\frac{x_1-\mu_1}{\sigma_1}\right)^2 + \left(\frac{x_2-\mu_2}{\sigma_2}\right)^2 - 2\rho_{12}\left(\frac{x_1-\mu_1}{\sigma_1}\right)\left(\frac{x_2-\mu_2}{\sigma_2}\right)\right]$$

则二元正态联合密度函数可以表达为

$$f(x_1, x_2) = \frac{1}{2\pi\sigma_1\sigma_2\sqrt{1-\rho_{12}^2}}$$

$$\times \exp\left\{-\frac{1}{2(1-\rho_{12}^2)}\left[\left(\frac{x_1-\mu_1}{\sigma_1}\right)^2 + \left(\frac{x_2-\mu_2}{\sigma_2}\right)^2 - 2\rho_{12}\left(\frac{x_1-\mu_1}{\sigma_1}\right)\left(\frac{x_2-\mu_2}{\sigma_2}\right)\right]\right\}$$

上述密度函数中有 5 个参数，X_1，X_2 的均值 μ_1，μ_2，方差 σ_1^2，σ_2^2，以及 X_1，X_2 的相关系数 ρ_{12}。

2.2.2 多元正态密度函数的几何特征

多元正态分布属于椭球形分布（elliptical distribution）。等高面是 $f(x) = c$，根据式（2.21），这就等价于 $(x-\mu)^T \sum^{-1}(x-\mu) = d^2$，即满足概率密度函数为一常数 c 的 x 值构成一个椭球面。

为了对多元正态密度函数的几何意义有更直观的了解，仍以二元分布为例给出正态联合密度函数的几何表示。在这种情况下，等高面 $f(x) = c$ 就成为了等高线，其对应于密度等于一个常数 c 的 x 值的点的轨迹组成一个椭圆。

例 2.3 设随机向量 $X = (X_1, X_2)^T$ 服从二元正态分布，$X \sim N_2(\mu_1, \sigma_1^2, \mu_2, \sigma_2^2, \rho)$，绘制二元正态联合密度函数的图形及其相应的等高线图形。

在三维空间中，$z = f(x_1, x_2)$ 表示曲面，而满足 $f(x_1, x_2) = c$ 的点 (x_1, x_2) 的集合构成等高线，即

$$\left(\frac{x_1-\mu_1}{\sigma_1}\right)^2 - 2\rho\left(\frac{x_1-\mu_1}{\sigma_1}\right)\left(\frac{x_2-\mu_2}{\sigma_2}\right) + \left(\frac{x_2-\mu_2}{\sigma_2}\right)^2 = a^2 \quad (a \geqslant 0)$$

分别绘制 3 组不同参数的密度函数及相应的等高线图见图 2.3。

图 2.3 显示的是二元正态分布密度函数及等高线，注意到这些椭圆等高线是与正态分布密度函数等值的曲线。

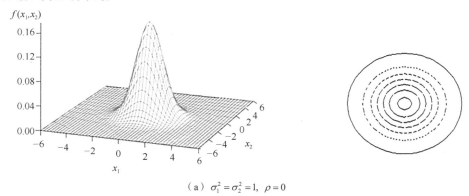

（a）$\sigma_1^2 = \sigma_2^2 = 1$，$\rho = 0$

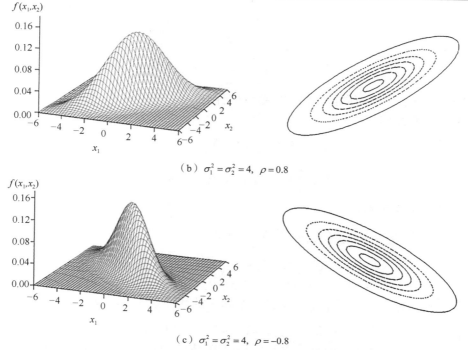

（b）$\sigma_1^2 = \sigma_2^2 = 4,\ \rho = 0.8$

（c）$\sigma_1^2 = \sigma_2^2 = 4,\ \rho = -0.8$

图 2.3　不同参数的二元正态密度函数及其等高线图

2.2.3　多元正态分布的性质

在介绍多元统计分析的理论和方法时，我们经常用到多元正态分布的某些性质，掌握这些性质使我们能轻松熟练地使用正态分布。在此，我们不加证明地给出多元正态分布的主要性质：

性质 1　如果随机向量 $X = (X_1,\ X_2,\ \cdots,\ X_p)^T$ 服从 p 元正态分布，则它的每个分量必服从一元正态分布，但反之不真。

性质 2　正态随机向量 X 的分量的线性组合仍服从（多元）正态分布。

性质 3　设 $X \sim N_p(\mu,\ \sum)$，则 X 的任意分量子集也服从（多元）正态分布，其均值为 μ 的相应子向量，协方差矩阵为 $\sum$ 的相应子矩阵。性质 1 是其特例。

性质 4　协方差为零意味着相应的分量是相互独立的。对于多元正态分布而言，不相关与独立的含义相同。

性质 5　多元正态分布的条件分布仍服从（多元）正态分布。即在某些变量取值固定时，其余一些变量的分布服从（多元）正态分布。

2.3　多元正态分布的参数估计

多元正态分布的参数估计采用极大似然法进行。在此，我们不加证明地给出多元正态分布的均值向量 μ 和协方差矩阵 $\sum$ 的最常用的估计量。

假定 $X_{(i)} = (x_{i1},\ x_{i2},\ \cdots,\ x_{ip})^T$　$(i = 1,\ 2,\ \cdots,\ n)$ 是来自 p 元正态总体 $X \sim N_p(\mu,\ \sum)$ 的一个随机样本，此时观测数据矩阵

$$X = \begin{bmatrix} x_{11} & x_{12} & \cdots & x_{1p} \\ x_{21} & x_{22} & \cdots & x_{2p} \\ \vdots & \vdots & & \vdots \\ x_{n1} & x_{n2} & \cdots & x_{np} \end{bmatrix}$$

是一个随机矩阵，则均值向量和协方差矩阵估计为：

1. 样本均值向量 $\bar{X}$

$$\bar{X} = \hat{\mu} = \frac{1}{n}\sum_{i=1}^{n} X_{(i)} = (\bar{X}_1, \bar{X}_2, \cdots, \bar{X}_p)^T \tag{2.22}$$

其中，

$$\bar{X}_j = \frac{1}{n}\sum_{i=1}^{n} x_{ij}, \quad (j = 1, 2, \cdots, p) \tag{2.23}$$

2. 样本协方差矩阵 S

$$S = \hat{\sum} = \frac{1}{n-1}\sum_{i=1}^{n}(X_{(i)} - \bar{X})(X_{(i)} - \bar{X})^T \tag{2.24}$$

$$= \frac{1}{n-1}X^T X - \frac{n}{n-1}\bar{X}\bar{X}^T = (s_{jk})_{p\times p} \quad (j, k = 1, 2, \cdots, p)$$

由于直接用极大似然法求得的协方差矩阵 $\sum$ 的估计量 $\hat{\sum} = \frac{1}{n}\sum_{i=1}^{n}(X_{(i)} - \bar{X})(X_{(i)} - \bar{X})^T$ 是有偏的，式（2.24）是修正其分母 n 为 $n-1$，而得到的无偏估计量。

事实上，上述样本均值向量 $\bar{X}$ 和样本协方差矩阵 S 在第 1 章中我们已经有初步介绍，这里作为总体参数 μ 和 $\sum$ 的无偏估计量（unbiased estimator）再次给出。

3. 参考域范围的计算　以二元情形为例，设随机变量 X_1，X_2 服从二元正态分布，X_1，X_2 的均值分别为 μ_1，μ_2，方差分别为 σ_1^2，σ_2^2，X_1 与 X_2 的相关系数为 ρ，则 X_1，X_2 的 $100 \times (1-\alpha)\%$ 参考域范围由下式决定

$$\frac{1}{1-\rho^2}\left[\left(\frac{x_1-\mu_1}{\sigma_1}\right)^2 - 2\rho\frac{(x_1-\mu_1)(x_2-\mu_2)}{\sigma_1\sigma_2} + \left(\frac{x_2-\mu_2}{\sigma_2}\right)^2\right] = \chi_{1-\alpha}^2(2) \tag{2.25}$$

该范围是一个椭圆，它服从自由度为 2 的 χ^2 分布。其中，$\chi_{1-\alpha}^2(2)$ 是其临界值。

令

$$z_j = \frac{x_j - \mu_j}{\sigma_j} \quad (j = 1, 2)$$

则 X_1, X_2 的 $(1-\alpha)\times 100\%$ 参考域范围可转化为

$$z_1^2 - 2\rho z_1 z_2 + z_2^2 = (1-\rho^2)\chi_{1-\alpha}^2(2) \tag{2.26}$$

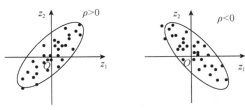

当 $\rho > 0$ 时，该椭圆的长轴在过原点的 45° 线上，长轴长 $2\sqrt{(1+\rho)\chi_{1-\alpha}^2(2)}$，短轴长 $2\sqrt{(1-\rho)\chi_{1-\alpha}^2(2)}$；当 $\rho < 0$ 时，该椭圆的长轴在过原点的 135° 线上，长轴长 $2\sqrt{(1-\rho)\chi_{1-\alpha}^2(2)}$，短轴长 $2\sqrt{(1+\rho)\chi_{1-\alpha}^2(2)}$，见图 2.4。

图 2.4　参考域范围示意图

例 2.4　测得 57 名 12 岁藏族女童的胸围 X_1（cm）和腰围 X_2（cm），其数据见表 2.3。假设胸围、腰围服从二元正态分布，试计算 X_1，X_2 的 95% 参考域范围。

表 2.3　57 名藏族女童的胸围、腰围测量值

编号	胸围 X_1	腰围 X_2	编号	胸围 X_1	腰围 X_2
1	72.0	65.0	41	87.0	76.0
2	78.0	65.0	42	76.0	68.0
3	71.0	62.0	43	72.0	64.0
4	75.0	61.0	44	81.0	70.0
5	70.0	60.0	45	74.0	68.0
6	76.0	61.0	46	76.0	64.0
7	80.0	68.0	47	86.0	79.0
8	63.0	58.0	48	71.0	60.0
9	64.0	59.0	49	74.0	63.0
⋮	⋮	⋮	⋮	⋮	⋮
16	58.0	50.00	56	74.0	67.0
⋯	⋯	⋯	57	74.0	70.0

资料来源：科技部科技基础性工作专项重点项目（2006FY110300）

解：（1）基本统计量的计算

样本均值向量　　　　　　　　$\overline{X} = \left(\overline{x}_1,\ \overline{x}_2\right)^T = (76.58,\ 67.14)^T$

样本协方差矩阵　　　　$S = \begin{bmatrix} s_{11} & s_{12} \\ s_{21} & s_{22} \end{bmatrix} = \begin{bmatrix} 67.3195 & 60.8459 \\ 60.8459 & 69.0157 \end{bmatrix}$

样本相关系数矩阵　　　$R = \begin{bmatrix} r_{11} & r_{12} \\ r_{21} & r_{22} \end{bmatrix} = \begin{bmatrix} 1.0000 & 0.8927 \\ 0.8927 & 1.0000 \end{bmatrix}$

由此，X_1 的均数、方差分别为 76.58 和 67.3195；X_2 的均数、方差分别为 67.14 和 69.0157；X_1 与 X_2 的相关系数为 0.8927。作为相应参数的估计值，有

$$\overline{x}_1 = 76.58,\ \overline{x}_2 = 67.14,\ s_{11} = 67.3195,\ s_{22} = 69.0157,\ r_{12} = r_{21} = 0.8927$$

（2）参考域范围确定：将上述计算结果代入式（2.25）得 X_1 与 X_2 的 95% 参考域范围如下

$$\frac{1}{1 - 0.8927^2}\left[\frac{(x_1 - 76.58)^2}{67.3195} - 2 \times 0.8927\frac{(x_1 - 76.58)(x_2 - 67.14)}{\sqrt{67.3195} \times \sqrt{69.0157}} + \frac{(x_2 - 67.14)^2}{69.0157}\right] = 5.99$$

其中，$\chi^2_{1-0.05}(2) = 5.99$。该式为一椭圆表达式，则随机向量 $(X_1, X_2)^T$ 的取值有 95% 的可能落在该椭圆范围之内（图 2.5）。

这是一个联合参考域范围，表示任一 12 岁藏族女童的胸围、腰围之测量值落在该范围内的概率为 95%。

一般地，由于用多元正态分布确定的多元参考域范围考虑了多个指标间的相关性，因此要比单个指标的参考值范围的简单联合应用更为合理。

这里需要指出的是：由于多元分析的各方法通常需要假设数据来源于多元正态总体，所以在分析前通常需要对数据进行初探。我们希望随机向量 X 的每一个分量的观测数据频数图大致对称、单峰且不厚尾。尽管这一点并不能说明随机向量 X 一定服从正态分布，但如果某个分量不符合正态分布，则有理由认为向量 X 不大可能来自多元正态分布。知晓这一点在应用中是十分重要的。

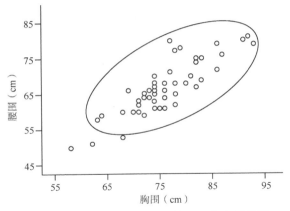

图 2.5   藏族女童胸围、腰围的 95%参考域范围

2.4   几个重要统计量及其分布

本节中，我们首先介绍样本统计量 $\bar{X}$ 和 S 的抽样分布（sampling distribution）形式，然后介绍与一元统计量 χ^2 分布、t 分布、F 分布相对应的多元统计量分布，即威沙特（Wishart）分布，霍特林（Hotelling）T^2 分布和威尔克斯（Wilks）Λ 分布，它们将在第 3 章的假设检验中起特别重要的作用。由于多变量方法的复杂性，我们将回顾一元统计量的定义及其分布，然后类似地将其推广到多元的情形。

2.4.1   统计量概念回顾

1. 统计量的定义   样本中的观察值含有总体信息，但较为分散，一般不宜直接用于统计推断，常常把样本信息进行加工处理，用样本的函数形式集中起来。一般来说，称定义在样本空间上，且不依赖于未知参数的函数 $f(X_1, X_2, \cdots, X_n)$ 为统计量，其中的 $X_1, X_2, \cdots, X_n$ 是 n 个观测值。显然样本均值 $f_1(X_1, X_2, \cdots, X_n) = \bar{X} = \dfrac{1}{n}\sum_{i=1}^{n} X_i$ 和样本方差 $f_2(X_1, X_2, \cdots, X_n) = S^2 = \dfrac{1}{n-1}\sum_{i=1}^{n} (X_i - \bar{X})^2$ 都是统计量，统计量也是随机变量。

2. 统计量的性质

（1）无偏性：如 $E(\bar{X}) = \mu$，$E(S^2) = \sigma^2$，$\left(S^2 = \dfrac{1}{n-1}\sum_{i=1}^{n} (X_i - \bar{X})^2\right)$；

（2）有效性：用无偏估计量的方差比较来实现评估；

（3）充分性：充分统计量对于正态总体的重要性在于，无论样本容量 n 多么大，数据关于 μ 和 σ^2 的全部信息都包含在 $\bar{X}$ 和 S^2 中，而对于非正态总体这一般是不成立的。

3. 统计量的分布   统计量的分布称为抽样分布。在参数估计和假设检验过程中，我们需要用统计量的抽样分布来得到置信区间或者给定显著性水平的拒绝域。在一元分析中，在所有关于正态分布的均值 μ 和方差 σ^2 的统计推断理论和方法中，χ^2 分布、t 分布和 F 分布是三个最重要的分布，它们构成统计推断的基础。

2.4.2　均值向量和协方差矩阵的分布

1. 来自正态总体的 $\overline{X}$ 和 S 的分布　设 $X_{(i)}(i=1,2,\cdots,n)$ 是来自 p 元正态总体 $N_p(\mu,\sum)$，样本含量为 n 的随机样本，记 $X=(X_{(1)},X_{(2)},\cdots,X_{(n)})^T$ 为样本数据阵。

根据多元正态分布的性质知，样本均值向量的抽样分布是服从多元正态分布的。即，若 $X\sim N_p(\mu,\sum)$，则有

$$\overline{X}\sim N_p\left(\mu,\frac{1}{n}\sum\right) \tag{2.27}$$

对于样本协方差矩阵 S 的抽样分布要比均值向量的分布复杂，我们知道在一元 ($p=1$) 情况下，

$$\frac{(n-1)S^2}{\sigma^2}=\frac{1}{\sigma^2}\sum_{i=1}^{n}(X_i-\overline{X})^2\sim\chi^2(n-1) \tag{2.28}$$

将式（2.28）改写成以下形式

$$\begin{aligned}(n-1)S^2&=\sigma^2\chi^2(n-1)\\&=\sigma^2(Z_1^2+\cdots+Z_{n-1}^2)\\&=(\sigma Z_1)^2+\cdots+(\sigma Z_{n-1})^2\end{aligned} \tag{2.29}$$

其中，由于 χ^2 分布是独立的标准正态随机变量的平方和的分布，故每一项 $\sigma Z_i(i=1,2,\cdots,n-1)$ 独立地服从 $N(0,\sigma^2)$ 分布，而对于与样本协方差矩阵 S 有关的分布正是上述等式后面的形式。

当 $p\geqslant 2$ 时，$(n-1)S$ 服从自由度为 $n-1$ 的威沙特分布，即

$$(n-1)S\sim W_p(n-1,\sum) \tag{2.30}$$

那么，威沙特分布是什么呢？

（1）威沙特分布的定义

设 $X_{(i)}\sim N_p(0,\sum)(i=1,2,\cdots,n)$ 相互独立，记 $X=(X_{(1)},\cdots,X_{(n)})^T$ 为 $n\times p$ 矩阵，则称随机矩阵 W

$$W=\sum_{i=1}^{n}X_{(i)}X_{(i)}^T=(X_{(1)},\cdots,X_{(n)})\begin{bmatrix}X_{(1)}^T\\\vdots\\X_{(n)}^T\end{bmatrix}=X^TX \tag{2.31}$$

称 $p\times p$ 维威沙特矩阵，则威沙特矩阵的抽样分布是自由度为 n 的 p 维威沙特分布，记为 $W\sim W_p(n,\sum)$。

显然，当 $p=1$ 时，$X_i\sim N(0,\sigma^2)\Rightarrow\dfrac{X_i-0}{\sigma}\sim N(0,1)$，此时

$$W=\sum_{i=1}^{n}X_i^2\sim\sigma^2\chi^2(n)=W_1(n,\sigma^2),$$

当 $\sigma^2=1$ 时，$W_1(n,1)$ 就是 $\chi^2(n)$，因此威沙特分布实际上就是一元统计分析中 χ^2 分布在 p 元正态总体下的自然推广。

威沙特分布由 J. Wishart 于 1928 年提出，它在估计协方差矩阵的分析中起至关重要的作用。

（2）威沙特分布的性质

性质 1 设 $X_{(i)} \sim N_p(\mu, \sum)$ $(i=1, 2, \cdots, n)$ 相互独立，则样本离差矩阵 SS 服从自由度为 $n-1$ 的威沙特分布，即

$$SS = \sum_{i=1}^{n}(X_{(i)} - \bar{X})(X_{(i)} - \bar{X})^T \sim W_p(n-1, \sum) \tag{2.32}$$

由于威沙特分布是 χ^2 分布的推广，因此它还具有 χ^2 分布的一些其他性质。

性质 2 自由度 n 具有可加性。若离差矩阵 SS_1 与 SS_2 相互独立，其分布

$$W_i \sim W_p(n_i, \sum) \ (i=1, 2)$$

则 $SS_1 + SS_2$ 的分布

$$\sum_{i=1}^{2} W_i \sim W_p(n_1 + n_2, \sum)$$

该性质可推广到 k 个离差矩阵 SS_i $(i=1, 2, \cdots, k)$ 相加之情形，即

$$\sum_{i=1}^{k} W_i \sim W_p(n, \sum) \quad (n = n_1 + n_2 + \cdots + n_k) \tag{2.33}$$

性质 3 设 p 阶随机矩阵 $W \sim W_p(n, \sum)$，C 是 $m \times p$ 常数矩阵，则 m 阶随机矩阵 CWC^T 也服从威沙特分布，即

$$CWC^T \sim W_m(n, C\sum C^T)$$

2. 来自非正态总体的大样本 $\bar{X}$ 的分布 在多元统计分析中，统计量的抽样分布形式常常更难得到，这样的分布可能很复杂以至于要用近似估计，这些近似值可由中心极限定理（central limit theorem）给出。

中心极限定理

设 $X_{(i)}(i=1, 2, \cdots, n)$ 是来自均值向量为 μ 和协方差矩阵为 $\sum$ 的总体的一个随机样本，则当 n 足够大时，均向量 $\bar{X}$ 的分布渐近服从正态分布，有

$$\bar{X} \sim N_p\left(\mu, \frac{1}{n}\sum\right) \tag{2.34}$$

这里，n 相对于 p 也应该是大的。

对于样本协方差矩阵 S 而言，当 n 足够大时 S 无限逼近 $\sum$。这时，$\bar{X}$ 的标准化变换近似服从自由度为 p 的 χ^2 分布，有

$$n(\bar{X} - \mu)^T S^{-1}(\bar{X} - \mu) \sim \chi^2(p) \tag{2.35}$$

由中心极限定理提供的近似值普遍适用于连续和离散的多元总体。从数学上看，极限是精确的，而且对正态的接近常常是十分迅速的。尽管该理论建立在渐近的极限基础上只有在样本量足够大时才有效，但它大大简化了许多复杂的情形，是多元分析中常用的方法。

2.4.3 霍特林 T^2 分布

霍特林 T^2 分布是 H. Hotelling 于 1931 年由一元统计推广而来的，它在第 3 章中对于来自正态总体的小样本（当然大样本同样适用）的假设检验起着核心作用，我们可以通过与一元距离平方 t^2 的类比引进 T^2 统计量。

在一元分析中我们知道，若 $X \sim N(0, 1)$, $Y \sim \chi^2(n)$，并且 X 与 Y 相互独立，则随机变量

$$t = \frac{X}{\sqrt{Y/n}} \tag{2.36}$$

服从自由度为 n 的 t 分布。

将式（2.36）两边平方，得

$$t^2 = \frac{nX^2}{Y} = nX^T Y^{-1} X \tag{2.37}$$

式（2.37）可推广到 p 元总体情形。

1. 霍特林 T^2 分布的定义 设 $X \sim N_p(0, \sum)$，随机矩阵 $W \sim W_p(n, \sum)$ ($\sum > 0$, $n \geqslant p$)，且 X 与 W 相互独立，则称统计量 $T^2 = nX^T W^{-1} X$ 为霍特林 T^2 统计量，其分布为自由度为 n 的霍特林 T^2 分布，记为

$$T^2 \sim T^2(p, n) \tag{2.38}$$

其中，p 为变量个数，n 为自由度。

2. 霍特林 T^2 分布的性质 霍特林 T^2 分布的性质多数属于理论层面的，我们在此仅给出一些常用的性质。

性质 1 设 $X_{(i)}(i = 1, 2, \cdots, n)$ 是来自 p 元正态总体 $N_p(\mu, \sum)$ 的随机样本，$\bar{X}$ 和 SS 分别是样本均值向量和样本离差矩阵，则统计量

$$
\begin{aligned}
T^2 &= \left[\sqrt{n}(\bar{X} - \mu) \right]^T \left(\frac{SS}{n-1} \right)^{-1} \left[\sqrt{n}(\bar{X} - \mu) \right] \\
&= n(n-1)(\bar{X} - \mu)^T (SS)^{-1}(\bar{X} - \mu) \\
&\sim T^2(p, n-1)
\end{aligned} \tag{2.39}
$$

事实上，因 $\bar{X} \sim N_p\left(\mu, \frac{1}{n}\sum\right)$，则 $\sqrt{n}(\bar{X} - \mu) \sim N_p(0, \sum)$，而 SS $\sim W_p(n-1, \sum)$，且 SS 与 $\bar{X}$ 相互独立，由定义可知 $T^2 \sim T^2(p, n-1)$。

为加深对霍特林 T^2 分布实质的认识以及与一元检验统计量 t 间的对应关系的认识，我们将上述性质作进一步的讨论：

将式（2.39）展开

$$T^2 = \sqrt{n}(\bar{X} - \mu)^T \left(\frac{\sum_{i=1}^{n} \left(X_{(i)} - \bar{X} \right)\left(X_{(i)} - \bar{X} \right)^T}{n-1} \right)^{-1} \sqrt{n}(\bar{X} - \mu)$$

即可解释为如下形式

$$
\begin{aligned}
T^2(p, n-1) &= (\text{多元正态随机向量})^T \left(\frac{\text{威沙特随机矩阵}}{\text{自由度}} \right)^{-1} (\text{多元正态随机向量}) \\
&= N_p(0, \sum)^T \left[\frac{1}{n-1} W_p(n-1, \sum) \right]^{-1} N_p(0, \sum)
\end{aligned} \tag{2.40}
$$

这类似于一元的情形

$$t^2 = \sqrt{n}(\bar{X} - \mu)(S^2)^{-1} \sqrt{n}(\bar{X} - \mu),$$

或

$$t^2(n-1) = (\text{正态随机变量})\left(\frac{\text{卡方随机变量}}{\text{自由度}} \right)^{-1} (\text{正态随机变量}) \tag{2.41}$$

由于多元正态和威沙特随机矩阵是相互独立的分布，所以它们的联合分布是边缘正态分布和威沙特分布的乘积。可使用微积分推导出 T^2 分布。

性质 2　T^2 分布与 F 分布的关系

设 $T^2 \sim T^2(p, n)$，则

$$\frac{n-p+1}{np}T^2 \sim F(p, n-p+1) \tag{2.42}$$

即 $T^2(p, n)$ 与 $\dfrac{np}{n-p+1}F(p, n-p+1)$ 同分布。其中，$(p, n-p+1)$ 为 F 分布的自由度。

因此，在多元统计中分析中，我们可以通过上述变换将 T^2 统计量分布转化为我们熟知的 F 统计量分布（附表 2），这为以后的假设检验带来很大的方便，此性质在以后会经常用到。

性质 3　T^2 统计量的分布只与 p, n 有关，而与 $\sum$ 无关。

2.4.4　威尔克斯 Λ 统计量及其分布

我们仍然回顾一元统计的相关概念，并由此引出威尔克斯 Λ 统计量。

设 $X \sim \chi^2(n_1)$，$Y \sim \chi^2(n_2)$，且相互独立，则 $F = \dfrac{X/n_1}{Y/n_2} \sim F(n_1, n_2)$。

例如，在两个正态总体 X, Y 的方差齐性检验中，σ_x^2 和 σ_y^2 的估计量分别为

$$S_x^2 = \frac{1}{n_1-1}\sum_{i=1}^{n_1}(X_i - \overline{X})^2 \text{ 和 } S_y^2 = \frac{1}{n_2-1}\sum_{i=1}^{n_2}(Y_i - \overline{Y})^2$$

在 H_0 成立条件下，检验统计量

$$F = \frac{S_x^2}{S_y^2} \sim F(n_1-1, n_2-1)$$

那么，如何用一个与 $\sum$ 有关的数值来描述 p 元正态总体 $X \sim N_p(\mu, \sum)$ 的离散程度呢？在多元分析中，一般可以用矩阵的行列式、迹或特征值等数量指标来描述总体的离散程度。

1. 广义方差的定义　设 $X \sim N_p(\mu, \sum)$，则称协方差矩阵的行列式 $|\sum|$ 为 X 的广义方差。设 SS 为样本离差矩阵，称 $\left|\dfrac{1}{n}\mathrm{SS}\right|$ 或 $\left|\dfrac{1}{n-1}\mathrm{SS}\right|$ 为样本广义方差。

有了广义方差的概念后，在多元统计的协方差矩阵齐性检验中，类似一元统计，可考虑两个广义方差之比构成的统计量。

2. 威尔克斯 Λ 统计量的定义　设样本离差矩阵 $\mathrm{SS}_1 \sim W_p(n_1, \sum)$，$\mathrm{SS}_2 \sim W_p(n_2, \sum)$，$(n_1 \geqslant p, \sum > 0)$，且 SS_1 与 SS_2 相互独立，称广义方差之比 $\Lambda = \dfrac{|\mathrm{SS}_1|}{|\mathrm{SS}_1 + \mathrm{SS}_2|}$ 为威尔克斯统计量或 Λ 统计量，其分布称为威尔克斯分布，记为

$$\Lambda \sim \Lambda(p, n_1, n_2) \tag{2.43}$$

其中，p 为变量个数，n_1, n_2 分别为第一和第二自由度。

威尔克斯统计量由 S. S. Wilks 于 1938 年提出，它的优点是使用方便，而且与似然比准则密切相关。

本 章 小 结

　　本章介绍了随机向量的概念及其基本特征、多元正态分布的特征及参数估计、几种重要的统计量及其分布。通过学习，读者应该能够了解：①多元分布函数及其基本性质。②随机向量的数字特征，包括均值向量、协方差矩阵及相关系数矩阵。③多元正态分布的定义、性质和特点。本章中我们已经初步看到了多元正态分布在实际中是如何应用的，这里我们之所以着重介绍正态分布，是因为正态分布具有很多诱人的性质：它在线性变换后仍然保持分布不变，变量间相关系数为 0 即意味着两两独立，边缘以及所有的条件变量都是多元正态变量等等，这些性质将使我们在应用中变得更加灵活。④在抽样分布理论方面，读者应对照一元统计量的方法熟悉多元分析中的三个重要的统计量分布及意义，即威沙特分布、霍特林 T^2 分布以及威尔克斯 Λ 分布，了解它们对第 3 章假设检验的学习特别重要。

思考与练习

1. 试述随机向量的含义，并思考与一元随机变量的异同点。
2. 以二元正态分布为例，讨论它是如何在一元正态分布的基础上拓展而来，其性质哪些是类似的？
3. 试述多元统计分析中的几种重要统计量，思考其与一元统计量的异同。
4. 两个相互独立的标准正态分布随机变量 X_1 和 X_2 的散点图是什么形状？

5. 设随机向量 X 服从 $\mu = [1, -1, 2]^T$，$\sum = \begin{bmatrix} 1 & 1 & 1 \\ 1 & 3 & 2 \\ 1 & 2 & 2 \end{bmatrix}$ 的 $N_3(\mu, \sum)$ 分布，下列各对随机变量中哪几对相互独立？请说明。

　　（1）X_1 和 X_2；　　（2）X_1 和 X_3；　　（3）X_2 和 X_3；　　（4）X_1 和 $X_1 + 2X_2 - 4X_3$。

6. 某地区蒙古族 20 名青年女性的一个随机样本身高 X_1（cm）、体重 X_2（kg）、胸围 X_3（cm）和臀围 X_4（cm）的测量数据见表 2.4。

表 2.4　某地区蒙古族 20 名青年女性 4 项指标测量数据

编号	身高 X_1	体重 X_2	胸围 X_3	臀围 X_4
1	164.6	66.5	94.8	97.0
2	161.5	58.5	69.0	88.0
3	159.0	57.5	82.3	85.0
4	171.8	68.0	95.4	101.0
5	156.3	64.0	91.5	97.0
6	159.5	53.5	80.5	86.0
7	178.6	58.0	73.5	92.0
8	161.0	61.0	71.5	93.0
9	158.5	46.0	67.2	86.0
10	172.0	64.5	78.5	94.0
11	172.2	55.0	75.5	92.0

续表

编号	身高 X_1	体重 X_2	胸围 X_3	臀围 X_4
12	164.5	83.0	93.0	102.0
13	166.5	56.5	75.0	89.0
14	165.5	58.0	78.0	98.0
15	163.5	49.5	68.5	88.0
16	154.5	44.0	65.5	84.0
17	161.5	50.0	70.0	94.0
18	159.5	49.5	78.5	84.0
19	157.5	76.0	100.0	113.0
20	168.0	60.5	72.0	90.0

（1）假设四个指标服从四元正态分布，选择其中一个变量做箱式图；选择另一个变量做直方图；并且将这两个变量做散点图。这些图形为你提供关于这些数据及其结构的什么信息？

（2）计算样本均值向量、样本协方差矩阵和样本相关系数矩阵，并评价变量之间的相互关系。

（3）根据身高和体重的观测值，计算其95%参考域范围，并解释其含义。

（4）如果将身高、胸围和臀围数据的测量单位由（cm）改为（m），它们之间的协方差矩阵和样本相关系数矩阵将如何变化？请解释原因。

7. 设年龄为20~60岁的男子大脑重量 X_1（kg）与头颅长度 X_2（cm）服从二元正态分布。已知 X_1 与 X_2 的相关系数为0.5219；X_1 的均值和标准差分别为：1.47 和 0.15；X_2 的均值和标准差分别为：176.55 和 7.52。试写出 X_1 与 X_2 的二元正态分布的概率密度函数，并绘出二元正态分布曲面。

第 3 章　多元正态总体参数的假设检验

　　第 2 章介绍了多元正态分布的概念及其参数估计，并介绍了多元正态分布下的三个重要统计量及其分布，即威沙特分布、霍特林 T^2 分布和威尔克斯 Λ 分布，这既是多元统计推断的理论基础，又是实现假设检验的重要工具。

　　本章重点介绍多元正态总体参数的假设检验，包括多元正态总体的均值向量检验以及协方差矩阵的检验。我们将依次介绍不同设计类型（配对设计、成组设计和区组设计）的总体参数检验问题，而对这些参数的检验同样涉及一个总体、两个总体乃至多个总体。由于各种检验的计算步骤与一元统计基本相似，关键在于检验统计量的选择，所以我们仍然采用先回顾一元情形再将其类比推广至多元情形的方式，并辅以科研实例加以介绍。

3.1　假设检验原理回顾

　　在介绍各种假设检验方法之前，我们首先回顾假设检验的共性问题，即假设检验的基本步骤：

　　1. 建立检验假设并确定检验水准　我们的目标始终是判断不同处理下响应变量分布的参数是否相同，即检验假设

H_0：不同处理下响应变量的总体参数相同；

H_1：不同处理下响应变量的总体参数不全相同。

　　概率 α 被称为检验水准（或称显著性水准），应控制在小概率水平，通常取 0.05。

　　假设检验之前，应首先考虑数据资料是否满足三个基本的理论假设，即独立性、正态性和方差齐性。

　　2. 确定检验统计量　假设检验的任务是要确认原假设 H_0 是否为真。通常的做法是先假定 H_0 成立，然后用样本去构建检验统计量，根据 P 值作出统计结论。

　　3. 确定检验的拒绝域　使原假设 H_0 被拒绝的样本统计量取值所组成的集合称为检验的拒绝域，它控制了 I 类错误的大小，即拒绝正确 H_0 的概率大小。更明确地讲，检验问题基于既定的 α 的，即

$$P（拒绝 H_0 | H_0 正确）< \alpha,$$

倘若小概率事件在一次试验中发生了，则有理由怀疑原假设 H_0 的真实性。

　　接下来我们介绍对均值向量的假设检验方法。与一元统计一致，这些方法的选择依据具体的研究目的和设计而确定，其检验过程需建立在研究设计的一些基本原则基础上。

3.2　一个正态总体均值向量检验

3.2.1　单样本均值向量检验

　　设 $X_{(i)}(i = 1, 2, \cdots, n)$ 是来自正态总体 $X \sim N_p(\mu, \Sigma)$ 的独立随机样本，要检验的假设是

$$H_0: \mu = \mu_0, \ H_1: \mu \neq \mu_0 \ (\ \mu_0 \text{ 为已知均向量})$$

当 $p=1$ 时，上述问题就是一元总体均值的假设检验。此时协方差矩阵 $\sum$ 退化为方差 σ^2。在 H_0 成立时，检验统计量依据总体方差 σ^2 是否已知有两种选择：

（1）当 σ^2 已知，检验统计量

$$Z = \frac{(\bar{X} - \mu_0)}{\sigma} \sqrt{n} \sim N(0, 1) \tag{3.1}$$

（2）当 σ^2 未知，检验统计量

$$t = \frac{(\bar{X} - \mu_0)}{S} \sqrt{n} \sim t(n-1) \tag{3.2}$$

将式（3.1）和式（3.2）分别平方，有

$$Z^2 = n(\bar{X} - \mu_0)(\sigma^2)^{-1}(\bar{X} - \mu_0) \tag{3.3}$$

和

$$t^2 = n(\bar{X} - \mu_0)(S^2)^{-1}(\bar{X} - \mu_0) \tag{3.4}$$

上述方法可自然推广到 p 元正态总体。将上述两个一元平方统计量进行相应替换得到多元平方统计量

$$Z^2 = n(\bar{X} - \mu_0)^T \sum{}^{-1}(\bar{X} - \mu_0) \tag{3.5}$$

$$T^2 = n(\bar{X} - \mu_0)^T S^{-1}(\bar{X} - \mu_0) \tag{3.6}$$

其中，$\bar{X}$ 和 μ_0 分别为样本和已知总体的均值向量，S^{-1} 和 $\sum{}^{-1}$ 分别为样本和总体的协方差矩阵的逆矩阵（此处假设 S 和 $\sum$ 为正定矩阵，见附录 1）。

当 H_0 成立时，此时的检验统计量依然是根据总体协方差矩阵 $\sum$ 是否已知有两种选择：

（1）协方差矩阵 $\sum$ 已知，即 $\sum = \sum_0$，有

$$\bar{X} \sim N_p\left(\mu_0, \frac{1}{n}\sum{}_0\right) \tag{3.7}$$

将其标准化，有

$$Z = \left(\frac{1}{n}\sum{}_0\right)^{-1/2}(\bar{X} - \mu_0) \sim N_p(0, I_p) \tag{3.8}$$

由 χ^2 分布定义知

$$Z^2 = Z^T Z \sim \chi^2(p) \tag{3.9}$$

此时的检验统计量为

$$Z^2 = n(\bar{X} - \mu_0)^T \sum{}_0^{-1}(\bar{X} - \mu_0) \sim \chi^2(p) \tag{3.10}$$

检验规则：对给定的检验水准 α，查 χ^2 分布界值表得到临界值 $\chi_{1-\alpha}^2(p)$，当 $Z^2 > \chi_{1-\alpha}^2(p)$ 时，H_0 成立的概率 $P < \alpha$，在 α 水准下拒绝 H_0，接受 H_1；否则尚不能拒绝 H_0。

（2）协方差矩阵 $\sum$ 未知：此时用样本协方差矩阵 S 替代总体协方差矩阵 $\sum$。当样本量较小时考虑霍特林 T^2 统计量。

当 H_0 成立时，已知

$$\bar{X} \sim N_p\left(\mu_0, \frac{1}{n}\sum\right), \ \sqrt{n}(\bar{X} - \mu_0) \sim N_p(0, \sum),$$

$$(n-1)S \sim W_p(n-1, \sum),$$

由霍特林 T^2 分布的定义可知，此时的检验统计量为

$$T^2 = n(\bar{X} - \mu_0)^T S^{-1}(\bar{X} - \mu_0) \sim T^2(p, n-1) \tag{3.11}$$

如果观测到的 T^2 值过大，即 $\bar{X}$ 与 μ_0 的统计距离太远，说明 $\bar{X}$ 不大可能来自均值向量为 μ_0 的总体，那么我们就在检验水准 α 下拒绝 $H_0: \mu = \mu_0$；否则不拒绝 H_0。

需要指出的是，在检验假设时，我们并不需要特殊的 T^2 百分位数表，而是利用 T^2 分布与 F 分布的关系，得检验统计量 $F = \dfrac{n-p}{(n-1)p} T^2 \sim F(p, n-p)$。

检验规则：对给定的检验水准 α，当 $F > F_{1-\alpha}(p, n-p)$ 时，H_0 成立的概率 $P < \alpha$，故拒绝 H_0；否则不拒绝 H_0。

上述检验同样适合大样本情形。

需要提醒的是，目前利用统计软件可以直接计算精确 P 值，然而在下结论时仍需要参照事前预定的检验水准 α。

例 3.1　继例 1.1，根据国民生理常数调查，已知 12 岁汉族女童的胸围 X_1（cm）、腰围 X_2（cm）和臀围 X_3（cm）指标的均值分别为 73.21、64.12 和 82.36。现在某地随机抽样调查 57 名藏族同龄女童的三围情况（数据见表 1.2），假设女童三围服从三元正态分布，即 $X \sim N_3(\mu_0, \sum)$，试问藏族女童的三围是否与汉族女童不同。

解：将汉族女童的三围视为已知均值向量 μ_0，检验假设为

$H_0: \mu = \mu_0 = (73.21, 64.12, 82.36)^T$

$H_1: \mu \neq \mu_0$

$\alpha = 0.05$

记藏族女童三围向量 $X = (X_1, X_2, X_3)^T$

计算样本均值向量，有

$$\bar{X} = (76.58, \ 67.14, \ 87.51)^T$$

样本协方差矩阵，有

$$S = \begin{bmatrix} 67.3195 & 60.8459 & 47.3073 \\ 60.8459 & 69.0157 & 43.2666 \\ 47.3073 & 43.2666 & 36.4687 \end{bmatrix}$$

它的逆矩阵为

$$S^{-1} = \begin{bmatrix} 0.1593 & -0.0598 & -0.1287 \\ -0.0598 & 0.0716 & -0.0070 \\ -0.1287 & -0.0070 & 0.1921 \end{bmatrix}$$

计算 T^2 统计量

$$T^2 = n(\bar{X} - \mu_0)^T S^{-1} (\bar{X} - \mu_0)$$

$$= 57[3.37, 3.02, 5.15] \begin{bmatrix} 0.1593 & -0.0598 & -0.1287 \\ -0.0598 & 0.0716 & -0.0070 \\ -0.1287 & -0.0070 & 0.1921 \end{bmatrix} \begin{bmatrix} 3.37 \\ 3.02 \\ 5.15 \end{bmatrix}$$

$$= 94.3639$$

转化为检验统计量 F

$$F = \frac{n-p}{(n-1)p} T^2 = \frac{57-3}{(57-1) \times 3} \times 94.3639 = 30.33$$

由于 F 分布界值表（附表 2）无临界值 $F_{1-0.05}(3, 54)$，保守起见以 $F_{1-0.05}(3, 54) \approx F_{1-0.05}(3, 50) = 2.79$。因为 $F = 30.33 > F_{1-0.05}(3, 54)$，故 $P < 0.05$。

结论：在 $\alpha = 0.05$ 水准下拒绝 H_0，可以认为 12 岁藏族女童的三围指标与汉族同龄女童整体上存在差别，其三围平均水平大于汉族女童。

3.2.2 配对设计均值向量检验

在获取样本时，两个总体的随机样本之间并不总是完全独立的。例如，对若干对同窝别小鼠分别随机施以两种处理以评价不同处理效应间的差别；评价服用某种药物治疗前后患者多个生理指标的改变。在研究设计阶段，根据可能影响实验结果的主要混杂因素对研究对象进行配对，形成匹配样本。由于同一对子中两个受试对象的试验条件很接近，而且这一对内的系统误差可通过这一对内的差值来消除，因此，这种设计可以较好地控制试验误差。基于配对设计样本进行假设检验时，我们只需对两个样本的总体差值的均值向量 $\mu_d = \mu_1 - \mu_2 = 0$ 进行检验，即将问题转换为一个差值总体的假设检验，而不必检验两个总体的方差是否相同。

一元情形下：设两个配对样本观察值分别是 (x_i, y_i) $(i = 1, 2, \cdots, n)$，考虑差值 $d_i = x_i - y_i$，若 d_i 是正态总体中的一个随机样本，其均值为 $\mu_d = \mu_1 - \mu_2$，这时的检验假设为 $H_0: \mu_d = 0$，$H_1: \mu_d \neq 0$。

预设检验水准 α。

检验统计量为

$$t = \frac{\bar{d} - 0}{S_{\bar{d}}} = \frac{\bar{d} - 0}{S_d / \sqrt{n}} \sim t(n-1),$$

其中，

$$\bar{d} = \frac{1}{n} \sum_{i=1}^{n} d_i, \quad S_{\bar{d}} = \frac{S_d}{\sqrt{n}} = \sqrt{\frac{\sum_{i=1}^{n} (d_i - \bar{d})^2}{n(n-1)}}$$

在给定的检验水准 α 下，可得原假设 H_0 的拒绝域为 $|t| > t_{1-\alpha/2}(n-1)$。

对于 p 维随机向量，假设 $(X_{(i)}, Y_{(i)})$ $(i = 1, 2, \cdots, n)$ 是成对的试验数据，定义 p 维差值随机向量为

$$D_{i1} = X_{i1} - Y_{i1},$$
$$D_{i2} = X_{i2} - Y_{i2},$$
$$\vdots$$
$$D_{ip} = X_{ip} - Y_{ip}。$$

令 $D_{(i)} = (D_{i1}, D_{i2}, \cdots, D_{ip})^T$ $(i = 1, 2, \cdots, n)$，假设 $D_{(1)}, D_{(2)}, \cdots, D_{(n)}$ 独立，并服从 p 元正态分布 $N_p(\delta, \sum_D)$，其中 $\delta = \mu_1 - \mu_2$，$\sum_D$ 为正定矩阵。

其检验假设为

$H_0: \delta = 0$，$H_1: \delta \neq 0$。

预设检验水准 α。

当样本量较小时，可根据 T^2 统计量对差值均值向量进行假设检验

$$T^2 = n\bar{D}^T S_D^{-1} \bar{D} \sim T^2(p, n-1) \tag{3.12}$$

其中，

$$\bar{D} = \frac{1}{n}\sum_{i=1}^{n} D_{(i)}, \quad S_D = \frac{1}{n-1}\sum_{i=1}^{n}(D_{(i)} - \bar{D})(D_{(i)} - \bar{D})^T$$

当 H_0 成立时，检验统计量 F 与 T^2 的关系见式（2.42）。

检验规则：在给定的检验水准 α 下，当 $F > F_{1-\alpha}(p, n-p)$ 时，拒绝 H_0；否则不拒绝 H_0。

当 n 及 $n-p$ 均足够大时，根据中心极限定理，则无论差值总体的分布是什么，T^2 总是近似服从自由度为 p 的 χ^2 分布。

例 3.2　某临床研究通过观察接受某国产抗病毒治疗方案的 HIV/AIDS 患者免疫学、病毒学等实验室指标的变化评价其疗效。表 3.1 为 62 名患者接受该药物治疗前和治疗 1 个月后的 CD_4^+ 细胞计数（个/μl）和血浆病毒载量（copies/ml）的部分数据，假设治疗前后的差值向量服从二元正态分布，$D \sim N_2(\delta, \sum_D)$，试评价治疗效果。

表 3.1　62 名 HIV/AIDS 患者抗病毒药物治疗前后的实验室指标

编号	CD_4^+ 细胞计数			lg 病毒载量		
	治疗前	治疗后	差值	治疗前	治疗后	差值
1	103.00	192.00	89.00	5.66	5.05	−0.61
2	110.00	288.00	178.00	5.32	2.50	−2.82
3	113.00	296.00	183.00	5.67	2.54	−3.13
4	153.00	235.00	82.00	4.33	2.40	−1.93
5	160.00	327.00	167.00	4.96	2.18	−2.78
6	173.00	448.00	275.00	3.25	1.70	−1.55
7	179.00	293.00	114.00	4.08	2.07	−2.01
8	183.00	207.00	24.00	3.92	1.77	−2.15
9	189.00	190.00	1.00	4.74	2.10	−2.64
⋮	⋮	⋮	⋮	⋮	⋮	⋮
62	193.00	216.00	23.00	4.15	2.06	−2.09

资料来源："十五"国家科技攻关计划项目（2004BA719A10）

解：检验假设为

$H_0: \delta = 0$

$H_1: \delta \neq 0$

$\alpha = 0.05$

计算样本均值向量为

$$\bar{D} = (\bar{D}_1, \bar{D}_2)^T = (90.45, -2.01)^T$$

样本协方差矩阵为

$$S_D = \begin{bmatrix} 14614.6452 & -12.3886 \\ -12.3886 & 0.4483 \end{bmatrix}$$

统计量 T^2

$$T^2 = n\bar{D}^T S_D^{-1} \bar{D}$$

$$= 62[90.45, -2.01]\begin{bmatrix} 14614.6452 & -12.3886 \\ -12.3886 & 0.4483 \end{bmatrix}^{-1}\begin{bmatrix} 90.45 \\ -2.01 \end{bmatrix}$$

$$= 562.0996$$

转化为检验统计量 F

$$F = \frac{n-p}{(n-1)p} T^2 = \frac{62-2}{61 \times 2} \times 562.0996 = 276.44$$

F 分布界值表（附表 2）无临界值 $F_{1-0.05}(2, 60)$，保守起见以 $F_{1-0.05}(2, 60) \approx F_{1-0.05}(2, 50)=3.18$ 近似。因为 $F > F_{1-0.05}(2, 60)$，故 $P < 0.05$。

结论：在 $\alpha = 0.05$ 水准下拒绝 H_0，结合 CD_4^+ 细胞计数和血浆病毒载量指标变化情况认为该国产药治疗 HIV/AIDS 患者有效。

对上述例子的各个观察指标分别进行一元分析，结果见表 3.2。

表 3.2　例 3.2 资料的配对 t 检验结果

变量	均数	标准误	t	P
CD_4^+细胞计数	90.45	15.35	5.89	<0.0001
lg 病毒载量	−2.01	0.09	−23.60	<0.0001

结果显示：CD_4^+ 细胞计数和病毒载量两项指标在治疗前后改变的平均差异均具有统计学意义（P 均小于 0.05）。

这里有两点需要注意：①在处理实际问题时，单一变量的检验和多变量检验往往结合使用。多元检验具有概括和全面考察的特点，而一元检验可识别差异的原因及贡献程度，故二者联合使用能提供更多的信息。②尽管配对设计可以提高组间均衡性和实验效率，但在实践中应该注意应用的合理性，不能仅为追求所谓的"阳性"结果而随意地将两组数据配对进行分析。

3.3　两独立正态总体均值向量检验

如果两种处理为完全随机设计，这样得到的两组观测资料为成组数据，例如，在实验室中受试小鼠随机接受某药物或安慰剂以观察药物的毒性反应。从某种程度上说，在对处理组间进行比较时，随机化将减少由于实验对象间的变异所产生的影响。尽管由于不要求实验对象在某些特征上具有一致性，这种比较的精度略逊于配对比较，但其在实践中更易于实现。

设 $X_{(i)}$ ($i=1, 2, \cdots, n_1$) 为来自正态总体 $X \sim N_p(\mu^{(1)}, \sum^{(1)})$ 的随机样本，设 $Y_{(i)}$ ($i=1, 2, \cdots, n_2$) 为来自正态总体 $Y \sim N_p(\mu^{(2)}, \sum^{(2)})$ 的随机样本，两样本相互独立。

$$\bar{X} = \frac{1}{n_1} \sum_{i=1}^{n_1} X_{(i)} \text{ 和 } \bar{Y} = \frac{1}{n_2} \sum_{i=1}^{n_2} Y_{(i)}$$

要进行两总体均值向量的检验，此时可构造的检验假设为

$$H_0: \mu^{(1)} = \mu^{(2)}, \ H_1: \mu^{(1)} \neq \mu^{(2)}$$

由于需要根据总体方差的不同情形而选用不同的统计量和检验方法，以下分别予以介绍。

3.3.1　协方差矩阵已知且相等

设 $\sum^{(1)} = \sum^{(2)} = \sum_0$，当 H_0 成立时，两个 p 元正态总体实质上可视为同一正态总体。由多元正态分布的性质可知，

$$\bar{X} - \bar{Y} \sim N_p\left(0, \left(\frac{1}{n_1} + \frac{1}{n_2}\right)\sum\nolimits_0\right) = N_p\left(0, \frac{n_1 + n_2}{n_1 n_2}\sum\nolimits_0\right) \tag{3.13}$$

对上述向量标准化变换，有

$$Z = \sqrt{\frac{n_1 n_2}{n_1 + n_2}}\sum\nolimits_0^{-1/2}(\bar{X} - \bar{Y}) \sim N_p(0, I_p) \tag{3.14}$$

将式（3.14）平方，可得检验统计量 Z^2，其服从自由度为 p 的 χ^2 分布

$$Z^2 = \frac{n_1 n_2}{n_1 + n_2}(\bar{X} - \bar{Y})^T\sum\nolimits_0^{-1}(\bar{X} - \bar{Y}) \sim \chi^2(p) \tag{3.15}$$

在给定检验水准 α 下，可得到原假设 H_0 的拒绝域为 $Z^2 > \chi_{1-\alpha}^2(p)$。

3.3.2　协方差矩阵未知但相等

设 $\sum^{(1)} = \sum^{(2)} = \sum$，当 H_0 成立时，S_X 和 S_Y 可视为来自同一总体 $\sum$。当样本量较小时，可将两样本的协方差矩阵 S_X 和 S_Y 合并，计算合并类内协方差矩阵

$$\hat{\sum} = S = \frac{(n_1 - 1)S_X + (n_2 - 1)S_Y}{n_1 + n_2 - 2} = \frac{SS_X + SS_Y}{n_1 + n_2 - 2} \tag{3.16}$$

其中，SS_X 和 SS_Y 分别为两样本的离差矩阵。

由于

$$\sqrt{\frac{n_1 n_2}{n_1 + n_2}}(\bar{X} - \bar{Y}) \sim N_p(0, \sum), \quad (n_1 + n_2 - 2)S \sim W_p(n_1 + n_2 - 2, \sum)$$

且两者相互独立，构建 T^2 统计量

$$T^2 = \frac{n_1 n_2}{n_1 + n_2}(\bar{X} - \bar{Y})^T S^{-1}(\bar{X} - \bar{Y}) \sim T^2(p, n_1 + n_2 - 2) \tag{3.17}$$

再利用 T^2 与 F 的关系，得到检验统计量 F

$$F = \frac{n_1 + n_2 - p - 1}{(n_1 + n_2 - 2)p}T^2 \sim F(p, n_1 + n_2 - p - 1) \tag{3.18}$$

检验规则：在给定 α 水准下，当 $F > F_{1-\alpha}(p, n_1 + n_2 - p - 1)$ 时，拒绝 H_0；否则不拒绝 H_0。

例 3.3　为探讨我国哈萨克族游牧民人群体重指数（BMI, kg/m^2）和空腹血糖（mmol/L）水平对高血压的影响，在新疆某地区随机调查 105 名哈萨克族成年男性牧民，并按相关定义分为高血压组与正常血压组，BMI 和空腹血糖的测定值见表 3.3，假设 BMI 及血糖水平服从二元正态分布且两总体协方差矩阵相等，试比较两组的差异。

表 3.3　高血压组与正常血压组的 BMI 及空腹血糖测定值

高血压组（n_1=50）		正常血压组（n_2=55）	
BMI	空腹血糖	BMI	空腹血糖
X_1	X_2	Y_1	Y_2
31.85	4.86	29.67	2.98
22.53	5.20	24.20	3.99
24.39	5.00	26.40	4.29
24.50	5.32	27.23	4.37

续表

| 高血压组（n_1=50） | | 正常血压组（n_2=55） | |
| BMI | 空腹血糖 | BMI | 空腹血糖 |
X_1	X_2	Y_1	Y_2
28.40	5.40	22.79	4.50
25.76	5.51	19.57	4.62
34.13	5.90	20.60	4.62
21.10	5.74	19.71	4.70
25.99	4.93	18.44	4.71
22.58	5.21	23.17	4.71
⋮	⋮	⋮	⋮

资料来源：国家自然科学基金项目（81273181）

解：假设高血压组的 BMI 及血糖水平为二元正态总体 X，即 $X \sim N_2(\mu^{(1)}, \sum)$；正常血压组的 BMI 及血糖水平为二元正态总体 Y，即 $Y \sim N_2(\mu^{(2)}, \sum)$，且两样本相互独立。这时的检验假设为

$$H_0: \mu^{(1)} = \mu^{(2)}$$
$$H_1: \mu^{(1)} \neq \mu^{(2)}$$
$$\alpha = 0.05$$

计算样本均值向量为　　$\overline{X} = (26.65, 5.37)^T$，$\overline{Y} = (25.05, 5.06)^T$

X 的离差矩阵　　$\mathrm{SS}_X = \sum_{i=1}^{50}(X_{(i)} - \overline{X})(X_{(i)} - \overline{X})^T = \begin{bmatrix} 950.3634 & 13.5751 \\ 13.5751 & 15.1458 \end{bmatrix}$

Y 的离差矩阵　　$\mathrm{SS}_Y = \sum_{i=1}^{55}(Y_{(i)} - \overline{Y})(Y_{(i)} - \overline{Y})^T = \begin{bmatrix} 907.7238 & 30.5423 \\ 30.5423 & 13.8466 \end{bmatrix}$

合并协方差矩阵为

$$S = \frac{\mathrm{SS}_X + \mathrm{SS}_Y}{n_1 + n_2 - 2} = \begin{bmatrix} 18.0397 & 0.4283 \\ 0.4283 & 0.2815 \end{bmatrix}$$

计算 T^2 统计量

$$T^2 = \frac{n_1 n_2}{n_1 + n_2}(\overline{X} - \overline{Y})^T S^{-1}(\overline{X} - \overline{Y})$$

$$= \frac{50 \times 55}{50 + 55}[26.65 - 25.05, 5.37 - 5.06]\begin{bmatrix} 18.0397 & 0.4283 \\ 0.4283 & 0.2815 \end{bmatrix}^{-1}\begin{bmatrix} 26.65 & -25.05 \\ 5.37 & -5.06 \end{bmatrix}$$

$$= 10.9498$$

将统计量 T^2 转换为检验统计量 F

$$F = \frac{n_1 + n_2 - p - 1}{(n_1 + n_2 - 2)p}T^2 = \frac{50 + 55 - 2 - 1}{(50 + 55 - 2) \times 2} \times 10.9498 = 5.42$$

F 分布界值表无临界值 $F_{1-0.05}(2, 102)$，保守起见以 $F_{1-0.05}(2, 102) \approx F_{1-0.05}(2, 100) = 3.09$ 近似。因为 $F = 5.42 > F_{1-0.05}(2, 102) = 3.09$，故 $P < 0.05$。

结论：在 $\alpha = 0.05$ 水准下拒绝 H_0，可以认为高血压组两项指标的整体水平与正常血压组不同。

对上例进行一元分析，结果见表 3.4。

表 3.4　高血压组与正常血压组的一元分析结果

分组	均数	标准误	t	P
BMI				
高血压组	26.65	0.62	1.94	0.0557
正常血压组	25.05	0.55		
空腹血糖				
高血压组	5.37	0.08	3.00	0.0034
正常血压组	5.06	0.07		

表 3.4 结果显示，在 $\alpha = 0.05$ 水准下，高血压组与正常血压组在 BMI 水平上的差别无统计学意义，但在血糖水平上两组差异具有统计学意义，高血压组高于正常血压组。

上述例子再次表明当把一元检验与多元检验结合起来考虑，会使得结论的信息更加详实。

应当说明的是：当两组样本量均较小时，多元分析中对协方差矩阵 $\sum^{(1)} = \sum^{(2)}$ 的假设要比一元中两方差 $\sigma_1^2 = \sigma_2^2$ 的假设更严格。

3.3.3　协方差矩阵不等

当协方差矩阵 $\sum^{(1)} \neq \sum^{(2)}$，我们无法找到像 T^2 这样的"距离"测度，T^2 的分布和未知的 $\sum^{(1)}$ 和 $\sum^{(2)}$ 无关。在处理此类问题时，需要更多地借助实践经验。例如，当边缘分布的方差之间有较大差异时，有时通过数学变换能使情况得到改善。更重要的是，当样本量 n_1 与 n_2 足够大时，协方差矩阵不相等所带来的问题可以忽略。

1. 当样本量足够大时　当 n_1，n_2 很大，且 $n_1 - p$ 与 $n_2 - p$ 都很大时，可用样本协方差矩阵 S_X 和 S_Y 近似代替 $\sum^{(1)}$ 和 $\sum^{(2)}$。这样，从 $\overline{X} - \overline{Y}$ 到 $\mu^{(1)} - \mu^{(2)}$ 的统计距离的平方近似服从自由度为 p 的 χ^2 分布，即

$$\left[\overline{X} - \overline{Y} - (\mu^{(1)} - \mu^{(2)}) \right]^T \left[\frac{1}{n_1} S_X + \frac{1}{n_2} S_Y \right]^{-1} \left[\overline{X} - \overline{Y} - (\mu^{(1)} - \mu^{(2)}) \right] \sim \chi^2(p) \qquad (3.19)$$

2. 当样本量较小时　当 $\sum^{(1)} \neq \sum^{(2)}$ 时，即使两个样本量均较小（但要求 n_1 与 n_2 均大于 p），当这两个总体均服从多元正态分布时我们仍可以检验 $H_0: \mu^{(1)} = \mu^{(2)}$，这个方法依赖于下述统计量的渐近分布

$$T^2 = \left[\overline{X} - \overline{Y} - (\mu^{(1)} - \mu^{(2)}) \right]^T \left[\frac{1}{n_1} S_X + \frac{1}{n_2} S_Y \right]^{-1} \left[\overline{X} - \overline{Y} - (\mu^{(1)} - \mu^{(2)}) \right] \qquad (3.20)$$

我们会发现，统计量的计算公式与在大样本情形下[式（3.19）]完全一致，唯一区别是其分布的形式在此处是渐近 T^2 分布。类似一元的近似 t 检验情形，此时采用的近似 T^2 检验，该检验是通过校正自由度来进行的，此时检验的临界值 $T_{1-\alpha}^2$ 由下式给出

$$T_{1-\alpha}^2 = \frac{\nu' p}{\nu' - p + 1} F_{1-\alpha}(p, \ \nu' - p + 1) \qquad (3.21)$$

这里的校正自由度 ν' 为

$$v' = \frac{p + p^2}{\frac{1}{n_1}\left\{ \mathrm{tr}\left[\left(\frac{1}{n_1}S_X\left(\frac{1}{n_1}S_X + \frac{1}{n_2}S_Y\right)^{-1}\right)^2\right] + \left[\mathrm{tr}\left(\frac{1}{n_1}S_X\left(\frac{1}{n_1}S_X + \frac{1}{n_2}S_Y\right)^{-1}\right)\right]^2\right\} + \frac{1}{n_2}\left\{\mathrm{tr}\left[\left(\frac{1}{n_2}S_Y\left(\frac{1}{n_1}S_X + \frac{1}{n_2}S_Y\right)^{-1}\right)^2\right] + \left[\mathrm{tr}\left(\frac{1}{n_2}S_Y\left(\frac{1}{n_1}S_X + \frac{1}{n_2}S_Y\right)^{-1}\right)\right]^2\right\}} \qquad (3.22)$$

注：式（3.22）中"tr"表示矩阵的迹（trace），具体含义见附录1。

例 3.4 继例 3.3，在该研究基础上，我们另随机调查一部分并加入一个新指标，对总胆固醇（mmol/L）、空腹血糖（mmol/L），以及体重指数（kg/m²）作综合分析。假设总胆固醇、空腹血糖、体重指数服从三元正态分布，试评价两组人群在上述指标上的差异（表 3.5）。

表 3.5 高血压组与正常血压组的相关测定值

高血压组（$n_1=18$）			正常血压组（$n_2=22$）		
总胆固醇 X_1	空腹血糖 X_2	体重指数 X_3	总胆固醇 Y_1	空腹血糖 Y_2	体重指数 Y_3
7.17	4.24	24.14	4.51	4.71	23.17
4.97	4.66	31.96	4.48	4.29	26.40
5.73	4.93	25.99	4.90	3.62	19.57
4.24	5.00	24.39	4.40	4.77	24.74
4.71	5.01	29.80	5.00	3.83	19.84
8.07	7.06	31.09	4.51	4.71	23.17
3.78	5.15	24.00	4.40	4.77	24.74
6.51	5.20	22.53	3.94	4.85	24.53
5.94	5.21	22.58	5.89	4.94	26.44
5.19	6.32	24.50	4.74	4.95	28.91
⋮	⋮	⋮	⋮	⋮	⋮

解： 假设高血压组的总胆固醇 X_1、空腹血糖 X_2 及体重指数 X_3 来自总体 X，$X \sim N_3(\mu^{(1)}, \sum^{(1)})$；正常血压组的总胆固醇 Y_1、空腹血糖 Y_2 及体重指数 Y_3 来自总体 Y，$Y \sim N_3(\mu^{(2)}, \sum^{(2)})$，且两样本相互独立。此时的检验假设为

$H_0 : \mu^{(1)} = \mu^{(2)}$

$H_1 : \mu^{(1)} \neq \mu^{(2)}$

$\alpha = 0.05$

本例中对两总体协方差矩阵的齐性检验得统计量 $M = 30.772$，$P < 0.05$，说明两组协方差矩阵不等。

令 $\overline{X}$ 表示高血压组均值向量；$\overline{Y}$ 表示正常血压组均值向量，计算过程如下：

$$\overline{X} - \overline{Y} = (5.93 - 4.80, \ 5.84 - 4.99, \ 26.56 - 26.64)^T = (1.13, \ 0.85, \ -0.08)^T$$

$$\frac{1}{n_1}S_X=\frac{1}{18}\begin{bmatrix}3.0600 & 1.1801 & 4.6223\\1.1801 & 1.2780 & 2.7827\\4.6223 & 2.7827 & 18.5390\end{bmatrix}=\begin{bmatrix}0.1700 & 0.0656 & 0.2568\\0.0656 & 0.0710 & 0.1546\\0.2568 & 0.1546 & 1.0299\end{bmatrix}$$

$$\frac{1}{n_2}S_Y=\frac{1}{22}\begin{bmatrix}0.5630 & 0.0453 & 0.8684\\0.0453 & 0.6123 & 2.8510\\0.8684 & 2.8510 & 16.6016\end{bmatrix}=\begin{bmatrix}0.0256 & 0.0021 & 0.0395\\0.0021 & 0.0278 & 0.1296\\0.0395 & 0.1296 & 0.7546\end{bmatrix}$$

其中，S_X 表示高血压组协方差矩阵，S_Y 表示正常血压组协方差矩阵，计算合并协方差矩阵的逆矩阵的估计

$$\left(\frac{1}{n_1}S_X+\frac{1}{n_2}S_Y\right)^{-1}=\begin{bmatrix}7.2145 & -2.7518 & -0.7595\\-2.7518 & 19.7112 & -2.6821\\-0.7595 & -2.6821 & 1.1136\end{bmatrix}$$

检验统计量 T^2

$$T^2=(\bar{X}-\bar{Y})^T\left(\frac{1}{n_1}S_X+\frac{1}{n_2}S_Y\right)^{-1}(\bar{X}-\bar{Y})$$

$$=[1.13,\ 0.85,\ -0.08]\begin{bmatrix}7.2145 & -2.7518 & -0.7595\\-2.7518 & 19.7112 & -2.6821\\-0.7595 & -2.6821 & 1.1136\end{bmatrix}\begin{bmatrix}1.13\\0.85\\-0.08\end{bmatrix}$$

$$=18.63$$

为计算自由度 ν'，可采用以下步骤：

$$\frac{1}{n_1}S_X\left(\frac{1}{n_1}S_X+\frac{1}{n_2}S_Y\right)^{-1}=\begin{bmatrix}0.8510 & 0.1357 & -0.0190\\0.1602 & 0.8045 & -0.0681\\0.6450 & -0.4218 & 0.5372\end{bmatrix}$$

$$\frac{1}{n_2}S_Y\left(\frac{1}{n_1}S_X+\frac{1}{n_2}S_Y\right)^{-1}=\begin{bmatrix}0.1490 & -0.1357 & 0.0190\\-0.1602 & 0.1955 & 0.0681\\-0.6450 & 0.4218 & 0.4628\end{bmatrix}$$

于是，

$$\frac{1}{n_1}\left\{\mathrm{tr}\left[\left(\frac{1}{n_1}S_X\left(\frac{1}{n_1}S_X+\frac{1}{n_2}S_Y\right)^{-1}\right)^2\right]+\left[\mathrm{tr}\left(\frac{1}{n_1}S_X\left(\frac{1}{n_1}S_X+\frac{1}{n_2}S_Y\right)^{-1}\right)\right]^2\right\}$$

$$+\frac{1}{n_2}\left\{\mathrm{tr}\left[\left(\frac{1}{n_2}S_Y\left(\frac{1}{n_1}S_X+\frac{1}{n_2}S_Y\right)^{-1}\right)^2\right]+\left[\mathrm{tr}\left(\frac{1}{n_2}S_Y\left(\frac{1}{n_1}S_X+\frac{1}{n_2}S_Y\right)^{-1}\right)\right]^2\right\}$$

$$=\frac{1}{18}\left[(0.7337+0.6976+0.3051)+(0.8510+0.8045+0.5372)^2\right]$$

$$+\frac{1}{22}\left[(0.0317+0.0887+0.2306)+(0.1490+0.1955+0.4628)^2\right]$$

$$=0.3636+0.0456$$

$$=0.4092$$

此时，自由度按式（3.22）计算为

$$\nu' = \frac{3+3^2}{0.3636+0.0456} = 29.3255$$

计算临界值 $\tilde{T}^2_{1-0.05}$

$$\tilde{T}^2_{1-0.05} = \frac{\nu' p}{\nu' - p + 1} F_{1-0.05}(p, \; \nu' - p + 1)$$

$$= \frac{29.3255 \times 3}{29.3255 - 3 + 1} F_{1-0.05}(3, \; 29.3255 - 3 + 1)$$

$$\approx 9.53$$

因为 $\tilde{T}^2 = 18.63 > \tilde{T}^2_{1-0.05}$，$P < 0.05$。

结论：在 $\alpha = 0.05$ 水准下拒绝 H_0，认为高血压组与正常血压组的上述 3 个指标总体均值向量不同。

读者可以使用一元分析方法，自行探讨指标上的具体差异。

3.4　多元方差分析

假设有 k 个协方差矩阵相同的 p 元正态总体，它们的分布为 $N_p(\mu^{(1)}, \sum), \cdots,$ $N_p(\mu^{(k)}, \sum)$。现从每个总体中分别独立地随机抽取一个样本

$$总体 1： X_{(1)}^{(1)}, X_{(2)}^{(1)}, \cdots, X_{(n_1)}^{(1)}$$

$$总体 2： X_{(1)}^{(2)}, X_{(2)}^{(2)}, \cdots, X_{(n_2)}^{(2)}$$

$$\cdots\cdots$$

$$总体 k： X_{(1)}^{(k)}, X_{(2)}^{(k)}, \cdots, X_{(n_k)}^{(k)}$$

记

$$\overline{X}^{(r)} = \frac{1}{n_r} \sum_{i=1}^{n_r} X_{(i)}^{(r)} \quad (r = 1, 2, \cdots, k)$$

$$\overline{X} = \frac{1}{n} \sum_{r=1}^{k} \sum_{i=1}^{n_r} X_{(i)}^{(r)} \quad (n = n_1 + n_2 + \cdots + n_k)$$

多元方差分析就是根据 k 个独立的随机样本，对相应的总体均值向量是否相同进行检验。所建立的检验假设如下：

$H_0: \mu^{(1)} = \mu^{(2)} = \cdots = \mu^{(k)}$，$H_1: \mu^{(1)}, \mu^{(2)}, \cdots, \mu^{(k)}$ 中至少有两个不相等。

当 $p = 1$ 时，此检验问题就是一元方差分析。

3.4.1　一元方差分析回顾

在一元方差分析中，在正态分布和方差齐性的假设下，对总离差平方和及自由度分别进行分解，由此构造出检验统计量——F 统计量，下面给出具体步骤：

总离差平方和 $\qquad SS_T = \sum_{r=1}^{k} \sum_{i=1}^{n_r} (X_{ir} - \overline{X})^2$

组间离差平方和 $\qquad SS_A = \sum_{r=1}^{k} n_r (\overline{X}_r - \overline{X})^2$

组内离差平方和 $\qquad SS_E = \sum_{r=1}^{k} \sum_{i=1}^{n_r} (X_{ir} - \overline{X}_r)^2$

利用代数知识，我们很容易将上式转化为如下形式

$$\sum_{r=1}^{k}\sum_{i=1}^{n_r}(X_{ir}-\bar{X})^2 = \sum_{r=1}^{k}n_r(\bar{X}_r-\bar{X})^2 + \sum_{r=1}^{k}\sum_{i=1}^{n_r}(X_{ir}-\bar{X}_r)^2$$

即

$$\mathrm{SS}_T = \mathrm{SS}_A + \mathrm{SS}_E,$$

其中，SS_T 表示总效应，SS_A 表示处理效应，SS_E 表示误差。

相应地，总自由度也分解为组间自由度与组内自由度，即 $\nu_T = \nu_A + \nu_E$。

方差分析就是要对 SS_A 与 SS_E 的大小进行比较，此时的检验统计量 F 为

$$F = \frac{\mathrm{SS}_A/(k-1)}{\mathrm{SS}_E/(n-k)} = \frac{\mathrm{MS}_A}{\mathrm{MS}_E} \sim F(k-1,\ n-k)$$

检验规则：在给定检验水准 α 下，查 F 分布界值表（附表 2）得 $F_{1-\alpha}(k-1,\ n-k)$，H_0 的拒绝域为 $F > F_{1-\alpha}(k-1,\ n-k)$。

3.4.2 成组设计的多元方差分析

在多元方差分析中我们同样对总离均差平方和及总自由度进行分解，从而构造出一个相应的检验统计量，只要知道了这个统计量的分布，就可以进行差异性检验。

沿用上述一元分析使用的符号，令 SS_T 表示总离差矩阵，SS_E 表示组内离差矩阵，SS_A 表示组间离差矩阵，但与一元方差分析不同的是，这里的 X 表示的是随机向量。于是，对总离差矩阵 SS_T 的分解

$$
\begin{aligned}
\mathrm{SS}_T &= \sum_{r=1}^{k}\sum_{i=1}^{n_r}(X_{(i)}^{(r)}-\bar{X})(X_{(i)}^{(r)}-\bar{X})^T \\
&= \sum_{r=1}^{k}\sum_{i=1}^{n_r}(X_{(i)}^{(r)}-\bar{X}^{(r)}+\bar{X}^{(r)}-\bar{X})(X_{(i)}^{(r)}-\bar{X}^{(r)}+\bar{X}^{(r)}-\bar{X})^T \\
&= \sum_{r=1}^{k}\sum_{i=1}^{n_r}(X_{(i)}^{(r)}-\bar{X}^{(r)})(X_{(i)}^{(r)}-\bar{X}^{(r)})^T + \sum_{r=1}^{k}n_r(\bar{X}^{(r)}-\bar{X})(\bar{X}^{(r)}-\bar{X})^T \\
&= \mathrm{SS}_E + \mathrm{SS}_A
\end{aligned}
\tag{3.23}
$$

其中，

$$\mathrm{SS}_E = \sum_{r=1}^{k}\mathrm{SS}_E^{(r)} = \sum_{r=1}^{k}\sum_{i=1}^{n_r}(X_{(i)}^{(r)}-\bar{X}^{(r)})(X_{(i)}^{(r)}-\bar{X}^{(r)})^T \tag{3.24}$$

为组内离差矩阵，反映组内误差

$$\mathrm{SS}_A = \sum_{r=1}^{k}n_r(\bar{X}^{(r)}-\bar{X})(\bar{X}^{(r)}-\bar{X})^T \tag{3.25}$$

为组间离差矩阵，反映处理效应。

相应自由度为

$$
\begin{aligned}
&\nu_T = n-1,\quad n=\sum_{r=1}^{k}n_r, \\
&\nu_A = k-1, \\
&\nu_E = n-1-(k-1) = n-k
\end{aligned}
\tag{3.26}
$$

在此基础上，根据似然比原理可构造出 Λ 统计量

$$\Lambda = \frac{\left|\mathrm{SS}_E\right|}{\left|\mathrm{SS}_E+\mathrm{SS}_A\right|} = \frac{\left|\mathrm{SS}_E\right|}{\left|\mathrm{SS}_T\right|} \tag{3.27}$$

其中，$|SS_E|$ 是组内离差矩阵行列式的值，$|SS_T|$ 是总离差矩阵行列式的值。

式（3.27）中的 Λ 就是上一章所介绍的威尔克斯 Λ 统计量，由于统计量 Λ 的分布较复杂，故可用近似分布予以替代（见 2.4.5 小节）。

当 H_0 成立，且 n 充分大时，巴特利特（M.S. Bartlett）给出了将 Λ 转化为 χ^2 统计量的方法

$$\chi^2 = -\left(\left(\nu_E + \nu_A\right) - \frac{p + \nu_A + 1}{2}\right)\ln \Lambda \approx \chi^2(p \times \nu_A) \tag{3.28}$$

拉奥（C.R. Rao）后来将 Λ 统计量变化为 F 统计量

$$F = \frac{1 - \Lambda^{1/s}}{\Lambda^{1/s}} \frac{\nu_2'}{\nu_1'} \approx F(\nu_1', \nu_2') \tag{3.29}$$

其中，ν_1', ν_2' 是 F 分布的自由度，由下式定义

$$\nu_1' = p\nu_A$$

$$\nu_2' = \left(\nu_A + \nu_E - \frac{p + \nu_A + 1}{2}\right)\sqrt{\frac{p^2\nu_A^2 - 4}{p^2 + \nu_A^2 - 5}} - \frac{p\nu_A - 2}{2}\text{（取整）} \tag{3.30}$$

$$s = \sqrt{\frac{p^2\nu_A^2 - 4}{p^2 + \nu_A^2 - 5}}$$

这里的 ν_A 是处理组间变异的自由度，ν_E 是误差自由度。

对给定的检验水准 α，查 χ^2 分布界值表得 $\chi_{1-\alpha}^2(p \times \nu_A)$ 或 F 分布界值表得 $F_{1-\alpha}(\nu_1', \nu_2')$，从而得出 H_0 的拒绝域。

上述两个近似公式也适用于其他设计类型的均值向量比较。需要说明的是，目前在 SAS 或 SPSS 软件中均采用 C.R. Rao 的近似方法，因为其结果更为精确，尤其是在小样本情况下。

例 3.5 为评价我国不同民族心血管病危险因素的分布特征，分别调查哈萨克族、维吾尔族和蒙古族居民随机样本的相关指标，其中，收缩压 X_1（mmHg）、总胆固醇 X_2（mmol/L）和体重指数 X_3（kg/m²）的部分数据列于表 3.6 中，试分析不同少数民族人群上述三个指标的总体均值向量是否相同（假设三个指标服从三元正态分布且各总体方差矩阵相同）。

表 3.6　不同民族随机样本人群心血管疾病相关风险因素测量值

哈萨克族组（$n_1=55$）			维吾尔族组（$n_2=53$）			蒙古族组（$n_3=59$）		
收缩压 X_1	总胆固醇 X_2	体重指数 X_3	收缩压 X_1	总胆固醇 X_2	体重指数 X_3	收缩压 X_1	总胆固醇 X_2	体重指数 X_3
115	3.87	24.7	120	5.3	29.5	220	2.21	23.3
147	4.56	31.2	100	3.63	19.1	105	3.8	26.8
190	4.81	28.4	130	4.62	23.3	110	2.26	22.0
106	4.03	22.2	110	4.07	27.4	190	2.94	20.2
108	4.90	34.8	100	4.19	21.7	120	3.41	25.5
116	3.27	30.2	130	3.61	27.8	124	4.13	22.0
115	3.87	24.7	140	3.96	26.6	120	4.84	22.8
147	4.56	31.2	160	4.39	26.6	156	4.34	18.4
190	4.81	28.4	120	5.12	23.1	100	3.22	17.9
⋮	⋮	⋮	⋮	⋮	⋮	⋮	⋮	⋮

资料来源：国家自然科学基金项目（30393132，30470651）

解： 这是一个比较 3 个组（$k=3$）的 3 项指标（$p=3$）间的均值向量间差异的问题。三个组的样本量分别为 $n_1=55$，$n_2=53$，$n_3=59$，$n=n_1+n_2+n_3=167$。

检验假设为

$$H_0: \mu^{(1)}=\mu^{(2)}=\mu^{(3)}$$

$$H_1: \mu^{(1)}, \mu^{(2)}, \mu^{(3)} \text{至少两个不等}$$

$$\alpha=0.05$$

计算步骤为

（1）计算样本均值向量

$$\overline{X}^{(1)}=(134.84,\ 4.32,\ 28.45)^T$$

$$\overline{X}^{(2)}=(126.70,\ 3.92,\ 25.18)^T$$

$$\overline{X}^{(3)}=(138.98,\ 4.27,\ 22.59)^T$$

（2）计算样本总离差矩阵 SS_T

由全部观测数据计算得到的离均差平方和与离均差交叉乘积和构成的矩阵

$$\mathrm{SS}_T=\begin{bmatrix} 85293.7725 & 1584.8480 & 4216.4257 \\ 1584.8480 & 334.4482 & 463.9600 \\ 4216.4257 & 463.9600 & 2929.4650 \end{bmatrix}$$

（3）计算各组组内离差矩阵 $\mathrm{SS}_E^{(r)}$ 及总组内离差矩阵 $\mathrm{SS}_E=\sum\limits_{r=1}^{3}\mathrm{SS}_E^{(r)}$

$$\mathrm{SS}_E^{(1)}=\begin{bmatrix} 26385.5273 & 279.6936 & 1437.1701 \\ 279.6936 & 115.4956 & 158.7388 \\ 1437.1701 & 158.7388 & 752.7971 \end{bmatrix}$$

$$\mathrm{SS}_E^{(2)}=\begin{bmatrix} 18097.1698 & 339.8019 & 910.3810 \\ 339.8019 & 99.1611 & 165.8358 \\ 910.3810 & 165.8358 & 584.3746 \end{bmatrix}$$

$$\mathrm{SS}_E^{(3)}=\begin{bmatrix} 36494.9831 & 831.3712 & 2471.4714 \\ 831.3712 & 114.6410 & 128.3212 \\ 2471.4714 & 128.3212 & 614.1371 \end{bmatrix}$$

$$\mathrm{SS}_E=\mathrm{SS}_E^{(1)}+\mathrm{SS}_E^{(2)}+\mathrm{SS}_E^{(1)}$$

$$=\begin{bmatrix} 80977.6801 & 1450.8667 & 4819.0226 \\ 1450.8667 & 329.2978 & 452.8957 \\ 4819.0226 & 452.8957 & 1951.3088 \end{bmatrix}$$

（4）计算总组内离差矩阵 SS_E 及总离差矩阵 SS_T 行列式的值

$$|\mathrm{SS}_E|=30001716780.1034, \quad |\mathrm{SS}_T|=58103452463.8313$$

（5）计算 Λ 统计量

$$\Lambda=\frac{|\mathrm{SS}_E|}{|\mathrm{SS}_T|}=0.5163$$

（6）用 Bartlett 方法计算的近似 χ^2 统计量为

$$\chi^2 = -\left((n-1) - \frac{p+(k-1)+1}{2}\right)\ln \Lambda$$

$$= -\left((167-1) - \frac{3+(3-1)+1}{2}\right) \times \ln 0.5163$$

$$= 107.74$$

查表得临界值 $\chi^2_{1-0.05}(pv_A) = \chi^2_{1-0.05}(6) = 12.592$，由于 $\chi^2 > \chi^2_{1-0.05}(6), P < 0.05$，在 $\alpha = 0.05$ 的水准下拒绝 H_0。

（7）用 C.R. Rao 方法计算的近似 F 统计量为

$$F = \frac{1 - \Lambda^{1/s}}{\Lambda^{1/s}} \frac{v_2'}{v_1'}$$

这里，

$$v_1' = pv_A = 3 \times 2 = 6$$

$$v_2' = \left(v_A + v_E - \frac{p+v_A+1}{2}\right)\sqrt{\frac{p^2 v_A^2 - 4}{p^2 + v_A^2 - 5}} - \frac{pv_A - 2}{2}$$

$$= \left(2 + 164 - \frac{3+2+1}{2}\right)\sqrt{\frac{3^2 \times 2^2 - 4}{3^2 + 2^2 - 5}} - \frac{3 \times 2 - 2}{2}$$

$$= 324$$

$$s = \sqrt{\frac{p^2 v_A^2 - 4}{p^2 + v_A^2 - 5}} = \sqrt{\frac{3^2 \times 2^2 - 4}{3^2 + 2^2 - 5}} = 2$$

$$F = \frac{1 - \Lambda^{1/s}}{\Lambda^{1/s}} \frac{v_2'}{v_1'} = \frac{1 - \sqrt{0.5163}}{\sqrt{0.5163}} \times \frac{324}{6} = 21.149$$

而 $F_{1-0.05}(v_1', v_2') = F_{1-0.05}(6, 324) \approx 2.13$，因为 $F > F_{1-0.05}(6, 324), P < 0.05$，在 $\alpha = 0.05$ 水准下拒绝 H_0。

利用 Bartlett 法和用 Rao 方法得到的检验结果相同。

结论：差异有统计学意义，认为三个民族人群上述三种指标的总体均值向量不全相同。

如果想进一步了解三个组指标间的差异究竟由哪几项指标引起，可以对三项指标逐一进行一元方差分析。

3.4.3　区组设计的方差分析

区组设计方差分析的特点是在成组设计的基础上将区组间的变异从总变异中分解出来，其余分析步骤同多元成组设计。

例 3.6　继 3.2 对 28 例 HIV/AIDS 患者于治疗前、治疗后 1 个月、治疗后 3 个月分别检测其 CD_4^+ 细胞计数（个/μl）及病毒载量（copies/ml），结果见表 3.7。试作统计分析。

表 3.7　28 例 HIV/AIDS 患者治疗前后不同时间点的 CD_4^+ 细胞计数及病毒载量

患者 ID	治疗前		治疗后 1 个月		治疗后 3 个月		均值	
	CD_4^+ 细胞计数	lg 病毒载量	CD_4^+ 细胞计数	lg 病毒载量	CD_4^+ 细胞计数	lg 病毒载量	CD_4^+ 细胞计数	lg 病毒载量
1	202.00	4.47	207.00	1.94	339.00	1.70	249.33	2.70
2	290.00	5.40	491.00	3.44	509.00	2.42	430.00	3.75
3	105.00	4.57	773.00	2.20	171.00	1.72	349.67	2.83
4	300.00	5.16	343.00	3.21	525.00	2.31	389.33	3.56
5	135.00	4.74	115.00	2.36	137.00	1.79	129.00	2.96
6	183.00	4.79	216.00	3.42	256.00	4.23	218.33	4.15
7	334.00	4.47	471.00	1.85	423.00	1.70	409.33	2.67
8	310.00	3.98	263.00	1.70	261.00	4.54	278.00	3.41
9	102.00	4.85	49.00	2.20	105.00	1.70	85.33	2.92
10	160.00	4.96	327.00	2.18	319.00	2.29	268.67	3.14
⋮	⋮	⋮	⋮	⋮	⋮	⋮	⋮	⋮
均值	219.61	4.47	300.29	2.42	327.11	2.36	282.33	3.08

资料来源："十五"国家科技攻关计划（2004BA719A10）

解：本例以随机区组设计方差分析方式进行变异分解。与一元随机区组方差分析类似，我们仍将总变异分解为处理间变异（治疗前后不同时点间）、区组间变异（不同患者间），及误差（表 3.8）。

表 3.8　区组设计的离差矩阵的分解及自由度的分解

变异来源	离差平方和	自由度
区组（ID）	$\begin{bmatrix} 66.2990 & 434.9001 \\ 434.9001 & 30.9407 \end{bmatrix}$	$n_{ID}-1=28-1=27$
时间（time）	$\begin{bmatrix} 175323.5952 & -3679.3220 \\ -3679.3220 & 80.9028 \end{bmatrix}$	$k-1=3-1=2$
误差（E）	$\begin{bmatrix} 436661.0714 & -209.4004 \\ -209.4004 & 20.9201 \end{bmatrix}$	$\nu_T-\nu_{time}-\nu_{ID}=54$
总变异（T）	$\begin{bmatrix} 1274974.6667 & -3453.8223 \\ -3453.8223 & 132.7637 \end{bmatrix}$	$n-1=84-1=83$

本例中选取检验统计量 F 为

$$F=\frac{1-\Lambda^{1/s}}{\Lambda^{1/s}}\frac{\nu_2'}{\nu_1'}$$

其中，

$$\Lambda=\frac{|SS_E|}{|SS_A+SS_E|}$$

计算

$$|SS_E|=9091164.9437$$

因此，区组（个体）间

$$\Lambda_{ID} = \frac{|SS_E|}{|SS_E + SS_{ID}|} = \frac{9091164.9437}{56978033.3986} = 0.1596$$

$$v_1' = pv_{ID} = 2 \times 27 = 54$$

$$v_2' = \left(v_{ID} + v_E - \frac{p + v_{ID} + 1}{2}\right)\sqrt{\frac{p^2 v_{ID}^2 - 4}{p^2 + v_{ID}^2 - 5}} - \frac{pv_{ID} - 2}{2}$$

$$= \left(27 + 54 - \frac{2 + 27 + 1}{2}\right)\sqrt{\frac{2^2 \times 27^2 - 4}{2^2 + 27^2 - 5}} - \frac{2 \times 27 - 2}{2}$$

$$= 106$$

$$s = \sqrt{\frac{p^2 v_{ID}^2 - 4}{p^2 + v_{ID}^2 - 5}} = \sqrt{\frac{2^2 \times 27^2 - 4}{2^2 + 27^2 - 5}} = 2$$

$$F = \frac{1 - \sqrt{\Lambda}}{\sqrt{\Lambda}}\frac{v_2'}{v_1'} = \frac{1 - \sqrt{0.1596}}{\sqrt{0.1596}} \times \frac{106}{54} = 2.9513$$

以 $F_{1-0.05}(v_1', v_2') = F_{1-0.05}(54, 106)$，保守起见以 $F_{1-0.05}(54, 106) \approx F_{1-0.05}(50, 100) = 1.56$ 近似，因为 $F > F_{1-0.05}(54, 106)$，故 $P < 0.05$。

结论：在 $\alpha = 0.05$ 的水准下拒绝 H_0，认为不同患者间存在差异。

$$\Lambda_{time} = \frac{|SS_E|}{|SS_E + SS_{time}|} = \frac{9091164.9437}{47191914.1366} = 0.1926$$

$$v_1' = pv_{time} = 2 \times 2 = 4$$

$$v_2' = \left(v_{time} + v_E - \frac{p + v_{time} + 1}{2}\right)\sqrt{\frac{p^2 v_{time}^2 - 4}{p^2 + v_{time}^2 - 5}} - \frac{pv_{time} - 2}{2}$$

$$= \left(2 + 54 - \frac{2 + 2 + 1}{2}\right)\sqrt{\frac{2^2 \times 2^2 - 4}{2^2 + 2^2 - 5}} - \frac{2 \times 2 - 2}{2}$$

$$= 106$$

$$s = \sqrt{\frac{p^2 v_{time}^2 - 4}{p^2 + v_{time}^2 - 5}} = \sqrt{\frac{2^2 \times 2^2 - 4}{2^2 + 2^2 - 5}} = 2$$

$$F = \frac{1 - \sqrt{\Lambda}}{\Lambda}\frac{v_2'}{v_1'} = \frac{1 - \sqrt{0.1926}}{\sqrt{0.1926}} \times \frac{106}{4} = 33.8768$$

以 $F_{1-0.05}(v_1', v_2') = F_{1-0.05}(4, 106) \approx F_{1-0.05}(4, 100) = 2.46$ 近似，因为 $F > F_{1-0.05}(4, 106)$，故 $P < 0.05$。

结论：在 $\alpha = 0.05$ 的水准下拒绝 H_0，综合 CD_4^+、病毒载量变化情况认为该药物治疗 HIV/AIDS 有效。

3.5 异常值检验

异常值的检验无论是一元统计推断还是多元统计推断都经常遇到的一个问题。关于一元数据诊断异常值的方法有许多，部分已经在我们的《医学统计学》（基础篇，第 2 版）进行介绍，现在主要考虑多元正态总体的情形。

在高维中，可能有的离群值不仅仅从单变量散布图或二维散布图中识别，而且可用马氏距离进行评估。

假设 $X_{(i)}(i=1, 2, \cdots, n)$ 是来自 p 元正态总体 $N_p(\mu, \sum)$ 的一个随机样本，$\bar{X}$ 和 S 分别为样本的均值向量和离差矩阵，设 $X_{(i)}$ 与 $\bar{X}$ 的马氏距离（见第 11 章）为

$$d_i^2 = (X_{(i)} - \bar{X})^T S^{-1}(X_{(i)} - \bar{X})$$

如果 d_i 过大，则认为 $X_{(i)}$ 为异常值。

通常情况下，评估离群值的步骤有：

（1）对于每个单变量做一个散点图；

（2）对于每对变量做一个散布图；

（3）对于每行 $i=1,2,\cdots,n$ 和每列 $j=1,2,\cdots,p$，计算标准化值 $z_{ij} = \left(x_{ij} - \bar{x}_j\right)\big/\sqrt{s_{ij}}$，核查这些值中的大值和小值；对于 $|z_{ij}| \geq 3$ 的值应该考虑是异常值；

（4）对异常大的值检查马氏距离。这里的马氏距离是否过大，是由其平方与自由度为 p 的 χ^2 分布一个恰当的百分位数来决定的，通常取第 95 百分位数作为界限值。

如果离群值被确定，应对其内容仔细核查，在以后的分析中进行删除或适当地"加权"。此外，虽然很多统计方法假定正态总体，那些基于均值向量的方法通常不会被几个中等的离群值的干扰，尤其在样本量充分大的时候。

3.6　数据正态性转换

多元方差分析要求资料满足独立性、正态性和方差齐性。一般来说，独立性是容易满足的，而后二者有时却不确定，当正态性严重偏离时也往往表现为方差不齐，因为有些非正态分布，方差与均数之间总存在一定的函数关系。因此，实践中要考虑将数据作一个变换，使非正态数据更加趋向正态。在适当的数据变换后，就可以实现正态理论下的分析。

变换无非是用不同的单位对数据进行重新表达。例如，对于连续型变量，当看到观测值的分布呈明显的正（右）偏态时，通过取对数或平方根来变换观测值，经常显著地改进关于均值的对称性，并提高对正态分布的近似程度；对于计数资料，如 X 服从泊松分布，则平方根变换可使之近似正态；对于比例资料，则对数变换或平方根的反正弦变换 $\arcsin\sqrt{X}$ 后的分布也近似正态分布。

除上述的各种数据对应的转换外，当样本量较大且没有明显的证据表明数据不遵从多元正态时，通常可假设数据来自多元正态总体，此时我们依然可以利用原始观测数据进行分析。

3.7　协方差矩阵检验

相对于正态性来说，方差分析对方差齐性更为敏感。因此，对资料的方差齐性检验就显得更加重要。本节介绍几种协方差矩阵的检验方法。

1. 检验 $\sum = \sum_0$ 　设 $X_{(i)}(i=1, \cdots, n)$ 为来自 p 元正态总体 $N_p(\mu, \sum)$ 的随机样本，检验假设为

$H_0: \sum = \sum_0$（$\sum_0$ 已知且 $\sum_0 > 0$），$H_1: \sum \neq \sum_0$，

即检验样本所来自总体的协方差矩阵与已知协方差矩阵是否相等，该检验的似然比统计量为

$$\lambda_1 = \left(\frac{e}{n}\right)^{np/2} \left|\sum_0^{-1}SS\right|^{n/2} \exp\left[-\frac{1}{2}tr(\sum_0^{-1}SS)\right] \quad (3.31)$$

其中，$tr(\sum_0^{-1}SS)$ 是矩阵 $\sum_0^{-1}SS$ 的迹，$SS=(n-1)S$ 为相应的样本总离差矩阵，$SS = \sum_{i=1}^{n}(X_{(i)}-\overline{X})(X_{(i)}-\overline{X})^T$。

研究似然比统计量 λ_1 的抽样分布比较困难，在样本量 n 足够大时，通常由 λ_1 的近似分布来构造检验统计量，即在 H_0 成立时，将式（3.31）中的 n 换成 $n-1$，取对数后得到

$$-2\ln\lambda_1 \doteq L = (n-1)\left[\ln\left|\sum_0\right| - p - \ln|S| + tr(S\sum_0^{-1})\right] \quad (3.32)$$

则

$$\frac{L}{1-D} \doteq \chi^2\left(\frac{p(p+1)}{2}\right) \quad (3.33)$$

其中，$D = \left(2p+1-\frac{2}{p+1}\right)\Big/6(n-1)$。

当 $n \to \infty$ 时，$D \to 0$，故 $-2\ln\lambda_1$ 的极限分布就是自由度为 $p(p+1)/2$ 的 χ^2 分布。

例 3.7　继例 3.1，已知 12 岁汉族女童的胸围 X_1（cm）、腰围 X_2（cm）和臀围 X_3（cm）的协方差矩阵为

$$\sum_0 = \begin{bmatrix} 75.7925 & 70.7581 & 64.3415 \\ 70.7581 & 79.6296 & 61.6468 \\ 64.3415 & 61.6468 & 64.7399 \end{bmatrix}$$

现获得一个 57 名 12 岁藏族女童随机样本的协方差矩阵为

$$S = \begin{bmatrix} 67.3195 & 60.8459 & 47.3073 \\ 60.8459 & 69.0157 & 43.2666 \\ 47.3073 & 43.2666 & 38.4687 \end{bmatrix}$$

试问，藏族女童的协方差矩阵与汉族女童的协方差矩阵是否相等？

解：这是一个三元正态总体的协方差矩阵与已知协方差矩阵是否相等的检验问题。

首先计算协方差矩阵 $\sum_0$ 和 S 的行列式，并将其取对数后得到

$$\left|\sum_0\right| = 10219.9457, \quad \ln\left(\left|\sum_0\right|\right) = 9.2321$$
$$|S| = 4913.9021, \quad \ln(|S|) = 8.4998$$

计算 $\sum_0$ 的逆矩阵 $\sum_0^{-1}$，然后左乘样本协方差矩阵 S，得到

$$tr(S\sum_0^{-1}) = 2.5968$$

然后计算检验统计量

$$L = (n-1)\left[\ln\left|\sum_0\right| - p - \ln|S| + tr(S\sum_0^{-1})\right]$$
$$= (57-1)(9.2321 - 3 - 8.4998 + 2.5968)$$
$$= 18.4296$$

$$D = \frac{1}{6(n-1)}\left(2p+1-\frac{2}{p+1}\right)$$

$$= \frac{1}{[6\times(57-1)]}\left(2\times3+1-\frac{2}{3+1}\right)$$

$$= 0.0193$$

$$\chi^2 \dot{\approx} L/(1-D) = 18.7899$$

查 χ^2 分布表得 $\chi^2_{1-0.05}(6)=12.59<18.7899$，$P<0.05$，在 $\alpha=0.05$ 水准下拒绝 H_0。

结论：可以认为藏族女童的协方差矩阵 $\sum$ 与 $\sum_0$ 不同。

2. 检验 $\sum=\sigma^2\sum_0$　　主要用于检验协方差矩阵 $\sum$ 中的元素是否均为 $\sum_0$ 中相应元素的 σ^2 倍。当 $\sum_0=I_p$ 时此检验常称为球形检验。利用似然比原理得到统计量

$$\lambda_2 = \frac{\left|SS\sum_0^{-1}\right|^{n/2}}{\left[\operatorname{tr}(SS\sum_0^{-1})/p\right]^{np/2}} \tag{3.34}$$

或等价于

$$W = (\lambda_2)^{2/n} = \frac{p^p\left|SS\sum_0^{-1}\right|}{\left[\operatorname{tr}(SS\sum_0^{-1})\right]^p} \tag{3.35}$$

在样本量 n 足够大的情况下，当 H_0 成立时，有以下近似 χ^2 分布

$$-\left[(n-1)-\frac{2p^2+p+2}{6p}\right]\ln W \dot{\sim} \chi^2\left(\frac{p(p+1)}{2}-1\right) \tag{3.36}$$

3. 检验 $\sum^{(1)}=\cdots=\sum^{(k)}=\sum$　　设有 k 个 p 元正态总体，$N_p(\mu^{(r)},\sum^{(r)})(r=1,\cdots,k)$，$X_{(i)}^{(r)}$ $(r=1,\cdots,k;i=1,\cdots,n_r)$ 是来自第 r 个总体 $N_p(\mu^{(r)},\sum^{(r)})$ 的随机样本，检验假设

$$H_0: \sum^{(1)}=\cdots=\sum^{(k)}=\sum, \quad H_1: \sum^{(1)},\cdots,\sum^{(k)} 不全相等$$

一个常用的协方差矩阵相等检验是博克斯（Box）M 检验，记 $n=\sum_{r=1}^{k}n_r$，$SS^{(r)}=(n_r-1)S^{(r)}$，为各样本的离差矩阵，$SS=\sum_{r=1}^{k}SS^{(r)}$ 为各样本离差矩阵之和，即式（3.24）的 SS_E，在多元正态总体的假设下，该检验的似然比统计量为

$$\lambda_3 = \frac{n^{n/2}\prod_{r=1}^{k}\left|SS^{(r)}\right|^{n_r/2}}{\left|SS\right|^{n/2}\prod_{r=1}^{k}n_r^{n_r/2}} \tag{3.37}$$

在 λ_3 中，用 n_r-1 替代 n_r，$n-k$ 替代 n 进行无偏性校正。然后取对数，可得到统计量

$$M = -2\ln\lambda_3 = (n-k)\ln\left|\frac{SS}{(n-k)}\right| - \sum_{r=1}^{k}(n_r-1)\ln\left|\frac{SS^{(r)}}{(n_r-1)}\right| \tag{3.38}$$

在样本量 n 足够大的情况下，当 H_0 成立时，M 有以下近似 χ^2 分布

$$M(1-d) \dot{\sim} \chi^2(p(p+1)(k-1)/2) \tag{3.39}$$

其中，

$$d = \begin{cases} \dfrac{2p^2 + 3p - 1}{6(p+1)(k-1)}\left(\sum\limits_{r=1}^{k}\dfrac{1}{n_r - 1} - \dfrac{1}{n-k}\right), & n_r \text{不全等} \\[4mm] \dfrac{(2p^2 + 3p - 1)(k+1)}{6(p+1)(n-k)}, & n_r \text{全等} \end{cases} \qquad （3.40）$$

检验统计量 M 的意义在于，当 H_0 成立时，各样本协方差矩阵不会相差太大，因此，与合并协方差矩阵也不会相差太大，在这种情况下，M 统计量会较小。当 n_r 超过 20 并且 p 和 k 都不超过 5 时，M 的 χ^2 近似效果很好。

值得注意的是，目前多数统计软件都可以完成 Box M 检验。由于 M 统计量对某些非正态总体非常敏感，此时更易于拒绝 H_0。事实上，在大样本情况下，特别是当样本量相等时，协方差矩阵的一些差别对多元方差分析结果影响甚微。因此该情形下，即使 M 检验拒绝了 H_0 仍可继续进行多元方差分析。

例 3.8 对例 3.5 中给出的指标数据，试判断三个总体的协方差矩阵是否相等。

解：这是 3 个三元正态总体的协方差矩阵是否相等的检验问题。这里，三个组的样本量分别为 $n_1 = 55$，$n_2 = 53$ 和 $n_3 = 59$，检验假设

$H_0: \sum^{(1)} = \sum^{(2)} = \sum^{(3)}$

$H_1: \sum^{(1)}, \sum^{(2)}, \sum^{(3)}$ 至少有两个不等

$\alpha = 0.05$

由样本值计算三个总体的样本离差矩阵分别为

$$SS^{(1)} = \begin{bmatrix} 26385.5273 & 279.6936 & 1437.1701 \\ 279.6936 & 115.4956 & 158.7388 \\ 1437.1701 & 158.7388 & 752.7971 \end{bmatrix}$$

$$SS^{(2)} = \begin{bmatrix} 18097.1698 & 339.8019 & 910.3810 \\ 339.8019 & 99.1611 & 165.8358 \\ 910.3810 & 165.8358 & 584.3746 \end{bmatrix}$$

$$SS^{(3)} = \begin{bmatrix} 36494.9831 & 831.3712 & 2471.4714 \\ 831.3712 & 114.6410 & 128.3212 \\ 2471.4714 & 128.3212 & 614.1371 \end{bmatrix}$$

$$SS = SS^{(1)} + SS^{(2)} + SS^{(3)}$$

$$= \begin{bmatrix} 80977.6801 & 1450.8667 & 4819.0226 \\ 1450.8667 & 329.2978 & 452.8957 \\ 4819.0226 & 452.8957 & 1951.3088 \end{bmatrix}$$

计算检验统计量 M 有

$$M = (n-k)\ln\left|SS/(n-k)\right| - \sum_{r=1}^{k}(n_r - 1)\ln\left|SS^{(r)}/(n_r - 1)\right|$$

$$= (167 - 3) \times 8.8249 - (55 - 1) \times 9.1343 - (53 - 1) \times 8.1842 - (59 - 1) \times 8.8576$$

$$= 14.7162$$

$$d = \frac{2p^2 + 3p - 1}{6(p+1)(k-1)} \times \left(\sum_{r=1}^{k} \frac{1}{n_r - 1} - \frac{1}{n-k} \right)$$

$$= \frac{2 \times 3^2 + 3 \times 3 - 1}{6 \times (3+1)(3-1)} \times \left(\frac{1}{54} + \frac{1}{52} + \frac{1}{58} - \frac{1}{167-3} \right)$$

$$= 0.0265$$

根据式（3.39），有

$$M(1-d) = 14.7162 \times (1-0.0265) = 14.3264, \quad \nu = 12$$

因为 $\chi^2_{1-0.05}(12) = 21.03$ ，故 $P > 0.05$ 。

结论：在 $\alpha = 0.05$ 水准下尚不能认为三个总体的协方差矩阵不等。

本 章 小 结

多元分析的精髓之一是对 p 个相关的随机变量同时进行分析。

本章系统介绍了源于不同设计类型下的多元正态分布（或中心极限定理满足条件下）均值向量和协方差矩阵检验的原理和方法，这部分内容是多元统计推断的核心内容。由于涉及统计量形式多样，内容较为烦琐。通过本章的学习，读者应在正确理解假设检验思想的基础上，熟练掌握多总体均值向量的检验条件及方法，并对于协方差矩阵的检验原理能够了解。

在实际应用中，要正确处理多元分析与一元分析的关系，如在多元方差分析中差异可能仅出现在许多特征指标中的某一个，这时，对整体的检验可能差异无统计学意义，而对某一个特定变量的检验时就会发现差异有统计学意义。避免出现这种情况的方法是要构造一个好的实验设计，使它不把太多的预期不显著的变量包含进来。另外，与一元分析一样，识别和处理离群值同样非常重要，对数据的多元分析应该在每个变量均无离群值的基础上完成。

本章介绍的多元方差分析是生物统计中内容相当丰富、变化非常多的一部分内容。生物现象的复杂性告诉我们，研究结果的分析往往是很难被包括在几个简单的数学式子之中的，从第四章起我们将进入多元回归模型的学习，对这一点会有更加深刻的认识。

思考与练习

1. 数据的最大值总是异常值吗？需要依据什么样的条件进行评判？

2. 对三维随机向量进行方差分析，如果其中 1 个变量需要做数据转换以满足正态性需求，请问这个转换影响方差分析的最终结果吗？请给出你的理由。

3. 某地区农村 15 名 2 岁幼儿随机样本的身高 X_1（cm）、胸围 X_2（cm）和上半臂围 X_3（cm）的测量数据见表 3.9。

表 3.9　某地区农村 15 名 2 岁幼儿的体格测量数据

性别	身高 X_1	胸围 X_2	上半臂围 X_3
男	78.0	60.6	16.5
男	76.0	58.1	12.5
男	92.0	63.2	14.5

续表

性别	身高	胸围	上半臂围
	X_1	X_2	X_3
男	81.0	59.0	14.0
男	81.0	60.8	15.5
男	84.0	59.5	14.0
女	80.0	58.4	14.0
女	75.0	59.2	15.0
女	78.0	60.3	15.0
女	75.0	57.4	13.0
女	79.0	59.5	14.0
女	78.0	58.1	14.5
女	75.0	55.0	12.5
女	64.0	55.5	11.5
女	80.0	59.2	12.5

（1）试对表中的观测数据考察它的边缘正态性，你认为是否可进行不同性别体格指标间的差异性检验？如果答案是"是"，请给出具体检验的方法和过程。

（2）试检验两组数据的协方差矩阵是否相同？

（3）该数据集是否存在离群值？请通过计算给予说明。如果是，该怎样处理？给出你的理由。

4. 某研究者分别测定胃癌、萎缩性胃炎与非胃部疾病患者（各 5 名）的 3 项生化指标，结果见表 3.10。假设 3 项生化指标服从三元正态分布且各总体方差矩阵相同，试问不同疾病患者的血清铜蓝蛋白（mg/L）、尿 5-羟吲哚乙酸（mg/24h）、中型硫化物（μg/L）这 3 项生化指标的差异是否有统计学意义？

表 3.10　15 名胃癌、萎缩性胃炎与非胃部疾病患者生化指标测定结果

疾病类型	编号	血清铜蓝蛋白	尿 5-羟吲哚乙酸	中型硫化物
胃癌	1	228	20	11
	2	245	10	40
	3	200	12	27
	4	170	9	18
	5	150	19	16
萎缩性胃炎	1	188	9	14
	2	130	6	12
	3	150	9	6
	4	120	10	26
	5	160	5	10
非胃部疾病	1	185	5	19
	2	128	3	10
	3	112	2	9
	4	100	8	2
	5	111	6	5

5. 9 名乳腺癌患者随机样本接受大剂量化疗，并于化疗前后分别检测了其血清尿素氮（mg/dl）与肌酐（mg/dl）水平（表 3.11）。假设化疗前后的血清尿素氮与肌酐指标的差值服从二元正态分布，试问该化疗方案对患者肾功能有无影响？

表 3.11 9 名乳腺癌患者化疗前后尿素氮和肌酐检测数据

编号	尿素氮		肌酐	
	化疗前 X_0	化疗后 X_1	化疗前 Y_0	化疗后 Y_1
1	11.7	10.6	1.3	0.8
2	8.8	7.9	1.2	0.6
3	13.2	11.8	0.9	0.8
4	15.7	15.2	0.9	0.8
5	9.7	6.5	0.8	0.6
6	10.2	13.8	0.5	0.8
7	12.4	13.7	1.2	1.1
8	9.8	11.3	0.7	0.6
9	14.6	13.8	0.9	0.8

第 4 章　多元线性回归

回归分析是一种古典而又充满生机的模型，它在多元统计分析的各种方法中具有最广泛的应用，是处理多个变量间相互关系的一种数理统计方法。在医学研究领域中，变量间存在相互关系的现象普遍存在，如体重与肺活量、腰围和体重指数、低密度脂蛋白胆固醇和甘油三酯等，回归分析正是研究这种相互关系的有效的分析方法。

线性回归分析是回归分析中最基础的一类，它包括一元线性回归和多元线性回归分析。一元线性回归分析中，只考虑某一个变量（称为因变量或响应变量）对另一个变量（称为自变量或预测变量）的线性依赖关系；而在多元线性回归分析中，不但包括一个因变量对多个自变量的线性依赖关系，称为多元线性回归问题（或称经典多元线性回归）；还包括多个因变量对多个自变量的线性依赖关系，称为多因变量的多元线性回归问题。本章我们集中介绍经典多元线性回归，因为它在医学应用中最为广泛。

4.1　多元线性回归模型

4.1.1　模型定义

假设随机因变量 Y 与一组自变量 $x_1,\ x_2,\ \cdots,\ x_m$ 线性相关，如果收集到的 n 组数据 $(y_i,\ x_{i1},\ x_{i2},\ \cdots,\ x_{im})\ (i=1,\ 2,\ \cdots,\ n)$ 满足以下回归模型

$$\begin{cases} y_i = \beta_0 + \beta_1 x_{i1} + \cdots + \beta_m x_{im} + \varepsilon_i \quad (i=1,\ 2,\ \cdots,\ n) \\ \varepsilon_i \sim N(0,\ \sigma^2) \end{cases} \tag{4.1}$$

则称该模型为多元线性回归模型（multiple linear regression model）。

模型（4.1）中，$y_i(i=1,\ 2,\ \cdots,\ n)$ 表示个体 i 在因变量 Y 中的取值，$x_{i1},\ x_{i2},\ \cdots,\ x_{im}$ 是个体 i 的 m 个独立自变量的取值，$\beta_0,\ \beta_1,\ \beta_2,\ \cdots,\ \beta_m$ 是 $m+1$ 个未知参数，β_0 称为回归常数（截距项），$\beta_j\ (j=1,\ 2,\ \cdots,\ m)$ 称为总体偏回归系数（partial regression coefficient），其意义是在控制其他自变量（即使其保持不变）时，x_j 每增加一个单位 Y 值平均改变的量；ε_i 表示模型的误差（error），相互独立，服从正态分布且有固定的方差 σ^2。

模型（4.1）显示，随机因变量 Y 由均值（期望值）$E(Y)=\beta_0+\sum\limits_{j=1}^{m}\beta_j x_j$ 和误差项 ε 合成。

如果我们引入矩阵的记法

$$Y = \begin{bmatrix} y_1 \\ y_2 \\ \vdots \\ y_n \end{bmatrix},\ C = \begin{bmatrix} 1 & x_{11} & \cdots & x_{1m} \\ 1 & x_{21} & \cdots & x_{2m} \\ \vdots & \vdots & & \vdots \\ 1 & x_{n1} & \cdots & x_{nm} \end{bmatrix},\ \beta = \begin{bmatrix} \beta_0 \\ \beta_1 \\ \vdots \\ \beta_m \end{bmatrix},\ \varepsilon = \begin{bmatrix} \varepsilon_1 \\ \varepsilon_2 \\ \vdots \\ \varepsilon_n \end{bmatrix}$$

那么，模型（4.1）的矩阵表达式则为

$$\begin{cases} Y = C\beta + \varepsilon \\ \varepsilon \sim N_n(0,\ \sigma^2 I_n) \end{cases} \tag{4.2}$$

其中，Y 是可观测的随机向量；C 称为设计矩阵或增广矩阵，由一列元素均为 1（对应于常数项）和所有自变量的观测值组成；β 表示模型参数向量；ε 表示模型误差，是不可观测的随机向量。

回归分析的目的就是寻找一组以拟合优度来衡量具有高度解释力的自变量，即我们能凭借自变量的线性组合来解释 Y 大部分的变异。

4.1.2 模型假设

与一元线性回归一样，我们对模型（4.1）进行参数估计时仍采用普通最小二乘法（ordinary least square，OLS），同样，使用这种估计方法时模型需要满足以下几个假设：

1. 线性 满足 $E(Y) = C\beta$。这里的线性一词是指 Y 的期望值是未知参数 $\beta_0, \beta_1, \cdots, \beta_m$ 的线性函数，而预测向量 x 在模型中不一定均是一次项。

2. 独立性 假设误差项 ε 与预测向量 x 中的每一个分量 x_j $(j = 1, 2, \cdots, m)$ 都不相关，满足 $\mathrm{Cov}(x, \varepsilon) = 0$。这个假设保证了对回归模型参数的 OLS 估计是无偏的，即估计值与被估参数间没有系统误差。

3. 正态性及方差齐性 要求 ε_i 独立同分布，即 $\mathrm{Cov}(\varepsilon_i, \varepsilon_j) = 0$ $(i \neq j)$，且 $\varepsilon_i \sim N(0, \sigma^2)$。这个假设使得 OLS 估计是一切无偏估计中方差最小的估计量，可以证明其也是极大似然估计量。

需要指出的是，正态性假设只是在小样本情况下才特别需要强调。对于大样本来说，根据中心极限定理，即使误差不满足正态分布，我们仍然可以对回归参数进行统计推断。

4.1.3 参数的最小二乘估计

1. 最小二乘估计 在模型（4.1）中，由最小二乘法选定的参数向量 β 的估计量 b，要求它使误差平方和（sum of squares for error）$Q(\beta)$ 在估计值 b 处达到最小，即

$$Q(b_0, b_1, \cdots, b_m) = \min_{\beta} Q(\beta_0, \beta_1, \cdots, \beta_m) \tag{4.3}$$

其中，

$$Q(\beta) = \sum_{i=1}^{n} \varepsilon_i^2 = \sum_{i=1}^{n} \left(y_i - \beta_0 - \sum_{j=1}^{m} \beta_j x_{ij} \right)^2 \tag{4.4}$$

具体的参数估计方法如下：将 $Q(\beta)$ 分别对参数 β_0 和 β_j $(j = 1, 2, \cdots, m)$ 求偏导，并令其等于 0，即

$$\begin{cases} \dfrac{\partial Q(\beta)}{\partial \beta_0} = -2\sum_{i=1}^{n} \left(y_i - \beta_0 - \sum_{j=1}^{m} \beta_j x_{ij} \right) = 0 \\ \dfrac{\partial Q(\beta)}{\partial \beta_j} = -2\sum_{i=1}^{n} \left[\left(y_i - \beta_0 - \sum_{j=1}^{m} \beta_j x_{ij} \right) x_{ij} \right] = 0 \end{cases} \tag{4.5}$$

整理后得到关于参数 β_j 的正规方程组

$$\begin{cases} n\beta_0 + \left(\sum_{i=1}^n x_{i1}\right)\beta_1 + \cdots + \left(\sum_{i=1}^n x_{im}\right)\beta_m = \sum_{i=1}^n y_i \\ \left(\sum_{i=1}^n x_{i1}\right)\beta_0 + \left(\sum_{i=1}^n x_{i1}x_{i1}\right)\beta_1 + \cdots + \left(\sum_{i=1}^n x_{i1}x_{im}\right)\beta_m = \sum_{i=1}^n x_{i1}y_i \\ \left(\sum_{i=1}^n x_{i2}\right)\beta_0 + \left(\sum_{i=1}^n x_{i2}x_{i1}\right)\beta_1 + \cdots + \left(\sum_{i=1}^n x_{i2}x_{im}\right)\beta_m = \sum_{i=1}^n x_{i2}y_i \\ \qquad\qquad\qquad\cdots\cdots \\ \left(\sum_{i=1}^n x_{im}\right)\beta_0 + \left(\sum_{i=1}^n x_{im}x_{i1}\right)\beta_1 + \cdots + \left(\sum_{i=1}^n x_{im}x_{im}\right)\beta_m = \sum_{i=1}^n x_{im}y_i \end{cases} \tag{4.6}$$

方程组左右两边的观察值进一步可以写成矩阵的形式，有

$$\begin{bmatrix} 1 & 1 & \cdots & 1 \\ x_{11} & x_{21} & \cdots & x_{n1} \\ \vdots & \vdots & & \vdots \\ x_{1m} & x_{2m} & \cdots & x_{nm} \end{bmatrix} \begin{bmatrix} 1 & x_{11} & \cdots & x_{1m} \\ 1 & x_{21} & \cdots & x_{2m} \\ \vdots & \vdots & & \vdots \\ 1 & x_{n1} & \cdots & x_{nm} \end{bmatrix} = C^T C \quad \text{和} \quad \begin{bmatrix} \sum_{i=1}^n y_i \\ \sum_{i=1}^n x_{i1}y_i \\ \vdots \\ \sum_{i=1}^n x_{im}y_i \end{bmatrix} = C^T Y \tag{4.7}$$

故正规方程的矩阵形式有

$$C^T C \beta = C^T Y \tag{4.8}$$

如果矩阵 $C^T C$ 的逆存在，回归参数 β 可由此方程求出，

$$b = \hat{\beta} = (C^T C)^{-1} C^T Y \tag{4.9}$$

上述解称为线性方程的最小二乘估计。求解这个线性方程组，即可得到回归参数的估计值 $b_j (j = 0, 1, \cdots, m)$。最小二乘估计是唯一，且是方差最小线性无偏估计。

由于最小二乘法具体的求解过程比较烦琐，回归参数的估计可借助统计分析软件来完成。

2. 最小二乘估计的统计性质

性质 1：b 是响应变量的观测值 $Y_1, Y_2, \cdots, Y_n$ 的线性函数。

性质 2：b 是 β 的最小二乘无偏估计量。

性质 3：$b \sim N_{m+1}(\beta, \sigma^2(C^T C)^{-1})$。

性质 4：在 $\varepsilon \sim N_n(0, \sigma^2 I_n)$ 的假设下，b 还是一切无偏估计中方差最小的估计量。

由回归系数估计值 b_j 建立的回归方程称为经验回归方程

$$\hat{Y} = b_0 + b_1 x_1 + \cdots + b_m x_m \tag{4.10}$$

其中，$\hat{Y}$ 为 $E(Y)$ 的估计值。

此时，考虑因变量的观测值 y_i 与估计值 $\hat{y}_i$ 之差，有

$$\hat{\varepsilon}_i = y_i - b_0 - \sum_{j=1}^m b_j x_{ij} \tag{4.11}$$

此偏差称为残差（residual）。

需要说明的是，误差项与残差项的区别在于：误差项 ε 是针对总体回归模型而言的，它是由一些 X 对 Y 的线性影响以外的因素或者实验、测量误差所引起的；而残差项 $\hat{\varepsilon}$ 是针对具体模型而言的，它被定义为样本回归模型中观测值与估计值之差。

4.1.4　回归系数的含义

与一元线性回归模型有所不同，我们将 $\beta_j\,(j=1,\ 2,\ \cdots,\ m)$ 称为偏回归系数，它们被看作是相应自变量 x_j 对 Y 的一种偏效应（partial effect）（也称边际效应）。所谓偏效应，是指在控制其他变量的情况下，或者说在其他条件相同的情况下，各自变量 x_j 对因变量 Y 的单独效应（unique effect）。以只包含两个自变量的模型为例，由模型（4.10）可以得到

$$\hat{y}_i = b_0 + b_1 x_{i1} + b_2 x_{i2} \tag{4.12}$$

这里，我们可以根据 x_{i1} 和 x_{i2} 的改变量计算出因变量 y_i 的改变量（这里 y_i 的改变量与截距 b_0 无关），其表达式如下

$$\Delta \hat{y}_i = b_1 \times \Delta x_{i1} + b_2 \times \Delta x_{i2} \tag{4.13}$$

当我们需要求自变量 x_1 对因变量 y 的单独效应时，我们就让 x_{i2} 保持在某一取值处（如 0 或样本均值）不变，即所谓的控制 x_{i2}，这时就有 $\Delta x_{i2}=0$，自变量 x_1 对因变量的单独效应于是为

$$\Delta \hat{y}_i = b_1 \times \Delta x_{i1} \tag{4.14}$$

当在模型中加入多个自变量以后，做法完全相同，我们就可以得到在控制某个自变量之外的其他所有变量的情况下，某自变量对因变量的单独效应，该效应的大小和方向就是由对应自变量偏回归系数的数值与符号来表达的。

例 4.1　某研究者欲探讨年龄、体重和心率对学龄男生肺功能的影响，以用力肺活量（FVC）反映肺功能状况，调查了某社区 244 名 9～15 岁男生的年龄（岁）、体重（kg）、心率（次/分）和 FVC（L）等指标，数据见表 4.1。假设 FVC 服从正态分布，试用年龄、体重、心率对 FVC 建立线性回归方程。

表 4.1　244 名某社区 9~15 岁男生调查数据

ID	年龄 x_1	体重 x_2	心率 x_3	FVC Y
1	9	26	100	1.60
2	9	25	97	1.70
3	10	29	87	1.92
4	10	29	94	2.28
5	11	31	112	2.14
6	11	28	89	1.86
7	11	31	76	2.41
8	11	41	81	2.90
…	…	…	…	…
244	15	51	88	3.84

资料来源：科技部科技基础性工作专项重点项目（2006FY110300）

例 4.1 中，FVC 为因变量 Y，该指标为连续型数值变量，有 3 个自变量：年龄 x_1、体重 x_2 和心率 x_3，均为连续型变量。应用 SAS 软件进行多元线性回归分析，获得模型参数估计值及其标准误，见表 4.2。

表 4.2　模型参数估计值及其标准误

模型	偏回归系数估计值	标准误
截距	−0.8944	0.2921
年龄	0.1544	0.0170
体重	0.0465	0.0030
心率	−0.0008	0.0024

由此结果，可以得到多元线性回归方程的估计式

$$\hat{Y} = -0.8944 + 0.1544x_1 + 0.0465x_2 - 0.0008x_3$$

自变量 x_1 为年龄，偏回归系数为 0.1544，说明在体重和心率固定不变时，年龄每增加 1 岁，FVC 平均增加 0.1544L；自变量 x_2 为体重，偏回归系数为 0.0465，说明在年龄和心率固定不变时，体重每增加 1kg，FVC 平均增长 0.0465L；自变量 x_3 为心率，偏回归系数为 -0.0008，说明在年龄和体重固定不变时，心率每增加 1 次/分，FVC 平均下降 0.0008L。

4.2　回归模型和回归系数的显著性检验

由样本计算得到的偏回归系数 b_j 只是总体偏回归系数 β_j 的估计值，即使样本偏回归系数不为 0，总体偏回归系数也未必不等于 0，如果总体偏回归系数都等于 0，那么多元线性回归方程就没有意义了。所以，在建立起回归方程后有必要对整体模型和各个偏回归系数进行检验。

4.2.1　回归模型的显著性检验

对多元线性回归模型进行假设检验时可以用方差分析法，其基本原理是将因变量 Y 的总变异分解成两部分，一部分反映回归模型对 Y 的变异的解释作用；另一部分反映回归模型之外的一切因素对 Y 的变异的作用，通过对两部分变异的比较来检验整体回归模型是否有统计学意义。

首先建立检验假设：

$H_0: \beta_1 = \beta_2 = \cdots = \beta_m = 0$，即所有自变量都和因变量没有线性回归关系；

$H_1: \beta_1, \beta_2, \cdots, \beta_m$ 不全为 0，即至少有一个自变量和因变量有线性回归关系。

给定显著性水准 α。

为构成检验假设的统计量，我们仍从因变量 Y 的总离差平方和入手。对给定的观测数据矩阵

$$\begin{bmatrix} y_1 & x_{11} & \cdots & x_{1m} \\ y_2 & x_{21} & \cdots & x_{2m} \\ \vdots & \vdots & & \vdots \\ y_n & x_{n1} & \cdots & x_{nm} \end{bmatrix}$$

恒有以下公式成立

$$\sum_{i=1}^{n}(y_i - \overline{y})^2 = \sum_{i=1}^{n}(\hat{y}_i - \overline{y})^2 + \sum_{i=1}^{n}(y_i - \hat{y}_i)^2 \tag{4.15}$$

式（4.15）称为平方和分解公式。其中，

$$\overline{y} = \frac{1}{n}\sum_{i=1}^{n}y_i, \quad \hat{y}_i = b_0 + b_1 x_{i1} + b_2 x_{i2} + \cdots + b_m x_{im} \quad (i = 1, 2, \cdots, n)$$

$\sum_{i=1}^{n}(y_i - \overline{y})^2$ 体现了 Y 的观测值总变异的大小，称为总离差平方和（total sum of squares of deviations），记为 l_{yy}（或 TSS）。

$\sum_{i=1}^{n}(\hat{y}_i - \overline{y})^2$ 体现了 n 个估计值 $\hat{y}_1, \hat{y}_2, \cdots, \hat{y}_n$ 变异的大小，称为回归（或模型）平方和

（regression sum of squares of deviations），记为 U（或 MSS），它反映了自变量对因变量的总变异的影响或贡献，即 Y 的总变异中可以用各自变量与因变量的线性回归关系解释的那部分变异，回归平方和在总平方和中占的比例越大，说明回归模型的拟合效果越好。

$\sum_{i=1}^{n}(y_i - \hat{y}_i)^2$ 称为残差平方和（residual sum of squares），记为 Q 或（RSS）。它说明除了自变量贡献之外的一切因素（包括非线性因素）对因变量 Y 的总变异的影响（故也称剩余平方和），即 Y 的总变异中不能用回归模型解释的部分，残差平方和在总平方和中占的比例越大，说明回归模型的拟合效果越差；反之，线性回归的作用越明显。

利用上述记号，式（4.12）可简写为

$$l_{yy} = U + Q \quad \text{或} \quad \text{TSS} = \text{MSS} + \text{RSS} \tag{4.16}$$

其中，U 的计算式为

$$\begin{aligned}
U &= \sum_{i=1}^{n}(\hat{y}_i - \overline{y})^2 \\
&= \sum_{i=1}^{n}\left[b_0 + \sum_{j=1}^{m} b_j x_{ij} - \left(b_0 + \sum_{j=1}^{m} b_j \overline{x}_j \right) \right]^2 \\
&= \sum_{i=1}^{n}\left[\sum_{j=1}^{m} b_j \left(x_{ij} - \overline{x}_j \right) \right]^2 \\
&= b_*^T X_*^T X_* b_* \\
&= b_*^T X_*^T y_*
\end{aligned} \tag{4.17}$$

这里的

$$b_* = \begin{bmatrix} b_1 \\ b_2 \\ \vdots \\ b_m \end{bmatrix}, \quad X_* = \begin{bmatrix} x_{11} - \overline{x}_1 & x_{12} - \overline{x}_2 & \cdots & x_{1m} - \overline{x}_m \\ x_{21} - \overline{x}_1 & x_{22} - \overline{x}_2 & \cdots & x_{2m} - \overline{x}_m \\ \vdots & \vdots & & \vdots \\ x_{n1} - \overline{x}_1 & x_{n2} - \overline{x}_2 & \cdots & x_{nm} - \overline{x}_m \end{bmatrix}, \quad y_* = \begin{bmatrix} y_1 - \overline{y} \\ y_2 - \overline{y} \\ \vdots \\ y_n - \overline{y} \end{bmatrix} \tag{4.18}$$

是对模型（4.2）的观测数据 $(y_i, x_{i1}, x_{i2}, \cdots, x_{im})$（$i=1, 2, \cdots, n$）进行中心化处理后的表达。

于是，Q 的计算式为

$$Q = \sum_{i=1}^{n}(y_i - \hat{y}_i)^2 = l_{yy} - U \tag{4.19}$$

与此同时，因变量的总自由度也可对应分解为回归项自由度和残差项自由度两部分，有

$$\begin{aligned}
\nu_T &= n - 1 \\
\nu_U &= m \\
\nu_Q &= \nu_T - \nu_U = n - m - 1
\end{aligned} \tag{4.20}$$

其中，n 为样本量，m 为模型中自变量的个数。

在完成上述总离差平方和的分解后，我们就可以构造假设检验的统计量了。因为

（1）$b \sim N_{m+1}(\beta, \sigma^2(C^TC)^{-1})$；

（2）$\dfrac{1}{\sigma^2}Q \sim \chi^2(n-m-1)$；

（3）b 与 Q 相互独立；

（4）当 H_0 成立时，$\dfrac{1}{\sigma^2}U \sim \chi^2(m)$，且 U 与 Q 相互独立。

于是，检验统计量

$$F = \frac{U/m}{Q/(n-m-1)} \sim F(m, n-m-1) \tag{4.21}$$

其中，m 称为模型（或回归）的自由度，$n-m-1$ 称为误差的自由度。

检验规则：当 $F > F_{1-\alpha}(m, n-m-1)$ 时，$P < \alpha$，按照 α 水准拒绝 H_0，可认为 m 个自变量中至少有一个对因变量 Y 是具有影响的；如果 $F \leqslant F_{1-\alpha}(m, n-m-1)$ 时，则 $P \geqslant \alpha$，不拒绝 H_0，尚不能认为 m 个自变量和因变量 Y 之间有线性回归关系。

对例 4.1 的回归模型进行显著性检验，方差分析结果见表 4.3。

表 4.3　方差分析结果表

变异来源	离均差平方和	自由度	均方	F	P
回归	167.1182	3	55.7061	311.91	<0.0001
残差	42.8636	240	0.1786		
总变异	209.9818	243			

统计量 $F = 311.91$，$P < 0.0001$，在 $\alpha = 0.05$ 水准上拒绝 H_0，接受 H_1，可认为 3 个自变量（年龄、体重和心率）中至少有一个对因变量 Y 是具有影响的，线性回归方程成立。

4.2.2　回归系数的显著性检验

整体回归模型经检验有统计学意义，只能说明至少有一个自变量对回归方程有贡献，尚不能认为所有自变量的偏回归系数都有统计学意义，此时，需要进一步对各自变量的偏回归系数逐一进行检验。对多元线性回归模型的偏回归系数的检验常采用 t 检验或方差分析法，两种方法完全等价。由于在统计软件中常用 t 检验对偏回归系数进行检验，故以下着重介绍 t 检验法。

首先建立检验假设：

$H_0: \beta_j = 0 \ (j = 1, 2, \cdots, m)$，其他所有 $\beta_k \neq 0 \ (k \neq j)$；

$H_1: \beta_j \neq 0$，其他所有 $\beta_k \neq 0 \ (k \neq j)$。

给定检验水准 α。

根据回归系数估计值的性质知 b_j 的方差可由

$$S_{b_j}^2 = S^2 c_{jj}$$

估计。其中，S_{b_j} 为 b_j 的标准误，c_{jj} 是矩阵 $(X_*^T X_*)^{-1}$ 第 j 个对角元素。$S^2 = Q/(n-m-1)$ 为残差均方。

当 H_0 成立时，检验统计量 $t_j (j = 1, 2, \cdots, m)$ 服从自由度为 $(n-m-1)$ 的 t 分布，有

$$t_j = \frac{b_j}{\sqrt{S_{b_j}^2}} \sim t(n-m-1) \tag{4.22}$$

其中，m 为自变量的个数。

检验规则为：当 $|t_j| > t_{1-\alpha/2}(n-m-1)$，$P < \alpha$，则在 α 水准下拒绝 H_0，自变量 x_j 的总体偏回归系数 $\beta_j \neq 0$ 有统计学意义；否则不拒绝 H_0，尚不能认为自变量 x_j 的总体偏回归

系数 β_j 与 0 的差异有统计学意义。

利用这个检验就可以把多元线性回归中对 Y 不起显著作用的自变量从方程中剔除出去。

此外，可以利用偏回归系数的估计值及其标准误构建偏回归系数的置信区间，偏回归系数的 $(1-\alpha)\times100\%$ 置信区间为

$$\left[b_j - t_{1-\alpha/2}(n-m-1)S_{b_j}, \ b_j + t_{1-\alpha/2}(n-m-1)S_{b_j} \right] \quad （4.23）$$

对例 4.1 年龄、体重、心率 3 个自变量的偏回归系数进行 t 检验，结果见表 4.4。

表 4.4　模型参数的估计

模型	偏回归系数估计值	标准误	t	P	95%CI
截距	−0.8944	0.2921	−3.06	0.0024	[−1.4697, −0.3190]
年龄	0.1544	0.0170	9.11	<0.0001	[0.1210, 0.1878]
体重	0.0465	0.0030	15.58	<0.0001	[0.0406, 0.0524]
心率	−0.0008	0.0024	−0.31	0.7536	[−0.0055, 0.0040]

表 4.4 中，年龄 x_1 和体重 x_2 的 t 检验的 $P < 0.0001$，其各自系数的 95% 置信区间也都不包含 0，均有统计学意义，说明年龄 x_1 和体重 x_2 对线性回归方程都有贡献，而心率 x_3 的偏回归系数的检验 $P = 0.7536$，95% 置信区间包含了 0，说明该系数没有统计学意义。

4.2.3　标准化回归系数

由于各自变量的量纲不同，偏回归系数绝对值的大小不能直接用来比较各自变量对因变量影响的强弱程度，如例 4.1 中年龄的单位为岁，体重的单位为 kg，心率的单位为次/分，度量衡单位不同，取值范围也不同，所以两个偏回归系数的绝对值大小没有可比性。此时需要消除测量单位不同的影响，即对偏回归系数进行标准化消除量纲的影响后再进行对比。经标准化后的偏回归系数估计值称为标准化偏回归系数（standardized partial regression coefficient）估计值，用 b_j' 表示。

$$b_j' = \frac{S_j}{S_y} b_j \quad （4.24）$$

其中，S_j 为自变量 x_j 的标准差，S_y 为因变量 Y 的标准差，b_j 为其偏回归系数的估计值。

b_j' 没有量纲，其解释是在控制模型中所有其他变量后，x_j 每增加一个标准差，Y 平均增加的数值（单位是 Y 的标准差）。这样，可以直接比较 b_j' 的绝对值大小来反映各自变量对因变量 Y 的影响程度，b_j' 的绝对值越大，说明该自变量 x_j 对 Y 的影响越大。

例 4.1 中 3 个自变量的标准化偏回归系数见表 4.5。

表 4.5　标准化偏回归系数估计

变量	b_j'
年龄	0.3587
体重	0.6100
心率	−0.0094

由表 4.5 可见，体重的 b_j' 的绝对值最大，说明体重对 FVC 的影响最大。

标准化偏回归系数也可用另外一种方法求解，让我们回到模型（4.1）

$$y_i = \beta_0 + \beta_1 x_{i1} + \cdots + \beta_m x_{im} + \varepsilon_i,$$

并对该模型两边的变量（y 与向量 x）分别进行如下的标准化变换

$$y_i^* = \frac{y_i - \overline{y}}{S_y}, \quad x_{ij}^* = \frac{x_{ij} - \overline{x}_j}{S_j} \qquad (4.25)$$

其中，$\overline{y}$ 和 $\overline{x}_j$ 分别表示变量 y 和 x_j 的样本均值，S_y 和 S_j 则分别为变量 y 和 x_j 的样本标准差。于是，模型（4.1）就变为

$$y_i^* = \beta_1^* x_{i1}^* + \beta_2^* x_{i2}^* + \cdots + \beta_m^* x_{im}^* + \varepsilon_i^* \qquad (4.26)$$

模型（4.26）就是标准化的回归方程，建立此方程得到的系数就是标准化偏回归系数。这里需要注意的是，经过标准化之后的回归方程没有截距项。

应该强调的是，计算标准偏回归系数不会使原回归系数失去意义，因为后者说明自变量（在控制其他变量后）变化的单独效应，具有重要的实际意义。此外，对因变量的预测还需用未标准化的回归系数。

4.3　模型拟合效果评价和自变量筛选

4.3.1　回归模型的拟合优度

根据模型的基本假设并利用最小二乘法，我们得到了一个经验回归模型，$\hat{Y} = b_0 + b_1 x_1 + b_2 x_2 + \cdots + b_m x_m$。那么，如何衡量回归模型中自变量 x 对因变量 Y 的解释程度呢？这就涉及回归直线的拟合优度（goodness of fit）评价，也就是判断该直线与样本各实际观测点的接近程度，通常采用决定系数和调整决定系数作为拟合优度的度量指标。

决定系数（coefficient of determination）用于评价回归模型与实际数据的拟合程度，它以残差为基础，即 Y 的观测值与估计值之间的之差。最小二乘法是要保证残差平方和达到最小，决定系数也是利用这个原则来衡量线性回归方程的拟合效果优劣，决定系数可用 R^2 表示

$$R^2 = \frac{U}{l_{yy}} = 1 - \frac{Q}{l_{yy}} \qquad (4.27)$$

决定系数没有相应的检验统计量，R^2 测量了 Y 的总变异中回归平方和 U 所占的比例。U 是由于引入了相关自变量而使 Y 的总平方和减小的部分，R^2 越接近 1，U 就越接近总平方和，残差平方和所占的比例就越小，说明回归方程的拟合效果越好。从式（4.27）中可以看出，用于估计回归系数的最小二乘法等同于最大化决定系数。

但是在线性回归模型筛选变量的过程中，如果模型中纳入了对线性回归方程没有显著贡献时，R^2 仍然会变大。所以 R^2 不是衡量回归方程拟合效果的最佳指标，为此对决定系数的计算公式进行修正，称之为调整决定系数或校正决定系数（adjusted coefficient of determination），用 R_{adj}^2 表示

$$R_{adj}^2 = R^2 - \frac{m(1 - R^2)}{n - m - 1} \qquad (4.28)$$

其中，n 为样本量，m 为进入模型的自变量个数。

式（4.28）显示，R_{adj}^2 是由决定系数减去一个校正值，模型中自变量越多，残差自由度越小，则校正值越大。但与 R^2 不同的是，在变量筛选过程中，当回归方程中纳入了没有显著意义的自变量，尽管 R^2 仍然会变大，R_{adj}^2 将会变小，故 R_{adj}^2 越大则回归方程的拟合效果越好，满足 R_{adj}^2 最大的方程可视为"最优"回归方程。

在例 4.1 中，该回归方程的决定系数为 0.7959，调整决定系数为 0.7933，回归方程能够解释因变量总变异的比例已接近 80%，说明该回归方程具有较好的拟合效果。

4.3.2　自变量筛选的几个准则

在实际问题中，影响因变量 Y 的因素（自变量）可能有很多，人们通常会希望从中挑选出对 Y 影响显著的自变量来建立回归方程，这就涉及自变量的选择问题。回归变量的选择所面对的最大的困难就是如何比较不同的选择（即不同的变量子集）的优劣，即"最优"选择的标准。从不同角度出发，可以有不同的比较准则，在不同的准则下，最优回归方程也可能不同，以下我们给出几个常用的准则。

1. 均方误差或剩余标准差最小　选择自变量子集 A，使均方误差（mean square error，MSE）

$$S^2(A) = \frac{Q(A(k))}{n-k-1} \tag{4.29}$$

达到最小。其中 $k(1 \leqslant k \leqslant m)$ 为子集模型中自变量的个数，$Q(A(k))$ 是回归方程中仅包括 k 个自变量时的残差平方和。

将均方误差 $S^2(A)$ 开平方就得到另一个评价指标是剩余标准差（residual standard deviation），也称均方根误差（root mean square error，RMSE），剩余标准差用于评价线性回归方程的估计精度。其值越小，表明线性回归方程的估计精度越高。它们和调整决定系数具有共同的特点，即在线性回归方程的变量筛选过程中，当没有统计学意义的自变量进入模型时，剩余标准差不但不会减小，反而会增大，所以剩余标准差也是衡量模型拟合优劣的重要指标。

2. C_p 统计量准则　一般将因变量 Y 与 m 个自变量 $x_1, x_2, \cdots, x_m$ 的 n 次观测数据满足的回归模型（4.1）称为全回归模型，如果 m 个自变量中有部分对 Y 的影响不显著，这部分变量就是无用变量，不妨设 $x_{k+1}, x_{k+2}, \cdots, x_m$ 是无用变量，这时则称 $x_1, x_2, \cdots, x_k$ 为有用变量，基于有用变量建立的模型称为选定模型。

马勒斯（C. L.Mallows）于 1964 年提出 C_p 统计量。设 $p = k+1$ 为模型参数的个数，C_p 统计量的定义式为

$$C_p = \frac{Q(A(p-1))}{S^2} + 2p - n \tag{4.30}$$

其中，$Q(A(p-1))$ 是回归方程中仅包括 k 个自变量时的残差平方和；$S^2 = Q(A(m))/(n-m-1)$ 是回归方程中包括所有 m 个自变量时的残差均方，是 σ^2 的无偏估计值。

式（4.30）显示，当自变量个数太少或太多都会使得 C_p 统计量增大，自变量个数适中时最好。用 C_p 统计量选择模型的准则是：选择 C_p 最接近未知参数个数 p 的那个模型即为"最优"回归模型。即选回归子集 A，使得子集 A 的 C_p 与 p 的差值 $\left| C_p - p \right| = \left| \dfrac{Q(A(p-1))}{S^2} + p - n \right|$ 达到最小。

3. AIC　在多元线性回归方程中，进入模型的自变量越多，残差平方和 Q 就越小，即使进入模型的自变量与因变量不相关，Q 也会减小，这将使得模型估计误差增大。为此日本学者赤池（H. Akaike）于 1973 年从信息论的角度出发提出了赤池信息量准则（Akaike information criterion，AIC）。AIC 是同时兼顾 Q_k 与 k 都小的信息量准则。

统计量 AIC 定义为

$$\text{AIC}(A(k)) = n \ln\left(\frac{Q(A(k))}{n}\right) + 2p \tag{4.31}$$

其中，$p = k+1$，k 为模型中自变量的个数，n 为样本量。当引入模型的自变量对模型有显著贡献时，Q 会明显下降，AIC 统计量也将下降；当引入模型的自变量对模型没有贡献时，Q 也会减少一点，但公式中 $2p$ 项的存在将使 AIC 统计量增大。因此 AIC 也可用于不同子集模型的选择，AIC 统计量最小的模型即为最优线性回归方程。

4.3.3 自变量筛选策略和方法

一般情况下，可以先对每一个自变量拟合一元线性回归方程进行单因素分析，选择一元线性回归分析中有统计学意义的自变量，或者选择单因素可能有统计学意义的自变量（如 $P < 0.05$ 或 $P < 0.10$）纳入多元线性回归方程。当然，对于某些已经专业知识证实与因变量密切关联的自变量，不管其单因素分析结果如何，这些自变量都应该作为控制变量纳入多元线性回归方程，以提高获得真实可靠的数量依存关系的可能性。例如，胰岛素和血糖的关系在生理学上已经非常明确，因此在探讨其他因素和血糖水平之间的关系时，应该将胰岛素水平作为控制变量纳入多元回归模型；再如在研究疾病发生的影响因素时，不管单因素分析时年龄是否有统计学意义，一般都要将年龄纳入多因素分析模型，因为已经证实几乎所有疾病的发生都与年龄具有密切关系。

当没有经专业知识确认的自变量，而是仅对各种可能的影响因素进行探索性研究时，则可以将所有单因素分析有统计学意义（$P < 0.05$）或接近有统计学意义（如 $P < 0.10$ 或 $P < 0.20$）的因素都作为备选自变量纳入多元线性回归模型。在变量筛选中，纳入或排除一个变量 $x_j (j = 1, 2, \cdots, m)$ 的准则是取决于这个变量在模型中是否对因变量有显著性的贡献。可通过计算各自变量的偏回归平方和与相应的 F 统计量进行检验。不妨以模型排除一个变量举例说明。

令 m 个自变量 $x_1, x_2, \cdots, x_m$ 拟合的全模型，其决定系数为 R^2，$m-1$ 个自变量（剔除变量 x_j）拟合的模型，其决定系数为 R_j^2，则偏回归平方和为 $\Delta R_j^2 = R^2 - R_j^2$。

检验假设 $H_0: \Delta R_j^2 = 0$，$H_1: \Delta R_j^2 \neq 0$

偏 F 统计量 $F_j = \dfrac{\Delta R_j^2 / 1}{(1 - R^2)/(n - m - 1)} \sim F(1, n - m - 1)$

对于给定的检验水准 α，当 $F_j > F_{1-\alpha}(1, n-m-1)$ 时，$P < \alpha$，于是在 α 水准下拒绝 H_0，可以认为自变量 x_j 对因变量 Y 的影响有统计学意义，不宜被剔除；如果 $F_j \leqslant F_{1-\alpha}(1, n-m-1)$，则 $P \geqslant \alpha$，不拒绝 H_0，尚不能认为自变量 x_j 对因变量 Y 的影响有统计学意义，可以被剔除。

事实上，偏 F 检验与偏回归系数的 t 检验是等价的，并且有 $F_j = t_j^2$。

通常对于一组稳定的样本数据，用多种筛选方法获得的最优线性回归模型是相近的。如果不同筛选方法获得的"最优"回归模型差异较大，则要仔细审视各最优模型之间的差别再进行抉择。

常用的变量筛选方法有前进法、后退法和逐步回归法等。

1. 前进法　在变量筛选之前，应事先设定自变量进入模型中的标准，如以对偏回归系数进行 t 检验的 P 值等作为纳入标准。在变量筛选开始时，模型中没有任何自变量，只有截距项，然后将方程外有统计学意义且 P 值最小的自变量纳入模型，再按照各自变量对 Y 的贡献大小，且具有统计学意义的变量依次纳入回归模型，直到模型外的自变量均无统计学意义为止。

在前进法中，自变量对模型贡献的检验，只在该自变量纳入模型之前进行，当自变量纳入回归模型之后则不再检验模型中的自变量是否有统计学意义。因为各自变量之间可能存在多重共线性，某些自变量在方程外时可能独自对因变量 Y 有贡献，而纳入模型后可能与其他自变量共同存在于模型中时反而失去了原来的统计学意义，该自变量的作用可能被与其有关联的其他自变量所代替了。最终获得的模型中的有些自变量可能没有统计学意义，这是使用前进法进行变量筛选的局限性。

使用前进法对例 4.1 进行变量筛选，表 4.6 给出了筛选变量过程的总结。

表 4.6　前进法筛选变量过程总结表

步骤	进入模型的变量	模型中的变量个数	偏回归平方和	模型决定系数	C_p	F	P
1	体重	1	0.7235	0.7235	85.0521	633.32	<0.0001
2	年龄	2	0.0723	0.7958	2.0987	85.27	<0.0001

表 4.6 可见，根据各自变量对因变量的贡献大小，变量 x_2（体重）、x_1（年龄）被依次纳入回归方程，故第 1 个方程中只有一个自变量 x_2，此时决定系数为 0.7235。第 2 个方程中纳入变量 x_1 后决定系数上升了 0.0723，达到 0.7958。变量 x_3（心率）对回归方程没有贡献，未进入方程。最终模型中包括体重和年龄这 2 个变量，此时 C_p 统计量为 2.0987，远小于第一个模型 $C_p = 85.0521$，接近于 3，故选择此模型（$p=3$）最优。

此时回归模型中只含有年龄和体重两个自变量，模型参数及其检验见表 4.7。

表 4.7　模型参数的假设检验结果

模型	偏回归系数估计值	标准误	t	P	95% CI
截距	−0.9686	0.1717	−5.64	<0.0001	[−1.3067，−0.6304]
体重	0.0466	0.0030	15.66	<0.0001	[0.0407，0.0524]
年龄	0.1551	0.0168	9.23	<0.0001	[0.1220，0.1882]

由表 4.7 可见，两个偏回归系数与上节中未进行变量筛选时基本一致。此时的回归方程可以表示为：$\hat{Y} = -0.9686 + 0.1551x_1 + 0.0466x_2$。当年龄固定，体重每增加 1kg，FVC 平均增加 0.0466L；而在体重不变时，年龄每增加 1 岁，FVC 平均增加 0.1551L。

2. 后退法　采用后退法进行自变量筛选也应预设标准。与前进法不同的是，该标准是将没有统计学意义的自变量从模型中剔除的标准。在筛选前，全部自变量均在线性回归模型中，然后对各自变量的偏回归系数分别进行假设检验，按照事先设定的排除标准，依次将对因变量 Y 的贡献没有统计学意义的自变量且 P 值最大的从模型中剔除，直到模型中的自变量都具有统计学意义为止。后退法的局限是只能考虑剔除自变量，某个自变量一旦被剔除，就不可能再回到方程中。用后退法对例 4.1 进行变量筛选，表 4.8 给出了筛选变量过程的总结。

表 4.8　后退法筛选变量过程总结表

步骤	模型剔除的变量	模型中的变量个数	偏回归平方和	模型决定系数	C_p	F	P
1	心率	2	0.0001	0.7958	2.0987	0.10	0.7536

由表 4.8 可见，根据各自变量对因变量的贡献大小，在 3 个变量所在的回归方程，变量 x_3（心率）首先被从回归方程中剔除，变量 x_1（年龄）、x_2（体重）留在回归方程中。最终模型中包含 2 个自变量时 C_p 统计量为 2.0987，接近参数个数 3，模型最优。用后退法获得的最优回归方程中的自变量和用前进法获得的最优回归方程完全一样，偏回归系数和标准误也完全相同，此处不再罗列。

3. 逐步回归法　前进法只设定一个纳入标准，后退法只设置一个排除标准，逐步回归法是在前进法和后退法两种方法的基础上发展而来，在进行变量筛选时同时设置纳入标准和排除标准。每纳入一个自变量，都要根据事先设定的纳入标准对模型中的所有自变量的统计学意义进行检验。如果发现新纳入的自变量或模型中原来存在的自变量在目前的模型中达到了排除标准，再把没有统计学意义的变量依照对变量 Y 的贡献大小从模型中剔除。每剔除一个自变量，也要对模型中剩余的自变量重新进行检验，如发现对 Y 没有统计学意义的自变量，应继续剔除。同样地，方程外的自变量也应再次进行假设检验，如发现有统计学意义的自变量，则重新将其纳入到模型中，然后再根据排除标准对模型中所有自变量进行检验。也就是说，逐步回归法中，在方程中每纳入一个变量或每剔除一个变量时，都要按照纳入标准和剔除标准对模型中和方程外的各自变量的统计学意义进行检验。如此反复纳入，反复剔除，直到方程外没有符合纳入标准的自变量，方程中也没有符合排除标准的自变量为止，此时获得的方程即是最优线性回归方程。

以 SAS 软件默认的缺省值 0.15 为纳入标准和排除标准，对例 4.1 中数据进行逐步回归分析，表 4.9 给出了对逐步回归过程的总结。

表 4.9　逐步回归过程总结表

步骤	进入模型的变量	模型中变量个数	偏回归平方和	模型决定系数	C_p	F	P
1	体重	1	0.7235	0.7235	85.0521	633.32	<0.0001
2	年龄	2	0.0723	0.7958	2.0987	85.27	<0.0001

由表 4.9 可见，根据各自变量对因变量的贡献大小，变量 x_2（体重）、x_1（年龄）被依次纳入回归方程，在两步中都没有变量被剔除，第 1 个方程中只有一个自变量 x_2，此时决定系数为 0.7235，在第 2 个方程中纳入变量 x_1 后，最终模型的决定系数上升到 0.7958，变量 x_3（心率）对方程的贡献无统计学意义，未进入方程。最终模型中包括 2 个自变量时 $|C_p - p|$ 最小，模型最优。本例中用逐步回归筛选得到的最优回归方程与用后退法和前进法筛选自变量获得的最优回归方程完全一样，偏回归系数估计值、标准误和决定系数等相应指标也完全相同，此处不再一一列出。

对于纳入标准和排除标准的设定，不必太严苛，也不必采用相同的选择标准。实际操作中通常将排除标准设定得更宽松些，比如将纳入标准定为 0.05，排除标准定为 0.10。本例用纳入标准 0.05，排除标准 0.10 进行变量筛选，获得了与用 SAS 软件默认的纳入标准和排除标准进行变量筛选时完全相同的回归结果，此处不再列出。

4.4 多重共线性的诊断和处理

在用最小二乘法构建多元线性回归方程时，有时会出现一些难以解释的现象，如整个线性回归方程的检验是有统计学意义的，但是方程中所有自变量的偏回归系数都没有统计学意义；某个自变量对因变量的作用方向与临床意义相反，即偏回归系数的符号与常识不一致；某个或某些从专业知识上已认定为对 Y 有影响的因素，在拟合方程时统计学意义却不显著，无法进入回归方程；偏回归系数的估计值大小与实际情况相差很大等。

这些问题的产生可能有很多原因，比如样本量太少或离群值较多导致回归方程的估计不准确；某些自变量的个体变异太小，在回归方程中难以体现它们的作用。此外，还有一个重要的原因，就是某些自变量之间可能存在较强的多重共线性，从而对线性回归方程的参数估计造成了严重的影响。

4.4.1 多重共线性诊断

多重共线性（multicollinearity）是指自变量之间存在明显的线性关系，某个自变量可以用其他自变量的线性函数来估算。例如，线性回归方程的自变量中同时有总胆固醇、低密度脂蛋白胆固醇和高密度脂蛋白胆固醇等指标，而总胆固醇可以用低密度脂蛋白胆固醇和高密度脂蛋白胆固醇的线性函数描述。当自变量具有很强的线性关系时，这些线性关系会隐蔽变量的显著性，增加参数估计的方差，并会产生一个很不稳定的模型。当然，很多医学指标之间都会有某种或强或弱的内在联系，因此很难保证各自变量相互独立，当它们之间的关系较弱时，则不会对参数估计产生严重的影响。

我们之所以强调多重共线性是想说明诊断共线性问题要基于整体自变量观测值矩阵，而不是仅凭自变量两两之间简单线性相关来判断是否存在共线性问题。识别多重共线性的方法主要有以下几种：

1. 复相关系数 如果我们想知道多重共线性是由哪些变量引起的，可以借助复相关系数来判断。如我们想考虑 $x_j (j=1, 2, \cdots, k)$ 所引起的多重共线性的程度，我们以 x_j 作为因变量，以其余自变量作为自变量来做回归，可以得到该回归方程的决定系数 $R^2_{x_j}$ [式（4.27）]，其平方根 R_{x_j} 称为 x_j 与其余自变量的复相关系数。当 R_{x_j} 很大时，可以认为自变量 x_j 在很大程度上可以在线性意义下被其余自变量所解释，即自变量 x_j 与其余自变量存在多重共线性问题，从而导致识别不足的问题。可以想象，当模型中的自变量无限度地增加时，复相关系数就会越来越大，多重共线性的问题也会越来越严重。因此保持模型的自变量的个数控制在一个合理的范围是重要的。

2. 容忍度与方差膨胀因子 类似地，利用复相关系数的概念，我们还可以定义容忍度（tolerance，TOL）的概念。

对每一个自变量 x_j，容忍度表示为

$$\mathrm{TOL}_{x_j} = 1 - R^2_{x_j} \quad (j=1, 2, \cdots, k) \tag{4.32}$$

式（4.32）显示，容忍度越大，说明该自变量的总变异能用其他自变量解释的比例越小，与其他自变量之间的共线性越弱；反之如果容忍度越小，说明其他自变量对该自变量的预测精准度越高，多重共线性越强。一般认为，如果容忍度小于等于 0.1，说明该自变量的总变异中超过 90% 的部分都能用其他自变量的回归关系解释，说明它们之间存在较为严重的多重共线性。

利用容忍度，我们进一步定义方差膨胀因子（variance inflation factor，VIF），它是反映多重共线性的另一个指标。对于每一个自变量 x_j，方差膨胀因子表示为

$$\text{VIF}_{x_j} = \frac{1}{\text{TOL}_{x_j}} = \frac{1}{1 - R_{x_j}^2} \tag{4.33}$$

方差膨胀因子为容忍度的倒数，方差膨胀因子越大，容忍度越小，多重共线性越强。一般认为，当方差膨胀因子达到或超过 10 时，变量间会存在严重的多重共线性问题。

3. 特征根和条件指数 特征根（eigenvalue）是对所有自变量进行主成分分析（见第 8 章）时获得的，如果某个维度的特征根约等于 0，则可能存在较严重的多重共线性。条件指数（condition index）是最大特征根与某个特征根的比值的平方根。一般认为，若某些维度的条件指数在 10 与 30 之间为弱相关；在 30 与 100 之间为中等相关；大于等于 100 表明有强相关。

对于大的条件指数，还需要找出哪些变量间存在强的线性关系，因为每个条件指数对应一个特征向量，而大的条件指数相应的特征根较小，故构成这一特征向量间有近似的线性关系。在统计中采用方差比例（也叫方差分量）来说明各个自变量在构成这个特征向量中的贡献。方差比例是指该变量的总变异中可以用主成分解释的部分所占的比例。一般建议，在大的条件指数中由方差比例超过 50% 的自变量构成的变量子集就认为是相关变量集。

尽管以上我们介绍了几种判断多重共线性问题的统计诊断指标，但这是一个程度的问题，实践中有时较难识别。由于我们已知严重共线性的存在会直接导致参数估计的不稳定和标准误太大，故当我们统计输出的结果如果标准误很小，而估计的系数依然不显著时，就不要过多地担心多重共线性问题。

4.4.2　多重共线性处理

如果各自变量之间存在严重的多重共线性，直接拟合多元线性回归方程势必会影响到参数估计的精准性，除了进行逐步回归分析外，还可以选择以下几种方法来削弱共线性的影响。

1. 去掉某个或某些意义不大的自变量 根据各自变量对回归方程的贡献大小，在存在严重多重共线性的几个自变量中去掉对因变量的贡献最小的自变量，也可以根据专业知识，从临床意义或公共卫生意义的角度进行判断，去掉专业意义比较次要的自变量。然后再对方程进行共线性诊断，直到方程中不存在严重的多重共线性为止。这种方法简单实用，可以削弱甚至消除多重共线性的影响。

2. 岭回归分析 岭回归分析也是一种解决多重共线性的方法。当自变量间存在严重共线性时，用最小二乘法估计的模型参数 β 的均方误差会变得很大。此时，可用岭回归估计替代最小二乘估计，以寻求估计效果略差但更符合实际意义的线性回归方程。

设 $k \geqslant 0$，

$$b(k) = \left(C^T C + kI\right)^{-1} C^T Y \tag{4.34}$$

为 β 的岭回归估计，用岭回归估计建立的方程称为岭回归方程。

式（4.34）中 C 为设计矩阵。岭回归估计就是在原先的最小二乘估计中加入了一个小扰动（也称惩罚项），使原来由于严重多重共线性无法求设计矩阵的逆成为可能，且比最小二乘估计稳定。从理论上可以证明，存在 $k > 0$，使得 $b(k)$ 的均方误差比 b 的均方误差小，但使得均方误差达到最小的 k 值依赖于未知参数 β 和 σ^2。因此，k 值的确定就成为岭回归的关键问题。

当 k 趋近于 0 时，$b(k)$ 即为最小二乘法估计的偏回归系数，当 k 值趋近于无穷大时，$b(k)$ 越趋近于 0。当 k 取值不同时，会得到很多不同的偏回归系数，可以选择不同的 k 值，估计相应的偏回归系数，将不同 k 值下各自变量的偏回归系数绘制成一条曲线，该曲线称为岭迹，当各个自变量的岭迹趋于稳定时的 k 值即为所求。岭回归是对最小二乘回归的一种补充，它损失了参数估计的无偏性，换取了估计值较大的稳定性。

3. 主成分回归　如果某些自变量之间存在严重的多重共线性，说明这些变量可能反映了相同的问题，具有共同的专业意义，可以对存在多重共线性的自变量进行主成分分析，提取主成分，将提出的主成分作为新的自变量替代原始变量进行多元线性回归分析，也称之为主成分回归。关于主成分回归的基本原理将在第 8 章中详细介绍。

例 4.2　继例 4.1。对于年龄和体重对用力肺活量（FVC）的影响，有研究认为臀围也可能对 FVC 有一定的影响。某研究者同时调查了受试者的臀围，以同时探讨年龄 x_1、体重 x_2、心率 x_3 和臀围 x_4 对 FVC 的影响。

解：　如果在回归方程中只纳入年龄和臀围两个自变量，则可获得表 4.10 的回归结果。

表 4.10　回归方程的参数估计结果（仅包含年龄和臀围两个自变量）

模型	偏回归系数估计值	标准误	t	P
截距	−4.1347	0.3187	−12.97	<0.0001
年龄	0.1841	0.0185	9.94	<0.0001
臀围	0.0591	0.0049	12.00	<0.0001

由表 4.10 可见，臀围的回归系数为正值（0.0591），且 $P < 0.0001$，说明臀围对 FVC 的影响是有统计学意义的，臀围越大，FVC 也会越大。如果将 4 个自变量年龄 x_1、体重 x_2、心率 x_3 和臀围 x_4 一起纳入多元线性回归方程，则可获得表 4.11 的回归结果。

表 4.11　回归方程的参数估计结果（包括全部 4 个变量）

模型	偏回归系数估计值	标准误	t	P
截距	−0.0315	0.6363	−0.05	0.9606
年龄	0.1549	0.0170	9.11	<0.0001
体重	0.0563	0.0070	8.00	<0.0001
心率	−0.0000	0.0024	−0.02	0.9873
臀围	−0.0166	0.0104	−1.59	0.1132

由表 4.11 可见，臀围的偏回归系数的估计值变为负值（−0.0166），且

$P = 0.1132 > 0.05$，无统计学意义，与表 4.10 的分析结果不一致，与专业意义也不符合。出现这种与专业知识相悖的结论，可能是由于体重和臀围之间可能存在较强的相关关系所致。臀围和体重都是反映体质状况的指标，对二者进行简单线性相关分析，Pearson 相关系数 $r = 0.9469$，$P < 0.0001$，说明这两个变量关系密切。如果不考虑体重和臀围的多重共线性而直接进行多元线性回归分析，将带来与专业知识相悖的分析结果。所以在拟合线性回归方程之前应该先对几个自变量进行共线性诊断。

表 4.12 中展示了各变量的方差膨胀因子，变量 x_2（体重）的方差膨胀因子为 10.1558，变量 x_4

表 4.12 各变量的方差膨胀因子

变量	VIF
年龄	1.8283
体重	10.1558
心率	1.0554
臀围	9.7306

（臀围）的方差膨胀因子为 9.7306，也接近 10。进一步探查特征根、条件指数等反映多重共线性的诊断指标（表 4.13）。

表 4.13 共线性诊断结果

维度	特征根	条件指数	方差比例				
			截距	年龄	体重	心率	臀围
1	4.9252	1.0000	0.0001	0.0006	0.0003	0.0007	0.0000
2	0.0541	9.5444	0.0031	0.0084	0.0546	0.1285	0.0001
3	0.0133	19.2510	0.0050	0.5643	0.1089	0.2350	0.0001
4	0.0068	26.8269	0.0983	0.4251	0.0058	0.6168	0.0233
5	0.0006	90.7582	0.8935	0.0016	0.8304	0.0191	0.9765

表 4.13 中第 5 个条件指数达到了 90.7582，接近 100，其所对应的 x_2（体重）和 x_4（臀围）两个变量的方差分量分别为 83.04% 和 97.65%，也远超过 50%，这些都说明体重和臀围两个变量之间具有较严重的多重共线性。要处理这个问题，可以在进行模型拟合时从体重和臀围中选择一个专业意义和统计学意义更强的变量纳入方程。比如若选择年龄和体重进行回归分析时调整决定系数 R_{adj}^2 为 0.7942，而方程中只纳入年龄和臀围两个自变量时 R_{adj}^2 为 0.7415，略小些，所以可以拟合只包含年龄和体重两个变量的线性回归方程。

也可采用岭回归分析或主成分回归来处理多重共线性问题。由于从回归方程的拟合效果和临床意义来看，心率对因变量的意义都不显著，故可以认为心率对回归方程没有贡献，不纳入方程，进而对其他 3 个自变量采用岭回归分析。图 4.1 即为进行岭回归分析的岭迹图，图中横轴为 k 值，纵轴为偏回归系数估计值 $b(k)$，图中从上至下的 3 条曲线依次为年龄 x_1、体重 x_2 和臀围 x_4 3 个自变量的偏回归系数的岭迹曲线。

从图 4.1 的岭迹图可以看出，当 $k \geqslant 0.20$ 后，3 条岭迹曲线均趋于稳定，故取 $k = 0.20$ 的岭回归估计值来建立岭回归方程。表 4.14 是在各种 k 值下拟合的岭回归方程的均方根误差、偏回归系数估计值和方差膨胀因子。

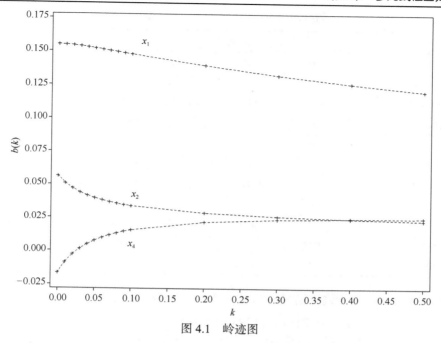

图 4.1　岭迹图

表 4.14　岭回归分析输出结果

	类型	变量	k	均方根误差	截距	年龄	体重	臀围	Y
1	PARMS	Y	.	0.4162	−0.0355	0.1549	0.0563	−0.0166	−1
2	RIDGEVIF	Y	0.00		.	1.8014	10.1546	9.7271	−1
3	RIDGE	Y	0.00	0.4162	−0.0355	0.1549	0.0563	−0.0166	−1
4	RIDGEVIF	Y	0.01		.	1.7216	7.2852	7.0005	−1
5	RIDGE	Y	0.01	0.4168	−0.4413	0.1547	0.0509	−0.0087	−1
6	RIDGEVIF	Y	0.02		.	1.6481	5.5116	5.3139	−1
7	RIDGE	Y	0.02	0.4179	−0.7291	0.1542	0.0469	−0.0030	−1
8	RIDGEVIF	Y	0.03		.	1.5801	4.3380	4.1968	−1
9	RIDGE	Y	0.03	0.4192	−0.9417	0.1536	0.0439	0.0014	−1
10	RIDGEVIF	Y	0.04		.	1.5166	3.5202	3.4177	−1
11	RIDGE	Y	0.04	0.4204	−1.1036	0.1529	0.0415	0.0047	−1
12	RIDGEVIF	Y	0.05		.	1.4573	2.9269	2.8517	−1
13	RIDGE	Y	0.05	0.4216	−1.2296	0.1520	0.0396	0.0074	−1
14	RIDGEVIF	Y	0.06		.	1.4017	2.4823	2.4270	−1
15	RIDGE	Y	0.06	0.4228	−1.3293	0.1512	0.0380	0.0096	−1
16	RIDGEVIF	Y	0.07		.	1.3494	2.1401	2.0997	−1
17	RIDGE	Y	0.07	0.4238	−1.4092	0.1503	0.0367	0.0115	−1
18	RIDGEVIF	Y	0.08		.	1.3002	1.8707	1.8415	−1
19	RIDGE	Y	0.08	0.4248	−1.4738	0.1495	0.0356	0.0130	−1
20	RIDGEVIF	Y	0.09		.	1.2538	1.6546	1.6341	−1

续表

	类型	变量	k	均方根误差	截距	年龄	体重	臀围	Y
21	RIDGE	Y	0.09	0.4258	−1.5263	0.1486	0.0346	0.0144	−1
22	RIDGEVIF	Y	0.10	.	.	1.2100	1.4783	1.4646	−1
23	RIDGE	Y	0.10	0.4267	−1.5692	0.1477	0.0337	0.0155	−1
24	RIDGEVIF	Y	0.20	.	.	0.8791	0.6791	0.6893	−1
25	RIDGE	Y	0.20	0.4341	−1.7233	0.1394	0.0285	0.0216	−1
26	RIDGEVIF	Y	0.30	.	.	0.6725	0.4311	0.4435	−1
27	RIDGE	Y	0.30	0.4410	−1.6838	0.1322	0.0260	0.0237	−1
28	RIDGEVIF	Y	0.40	.	.	0.5344	0.3158	0.3270	−1
29	RIDGE	Y	0.40	0.4480	−1.5874	0.1259	0.0243	0.0245	−1
30	RIDGEVIF	Y	0.50	.	.	0.4370	0.2500	0.2596	−1
31	RIDGE	Y	0.50	0.4554	−1.4711	0.1204	0.0230	0.0247	−1

由表 4.14 岭回归分析输出结果中第 25 行即可获得 $k = 0.20$ 时的岭回归方程式

$$\hat{Y} = -1.7233 + 0.1394x_1 + 0.0285x_2 + 0.0216x_4$$

此时获得的方程中的偏回归系数的符号都与专业知识相符合，各自变量的方差膨胀因子也都很小，3 个 VIF 分别为 0.8791、0.6791 和 0.6893（表 4.14），均小于 1。岭回归方程的均方根误差为 0.4341，比普通的最小二乘回归方程的（0.4162）略大些，但增大并不多。可见用岭回归分析可以较好的解决多重共线性问题，而且回归方程中同时保留了体重和臀围，没有剔除自变量。

表 4.15 为用普通最小二乘法拟合的回归模型和用岭回归拟合的回归模型的均方根误差和方差膨胀因子。

表 4.15　各回归模型的方差膨胀因子和均方根误差

	均方根误差	VIF		
		年龄	体重	臀围
普通最小二乘回归	0.4162	1.8014	10.1546	9.7271
岭回归	0.4341	0.8791	0.6791	0.6893

由表 4.15 可见，岭回归拟合的回归模型的均方根误差与普通最小二乘法拟合的回归模型的均方根误差相差不大，但 3 个自变量的 VIF 都明显减小了很多，说明能很好地解决了多重共线性问题。

在第 8 章我们还会看到利用主成分回归方法解决严重共线问题的例子。应该说明的是，所有这些估计都是有偏估计，目的是在损失部分信息，放弃一些精度的代价下寻求一些更贴切实际的回归模型。

4.5　异常点的诊断和处理

最小二乘法的基本原则是保证残差平方和最小，如果样本中有个别观测值的残差比其他观测值的残差大得多，这些数据点称为异常点（outliers）。在用最小二乘法拟合线性回归方程时，为了达到残差平方和最小，将尽可能拉近回归直线和异常点的距离，导致回归方程的估计精确度降低，甚至会造成错误的分析结论。所以，在回归分析中必须仔细核实资料中是否有异常点的存在。若有异常点，应进行诊断后再进行处理。

4.5.1　异常点诊断

通常可以根据标准化残差的大小或者拟合残差图来识别异常点。残差 $\hat{\varepsilon}_i = y_i - \hat{y}_i$（$i = 1, 2, \cdots, n$），它是模型中误差项 ε_i 的估计值。如果构建的线性回归方程能较好的反映因变量 Y 与自变量 x 的线性关系，残差应该服从 $\mu = 0$ 的正态分布。残差 $\hat{\varepsilon}_i$ 与它的标准差之比称之为标准化残差（standardized residual），标准化残差用 r_i 表示。

$$r_i = \frac{\hat{\varepsilon}_i}{\sqrt{\mathrm{Var}(\hat{\varepsilon}_i)}} \qquad (4.35)$$

残差图可以由预测值 $\hat{y}_i$ 或自变量 x_j 为横坐标，以残差 $\hat{\varepsilon}_i$ 或标准化残差 r_i 为纵坐标绘制的散点图。如果多元线性回归模型的假设成立，所拟合的模型能够很好地描述这组数据，则以预测值 $\hat{y}_i$ 等为横坐标的残差图中的散点，其标准化残差将以 0 为中心，均匀地分布在一条直线的上下两侧，而不会随横坐标的指标变化而变化。否则，除了方程中出现的自变量外可能还有其他自变量对因变量有影响，或者因变量和自变量之间不是线性变化关系。如出现个别数据点的残差的绝对值很大，在残差图上这些数据点远离 X 轴，这些点往往对估计回归系数有较大影响，它们就是我们要识别的异常点。一般认为，标准化残差的绝对值大于等于 2 的观测点称为可疑点；绝对值超过 3 称为异常点。

4.5.2　异常点处理

如果确认存在少量的异常点，首先应该对数据本身的真实性和数据录入的准确性进行核查，保证数据库和原始记录准确无误。如果确认数据准确无误，可以去除这些异常点，然后再拟合线性回归方程，确保构建的回归方程能够代表大多数数据的特征。未纳入分析的异常点可在分析报告中进行单独描述。

也可以采用变量变换的方法构建包括异常点在内的所有数据点的回归方程，通过倒数变换、对数变换、平方根变换等变量变换方法弱化异常点的离群趋势，全面概括样本信息。通过变量变换可以把少量的异常点再拉回到大多数的数据点附近，减小异常点对回归方程的影响，甚至可能会消除异常点。当然，不管进行何种形式的变量变换，变换后再构建回归方程时仍然要进行回归诊断，确认异常点是否仍然存在，如果变量变换后仍存在明显异常点，则这些异常点仍然不能纳入方程，还是应该去除它们。

此外，稳健回归也是一种减少异常点对回归估计影响的措施，先进行普通的线性回归分析，将残差的倒数作为加权变量，对异常点赋予较小的权重系数，再次进行加权的回归分析。如此既能够将包括异常点在内的所有数据点都纳入回归方程，又能削弱异常点对回归方程的消极影响。

对例 4.1 中的线性回归分析，作标准化残差图，图 4.2 中横坐标为因变量的预测值，纵坐标为标准化残差。

由图 4.2 可见，所有数据点较为均匀地分布在直线 $y=0$ 的上下两侧，样本资料满足回归模型的假设。而且图中没有数据点的标准化残差的绝对值超过 3，说明没有异常点出现。

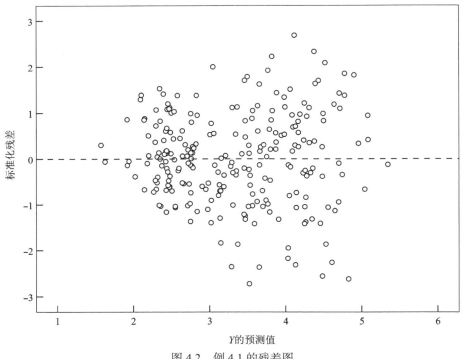

图 4.2　例 4.1 的残差图

　　为了进一步探讨男生的年龄、体重、心率和肺功能的关系，研究者又在同一地区随机抽样得到一个 96 名男生的样本，调查了他们的年龄、体重、心率和用力肺活量等指标。建立多元线性回归方程为：$\hat{Y}=-0.4493+0.1441x_1+0.0449x_2-0.0038x_3$，决定系数为 0.7411，调整决定系数为 0.7327。对方程进行方差分析，$F=87.78$，$P<0.0001$，多元线性回归方程成立，再对各偏回归系数进行检验，发现自变量 x_1（年龄）和 x_2（体重）的偏回归系数有统计学意义（$P<0.0001$），自变量 X_3（心率）的偏回归系数无统计学意义（$P>0.05$），这与例 4.1 的回归结果相近。对观测数据进行残差图分析，作以因变量的预测值 $\hat{y}$ 为横坐标，标准化残差为纵坐标的残差图（图 4.3）。

　　由图 4.3 可见图上方有一个观测点明显偏离其他数据点，该观测点的残差为 $\hat{\varepsilon}_i=4.200-2.535=1.665$，明显大于其他观测点的残差，其标准化残差为 $r_i=3.699$，大于 3，可认定该点为异常点。查找原始数据发现，该受试者年龄为 13 岁，体重 30kg，但用力肺活量高达 4.2L，与其他受试者差别很大，与专业知识明显不符。将该观测点去掉，再次进行线性回归分析，并作以预测值 $\hat{y}$ 为横坐标，标准化残差为纵坐标的残差图（图 4.4）。

　　由图 4.4 可见所有数据点的标准化残差的绝对值都不超过 3，无明显异常点。对这 95 例观测记录建立多元线性回归方程，$\hat{Y}=-0.7115+0.1374x_1+0.0483x_2-0.0016x_3$，对方程进行方差分析，$F=105.86$，$P<0.0001$，多元线性回归方程成立，自变量 x_1 和 x_2 的偏回归系数有统计学意义（$P<0.0001$），自变量 X_3 的偏回归系数无统计学意义（$P>0.05$），与例 4.1 的回归结果相近。该回归方程的决定系数为 0.7773，调整决定系数为 0.7699，分别比包含了那个异常点的回归方程的决定系数和调整决定系数大了 0.0362 和 0.0372，说明去掉这个异常点后模型的拟合效果更佳。

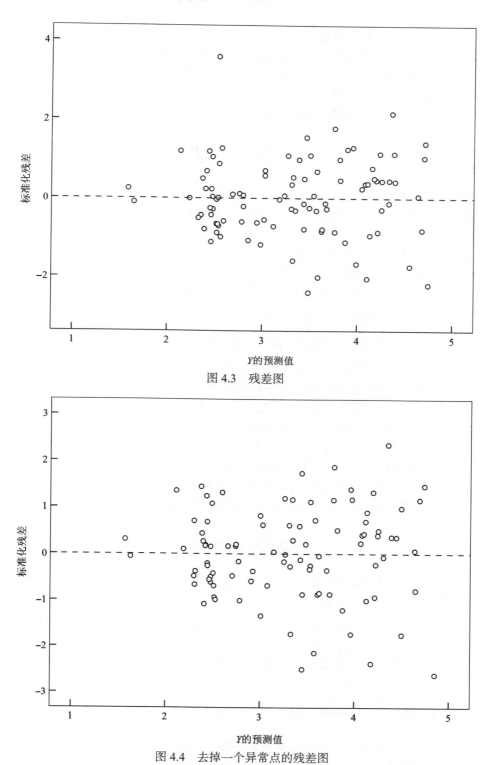

图 4.3 残差图

图 4.4 去掉一个异常点的残差图

4.6 样本量估计

与均数或率的比较等假设检验方法一样，进行多元线性回归分析也需要有足够多的样本量，但是由于多元线性回归方程中自变量个数较多，相应的参数数量也较大，所以到目前为止国内外尚没有一致认可的准确的样本量估算公式。但有一点共识，就是自变量个数越多，所需要的样本例数也越多，一般要求样本量数目要达到自变量个数的 10 倍以上，才能保证多元线性回归方程的回归参数较为稳健可靠。当样本量太少时，很难获得良好的拟合精度。

本 章 小 结

本章讨论了经典多元线性回归建模及一些重要问题。

1. 使用矩阵的形式表达了线性回归模型及其基本假设。无论是一元线性回归还是多元线性回归，线性、独立性、正态性（在大样本条件下不是必要的）和方差齐性是进行线性回归分析的前提条件。同时需要注意的是，模型对于自变量的分布并没有任何假设，它们可以是连续的、分类、或计数的，只要模型关于参数是线性表达即可。

2. 多元线性回归模型参数的估计依然遵循最小二乘法的基本原理，即保证残差平方和最小。多元线性回归方程的经验方程可以表示为 $\hat{Y} = b_0 + b_1 x_1 + \cdots + b_m x_m = b_0 + \sum_{j=1}^{m} b_j x_j$ ，b_j 是总体偏回归系数 β_j 的估计值，其统计学意义是当回归方程中其他自变量取值不变的情况下，自变量 x_j 每改变一个单位，因变量 Y 平均改变 b_j 个单位。

3. 通常采用方差分析法检验多元线性回归模型，对偏回归系数的假设检验常采用 t 检验。此外，决定系数、调整决定系数、均方误差和剩余标准差、C_p 统计量准则、AIC 等常用作方程拟合效果或自变量选择的衡量指标。

4. 严重多重共线性是一个影响线性回归方程拟合效果的重要问题，我们介绍了几个诊断多重共线性的评价指标，主成分回归和岭回归常用于多重共线性条件下的分析。

5. 多元线性回归分析样本量的确定很大程度地取决于自变量的数目，因此，保持合理有效的自变量的个数是控制样本量需求急剧增大的有效途径。

思考与练习

1. 多元线性回归模型的假设是什么，其各自的作用是什么？
2. 如何理解模型的假设 "Y 的期望值是未知参数 β_0, β_1, $\cdots$, β_m 的线性函数" 这句话的含义？给出你的理由。
3. 如何评价多元线性回归模型的拟合效果？残差图的作用是什么？
4. 决定系数和复相关系数的关系如何？它们在解释变量的变异时有何异同点？
5. 何为多重共线性？在实践中处理严重共线性应注意什么？
6. 如何识别数据中的异常点？如何处理？
7. 怎样理解在大数据条件下即使 Y 不服从正态分布，也可完成对回归系数的统计推断这句话的含义？
8. 模型参数的假设检验与模型拟合效果的评价是建模重要的两个步骤，缺一不可。你怎样理解这个过程。
9. 在某研究现场，随机调查了 70 名儿童的基础代谢率（kcal/d）和多项体质状况指标，其测量值见表 4.16，欲采用研究对象的心率（次/分）、血压（mmHg）、身高（cm）和体重（kg）等指标来预测儿童的基础代谢率。

表 4.16 70 名儿童的基础代谢率和体质状况指标

编号	身高	体重	收缩压	舒张压	心率	代谢率	编号	身高	体重	收缩压	舒张压	心率	代谢率
1	144	32	118	71	66	776	36	149	38	99	66	93	943
2	136	30	106	76	67	843	37	150	46	94	63	94	927
3	140	28	96	59	73	701	38	136	37	111	95	95	864
4	158	49	94	58	73	988	39	139	30	104	63	96	850
5	146	35	111	67	74	836	40	142	31	113	78	96	963
6	132	28	111	78	75	575	41	139	32	111	71	96	968
7	137	28	117	73	76	622	42	144	38	109	74	97	901
8	146	51	121	67	77	773	43	139	29	89	64	98	971
9	157	42	122	83	78	932	44	142	46	106	80	98	910
10	142	29	117	52	79	682	45	142	35	113	70	98	956
11	128	26	117	52	80	734	46	151	39	103	68	99	893
12	151	43	120	56	81	1103	47	137	32	89	44	100	723
13	149	36	114	73	81	978	48	141	34	109	61	100	863
14	127	28	122	67	82	678	49	149	36	136	77	100	976
15	144	36	95	51	85	883	50	137	35	109	57	101	879
16	132	29	109	61	85	707	51	138	33	106	76	101	932
17	135	29	103	79	86	785	52	141	35	125	83	101	934
18	130	27	87	56	86	781	53	123	25	92	66	103	933
19	152	38	117	72	86	821	54	149	52	131	75	107	1129
20	138	32	97	60	87	827	55	129	24	82	54	109	1147
21	145	35	97	64	87	836	56	144	29	110	75	110	933
22	146	35	95	56	87	978	57	146	38	121	86	110	992
23	152	43	106	53	87	861	58	155	48	130	113	113	1085
24	145	39	122	83	88	989	59	142	28	109	84	115	1082
25	138	31	89	67	89	938	60	151	43	122	75	115	1154
26	145	35	110	75	89	936	61	162	64	100	68	115	1311
27	138	33	118	79	89	742	62	152	35	89	60	117	927
28	148	35	109	68	90	920	63	143	36	106	82	118	947
29	132	29	107	68	91	766	64	150	39	108	75	118	978
30	143	33	123	56	91	814	65	142	30	104	57	120	1198
31	147	36	109	65	92	940	66	127	21	122	77	121	1164
32	149	39	109	68	92	955	67	136	27	115	78	122	1196
33	144	43	118	77	92	953	68	144	46	99	83	125	1050
34	136	30	100	56	93	843	69	153	43	124	66	128	1105
35	144	33	89	58	93	915	70	148	38	119	62	130	1138

资料来源：科技部科技基础性工作专项重点项目（2006FY110300）

（1）基础代谢率是否服从正态分布？如结果不满足统计正态性条件，你将如何处理？并给出理由。

（2）绘出每一个自变量与因变量的散点图，评价其线性依赖关系。

（3）计算自变量向量的相关系数矩阵，并对变量之间的关系进行评价，初步探讨是否有潜在严重共线的变量？

（4）建立相应的多元线性回归方程，并作出残差图，对其方程的拟合优度进行评价。

（5）对模型的多重共线性问题进行评价，如果存在严重的共线性，请给予合适的处理来克服共线性问题。

10. 测得 22 例胎儿受精龄（周）及外形指标如下，试建立由外形指标推测胎儿周龄的回归方程。22 例胎儿受精龄及外形指标（身长，cm；头围，cm；体重，g）见表 4.17。

表 4.17　22 名胎儿受精龄与外形指标

编号	身长 x_1	头围 x_2	体重 x_3	受精龄 Y
1	13.0	9.2	50.0	13.0
2	18.7	13.2	102.0	14.0
3	21.0	14.8	150.0	15.0
4	19.0	13.3	110.0	16.0
5	22.8	16.0	200.0	17.0
6	26.0	18.2	330.0	18.0
7	28.0	19.7	450.0	19.0
8	31.4	22.5	450.0	20.0
9	30.3	21.4	550.0	21.0
10	29.2	20.5	640.0	22.0
11	36.2	25.2	800.0	23.0
12	37.0	26.1	1090.0	24.0
13	37.9	27.2	1140.0	25.0
14	41.6	30.0	1500.0	26.0
15	38.2	27.1	1180.0	27.0
16	39.4	27.4	1320.0	28.0
17	39.2	27.6	1400.0	29.0
18	42.0	29.4	1600.0	30.0
19	43.0	30.0	1600.0	31.0
20	41.1	27.2	1400.0	33.0
21	43.0	31.0	2050.0	35.0
22	49.0	34.8	2500.0	36.0

（1）上述数据是否可以构建多元线性回归模型？给出你的理由。

（2）如果希望建立上述关系的回归方程，你认为该如何收集数据来源实现目标？

11. 调查 244 名 9~18 岁蒙古族青少年男性，测量指标有：用力肺活量（FVC，L）Y、年龄（岁）x_1、身高（cm）x_2、臀围（cm）x_3 和体重（kg）x_4，数据见表 4.18。试用多元线性回归分析探讨用力肺活量与年龄、身高、臀围及体重的关系。

表 4.18 244 名蒙古族 9~18 岁青少年男性的调查数据

编号	年龄	身高	臀围	体重	FVC	编号	年龄	身高	臀围	体重	FVC
1	16	180	89	49.6	4.27	37	17	170	92	56.8	4.46
2	15	182	89	58.7	4.16	38	15	170	102	76	5.67
3	15	179	101	77.3	5.1	39	14	170	89	55.7	5.04
4	17	179	92	66.9	5.56	40	15	170	100	66.8	4.32
5	17	179	86	53.4	4.41	41	14	170	81	51	4.01
6	18	178	90	61.8	4.66	42	15	170	89	54.8	3.35
7	17	178	98	73.3	5.48	43	16	168	89	56.1	4.25
8	16	177	91	58.3	5.78	44	16	169	87	52	4.16
9	16	177	94	67	5.14	45	14	169	86	54.5	3.77
10	17	176	99	66.8	5.36	46	15	169	86	52.4	4.06
11	16	176	96	61.8	5.08	47	16	168	84	50.9	4.03
12	16	175	91	64.5	5.4	48	15	169	90	56.4	4.55
13	14	174	100	83.2	5.26	49	13	169	88	53.5	3.38
14	14	174	100	71	4.91	50	14	168	94	67	4.2
15	17	174	95	59.8	5.78	51	14	168	83	66	3.91
16	16	174	97	67.2	4.17	52	14	168	88	53	3.73
17	17	172	95	65.2	5.31	53	14	168	90	54.3	3.36
18	16	173	91	57.4	4.6	54	16	168	94	58.8	3.81
19	15	172	93	59.4	5.25	55	13	168	97	65.4	4.39
20	15	172	86	45.4	3.67	56	17	168	88	56.8	4.78
21	17	172	89	51.3	4.7	57	15	169	79	44.9	3.47
22	18	172	89	57.6	4.85	58	15	168	91	54	3.96
23	14	172	94	56.1	4.76	59	14	168	84	45.1	3.77
24	18	170	87	52	4.1	60	18	168	83	47.9	3.71
25	17	171	94	65.2	5.18	61	16	161	80	38.8	2.88
26	14	171	85	57.1	4.11	62	15	167	88	51.1	3.84
27	15	171	85	49.1	3.89	63	17	166	91	56.1	4.15
28	14	170	86	50.6	3.93	64	18	167	94	61.5	4.3
29	13	171	93	56.7	3.78	65	17	167	94	57.8	3.79
30	17	171	88	50.8	3.21	66	14	167	94	60.3	4.47
31	13	170	87	58.4	4.58	67	15	167	94	59.6	3.69
32	14	170	82	49.5	4.25	68	14	167	95	65.2	4.41
33	14	170	95	66.2	4.67	69	12	167	84	46.4	3.89
34	15	170	92	59.8	4.43	70	16	166	98	63.3	3.86
35	17	170	99	72.4	4.76	71	17	166	87	51.5	3.99
36	17	170	89	59.3	5.15	72	15	166	89	56.3	4.21

续表

编号	年龄	身高	臀围	体重	FVC	编号	年龄	身高	臀围	体重	FVC
73	10	166	88	53.6	4.93	110	13	160	83	45.1	3.16
74	14	166	104	78	3.72	111	14	160	90	55.7	3.6
75	16	166	90	56.8	4.51	112	14	159	91	48.4	4.18
76	14	165	100	68.2	4.54	113	14	159	84	46	3.2
77	14	165	102	73.3	3.65	114	12	159	86	49.3	2.93
78	17	165	101	78.9	5.29	115	14	159	87	51.9	3.23
79	14	165	85	54.4	3.55	116	13	159	80	38	2.96
80	16	165	88	54	3.98	117	15	158	87	41.8	3.18
81	14	164	94	65.4	3.65	118	13	158	84	48.6	3.18
82	14	164	88	52.6	4.34	119	12	158	97	69.5	3.15
83	13	164	84	47.9	3.21	120	14	157	86	48.4	3.37
84	16	164	95	63.9	4.59	121	15	157	80	49.2	3.6
85	13	164	90	55.2	4.12	122	12	157	93	62.4	3.3
86	13	163	88	48.5	3.26	123	15	157	83	46.6	3.29
87	17	163	92	55.9	4.12	124	12	157	80	40	3.1
88	16	163	101	69.5	4.6	125	12	157	82	45.4	3.23
89	17	163	90	52.4	4.49	126	15	157	89	46.2	3.64
90	15	163	72	50.2	3.4	127	14	157	83	46	3.57
91	13	163	89	43.3	3.29	128	13	157	77	37.5	2.89
92	17	162	94	62	4.11	129	15	157	80	38.4	2.85
93	12	162	82	48	2.89	130	15	156	83	46.2	3.57
94	15	162	91	57.4	3.11	131	16	156	87	46.1	2.65
95	14	162	79	41.4	2.84	132	13	156	81	42.4	3.35
96	17	162	93	57.6	4.27	133	15	156	85	46.5	3.07
97	12	162	75	40	3.17	134	16	156	86	49.4	4.17
98	13	162	89	52	3.82	135	17	155	95	61	3.74
99	15	162	87	47.7	3.24	136	16	154	84	43.2	2.37
100	15	161	87	52	3.35	137	10	155	79	43	3.16
101	12	161	100	69.8	3.83	138	16	155	91	58.7	3.68
102	13	161	105	73.8	3.4	139	14	154	89	51.3	2.99
103	14	161	93	62.5	2.71	140	12	154	79	40	2.81
104	16	161	85	49.1	3.89	141	15	154	82	45.3	2.91
105	17	161	90	53.8	4.28	142	12	153	80	39.5	2.68
106	13	160	92	52.7	3.42	143	14	153	81	46.2	3.24
107	15	160	92	54.4	4.49	144	15	153	85	47.3	3.13
108	14	160	87	48.5	2.94	145	13	152	71	32	2.53
109	13	160	82	46.7	3.24	146	12	152	83	43	2.65

编号	年龄	身高	臀围	体重	FVC	编号	年龄	身高	臀围	体重	FVC
147	11	152	78	39.9	2.51	183	11	145	83	42.4	2.28
148	11	152	87	50	3.01	184	12	145	73	32.1	2.99
149	14	152	82	44.8	2.29	185	11	145	79	37.1	2.95
150	11	151	86	47.3	2.67	186	11	145	78	38.4	2.71
151	14	151	81	41.4	2.59	187	11	145	80	39.7	2.48
152	12	151	85	45.9	2.43	188	12	144	73	33.5	2.96
153	12	150	100	71.3	2.75	189	12	144	71	30.9	1.91
154	13	150	82	38.7	3.41	190	13	144	78	33.5	2.8
155	12	150	74	35.5	2.97	191	12	144	83	40	2.44
156	10	150	86	48.9	3.24	192	11	144	84	42.5	2.8
157	12	150	80	40.1	2.7	193	11	144	82	37.1	2.21
158	13	150	78	37.1	2.89	194	10	143	78	38.4	2.31
159	15	150	76	34.7	2.76	195	14	143	77	35	2.35
160	12	150	78	38.4	2.81	196	11	143	71	30.1	2.52
161	12	149	74	32.6	2.45	197	12	143	76	33.8	2.22
162	12	149	78	35.6	2.1	198	11	143	69	31.4	2.23
163	13	149	77	34.8	2.43	199	12	143	74	33.1	2.49
164	13	149	87	45.9	3.04	200	13	143	80	37	2.83
165	12	148	90	55	2.94	201	14	143	83	46.7	2.58
166	12	148	78	34.7	2.73	202	11	143	78	37.4	2.93
167	12	148	77	34.2	2.54	203	12	142	81	39.9	2.33
168	12	147	81	40.5	2.7	204	12	142	76	32.6	2.5
169	11	147	85	49.2	2.64	205	12	142	76	32.1	2.57
170	13	147	77	35.7	2.73	206	13	142	77	34.6	2.42
171	12	147	81	40.2	2.76	207	10	142	71	32.7	2.69
172	14	147	73	33.4	2.17	208	10	142	77	37	2.33
173	13	147	76	35.9	2.5	209	11	141	77	34.7	2.35
174	11	146	74	36.2	2.68	210	12	141	75	33.4	2.51
175	11	146	78	37.7	2.92	211	11	141	76	34.5	2.7
176	12	146	76	33.3	2.51	212	11	141	73	34.7	2.99
177	12	146	84	44.6	2.51	213	12	141	77	33.7	2.21
178	12	146	82	48.5	2.37	214	11	141	74	36	2.4
179	12	146	85	48	2.99	215	11	141	76	34.6	1.92
180	11	146	74	33.2	2.6	216	11	141	75	33.5	2.44
181	11	146	76	36.7	2.9	217	11	141	70	30.4	1.86
182	11	146	76	36.6	2.72	218	11	140	78	33.9	2.15

续表

编号	年龄	身高	臀围	体重	FVC	编号	年龄	身高	臀围	体重	FVC
219	12	140	76	35.8	2.11	232	10	137	85	40.5	2.26
220	11	140	85	43.2	2.69	233	11	136	83	40.7	2.9
221	11	139	80	36.9	2.32	234	11	136	77	33.4	2.75
222	11	139	76	30.2	2.5	235	11	136	73	29.2	2.64
223	11	139	72	36.2	2.14	236	10	136	71	28.9	1.86
224	10	139	79	36.7	2.09	237	11	136	74	32.8	1.96
225	11	139	76	36.4	2.35	238	11	134	75	30.9	2.41
226	12	138	80	37.6	2.67	239	10	132	72	28.7	2.28
227	12	138	72	30.7	2.39	240	11	133	72	27.7	1.86
228	12	138	77	33	1.94	241	11	132	74	30.9	2.14
229	11	138	77	36.9	2.33	242	10	129	70	29.1	1.92
230	11	138	76	37.9	2.21	243	9	128	66	24.8	1.7
231	11	137	76	33.8	2.09	244	9	127	71	25.9	1.6

资料来源：科技部科技基础性工作专项重点项目（2006FY110300）

第 5 章 广义线性模型

广义线性模型（generalized linear model，GLM），顾名思义是经典线性模型的扩展，GLM 的概念由内尔德（J.A. Nelder）和韦德伯恩（R.W.M.Wedderburn）于 1972 年正式提出，它是一类有着广泛应用的统计模型，其重要特征是放宽了线性模型对响应变量 Y 服从正态分布的限制，使其能适应非正态分布，包括那些非连续变量的情形。GLM 的这一特点使其在实践中，特别是在医学、生物、保险和经济、社会学数据的统计分析中具有重要意义。由于 GLM 具有完整的理论结构，类内成员共享一系列的性质（如线性），并采用共同的方法来对参数进行估计，这些特点使我们有能力在研究 GLM 时将它作为一个有机的整体，而不是毫不相关的主题的堆积。限于篇幅，本章仅介绍一维 GLM 的基本概念、性质以及建模，其目的是使读者在掌握经典线性回归的基础上，了解如何从线性回归模型推广到非连续变量的其他模型，而不失两种模型间的共同根基及相似性。

5.1 广义线性回归模型概述

5.1.1 经典线性回归模型的回顾

我们已经在第 4 章对多元线性回归模型作了系统的介绍，为方便向 GLM 自然过渡，我们对模型作进一步的说明。

如果在模型（4.1）的定义中，我们将响应变量 Y 用样本观察值 $y_i(i=1, 2, \cdots, n)$ 表示，则线性回归模型的关系可表达为如下形式

$$y_i = z_i^T \beta + \varepsilon_i, \quad \varepsilon_i \sim N(0, \sigma^2) \tag{5.1}$$

其中，$z_i = z(x_i)$ 为（列）向量函数，$z_i^T = (1, x_i^T)$，$x_i^T = (x_{i1}, x_{i2}, \cdots, x_{im})$ $(i=1, 2, \cdots, n)$ 为每一个个体的协变量向量。

在模型（5.1）的假设中，y_i 是服从正态分布的，可表达为

$$y_i \sim N(\mu_i, \sigma^2), \ i=1, 2, \cdots, n \tag{5.2}$$

即观察值 y_i 是从一个均数为 μ_i 的正态总体中产生的，有 $E(y_i)=\mu_i$（而 μ_i 由 $z_i^T\beta$ 给出），而观察值 y_i 的方差是固定的 σ^2。

如果用条件均值形式表示上述关系，则有

$$E(y_i|x_i) = \mu_i, \ \mu_i = z_i^T\beta, \ \mathrm{Var}(y_i|x_i) = \sigma^2 \tag{5.3}$$

我们可以从式（5.1）、式（5.3）获得分布假设：对所给 x_i，y_i 是条件独立的，y_i 的条件分布为正态分布（稍后会看到正态分布属于指数分布家族的成员），其期望值为 $E(y_i|x_i)=\mu_i$，其方差是一个与 i 无关的公共参数 σ^2。

经典线性回归模型自 19 世纪初发展以来，由于它的模型简单且易于表达，至今仍被广泛应用于各个学科中。然而，该模型严格的条件也在很大程度上限制了它的适用范围，如它假设响应变量 Y 为连续的并服从正态分布，而在实践中，因变量的类别可以是分类的（如术后伤口是否感染：1 表示感染；0 表示未感染）、计数的（如某名小学生一年内患感

冒的次数 0，1，2，…次），亦或为连续的但并非正态分布（如肿瘤手术后患者的生存时间）等。进一步，由于 Y 分布的改变进而导致其相应的方差也已不再是常数，而是其均数的函数。如在两点分布（$n=1$ 时的二项分布）中 Y 的均值为 π，方差为 $\pi(1-\pi)$，方差是均值 π 的函数；在泊松（Poisson）分布中，Y 的均值和方差均为 λ。由于 GLM 理论的发展，使得连续变量和非连续变量的许多重要模型得到了统一，从而使上述困境得以解决。

5.1.2 一维广义线性模型

一般地，称

$$g(E(Y|x)) = z^T\beta \tag{5.4}$$

为广义线性模型。其中，Y 是一维随机变量，x 一般为多维且视为固定向量，$z = z(x)$ 是自变量向量 x 的函数；g 是已知函数，称为连接函数（link function），它的功能是将响应变量的条件均值 $E(Y|x)$ 与模型参数的线性函数 $z^T\beta$ 相联系，同时要求 g 严格单调且充分光滑，以确保有其反函数 $h = g^{-1}$ 的存在；h 称为响应函数（response function）。

模型（5.4）可等价地表达为

$$E(Y|x) = h(z^T\beta) \tag{5.5}$$

若个体观察值 y_i 和相应的解释变量 x_i 符合广义线性模型，则模型也表达为

$$E(y_i|x_i) = h(z_i^T\beta) \quad (i = 1, 2, \cdots, n) \tag{5.6}$$

并总假设 Y 的观测值条件独立。

与经典多元线性模型一样，对于 GLM 而言，自变量向量 x 的选择依然是根据研究目的及具体的专业知识来确定，然而，因变量 Y 同样需要指出其概率分布的形式。但正是由于在模型（5.5）中所强调的是 Y 的条件均值与自变量的相关，因此 Y 的分布就可能灵活设置，以满足不同的应用需求。

广义线性模型从 2 个方面对经典线性模型进行了扩展：①通过设定一个连接函数 $g(\cdot)$，将响应变量 Y 的均值与自变量的线性函数相连接，把响应变量 Y 服从正态分布这一条件放宽为具有单参数指数族分布（注意：这里是指数族分布，而不是指数分布），这样就把常见的重要的连续型分布（如正态分布、指数分布等）和离散型分布（如二项分布、泊松分布等）都归并到了这一类，形成了指数家族中重要的成员，极大拓展了 GLM 应用范围；②由于上述条件的放宽，模型中的方差相等条件自然就放宽了，通过对模型误差的分布给出一个误差函数，这样，独立的特征仍旧保持，但方差可以改变。因此，GLM 可以容纳诸如对数线性模型、logistic 回归模型，甚至一部分生存分析的问题也可以用它来统一处理。

下面我们通过一个实例，介绍响应变量 Y 为两点（0,1）分布时 GLM 的建模思路。

例 5.1 对于老年冠心病患者来说，施行非心脏手术易诱发心脑血管意外事件。某临床研究为探讨哪些因素是心脏事件发生的诱因，对 1510 名实施非心脏手术的老年（年龄≥60 岁）冠心病患者进行了临床观察，并收集了术中或术后的心脏事件的发生情况及相关因素的资料。在此，我们选取其中 4 个变量并定义如下：

$$\text{响应变量 } Y = \begin{cases} 1, & \text{术中或术后发生了心脏事件} \\ 0, & \text{术中和术后未发生心脏事件} \end{cases}$$

（心脏事件定义为非致死性心肌梗死、非致死性心力衰竭或心源性死亡）

解释变量 x_1, x_2, x_3 分别为

$$x_1 = \begin{cases} 1, & 年龄 \geqslant 75岁 \\ 0, & 年龄 < 75岁 \end{cases}$$

$$x_2 = \begin{cases} 1, & 手术时间 \geqslant 3小时 \\ 0, & 手术时间 < 3小时 \end{cases}$$

$$x_3 = \begin{cases} 1, & 合并患有其他慢性病(如高血压或糖尿病等) \\ 0, & 无 \end{cases}$$

本例中响应变量 Y 的分布服从两点分布，$E(Y|x) = P(Y=1|x) = \pi$ 表示患者术中或术后发生了心脏事件的概率。显然，我们不能直接在响应变量和解释变量之间直接建立线性函数关系，因为 $\pi \in [0, 1]$，而线性函数 $z^T\beta$ 的取值范围是 $(-\infty, +\infty)$。从 GLM 的定义中我们可以看出，这个问题是依靠设置连接函数 $g(\cdot)$ 的方式予以解决的。如在例 5.1 中，如果我们能在 $g(\pi)$ 和预测函数 $z^T\beta$ 之间建立起一一对应的线性关系，我们就可以建立与之相对应的回归方程了。

连接函数 $g(\cdot)$ 的形式是依据 Y 的分布而确定的。

（1）当响应变量 Y 服从两点分布时，这时 π 通常可以设置以下三种变换形式，并由此建立相应的广义线性模型：

1）令

$$g_1(\pi) = \ln\frac{\pi}{1-\pi} = \eta, \quad \eta = z^T\beta \tag{5.7}$$

称模型（5.7）中 $g_1(\pi) = \ln\dfrac{\pi}{1-\pi}$ 为 Logit 变换；

由 $\pi = g_1^{-1}(\eta) = h_1(\eta) = \dfrac{\exp(\eta)}{1+\exp(\eta)}$，可得其对应的广义线性模型

$$\pi = \frac{\exp(z^T\beta)}{1+\exp(z^T\beta)} \tag{5.8}$$

该模型称为 Logit 回归模型（或 logistic 回归模型）。

如例 5.1 中，设 $g(\pi) = \ln\dfrac{\pi}{1-\pi}$，$\pi = P(Y=1|x)$，$z(x) = (1, x_1, x_2, x_3)^T$，按照 GLM 的定义 $g(E(Y|x)) = z^T\beta$，有

$$\ln\frac{P(Y=1|x)}{1-P(Y=1|x)} = \beta_0 + \beta_1 x_1 + \beta_2 x_2 + \beta_3 x_3,$$

或

$$P(Y=1|x) = \frac{\exp(\beta_0 + \beta_1 x_1 + \beta_2 x_2 + \beta_3 x_3)}{1+\exp(\beta_0 + \beta_1 x_1 + \beta_2 x_2 + \beta_3 x_3)}$$

即对任一患者，当暴露在 x_1, x_2, x_3 不同水平下术中或术后发生心脏事件的概率可由上式预测。

2）令

$$g_2(\pi) = \Phi^{-1}(\pi) = \eta, \quad \eta = z^T\beta \tag{5.9}$$

其中，Φ 是标准正态分布函数，$\Phi^{-1}(\pi)$ 是 $\Phi(\eta)$ 的反函数，$\Phi(\eta) = \dfrac{1}{\sqrt{2\pi}}\displaystyle\int_{-\infty}^{\eta} e^{-\frac{t^2}{2}} dt$。

模型（5.9）中，称 $g_2(\pi) = \Phi^{-1}(\pi)$ 为 probit 变换；其对应的模型

$$\pi = h_2(\eta) = \varPhi(\eta) = \varPhi(z^T\beta) \qquad (5.10)$$

为 probit 回归模型。

3）令

$$g_3(\pi) = \ln(-\ln(1-\pi)) = \eta, \quad \eta = z^T\beta \qquad (5.11)$$

模型（5.11）中，称 $g_3(\pi) = \ln(-\ln(1-\pi))$ 为 compl（complementary）log-log 变换；其对应的模型

$$\pi = h_3(\eta) = 1 - \exp(-\exp(z^T\beta)) \qquad (5.12)$$

为 compl. log-log 回归模型。

三种变换中 π 与 η 的关系见图 5.1。

图 5.1 直观显示了 π 与 η 的对应关系。不难看出，三种变换的图形类似，且都将 [0,1] 内取值的 π，一一对应到 $(-\infty, +\infty)$ 内取值的 η。事实上，三种变换下的回归模型的预测结果也基本相同。但由于 logistic 回归模型的参数较另两个模型的参数更易于解释，因此对二分类变量来说，它是被最广泛应用的模型。

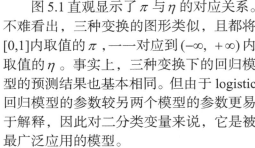

图 5.1　对于两点分布的响应函数的变换

（2）当响应变量 Y 为计数数据时，通常设置以下两种变换形式：在例 5.1 中，假设我们需要评估三种影响因素对老年冠心病患者术中或术后心脏事件发生人数的影响，此时的响应变量 Y 则是观测到的心脏事件的发生人数（0, 1, 2…），为非负整数值，这种情形下最简单的 GLM 假设是随机部分 Y 服从 Poisson 分布。Poisson 分布的连接函数 $g(\mu)$ 的设定通常有两种选择方式：

1）令

$$g_1(\mu) = \ln\mu = \eta, \quad \eta = z^T\beta \qquad (5.13)$$

此变换称为对数变换，其对应的模型

$$\mu = \exp(\eta) = \exp(z^T\beta) \qquad (5.14)$$

为对数线性 Poisson 模型（log-linear Poisson model）。

2）令

$$g_2(\mu) = \mu = \eta, \quad \eta = z^T\beta \qquad (5.15)$$

此变换称为恒等变换，其对应的模型

$$\mu = z^T\beta \qquad (5.16)$$

为线性 Poisson 模型（linear Poisson model）。

需要指出的是，在上述恒等连接中，必须对 β 加以限制以确保 $z^T\beta > 0$。因此线性 Poisson 模型的应用范围受到一定的限制。

由于 logistic 模型、probit 模型以及对数线性 Poisson 模型在医学科研中占有重要的位置，也是今后进一步学习其他模型的基础。因此，本章将重点围绕这些模型予以介绍。

5.1.3　模型参数的解释

在 GLM 中，可以通过连接函数 $g(\cdot)$ 和 $z(x)$ 的构造来寻求对模型参数的解释。事实上，

由 $g(E(Y|x)) = z^T\beta$，因此 β 的各个分量可以解释为 $g(E(Y|x))$ 的变化程度。显然这种解释在某些情况下是困难的，我们不妨参照传统线性模型的方法解释参数相对于 $g(E(Y|x))$ 的含义。

在例 5.1 中，由于 $g(\pi) = \ln\dfrac{\pi}{1-\pi}$，$E(Y|x) = P(Y=1|x) = \pi$，故

$$\ln\frac{P(Y=1|x)}{1-P(Y=1|x)} = \beta_0 + \beta_1 x_1 + \beta_2 x_2 + \beta_3 x_3 \tag{5.17}$$

对于 $g(E(Y|x))$ 的贡献而言，β_0 表示平均效应，β_1 表示年龄 $\geqslant 75$ 岁 $(x_1 = 1)$ 相对对照组年龄 <75 岁 $(x_1 = 0)$ 的效应，同理，β_2 表示长手术时间 $(x_2 = 1)$ 相对对照组 $(x_2 = 0)$ 的效应，β_3 表示患有合并症 $(x_3 = 1)$ 相对对照组 $(x_3 = 0)$ 的效应。显然，此处的 $\beta_j (j = 1, 2, 3)$ 对 Logit 的效应是叠加的。由于难以解释对数优势比（logarism of odds ratio）的叠加效应的大小，将式（5.17）两边指数化可得到

$$\frac{P(Y=1|x)}{P(Y=0|x)} = \exp(\beta_0)\exp(\beta_1 x_1)\exp(\beta_2 x_2)\exp(\beta_3 x_3) \tag{5.18}$$

式（5.18）的左边表示暴露于危险因素下发病与未发病的概率比值；右边回归参数 $\exp(\beta_j)$ 表示，在其他变量不变的情况下，x_j 每改变一个单位所导致的倍数效应。如本例中 $\exp(\beta_1)$、$\exp(\beta_2)$ 和 $\exp(\beta_3)$ 分别表示年龄 $\geqslant 75$ 岁、手术时间 $\geqslant 3$ 小时，以及患有合并症的患者相对于各自对照组心脏事件发生风险的倍数效应。采用 logistic 模型拟合计算上述参数估计值，结果见表 5.1。

表 5.1　例 5.1 中采用 logistic 模型拟合计算的参数估计值

	β_0	β_1	β_2	β_3
估计值	−3.486	0.584	0.656	0.713

结果显示：年龄 $\geqslant 75$ 岁的老年患者心脏事件发生的风险是对照组（年龄 <75 岁）的 $\exp(0.584) = 1.79$ 倍，即心脏事件发生的风险增加了 79%；手术时间 $\geqslant 3$ 小时的老年患者心脏事件发生的风险是对照组（手术时间 <3 小时）的 $\exp(0.656) = 1.93$ 倍，即心脏事件发生的风险增加 93%；类似地，患合并症相对不患合并症的老年患者所增加心脏事件发生的风险是 104%($\exp(0.713) = 2.04$)。

如果我们采用 probit 模型来描述例 5.1 中响应变量和解释变量的关系，这种关系就变得更加复杂，利用 probit 变换，我们有

$$P(Y=1|x) = \Phi(z^T\beta) = \int_{-\infty}^{\beta_0 + \beta_1 x_1 + \beta_2 x_2 + \beta_3 x_3} \varphi(t)\mathrm{d}t \tag{5.19}$$

这时，

$\int_{-\infty}^{\beta_0} \varphi(t)\mathrm{d}t$ 表示术中或术后心脏事件发生的平均效应（概率）；

$\int_{\beta_0 + \beta_2 x_2 + \beta_3 x_3}^{\beta_0 + \beta_1 x_1 + \beta_2 x_2 + \beta_3 x_3} \varphi(t)\mathrm{d}t$ 表示，在其他自变量 (x_2, x_3) 不变的情况下，与年龄 <75 岁患者相比，年龄 $\geqslant 75$ 岁的老年患者术中或术后心脏事件发生所增加的概率；

$\int_{\beta_0 + \beta_1 x_1 + \beta_3 x_3}^{\beta_0 + \beta_1 x_1 + \beta_2 x_2 + \beta_3 x_3} \varphi(t)\mathrm{d}t$ 表示，在其他自变量 (x_1, x_3) 不变的情况下，与手术时间 <3 小时相比，手术时间 $\geqslant 3$ 小时患者术中或术后心脏事件发生所增加的概率；

$\int_{\beta_0 + \beta_1 x_1 + \beta_2 x_2}^{\beta_0 + \beta_1 x_1 + \beta_2 x_2 + \beta_3 x_3} \varphi(t)\mathrm{d}t$ 表示，在其他自变量 (x_1, x_2) 不变的情况下，与无合并症的患者相比，

具有合并症的老年患者术中或术后心脏事件发生所增加的概率。

采用 probit 模型拟合计算上述参数估计值，结果见表 5.2。

表 5.2　例 5.1 中采用 probit 模型拟合计算的参数估计值

	β_0	β_1	β_2	β_3
估计值	−1.901	0.282	0.324	0.340

结果显示心脏事件发生的平均概率为 $\int_{-\infty}^{\beta_0} \varphi(t)\mathrm{d}t = \int_{-\infty}^{-1.901} \varphi(t)\mathrm{d}t = \Phi(-1.901) = 0.0287$. 校正手术时间和合并症后，$\int_{\beta_0+\beta_2\times0+\beta_3\times0}^{\beta_0+\beta_1\times1+\beta_2\times0+\beta_3\times0} \varphi(t)\mathrm{d}t = \Phi(-1.901+0.282) - \Phi(-1.901) = 0.0239$，提示从年龄<75 岁到≥75 岁发生心脏事件的风险增加 2.39%。类似地，校正年龄和手术时间后，$\int_{\beta_0+\beta_1\times0+\beta_2\times0}^{\beta_0+\beta_1\times0+\beta_2\times0+\beta_3\times1} \varphi(t)\mathrm{d}t = \Phi(-1.901+0.340) - \Phi(-1.901) = 0.0307$，提示有合并症相对无合并症发生心脏事件的风险增加 3.07%。

上述两种方法计算结果显示，采用 probit 模型估计得到的参数估计值要比 logistic 模型估计得到的参数估计值绝对值略小，这是因为它们的连接函数将概率分别转换为基于标准正态分布和 logistic 分布的值，这样使它们具有了不同的分布范围。标准正态分布的均值为 0，标准差为 1，然而标准 logistic 分布的均值为 0，标准差为 1.8，也就是说 logistic 概率分布函数的尾部要比标准正态分布略粗一些。因此，当两个模型都拟合得很好时，logistic 模型估计的参数是 probit 模型估计参数的约 1.8 倍。

5.2　广义线性模型的数据表示

5.2.1　观测数据的表示方法

设向量 (Y, x^T) 表示响应变量及相应的解释变量，其样本量为 n 的观测数据为
$$(y_i, x_i^T), \quad (i = 1, 2, \cdots, n),$$
常有两种表示观测数据的方法，即未分组数据和分组数据

（1）未分组数据

$$Y = \begin{pmatrix} y_1 \\ \vdots \\ y_i \\ \vdots \\ y_n \end{pmatrix}, \quad X = \begin{pmatrix} x_{11} & \cdots & x_{1m} \\ \vdots & & \vdots \\ x_{i1} & \cdots & x_{im} \\ \vdots & & \vdots \\ x_{n1} & \cdots & x_{nm} \end{pmatrix} \qquad (5.20)$$

这是一种最原始的数据表达方式。数据矩阵中的每一行都代表一个独立的观测，即每一个解释向量 $x_i = (x_{i1}, x_{i2}, \cdots, x_{im})^T$ 准确地对应于响应变量 y_i，此种情况适用于解释向量为连续变量时的情形。

（2）分组数据：当数据矩阵 X 中有不同行的解释向量相同时，我们可以将其合并为一组。这里我们不妨假设前 g 个解释向量互不相同，后 $n-g$ 个协变向量中的任何一个与前 g 个解释向量中的某一个相同。这时，数据的表达可以分成 g 组

$$
\begin{pmatrix} n_1 \\ \vdots \\ n_k \\ \vdots \\ n_g \end{pmatrix}, \quad \overline{y} = \begin{pmatrix} \overline{y}_1 \\ \vdots \\ \overline{y}_k \\ \vdots \\ \overline{y}_g \end{pmatrix}, \quad X = \begin{pmatrix} x_{11} & \cdots & x_{1m} \\ \vdots & & \vdots \\ x_{k1} & \cdots & x_{km} \\ \vdots & & \vdots \\ x_{g1} & \cdots & x_{gm} \end{pmatrix} \tag{5.21}
$$

其中，$n_1 + n_2 \cdots + n_g = n$，$n_1, n_2, \cdots, n_g$ 分别为第 1, 2, $\cdots$, g 组观察单位的个数，$\overline{y}_k (k = 1, 2, \cdots, g)$ 为数据中协变量向量的值为 $x_k = (x_{k1}, \cdots, x_{km})^T$ 的响应变量的均值。

例如，对例 5.1 中的响应变量和解释向量 $(x_1, x_2, x_3)^T$ 分别按变量（0,1）编码，得分组数据如下

$$
\begin{array}{ccc}
n_k & \overline{y}_k & x(x_1, x_2, x_3) \\
\begin{pmatrix} 282 \\ 76 \\ 163 \\ 477 \\ 48 \\ 175 \\ 228 \\ 61 \end{pmatrix}, & \begin{pmatrix} 10/282 \\ 1/76 \\ 10/163 \\ 27/477 \\ 5/48 \\ 20/175 \\ 23/228 \\ 11/61 \end{pmatrix}, & \begin{pmatrix} 0 & 0 & 0 \\ 1 & 0 & 0 \\ 0 & 1 & 0 \\ 0 & 0 & 1 \\ 1 & 1 & 0 \\ 1 & 0 & 1 \\ 0 & 1 & 1 \\ 1 & 1 & 1 \end{pmatrix}
\end{array}
$$

上式显示，有 282 名老年患者位于数据矩阵的第一行 $x = (0, 0, 0)$，表明他们具有"年龄<75 岁""手术时间<3 小时"，且"无合并症"的共同特征，他们当中有 10 名患者发生了术中或术后的心脏事件。以此类推，在数据矩阵的最后一行，即在 $x = (1, 1, 1)$ 行，有 61 名老年患者处于"年龄≥75 岁""手术时间≥3 小时"，且"有合并症"的相同状态，他们当中有 11 名患者发生了心脏事件。

为了更直观地表达数据的实际含义，我们通常将分组数据整理成表 5.3 形式。

表 5.3　例 5.1 数据的分组表达

	年龄≥75 岁（心脏事件发生）		年龄<75 岁（心脏事件发生）	
	是	否	是	否
手术时间≥3 小时				
有合并症	11	50	23	205
无合并症	5	43	10	153
手术时间<3 小时				
有合并症	20	155	27	450
无合并症	1	75	10	272

表 5.3 中解释向量的三个分量 $(x_1, x_2, x_3)^T$ 的交叉取值构成了列联表形式，其中的数字是各组确定样本量下阳性事件发生/未发生的人数，即"成功/失败"次数的计数。

在实际分析中，对于独立观测数据，分组数据表示方法不损失参数的信息，即使当自变量值的可能组合数很少（如例 5.1），这时往往用一个样本统计量 $\sum y$ 或 $\overline{y}$ 来替代而看不到原始数据，这样做并无损失，因 $\sum y$ 和 $\overline{y}$ 均是充分统计量，且 $\sum y$ 或 $\overline{y}$ 仍服从指数族分布。

在 GLM 分析中，区分未分组数据和分组数据是非常重要的，这是因为有些统计方法

仅对分组数据有效，特别是与之相关的是模型拟合检验，残差分析等。另外，在运算过程中，分组数据能很好地节省数据的存储空间。但也应该提醒注意的是，如果解释向量中含有连续变量，此时的数据自然就成为了未分组数据。

5.2.2 分类变量的量化方法

在 GLM 中，对自变量不做类型限制，如对淋巴瘤患者采用不同治疗方案的预后（生存年限）评估中，治疗方案就是一个分类变量。假设有 k 类不同的治疗方案（放疗、化疗、$\cdots$、联合治疗），我们固然可以用数字1, 2, $\cdots$, k 来标识它，但这些数字无数量关系。因此，必须将其量化处理，通常有两种方式可以对其量化：

（1）哑变量编码（dummy variable coding）：设分类变量 x 有 k 个不同的类别，用 $k-1$ 维向量 $(x^{(1)}, \cdots, x^{(k-1)})$ 表示原自变量，

$$x^{(j)} = \begin{cases} 1, & \text{患者处在状态 } j \text{（使用第 } j \text{ 类治疗方案）} (1 \leq j \leq k-1) \\ 0, & \text{其他} \end{cases} \quad (5.22)$$

表 5.4　哑变量的赋值情况

哑变量	赋值情况	
$x^{(1)}$	1=放疗	0=其他
$x^{(2)}$	1=化疗	0=其他
$x^{(3)}$	1=中药治疗	0=其他

如果我们只考虑治疗方案这一个因素并且取 $k=4$，即有 4 种治疗形式（放疗、化疗、中药治疗、联合治疗），哑变量的设置见表5.4。

注意，这里并没有对"联合治疗"这一水平设置哑变量，相当于将"联合治疗"作为参照组。各哑变量和原自变量的对应关系见表5.5。

表 5.5　原自变量和哑变量的对应关系

治疗方案	$x^{(1)}$	$x^{(2)}$	$x^{(3)}$
放疗	1	0	0
化疗	0	1	0
中药治疗	0	0	1
联合治疗	0	0	0

表 5.5 中，将参照组哑变量的编码设为 (0, 0, 0)，并且分类变量的各个分变量只有两个水平(1, 0)。运用哑变量所建立的回归模型为

$$\begin{cases} E(Y \mid \text{状态 } j) = \beta_0 + \beta_j, & j=1, 2, 3 \\ E(Y \mid \text{状态 } k) = \beta_0 \end{cases}$$

其中，Y 表示患者在不同治疗方案下的生存时间。在此种编码中，对照组对于响应变量的贡献包含在常数项 β_0 中，而 β_j 则衡量状态 j 超出状态 k 之值。

（2）效应编码（effect coding）：用 $k-1$ 维向量 $(x^{(1)}, \cdots, x^{(k-1)})$ 表示分类变量，

$$x^{(j)} = \begin{cases} 1, & \text{患者处在状态 } j, \ j=1, 2, \cdots, k-1 \\ -1, & \text{患者处在状态 } k \\ 0, & \text{其他} \end{cases} \quad (5.23)$$

如果变量 x 的观测值为第 k 类，即参照组，则将其编码为 $(-1, -1, \cdots, -1)$，如对上例的编码见表5.6。

表 5.6　效应编码

治疗方案	$x^{(1)}$	$x^{(2)}$	$x^{(3)}$
放疗	1	0	0
化疗	0	1	0
中药治疗	0	0	1
联合治疗	−1	−1	−1

此种编码中，第 k 类（本例 $k=4$ ）对于响应变量的贡献用前 $k-1$ 类系数之和乘以（ -1 ）来解释，相对应的模型表示为

$$\begin{cases} E(Y \mid 状态\ j) = \beta_0 + \beta_j, \ j=1,\ 2,\ \cdots,\ k-1 \\ E(Y \mid 状态\ k) = \beta_0 - (\beta_1 + \cdots + \beta_{k-1}) \end{cases}$$

因为 $\dfrac{1}{k}\sum\limits_{j=1}^{k} E(Y \mid 状态 j) = \beta_0$ ，故 β_0 为平均效应，而 $\beta_j(j=1,\ 2,\ \cdots,\ k-1)$ 是衡量状态 j 的效应超出平均水平之值。

实践中哑变量编码更为常用。

5.3　响应变量的分布

尽管式（5.4）给出了 GLM 响应变量与协变量的关系，但尚不足以刻画随机变量 Y 的变化规律，而我们真正关心的是 Y 的分布。因此，我们有理由说广义线性模型由式（5.4）和响应变量 Y 的分布所共同决定。

5.3.1　指数族分布的定义

假设响应变量 Y 的观察值 $y_1,\ y_2,\ \cdots,\ y_n$ 相互独立，其概率分布仅依赖于一个参数 θ ，如果其密度函数可以表示为

$$f(y;\ \theta,\ \phi) = c(y,\ \phi)\exp\left(\frac{y\theta - b(\theta)}{\phi}\right),\ \theta \in \Theta \tag{5.24}$$

则我们说这个分布属于指数族分布家族的一员。

其中，θ 为标准参数或自然参数（ natural parameter ），是平均值的函数（ $\theta = \theta(\mu)$ ）；Θ 表示参数空间；$b(\theta)$ 为标准参数的一个函数，它决定响应变量的分布；ϕ 为刻度参数（常数）或称离散参数（ dispersion parameter ），这里假定 ϕ 是已知的，扮演定义 Y 的方差的角色；$c(y,\ \phi)$ 则为观察值及离散参数的函数。

许多著名的分布（如正态分布、二项分布、Poisson 分布等）均属于指数族分布家族中的重要成员，因为它们经过基本变换均可以表达成形如式（5.24）的标准化情形。

举例 1　正态分布为指数族分布，其概率密度函数为

$$\begin{aligned} f(y;\ \mu) &= \frac{1}{\sigma\sqrt{2\pi}}\exp\left(-\frac{(y-\mu)^2}{2\sigma^2}\right) \\ &= \frac{1}{\sigma\sqrt{2\pi}}\exp\left(-\frac{y^2 - 2\mu y + \mu^2}{2\sigma^2}\right) \\ &= \frac{\exp\left(-y^2/(2\sigma^2)\right)}{\sigma\sqrt{2\pi}}\exp\left(\frac{\mu y - \mu^2/2}{\sigma^2}\right) \end{aligned} \tag{5.25}$$

令

$$\theta = \mu, \ b(\theta) = \theta^2/2, \ \phi = \sigma^2, \ c(y, \phi) = \frac{\exp(-y^2/(2\sigma^2))}{\sigma\sqrt{2\pi}}$$

这样，式（5.25）可表达式（5.24）形式，即属于一维指数族分布家族的一员。

这里需提醒注意的是：由于在一维指数族分布中响应变量 Y 的概率分布只能有 1 个未知参数 θ（上例中 $\theta = \mu$），如果含有多个参数的话，剩下的为冗余（如上例中的 ϕ），它必须已知或可由样本估计；在各次观察中冗余参数不变（如上例中的 $\phi = \sigma^2$）。

举例 2 二项分布为指数族分布，其密度函数为

$$\begin{aligned} f(y; \ n, \ \pi) &= \binom{n}{y} \pi^y (1-\pi)^{n-y} \\ &= \binom{n}{y} \left(\frac{\pi}{1-\pi}\right)^y (1-\pi)^n \qquad (5.26) \\ &= \binom{n}{y} \exp\left(y \ln\left(\frac{\pi}{1-\pi}\right) - n \ln\left(\frac{1}{1-\pi}\right)\right) \end{aligned}$$

令

$$\theta = \ln\left(\frac{\pi}{1-\pi}\right), \ b(\theta) = n \ln(1+e^\theta), \ \phi = 1, \ c(y, \phi) = \binom{n}{y}$$

这样，式（5.26）可表达为形如式（5.24）。

举例 3 Poisson 分布为指数族分布，其密度函数为

$$\begin{aligned} f(y, \ \lambda) &= \frac{\lambda^y}{y!} \exp(-\lambda) \\ &= \frac{1}{y!} \exp(y \ln\lambda - \lambda) \end{aligned} \qquad (5.27)$$

令

$$\theta = \ln\lambda, \ b(\theta) = \exp(\theta), \ \phi = 1, \ c(y, \varphi) = \frac{1}{y!}$$

这样，式（5.27）可表达为形如式（5.24）。

应该说明的是：①当分布以指数族表示时，每个指数族分布家族中的成员都有其自己的标准参数 θ 为其平均数的函数 $\theta(\mu)$。对于正态分布，它的标准参数就是均值本身；对于两点分布，标准参数是成功概率的 Logit 变换；对于 Poisson 分布，它的标准参数是均值的对数。②用标准参数 $\theta(\mu)$ 作为 GLM 中的联系函数 $g(\mu)$，这种连接函数称为标准连接函数，尽管还有其他形式的连接函数，但在实践中标准连接是最常用的。

5.3.2 指数族分布的均值与方差

在 GLM 中，除了标准参数 θ 为其平均数的函数外，指数族分布家族成员的另一个分布特征是因变量的方差亦为其平均值的一个函数。在此我们不加证明地给出指数族分布的均数和方差的求法。

若 Y 服从指数族分布，其密度函数由（5.24）给出，则

$$E(Y) = \mu = b'(\theta), \ \text{Var}(Y) = \phi b''(\theta) \qquad (5.28)$$

其中，$b'(\theta), b''(\theta)$ 分别表示 $b(\theta)$ 的一阶导数和二阶导数。

继续上述例子，

（1）对于正态分布：$Y \sim N(\mu, \sigma^2)$，有 $\theta = \mu$，$\phi = \sigma^2$，$b(\theta) = \theta^2/2$ [见式（5.25）]，则

$$E(Y) = b'(\theta) = \theta = \mu ,$$
$$\mathrm{Var}(Y) = \phi b''(\theta) = \phi = \sigma^2$$

（2）对于二项分布：$Y \sim B(n, \pi)$，有 $\theta = \ln\left(\dfrac{\pi}{1-\pi}\right)$，$b(\theta) = n\ln(1+\mathrm{e}^\theta)$，$\phi = 1$ [见式（5.26）]，则

$$E(Y) = \mu = b'(\theta) = \frac{n\mathrm{e}^\theta}{1+\mathrm{e}^\theta} = n\pi ,$$
$$\mathrm{Var}(Y) = \phi b''(\theta) = \frac{n\mathrm{e}^\theta}{(1+\mathrm{e}^\theta)^2} = n\pi(1-\pi)$$

（3）对于 Poisson 分布：$Y \sim P(\lambda)$，有 $\theta = \ln(\lambda)$，$b(\theta) = \exp(\theta)$，$\phi=1$ [见式（5.27）]，则
$$E(Y) = b'(\theta) = \mathrm{e}^\theta = \lambda ,$$
$$\mathrm{Var}(Y) = \phi b''(\theta) = \mathrm{e}^\theta = \lambda$$

上述计算过程可见，对于指数族分布，期望和方差的计算方法非常简单。但同时我们也会注意到，与线性回归模型显著不同的是 GLM 对方差的重视，它能更好解释数据变化的原因和规律，这是数据分析中一个值得注意的发展趋势。

表 5.7 给出了主要指数族分布家族成员的函数特征及重要参数。

表 5.7 常见指数族分布及其主要参数

分布	$f(y;\theta,\phi) = c(y,\phi)\exp\left(\dfrac{y\theta - b(\theta)}{\phi}\right)$				
	θ	$b(\theta)$	ϕ	$E(y) = b'(\theta)$	$\mathrm{Var}(y) = b''(\theta)\phi$
正态分布 $N(\mu, \sigma^2)$	μ	$\theta^2/2$	σ^2	$\theta = \mu$	σ^2
伽马分布 $\Gamma(\alpha, \beta)$	$\dfrac{1}{\alpha\beta}$	$-\ln(\theta)$	$-\dfrac{1}{\alpha}$	$\dfrac{1}{\theta} = \alpha\beta$	$\alpha\beta^2$
逆高斯分布 $IG(\mu, \lambda)$	$\dfrac{1}{2\mu^2}$	$\sqrt{2\theta}$	$-\dfrac{1}{\lambda}$	$\dfrac{1}{\sqrt{2\theta}} = \mu$	$\dfrac{\mu^3}{\lambda}$
二项分布 $B(n, \pi)$	$\ln\left(\dfrac{\pi}{1-\pi}\right)$	$n\ln(1+\mathrm{e}^\theta)$	1	$\dfrac{n\mathrm{e}^\theta}{1+\mathrm{e}^\theta} = n\pi$	$n\pi(1-\pi)$
Poisson 分布 $P(\lambda)$	$\ln\lambda$	e^θ	1	$\mathrm{e}^\theta = \lambda$	$\mathrm{e}^\theta = \lambda$
负二项分布 $NB(r, \pi)$	$\ln(1-\pi)$	$-r\ln(1-\mathrm{e}^\theta)$	1	$\dfrac{r\mathrm{e}^\theta}{1-\mathrm{e}^\theta} = \dfrac{r(1-\pi)}{\pi}$	$\dfrac{r(1-\pi)}{\pi^2}$

5.4 指数族分布与广义线性模型

当讨论了响应变量 Y 的分布后，我们可以更加确切地给出 GLM 函数的表达形式。事

实上，GLM 由以下两个函数形式共同决定。

$$f(y;\theta,\phi) = c(y,\phi)\exp\left(\frac{y\theta - b(\theta)}{\phi}\right), \quad g(\mu) = z^T\beta \quad\quad (5.29)$$

方程 $f(y;\theta,\phi)$ 表明 GLM 中的响应变量 Y 均服从指数族分布；第二个方程则表示通过连接函数 $g(\cdot)$（或标准连接函数 $\theta(\cdot)$）建立响应变量 Y 的均值与预测变量的线性组合之间的关系。两个方程不难看出 GLM 的构成结构，它由三部分组成：①随机部分识别响应变量 Y，并假设服从指数族分布；②系统部分，由一组参数（ β ）和解释变量（ x ）以线性形式表示；③连接函数 $g(\cdot)$，这个函数使得因变量的条件均值 μ 通过某种非线性转换与线性预测值相连接，即

$$g(\mu) = \eta, \quad \eta = \beta_0 + \beta_1 x_1 + \beta_2 x_2 + \cdots + \beta_m x_m$$

连接函数 $g(\cdot)$ 必须严格单调充分光滑以确保反函数 $h = g^{-1}$ 的存在，这一要求也可以使求极大似然估计的过程比较容易处理。另外，要求连接函数 $g(\cdot)$ 能够取任意实数，这样可确保 η 线性地连接于解释变量。

举例 4 非正态分布的广义线性模型

GLM 的一个特例就是多元线性回归模型。它假设 Y 条件独立且服从正态分布，并使用最简单的变换——恒等变换 $g(\mu) = \mu$ 对均值直接建模

$$E(Y\mid x) = \mu = z^T\beta, \quad Y \sim N(\mu, \sigma^2) \quad\quad (5.30)$$

这个模型通常表达为以下常见的形式

$$Y = z^T\beta + \varepsilon \quad\quad (5.31)$$

然而，当 Y 不服从正态分布时，我们应该如何做呢？

历史上，早期处理非正态分析数据的方法是试图通过响应变量的变换使其近似服从方差齐性的正态分布，于是，基于最小二乘法的普通回归就可以适用了，但这一点在实践中通常很难实现。基于 GLM 的理论和方法，我们并不需要变换数据使其满足正态分布的要求，这是因为对于我们选定的随机部分，其拟合过程是采用极大似然法，我们并没有限定在正态分布中。此外，GLM 连接函数的选择和随机部分的选择是分开的，它并不需要满足正态性和方差齐性等要求。

例 5.2 为了探讨中药黄根对心脏的影响，以 3g/100ml 的灌流液测定 6 只离体大鼠冠脉血流量（ml/min），不同时间 6 只大鼠的平均冠脉血流量数据见表 5.8，试求 Y 对 x 的回归方程。

表 5.8　6 只大鼠的平均冠脉血流量数据

时间（min）	0	2	4	6	8	10
平均血流量（ml/min）	7.45	4.50	2.65	2.64	1.43	1.10

根据上述数据绘出的散点图（图 5.2）。

图 5.2（a）显示的平均冠脉血流量与时间关系的散点图明显地呈曲线趋势，对其拟合的线性回归方程的失拟检验 $F > F_{0.99}$，$P < 0.01$，失拟合情况具有极显著意义，说明 Y 与 x 之间存在较显著的非线性关系。进一步对 Y 进行对数转换，则 $\ln Y$ 与 x 近似直线关系[图 5.2（b）]，因此，Y 与 x 的关系可视为指数关系，利用极大似然拟合回归方程如下

$$\hat{\mu} = 7.2326\exp(-0.2070x)$$

对上述方程结果的解释同第 4 章的介绍，这里不再赘述。模型拟合（偏差统计量=0.7276，P=0.9479；见 5.5.5 小节）提示上述模型拟合得较好。

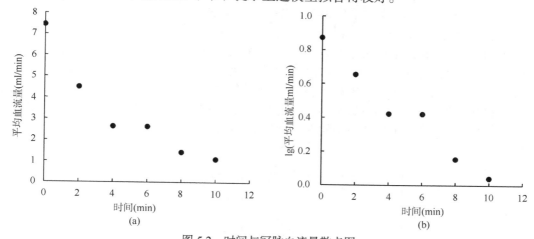

图 5.2 时间与冠脉血流量散点图
（a）时间与平均血流量散点图；（b）时间与 lg（平均血流量）散点图

举例 5 两点分布数据的广义线性模型

（1）线性概率模型：对于经典线性回归模型，$\mu = E(Y)$ 是 x 的线性函数，对于两点分布响应变量（以只有一个解释变量为例），GLM 建模如下：

由 GLM 定义出发，$g(E(Y|x)) = z^T \beta$，$E(Y|x) = \pi$，采用恒等变换 $g(\pi) = \pi$ 对均值直接建模，有

$$\pi(x) = \beta_0 + \beta_1 x \tag{5.32}$$

式（5.32）称为线性概率模型，因为成功的概率 $\pi(x) = P(Y = 1|x)$ 随着 x 线性的改变，参数 β 表示 x 的每单位改变所导致的成功概率的改变。这是一个具有二点随机部分和恒等连接函数的 GLM。然而，正如前所述，尽管式（5.32）简单，却存在着明显的结构缺陷，并且在实践中 $\pi(x)$ 与 x 之间的关系通常是非线性的。因此，该模型适用的范围有限，仅适用于 x 取值范围有限且解释变量非常少的情形。

例 5.3 在例 5.1 中，如果我们将年龄这一因素单独提出来考虑，并且从二分组扩展成多分组，来探讨年龄和心脏事件发生的关系。分别计算不同年龄分组下的心脏事件发生的比例，并用极大似然拟合不同模型，结果见下表 5.9。

表 5.9 年龄与心脏事件发生的关系

年龄组（岁）	心脏事件发生		心脏事件发生比例	线性拟合	Logit拟合	probit拟合
	是	否				
60~64	22	363	0.057	0.052	0.052	0.052
65~69	23	352	0.061	0.064	0.062	0.063
70~74	25	365	0.064	0.076	0.075	0.075
75~79	25	234	0.097	0.089	0.090	0.090
80~	12	89	0.119	0.101	0.108	0.107

将表 5.9 中的 5 个年龄段分别赋值 (0, 1, 2, 3, 4)，并假设各组均是服从概率 $\pi(x)$ 的独

立二项分布，这样，软件得到极大似然拟合的线性概率回归方程为

$$\hat{\pi}(x) = 0.0519 + 0.0123x$$

对模型的解释比较简单，对于 60~64 岁（$x = 0$）的老年患者，术中或术后心脏事件发生的概率估计值为 $\hat{\pi}(x) = 0.0519 + 0.0123(0) = 0.052$，即对于这个年龄组的老年患者约有 5.2% 的可能性在术中或术后发生心脏事件；对于 65~69 岁的患者，心脏事件发生的概率是 $1 \times$（0.0123）= 0.012。类似地，对于 ≥80 岁的老年患者，心脏事件发生的可能性增至 10.1%。

（2）logistic 回归模型：现实情况中，$\pi(x)$ 与 x 之间的关系通常是非线性的，当 π 取值在 0 或 1 附近时，x 一定量的改变所产生的影响会比 π 在中间范围时的影响小。图 5.3 中的 S 形曲线很好地展示了这种关系的直观形状（此处，我们仍以模型中只含有一个解释变量为例）。

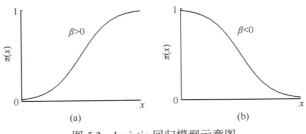

图 5.3　logistic 回归模型示意图

图形中的参数 β 的符号确定了曲线的增减性。当 $\beta > 0$ 时，π 随着 x 的增加而增加，如图 5.3（a）所示；当 $\beta < 0$ 时，π 随着 x 的增加而减小，如图 5.3（b）所示。β 值的大小决定了曲线增加或减少的速度。当 $|\beta|$ 增加，曲线变得更加陡峭。

而 logistic 回归模型

$$\pi(x) = \frac{e^{\beta_0 + \beta_1 x}}{1 + e^{\beta_0 + \beta_1 x}} \tag{5.33}$$

则很好地反映了曲线的上述特征。

logistic 回归模型也是 GLM 的一员，其随机部分 Y 服从两点分布，连接函数是 π 的 Logit 函数。$\text{Logit}(\pi) = \ln(\pi/(1 - \pi))$，或 $\theta(\pi) = \ln(\pi/(1 - \pi))$。由于连接函数是其平均值 π 的非线性函数，且 $\text{Logit}(\pi)$ 可以取任意实数，所以 logistic 模型没有线性概率模型所具有的结构上的缺陷。进一步，通过 logistic 模型的特征（它是一条连续的曲线），我们有能力细致地反映解释变量 x 对于 π 在 0 或 1 附近的影响，如阑尾炎手术的成功率可达 99%，手术伤口的感染率为 1% 等。在临床科研实践中，模型的这一特点显得尤其重要。关于 logistic 回归模型将在第 6 章详细介绍。

对于例 5.3 中的年龄与心脏事件发生的关系，软件得到极大似然拟合的 logistic 回归方程为

$$\text{Logit}[\hat{\pi}(x)] = -2.9086 + 0.1998x$$

或

$$\hat{\pi}(x) = \frac{e^{-2.9086 + 0.1998x}}{1 + e^{-2.9086 + 0.1998x}}$$

对于 60~64 岁（$x = 0$）的老年患者，拟合 logistic 模型有

$$\hat{\pi}(0) = \frac{e^{-2.9086 + 0.1998 \times 0}}{1 + e^{-2.9086 + 0.1998 \times 0}} = 0.052$$

表明该年龄段的老年患者发生术中或术后心脏事件的概率为 0.052。

同理，当 $x=4$ 时，

$$\hat{\pi}(4) = \frac{e^{-2.9086+0.1998\times 4}}{1+e^{-2.9086+0.1998\times 4}} = 0.108$$

表明≥80 岁的老年患者发生心脏事件的概率为 0.108。

在实践中，除了预测，对于 logistic 回归模型还有一种重要解释是通过优势或优势比实现，这样的解释在流行病学的病因学研究中更具有实际含义，详细请见第 6 章。

（3）probit 回归模型：另一种具有 S 形曲线形状的模型为 probit 模型，此时的连接函数称为 probit 连接，它将概率转化为对应的标准正态分布的 u 值[其左尾概率等于 $\pi(x)$]。probit 模型的表达式为

$$\text{probit}\big[\pi(x)\big] = z^T\beta \qquad\qquad (5.34)$$

其中，

$$\pi(x) = \frac{1}{\sigma\sqrt{2\pi}}\int_{-\infty}^{x}\exp\left[-\frac{1}{2}\left(\frac{t-\mu}{\sigma}\right)^2\right]dt = \Phi\left(\frac{x-\mu}{\sigma}\right)$$

$\Phi(\cdot)$ 为标准正态分布 $N(0,1)$ 下的累积概率函数，这样

$$\Phi^{-1}(\pi) = \frac{x-\mu}{\sigma} = u = z^T\beta$$

$\Phi^{-1}(\cdot)$ 为连接函数，是标准正态分布函数的反函数。

对于例 5.3 年龄与心脏事件发生的关系用 probit 模型拟合时，极大似然拟合方程为

$$\text{probit}\big[\hat{\pi}(x)\big] = -1.6285 + 0.0962x$$

在 5 个年龄段中，当年龄 $x=0$ 时，即对 60~64 岁的老年患者，拟合 probit 模型得到

$$\text{probit}[\hat{\pi}(0)] = -1.6285 + 0.0962(0) = -1.6285$$

拟合概率 $\hat{\pi}(0)$ 表示标准正态分布下小于 $u=-1.6285$ 的左尾概率，其对应的拟合概率为 0.052，表明该年龄段的老年患者发生术中或术后心脏事件的可能性约为 5.2%；当 $x=4$ 时，即对于≥80 岁的老年患者，拟合 probit 模型等于 $\text{probit}[\hat{\pi}(4)] = -1.6285 + 0.0962(4) = -1.2437$，此时拟合概率 $\hat{\pi}(4)$ 约为 0.107，即预测该年龄段约 10.7% 的患者发生术中或术后心脏事件。

图 5.4 及表 5.9 的结果均显示线性概率模型对实际发生比例的拟合程度是好的，从而也说明线性概率模型在 x 的较窄范围内仍然是有效的。

从上述三种模型对实际发生比例的模拟效果来看，基于模型 $\pi(x)$ 的估计量要比直接计算样本比例要好得多，因为它利用的是所有数据的信息，而不仅仅是取值 x 处的信息。因此模型拟合的方法使参数估计的精度更高。另外值得一提的是，上述例子的讨论是在狭小的概率值估计范围进行，此时的线性拟合、logistic 拟合，以及 probit 拟合具有很好的一致性。

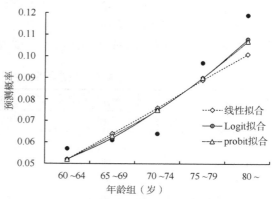

图 5.4　年龄与心脏事件发生的不同模型拟合结果

但从实际应用的角度来看，logistic 模型和 probit 模型则具有更为广阔的应用空间，并且这两个模型没有本质的区别，对数据的拟合效果通常都非常接近。当然，我

们也应该知道，实践中的问题总是复杂的，没有任何模型能精确无误地表述 $\pi(x)$ 和 x 之间的真实关系，但有一条确定无疑，那就是基于模型的估计量将比样本比例更趋于真值。

举例 6　计数数据的广义线性模型

（1）Poisson 回归：当响应变量为计数数据时，通常取 Poisson 分布作为 Y 的分布。从经典意义上看，Poisson 分布被看成试验次数很大、发生概率很小时二项分布的极限情况。然而，这种理解并不完全确切，在概率理论中，Poisson 分布可直接导出。例如，溶液中含有细菌的个数；又如，在对大人群的某些疾病的调查中，在某一特定时间死于某一特定非传染性疾病（如恶性肿瘤）的概率是非常小的。由于人群中被调查的个体的随机性，我们可以假定死于此种疾病的事件是独立的，那么，人群中因该病死亡的人数就可近似地看成服从 Poisson 分布。Poisson 回归在医学科研中有着广泛的应用，占有重要地位。

用 GLM 来描述 Poisson 回归中响应变量与解释变量之间的关系，其模型表达式如下

$$g(\mu) = z^T \beta, \quad Y \sim P(\mu) \tag{5.35}$$

前面已经介绍过，根据连接函数 $g(\mu)$ 的两种选择方式，我们分别有对数线性 Poisson 模型和线性 Poisson 模型，而两种模型所产生的效应是不同的。为方便起见，我们仍旧只考虑只有一个解释变量 x 的情形。

令

$$z(x) = (1, x)^T, \quad \beta = (\beta_0, \beta_1)^T, \quad g(\mu) = \beta_0 + \beta_1 x,$$

在恒等变换中，x 对 μ 的影响是叠加的，即 x 每增加一个单位导致 y 的均值增加量是 $\{\beta_0 + \beta_1(x+1)\} - (\beta_0 + \beta_1 x) = \beta_1$；而在对数变换中，$Y$ 的均值是 $\mu = e^{\beta_0 + \beta_1 x}$，这样，$x$ 每增加一个单位对 μ 的效应是 $e^{\beta_0 + \beta_1(x+1)} = e^{\beta_0 + \beta_1 x} e^{\beta_1}$，显然这是一个相乘效应模型，即 x 每增加一个单位，Y 的均值将增加为原来的 e^{β_1} 倍并独立于 x。在医学实践中，相乘模型的应用更为广泛。

例 5.4　在例 5.1 中，假设此时需要评估三种风险因素对老年冠心病患者术中或术后心脏事件发生人数的影响，此时的响应变量 y 为观测到的心脏事件的发生人数，并假设其服从 Poisson 分布，所拟合的 Poisson 对数线性模型为

$$\ln \hat{\mu} = \ln n + \hat{\beta}_0 + \hat{\beta}_1 x_1 (年龄) + \hat{\beta}_2 x_2 (手术时间) + \hat{\beta}_3 x_3 (合并症)。$$

这里增加的 $\ln n$ 一项是调整项，作为某暴露风险下人群的死亡数的校正。

解得上述方程

$$\hat{\mu} = n \exp(-3.4946 + 0.5303 x_1 + 0.5990 x_2 + 0.6605 x_3)$$

因为 $\hat{\beta}_1$、$\hat{\beta}_2$、$\hat{\beta}_3$ 均大于 0，故年龄≥75 岁、长手术时间以及患有合并症均是心脏事件发生的风险因素，在各种因素交叉影响下的心脏事件发生人数的均值估计值见表 5.10。

表 5.10　心脏事件发生人数与 Poisson 回归预测值

	年龄≥75 岁（心脏事件发生）		年龄<75 岁（心脏事件发生）	
	人数	预测数	人数	预测数
手术时间≥3 小时				
有合并症	11	11.09	23	24.39
无合并症	5	4.51	10	9.01
手术时间<3 小时				
有合并症	20	17.48	27	28.04
无合并症	1	3.92	10	8.56

表 5.10 中数据显示了模型对实际发生数的模拟情况，直观上看，模拟效果较好。

（2）超散布性与负二项回归：当响应变量为计数数据时，人们首先想到的是将数据拟合 Poisson 分布并进行建模，然而，在实践中人们却发现在很多时候计数数据所呈现出的方差要远比 Poisson 分布的预测值大得多。在 GLM 中，数据具有比预期更大的变异性的现象被称作超散布性（overdispersion）。超散布性通常由总体均数的异质性所解释。一系列原因可以引起超散布性现象，但其主要原因有二：一是有未被观察到的异质性存在，即这些异质性没有被现有模型的线性预测变量所考虑；例如，在例 5.4 中，假如我们已经证实了年龄、手术时间，以及是否具有合并症这些因素均能影响心脏事件发生的人数，并假设三种变量组合下心脏事件的发生数都符合 Poisson 分布，这时，如果我们假设的模型仅含有年龄作为预测变量，而对于相同年龄段的患者，他们可以具有不同的手术时间和不同合并症的存在形式。于是，具有固定年龄段的患者总体是一些 Poisson 总体的混合，每个 Poisson 分布的响应变量都有它们特定的均数，确定年龄段下的患者的异质性使得具有该年龄段响应变量的分布有比 Poisson 分布更大的方差。二是观察个体间二项应答存在正向关联。因此，对计数数据建立 Poisson 回归模型时，超散布性现象是非常常见的。这里有一点应该说明，超散布性并不会出现在以正态分布作为随机部分的经典回归模型中，因为正态分布具有独立于均数的参数（即方差 σ^2）描述变异性。

下面我们将通过实例来说明如何针对这种情况来进行建模。

例 5.5 日常生活能力（ADL）是评价老年生命质量的一个重要内容。在一项北京老龄化多维纵向研究中，研究者对位于北京三个城区的 3257 位老年居民进行了相关调查，其中，涉及 ADL 测量指标的定义及赋值见表 5.11。

表 5.11 ADL 测量指标的定义及赋值

指标	吃饭	穿衣	上厕所	洗澡	洗漱	室内走动	做饭	理财	乘车	购物	步行 300 米	上下楼
完全自理	0	0	0	0	0	0	0	0	0	0	0	0
需部分帮助	1	1	1	1	1	1	1	1	1	1	1	1
需完全帮助	2	2	2	2	2	2	2	2	2	2	2	2

资料来源：《联合国人口基金项目——北京老龄化多维纵向研究》

对每位老年人的各项指标计算累计得分（得分越高者表明生活自理能力越差），并按性别和年龄分别计算得分的平均值和方差，结果见表 5.12。

表 5.12 北京市老年居民的年龄别 ADL 得分调查结果描述

年龄组	男			女		
（岁）	观察人数	均数	方差	观察人数	均数	方差
55~59	226	0.32	3.97	248	0.17	0.73
60~64	256	0.63	7.71	309	0.45	2.99
65~69	282	0.78	9.35	274	1.31	14.07
70~74	302	1.19	11.63	251	2.05	17.63
75~79	260	1.77	15.02	260	2.71	19.47
80~	267	3.99	31.39	322	6.30	38.42

表 5.12 结果显示，在 ADL 得分上，无论从性别还是年龄分组上看，ADL 得分的方差

都远大于均数，并随着均数的增大而不成比例的增加。在此种情况下，用 Poisson 模型来拟合数据就显然不适合。负二项回归作为 Poisson 回归的替代，此种情况下显示出了其很好的性能。

负二项分布（negative binomial distribution）也是一种针对于非负整数的分布，其密度函数的表达较为复杂，故我们在此只介绍其基本原理和掌握对它的应用。与 Poisson 分布不同，负二项分布具有一个简单的额外参数，这使得方差可以超过均值，负二项分布具有

$$E(Y) = \mu, \ \mathrm{Var}(Y) = \mu + D\mu^2 \tag{5.36}$$

其中，$D > 0$ 称作离散参数，记为 $Y \sim NB(\mu, D)$。

负二项分布起源一种混合 Poisson 分布，更大的 Poisson 分布均值的异质性将导致更大的 D 值，当 D 值变得很大时，分布的最高频数（众数）在 0 点并且具有较长的右尾，提示具有很大的 Poisson 均值异质性（超散布性），此时，用负二项回归模型对数据的拟合就显示出其特有的优势。然而，当 D 值变小，特别是当 $D \to 0$ 时，$\mathrm{Var}(Y) \approx E(Y)$，此时的负二项分布就收敛于 Poisson 分布。

计数数据的负二项 GLM 用解释变量表达 μ，如同 Poisson 对数线性模型，负二项 GLM 最常用的是 ln 连接，但有时也使用恒等连接。应用 ln 连接的负二项 GLM 如下

$$\ln \mu = \ln n + z^T \beta, \ Y \sim NB(\mu, D) \tag{5.37}$$

如同线性回归模型中假设方差参数为常数一样，通常假设离散参数 D 在预测变量 y 的任意值下都保持恒定。

对于例 5.5，年龄与 ADL 得分的关系用负二项回归模型拟合时，软件得到的极大似然拟合方程为

$$\ln(\hat{\mu}) = \ln n - 7.276 + 0.106x$$

结果显示，生活自理能力得分的估计值随年龄的增长呈指数增加。

科研实践中，我们可以从以下几方面来判断 Poisson 的超散布性：①从离散参数估计值来看。如例 5.5 $\hat{D} = 3.23 > 0$，其 Wald 检验的 95%可信区间为[2.92, 3.55]，提示有很强的超散布性；②对于 $D = 0$ 的另一个检验方法是基于似然比方法。似然比统计量为 $2(l_{NB} - l_p)$，其中 l_{NB} 和 l_p 分别是负二项和 Poisson 模型下的对数似然值。如果检验统计量超出自由度为 1 的 χ^2 分布的 $1 - \alpha$ 临界值，则该检验结果具有显著的统计学意义。如在 $\alpha = 0.05$ 显著水平下，自由度为 1 的 χ^2 分布的 90%的临界值为 2.71，本例 $l_{NB} = -21.2329$，$l_p = -1765.6313$，似然比统计量 $LR = 2 \times (-21.2329 + 1765.6313) = 3488.7968 \gg 2.71$，统计意义与上同。另外，还可以看到，此例用负二项模型拟合，其参数估计值 $\hat{\beta}$ 的标准误 $SE = 0.0049$，而用 Poisson 模型拟合其 $\hat{\beta}$ 的标准误 $SE = 0.0015$，前者的标准误大于后者，这从另一角度也说明了由于负二项模型的估计方差要较 Poisson 分布的方差大得多，由此导致了 $\hat{\beta}$ 具有较大的标准误。

5.5 广义线性模型的参数估计

本节将主要介绍基于极大似然（maximum likelihood，ML）方法的 GLM 的参数估计。该估计法的目的在于，通过使观察到的调查数据的概率（似然）最大，来估计反映自变量影响权重的 GLM 的参数 β。

5.5.1　极大似然估计

对于绝大多数 GLM，参数的极大似然估计和其标准误具有计算上的复杂性。在此，我们重点以未分组数据为例，介绍回归参数 β 的极大似然估计。

如果样本 y_1, y_2, $\cdots$, y_n 满足 GLM 的性质，相互独立且同分布，则全体观察值 $y_i(i=1, 2, \cdots, n)$ 的联合概率密度函数可以表达为以下形式

$$f(y; \theta, \phi) = \prod_{i=1}^{n} f(y_i; \theta_i, \phi) \tag{5.38}$$

其中，$\theta_i = \theta(\mu_i)$，即对每一个观察值 y_i 都是假设从一个均数 μ_i 的指数族分布中产生的。式（5.38）表明，为了使所有观察个体的上述概率同时最大，此处应用了独立事件概率的乘法定理。该定理表明，独立事件（这里是因变量观察值）同时发生的概率等于单个事件发生概率的乘积。于是，我们应把所有观察对象 $i=1, \cdots, n$ 的联合概率作为目标函数，并使其最大，得到所谓的似然函数表达式。GLM 的似然函数为

$$L(\beta) = \prod_{i=1}^{n} f(y_i; \theta_i, \phi) = \prod_{i=1}^{n} c(y_i, \phi) \exp\left(\frac{y_i \theta_i - b(\theta_i)}{\phi} \right) \tag{5.39}$$

其中，θ_i 与 x_i 有关，也与 β 有关。

事实上，联合密度函数和似然函数的表达形式是相同的，但目标不同，前者视参数固定而数据是变化的，后者视数据固定而参数是变化的。这种关系用数学关系表达则为 $f(y; \theta, \phi) = L(\theta, \phi; y)$。这样，似然函数最大化问题就转化为似然方程解的估计问题，极大似然估计值（maximum likelihood estimate，MLE）为那些最大化似然函数对应的参数估计值。它们是最可能从样本观察值 $(y_1, y_2, \cdots, y_n)^T$ 中所产生的回归参数的估计值。

对式（5.39）两边取自然对数，得到对数似然函数

$$\ln L(\beta) = \ln L(\theta, \phi; y) = \sum_{i=1}^{n} \ln c(y_i, \phi) + \sum_{i=1}^{n} \frac{y_i \theta_i - b(\theta_i)}{\phi} \tag{5.40}$$

由于似然函数 $L(\beta)$ 与对数似然函数 $\ln L(\beta)$ 具有相同的单调性，因此，最大化 $L(\theta, \phi; y)$ 的参数值就等同于最大化 $\ln L(\theta, \phi; y)$ 的参数值，其参数的估计值分别用 $\hat{\theta}$ 和 $\hat{\phi}$ 表示。在式（5.40）中，记 $\ln L(\theta, \phi; y)$ 为 $l(\beta, \phi)$，并对每个分量 β_j（$j=0,1,\cdots,m$）求偏导，利用复合函数求导法则有

$$\frac{\partial l}{\partial \beta_j} = \sum_{i=1}^{n} \frac{\partial l}{\partial \theta_i} \times \frac{\partial \theta_i}{\partial \beta_j}$$

$$\frac{\partial l}{\partial \theta_i} = \frac{y_i - b'(\theta_i)}{\phi} = \frac{y_i - \mu_i}{\phi}, \quad \frac{\partial \theta_i}{\partial \beta_j} = \frac{\partial \theta_i}{\partial \eta_i} \times \frac{\partial \eta_i}{\partial \beta_j} = \frac{\partial \theta_i}{\partial \eta_i} \times c_{ij}$$

其中，$\eta_i = z_i^T \beta$，c_{ij} 为设计矩阵 C 中第 i 行第 j 列的元素。

称 $s(\beta) = \dfrac{\partial l}{\partial \beta}$ 为得分函数（score function），令其每个分量等于 0，则

$$\sum_{i=1}^{n} \frac{\partial \theta_i}{\partial \eta_i} c_{ij} (y_i - \mu_i) = 0,$$

于是
$$s(\beta) = C^T D(Y - \mu) = 0 \qquad (5.41)$$

其中，D 是对角矩阵，其对角元素为 $\dfrac{\partial \theta_i}{\partial \eta_i}$。

$$\left(\frac{\partial \theta_i}{\partial \eta_i}\right)^{-1} = \frac{\partial \eta_i}{\partial \theta_i} = \frac{\partial \eta_i}{\partial \mu_i} \times \frac{\partial \mu_i}{\partial \theta_i} = g'(\mu_i) b''(\theta_i) = g'(\mu_i) V(\mu_i) \qquad (5.42)$$
$$V(\mu_i) = b''(\theta_i)$$

这样，D 的对角元素为 $\{g'(\mu_i) V(\mu_i)\}^{-1}$。

式（5.41）称为似然方程，即 β 的估计方程，方程的解即为 β 的极大似然估计 $\hat{\beta}$。这里参数 β 是隐含在这些方程组里面，可通过 μ 和 D 求得。分别用对角元素 $g'(\mu_i)$ 和 $\left[\{g'(\mu_i)\}^2 V(\mu_i)\right]^{-1}$ 定义对角矩阵 G 和 W，那么，$D = WG$，式（5.41）可转化为

$$C^T WG(Y - \mu) = 0 \qquad (5.43)$$

记 $F(\beta) = \mathrm{Cov}(s(\beta))$，称 $F(\beta)$ 为 Fisher 信息矩阵（information matrix），在大样本条件下，极大似然估计量近似于正态分布，有 $\hat{\beta} \sim N(\beta, F^{-1}(\hat{\beta}))$，因此，$\hat{\beta}$ 的协方差矩阵可由 $F^{-1}(\hat{\beta})$ 近似估计，即 $\mathrm{Cov}(\hat{\beta}) \approx F^{-1}(\hat{\beta})$。进而通过求其主对角线元素的平方根可得到参数估计 $\hat{\beta}$ 的标准误 SE。

对于分组数据，需要在建立似然函数时考虑分组信息，在此我们给出其对数似然函数表达式，后续参数求解过程与未分组数据一致。

由分组数据的数据结构式（5.21）知，分组数据中第 $k(k = 1, 2, \cdots, g)$ 组的 n_k 个样本拥有相同的协变量向量 $x_k = (x_{k1}, \cdots, x_{km})^T$，从而每组内样本响应变量的取值 y 应来自同一指数族分布，设其自然参数为 θ_k，从未分组数据的对数似然函数式（5.40）出发，并忽略与 θ 无关的项 $\sum\limits_{i=1}^{n} \ln c(y_i, \phi)$，则分组数据的对数似然函数 $l(\beta)$ 可表达为

$$
\begin{aligned}
l(\beta) &= \sum_{i=1}^{n} \frac{y_i \theta_i - b(\theta_i)}{\phi} \\
&= \sum_{k=1}^{g} \sum_{i \in \text{第}k\text{组}} \frac{y_i \theta_k - b(\theta_k)}{\phi} \\
&= \sum_{k=1}^{g} \frac{\overline{y}_k \theta_k - b(\theta_k)}{\phi} n_k
\end{aligned}
\qquad (5.44)
$$

当协变量均为分类变量且分组数较少时，采用分组数据的处理方式更为简洁。

5.5.2 加权最小二乘估计

加权最小二乘法是运用泰勒级数的一阶展开式线性逼近的方法对原模型加权，使之变成一个新的消除异方差的模型，其方程表达式为

$$g(y_i) \approx g(\mu_i) + g'(\mu_i)(y_i - \mu_i) \Rightarrow g(Y) \approx g(\mu) + G(Y - \mu) \qquad (5.45)$$

其中，

$$g(\mu) = C\beta, \quad G(Y - \mu) \approx g(Y) - C\beta$$

G 为对角矩阵，其对角元素 $g'(\mu_i)$。

将上述关系代入式（5.43）得到近似估计方程

$$C^TWg(Y) - C^TWC\beta = 0 \Rightarrow \hat{\beta} \approx (C^TWC)^{-1}C^TWg(Y) \qquad (5.46)$$

其中，矩阵 W 中的对角元素 $1/V(\mu_i)$ 为权重，此种估计参数的方法称加权最小二乘法估计。

式（5.46）可以看出，加权最小二乘法就是把原模型的响应变量和解释变量都全部除以 $V(\mu_i)$，然后再用普通的最小二乘法估计其参数，加权最小二乘估计量是无偏、有效的估计量。因为这些方程的参数为非线性的且很难以解析法求解，因此必须用迭代方法完成。

很多软件给出了一般基于数值计算搜寻模型的参数估计。算法起始于猜测的极大似然函数的参数初值。算法将逐步逼近极大似然估计值。Fisher 得分法是一种算法，它是首先由费希尔（R. A. Fisher）为 probit 模型的极大似然拟合提出的。对于二项 logistic 回归和 Poisson 对数线性模型，Fisher 得分法简化为一般化的方法，称为 Newton-Raphson 算法。在参数估计中，方差较小的观测获得较大的权重，随着每步极大似然估计和方差估计的改变，每次迭代中权重将有所改变。GLM 的极大似然估计有时候也称作迭代再加权最小二乘法。

这里需要提醒注意的是，在实践中，对 GLM 进行参数估计的过程中通常不需要对原模型进行方差齐性检验，如果确实存在异方差，则被有效地消除；如果不存在异方差性，则加权最小二乘法等价于普通最小二乘法。

例 5.6（续例 5.1）表 5.13 给出了例 5.1 的基于极大似然法的 logistic 回归和 probit 回归模型的参数估计值及假设检验的结果。

表 5.13　例 5.1 中的回归模型的参数估计

变量	logistic 回归				probit 回归			
	$\hat{\beta}$	标准误	χ^2	P	$\hat{\beta}$	标准误	χ^2	P
年龄	0.5838	0.2150	7.38	0.0066	0.2818	0.1087	6.75	0.0095
手术时间	0.6561	0.2048	10.27	0.0014	0.3236	0.1017	10.12	0.0015
合并症	0.7134	0.2340	9.30	0.0023	0.3399	0.1101	9.52	0.0020
常数	-3.4865	0.2399	211.13	<0.0001	-1.9006	0.1095	301.41	<0.0001
对数似然函数	-373.5718				-373.6949			

上述结果显示，由于 $\hat{\beta}_j > 0 (j = 1, 2, 3)$，且假设检验的结果均为 $P < 0.01$，说明三个因素对术中及术后心脏事件的发生起促进作用，即年龄 ≥ 75 岁、长手术时间和具有合并症这三个因素均是发生心脏事件的风险因素。

5.6　广义线性模型的假设检验

GLM 最常见的假设检验问题还是线性假设（β 为参数值）的问题。

$$H_0 : M\beta = \xi; \ H_1 : M\beta \neq \xi$$

其中，M 为已知的 $q \times p$ 行满秩矩阵（即 $\text{rank}(M) = q \leqslant p$），$\beta$ 为 p 维参数向量，ξ 为 q 维列向量。在实际应用中，可根据实际情况设定 M 和 ξ。一个常用的特例是检验 β 的第 j 个分量为是否为 0，即检验对应自变量是否有意义：

$$H_0 : \beta_j = 0; \ H_1 : \beta_j \neq 0$$

此时，$q = 1$，$M = (0, \cdots, 1, \cdots, 0)$ 为仅有第 j 个元素为 1 的 $1 \times p$ 矩阵，$\xi = 0$ 可看作 1 维列向量。

GLM 对参数 β 的假设检验是通过似然比、Wald 以及得分检验等方法来解决。检验基本思想是通过直接或间接比较在无约束条件下的得到的无约束模型与在 H_0 约束条件下得到的约束模型的估计量的差异来进行。三个统计量均可用于对单一回归系数的检验和对所有回归系数的整体检验，下面分别予以介绍。

5.6.1 似然比检验

似然比（likelihood ratio，LR）检验是三种检验中最简单的，检验统计量是两个带有不同参数（因素）模型的对数似然函数值差的两倍。现仍以 $l(\beta)$ 记为对数似然函数，$\hat{\beta}$ 表示模型中参数向量 β 的无约束的极大似然估计值，$\tilde{\beta}$ 表示在原假设这个约束下 β 的极大似然估计值，似然比检验统计量为

$$\lambda = -2(l(\tilde{\beta}) - l(\hat{\beta})) \tag{5.47}$$

因为 $l(\hat{\beta})$ 为 $l(\beta)$ 的最大值，故总有 $\lambda \geq 0$。

似然比检验的基本思想是：如果约束条件成立（如 $H_0 : \beta = 0$，即所有自变量的偏回归系数都为 0），则相应约束模型与非约束模型的极大似然函数值应该是近似相等的。即 λ 越小，$l(\tilde{\beta})$ 就越接近 $l(\hat{\beta})$；如果二者存在较大差异则认为约束条件不成立。在大样本下 λ 渐近 $\chi^2(q)$ 分布，有

$$\lambda \rightarrow \chi^2(q) \tag{5.48}$$

$q = \text{rank}(M)$，表示约束条件的个数，通常情况下即为待检验的回归参数的个数。

LR 检验的判别规则为：如果 $\lambda > \chi^2_{1-\alpha}(q)$，则拒绝原假设；反之不拒绝原假设。

5.6.2 Wald 检验

LR 检验既要估计约束条件下的极大似然函数值，又要估计无约束下的极大似然函数值，但当约束模型的估计很困难时，检验就不适用了。而 Wald 检验则只需要对无约束模型进行极大似然估计，在这一点上比 LR 检验具有一定的优势。

Wald 检验原理是测量无约束估计量与约束估计量之间的距离，考虑 $M\hat{\beta}$ 和 $M\beta = \xi$ 之间距离的加权平均

$$w = (M\hat{\beta} - \xi)^T (MF^{-1}(\hat{\beta})M^T)^{-1}(M\hat{\beta} - \xi) \tag{5.49}$$

称 w 为 Wald 统计量。

其中，$\hat{\beta}$ 为模型参数 β 的极大似然估计量。由于此处涉及较复杂的代数理论，所以不再展开讨论。此检验的直观背景是，如果约束条件是成立的，我们用参数估计值 $\hat{\beta}$ 来代替参数 β，$M\hat{\beta} - \xi$ 应该很接近 0；如果约束条件不成立，$M\hat{\beta} - \xi$ 将显著地偏离 0。在 H_0 假设成立的条件下，大样本下 Wald 统计量具有以下渐近分布

$$w \rightarrow \chi^2(q) \tag{5.50}$$

Wald 检验的判别规则是：如果 $w > \chi^2_{1-\alpha}(q)$，则拒绝原假设；否则就不能拒绝原假设。

5.6.3　得分检验

当无约束模型的估计较容易时，采用 Wald 检验较方便，但是当无约束模型的估计很难或根本不可能时，只能采用拉格朗日乘数（Lagrange multiplier，LM）检验。LM 检验又称为得分检验（score test），其得分统计量的定义为

$$u = (s(\tilde{\beta}))^T F^{-1}(\tilde{\beta}) s(\tilde{\beta}) \tag{5.51}$$

其中，$s(\cdot)$ 为得分函数，$\tilde{\beta}$ 为 β 在约束条件下的极大似然估计。

同 Wald 检验涉及较复杂的代数理论一样，我们仍然只需了解此检验的直观背景，若约束条件成立，则施加约束条件下极大似然估计量 $\tilde{\beta}$ 应与不施加约束条件下的极大似然估计量 $\hat{\beta}$ 非常接近，因而似然方程 $s(\tilde{\beta}) \approx s(\hat{\beta}) = 0$，从而 H_0 成立的可能性就越大。在约束条件成立的条件下，LM 统计量有以下渐近分布

$$u \to \chi^2(q) \tag{5.52}$$

判别规则与前面两种检验方法相同。

5.6.4　三种统计量的特点及应用

（1）在大样本条件下，当 H_0 成立时，$\lambda, w, u \to \chi^2(q)$，即三种检验统计量都渐近服从 χ^2 分布且检验结果是一致的，而对于小或中等样本容量来说，三者的表现不同且未知。对于线性回归模型而言，在有限样本或小样本中，$w > \lambda > u$。

（2）三种检验统计量均采用极大似然估计，但在实际应用中各有特性，计算似然比统计量 λ 需要先计算约束条件下的似然估计量 $\tilde{\beta}$ 和无约束条件下的似然估计量 $\hat{\beta}$，计算量大；w 统计量近似依赖于无约束条件的似然估计量 $\hat{\beta}$，计算量小，适用于向前法变量筛选；得分统计量 u 依赖于约束条件下的似然估计量 $\tilde{\beta}$，常用于后退法变量筛选。

（3）三种统计量利用的信息的情况用图 5.5 加以说明。

图 5.5 是以参数 β 为自变量的对数似然函数 $l(\cdot)$ 的图形。二项 logistic 回归模型和 Poisson 对数线性模型等 GLM 的对数似然函数呈上凸状。对数似然函数的极大值点为极大似然估计 $\hat{\beta}$，图 5.5 不

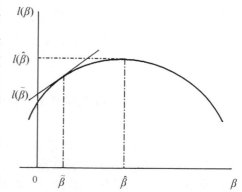

图 5.5　似然比、Wald 以及得分检验所用的信息

难看出：①似然比检验综合了参数取 $\hat{\beta}$ 和 $\tilde{\beta}$ 时对数似然函数的信息，此统计量的值是对数似然函数在 $\hat{\beta}$ 处和在 $\tilde{\beta}$ 处垂直距离的两倍。从某种意义来说，此统计量是三种检验统计量利用信息最多的，这个统计量通常比 Wald 统计量可信，尤其当 n 较小或者适中时；②Wald 检验基于对数似然函数在极大似然估计处 $\hat{\beta}$ 的行为，它具有 χ^2 形式 $(\hat{\beta}/\mathrm{SE})^2$，$\hat{\beta}$ 的 SE 依赖于对数似然函数极大值处的曲率（弯曲程度），较大的曲率将导致较小的标准误；③得分检验则利用了对数似然函数在约束条件下极大似然估计量 $\tilde{\beta}$ 处的行为，$\tilde{\beta}$ 越远离 $\hat{\beta}$，相

应的导数的绝对值越大。得分统计量的一个重要优势是即使极大似然估计 $\hat{\beta}$ 无限时它也存在，而在这种情况下，我们并不能计算 Wald 统计量。

掌握三个统计量的共性和特性对我们正确的评价模型是有帮助的。

5.7　广义线性模型的拟合优度

对 GLM 拟合优度的评价是建模环节中不可或缺的内容。一个好的拟合模型可具有几个特点：其模型的结构形式描述了关联的模式、模型参数的大小决定了效应的强度和意义、模型的预测值平滑了数据，并在可能的解释变量值下提供 Y 平均值的改进估计值。

实践中，模型对于数据拟合的优劣程度最常用的是基于残差基础上考虑的。因此，为了评价不同的 GLM 对数据的拟合效果，需要制定相应的评价标准，下面我们介绍两个常用的拟合优度统计量，它们均需要在分组形式下来完成。整体上讲，它们的值越小，拟合的效果越好。并且当样本观察值在所有组充分时，两个统计量都渐近 χ^2 分布。

（1）Pearson 统计量

$$\chi^2 = \sum_{k=1}^{g} \frac{n_k(\overline{y}_k - \hat{\mu}_k)^2}{V(\hat{\mu}_k)} \sim \phi \chi^2(g-p) \tag{5.53}$$

其中，n_k 为第 k 组观察单位的个数，$\overline{y}_k$ 为该组数据中响应变量的均值，$\hat{\mu}_k = h(z^T(x_k)\hat{\beta})$ 为对该组均值的估计，$V(\hat{\mu}_k) = b''(\theta(\hat{\mu}_k))$，$g-p$ 为 χ^2 分布的自由度，其中 g 是分组数，p 是模型参数的个数。

如 logistic 回归模型的 Pearson 统计量为

$$\chi^2 = \sum_{k=1}^{g} \frac{n_k(\overline{y}_k - \hat{\pi}_k)^2}{V(\hat{\pi}_k)} = \sum_{k=1}^{g} \frac{\left(\sum_{i=1}^{n_k} y_i - n_k \hat{\pi}_k\right)^2}{n_k \hat{\pi}_k(1 - \hat{\pi}_k)} \tag{5.54}$$

其中，y_i=1 或 0，为第 k 组中样本的取值，$\hat{\pi}_k(x) = \dfrac{e^{\hat{\beta}_0 + \sum_{j=1}^{m}\hat{\beta}_j x_{kj}}}{1 + e^{\hat{\beta}_0 + \sum_{j=1}^{m}\hat{\beta}_j x_{kj}}}$，$V(\hat{\pi}_k) = \hat{\pi}_k(1 - \hat{\pi}_k)$。

由此可见，Pearson 统计量基于 Pearson 残差构建，后者是残差的标准化形式，它在很多稳健的 GLM 模型中扮演重要角色。其统计原理是分别比较每个观测值和拟合值的拟合效果，是一个传统的统计量。Pearson 统计量所采用的残差的标准化形式对于 GLM 而言是重要的，因为与正态模型将各观察值之间的方差 σ^2 假设为固定不变所不同的是，我们在 GLM 中无法直接从原始数据中确定均值和方差之间的关系。如在 Poisson 回归模型中，

$$\hat{\mu}_i = \mathrm{Var}(y_i) = \phi V(\hat{\mu}_i) = e^{\hat{\beta}_0 + \sum_{j=1}^{m}\hat{\beta}_j x_{ij}}$$

残差的方差随着均值的增大的方向而增加，这时，如若使用 Possion 线性模型进行残差检验时，则图形应该会显示出一定趋势。因此，我们需要标准化 GLM 的残差（即 Pearson 残差），使得若模型是正确时，标准化的残差应该有相同的方差。画出来的标准化残差图，应该和线性模型的效果是一样的。

（2）偏差统计量：模型拟合优劣的另一种评价指标是偏差统计量，偏差统计量

（deviance statistic）实际上也是对数似然比统计量。它是比较饱和模型和工作模型（需要检验的模型）对数似然值差的 2 倍。所谓饱和模型是把数据看作可能的最复杂的模型，即对每类观测分别有一个参数，这样可以确保模型在拟合参数时有完全的灵活性。偏差统计量的定义式如下

$$D = 2\phi \sum_{k=1}^{g} n_k (l_k(\overline{y}_k) - l_k(\hat{\mu}_k)) \approx \chi^2(g-p) \tag{5.55}$$

其中，对数似然函数由 $l(\cdot)$ 定义，$l_k(\overline{y}_k) = l_k(\theta(\overline{y}_k))$, $l_k(\hat{\mu}_k) = l_k(\theta(\hat{\mu}_k))$，其余符号定义与式（5.53）相同。

式（5.55）显示，偏差统计量之所以提供了模型拟合优度的检验，是因为它假设在饱和模型成立的条件下，所有不包含在此模型中的参数均为 0。当工作模型相对于饱和模型拟合得很差时，此检验的统计量会很大。对于大样本，该统计量近似服从自由度为 $(g-p)$ 的 χ^2 分布，在具体计算时，各种统计软件能直接给出偏差，所以我们并不需要真正计算 $l_k(\hat{\mu}_k)$ 或 $l_k(\overline{y}_k)$。除此之外，偏差统计量也可以用于系数显著性检验。

需要提醒的是：当列联表绝大部分拟合数据大于等于 5 时，大样本理论才有效；当预测变量为连续或近似连续时，这时的拟合统计量并不近似服从 χ^2 分布，有需要的读者可参考相关书籍。不过在实践中，为更符合医学解释，也更倾向于分组数据建模。

例 5.7　继例 5.1。表 5.14 给出了例 5.1 的基于极大似然法的 logistic 回归和 probit 回归模型的参数估计值及假设检验的结果。

表 5.14　例 5.1 的模型拟合优度及参数的假设检验

	logistic 回归			probit 回归		
	统计量	ν	P	统计量	ν	P
模型拟合检验						
Deviance	4.2112	4	>0.05	4.4572	4	>0.05
Pearson χ^2	3.2946	4	>0.05	3.5212	4	>0.05
参数整体假设检验						
Likelihood Ratio	25.5542	3	<0.0001			
Score	25.6049	3	<0.0001			
Wald	24.6325	3	<0.0001			

表 5.14 中上半部分为模型拟合优度的检验结果，分别用的是偏差统计量和 Pearson 统计量。显然，对于 logistic 和 probit 模型拟合的结果，P 值均大于 0.05，故按 $\alpha = 0.05$ 的水准可以认为上述模型均拟合效果良好；表 5.14 的下半部分列出了对模型回归系数进行整体假设检验的结果。由于 3 个检验统计量的 $P < 0.0001$，故按 $\alpha = 0.05$ 的水准拒绝 H_0，认为三个解释变量引入模型均有效。总体结论：通过对模型的拟合优度检验、总体回归系数的检验，可以认为模型拟合理想。

应该提示的是，在模型拟合优度的评估中和对模型参数的假设检验上均可使用偏差统计量进行评估，形式一样，但考虑的重心不同。参数检验是涉及同一类模型中参数和变量个数的选择问题，即参数检验可以通过包含不同参数个数模型的偏差统计量 ΔD 和自由度 $\Delta \nu$ 来实现。当 $\Delta D > \chi^2_{1-\alpha}(\Delta \nu)$ 时，$P < \alpha$，表明该参数（因素）有统计学意义，如稍后的应用实例中的偏差分析。而偏差统计量用于模型拟合优度时不同类模型之间的比较，即是

饱和模型和工作模型之间的对比（表 5.14）。上述偏差在计算机软件中的符号表示是一样的，请注意区分它们的解读是不同的。

5.8 广义线性模型的应用实例

例 5.8 为评价吸烟对肺癌死亡的风险，某研究对我国 24 个大中城市的成年男性居民（年龄≥35 岁）进行了回顾性调查，表 5.15 为部分数据。

表 5.15 中国 24 个大中城市成年男性吸烟与肺癌死亡调查结果

年龄组 （岁）	吸烟			不吸烟		
	肺癌死亡人数 n	调查人群 N	死亡率 （1/万）	肺癌死亡人数 n	调查人群 N	死亡率 （1/万）
35~39	88	1175320	0.75	29	681426	0.43
40~44	118	803444	1.47	45	554413	0.81
45~49	260	645155	4.03	88	455417	1.95
50~54	650	640748	10.15	182	454735	3.99
55~59	1177	624586	18.84	256	396313	6.47
60~64	1585	484225	32.73	315	329189	9.56
65~69	1606	332614	48.27	355	229804	15.46
70~74	1364	195844	69.65	333	155509	21.43
75~	1097	154481	70.99	413	164176	25.18

表 5.15 显示了研究地区居民人口数、肺癌死亡人数以及年龄别肺癌死亡率。不难看出，肺癌死亡率随着年龄的增长而快速上升，其在吸烟人群中增加的幅度要大大高于非吸烟人群。将死亡率与年龄作散点图（图 5.6）。

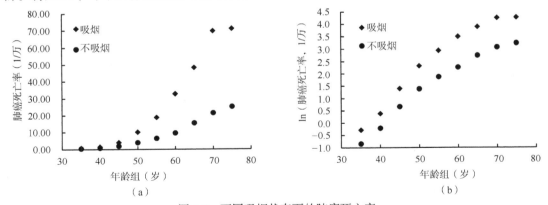

图 5.6 不同吸烟状态下的肺癌死亡率
（a）不同吸烟状态下的肺癌死亡率；（b）不同吸烟状态下的 ln（肺癌死亡率）

图 5.6（a）为年龄别肺癌死亡率，将其对数转化后的死亡率与年龄的关系见图 5.6（b），该散点图近似一条直线，提示肺癌死亡率与年龄的关系近似指数族分布。采用 Poisson 分布的 GLM 是

$$\ln \mu = \ln n + z^T \beta, \ Y \sim P(\mu)$$

我们将从以下几步逐步完成建模，为简化起见，我们对模型拟合优度评价与参数的检验均用偏差统计量完成。

本例中，吸烟是二分类变量，但年龄在建模时既可以考虑作为连续变量，也可以考虑作为分类变量。

如果将年龄作为分类变量，则模型的表达形式为

$$\ln \mu = \ln n + \beta_0 + \beta_1 x_1 + \beta_2 x_2 + \beta_3 x_3 + \cdots + \beta_9 x_9$$

其中，x_1 表示吸烟状态，$x_2, \cdots, x_9$ 表示年龄组的哑变量。

如果将年龄作为连续变量，我们将用年龄的组中值作为解释变量，为了更好的评估对数死亡率随年龄变化的关系，我们还可以增加考虑年龄的多项式效应，即

$$\ln \mu = \ln n + \beta_0 + \beta_1 x_1 + \beta_2 x_2 + \beta_3 x_2^2 + \beta_4 x_2^3$$

（1）仅考虑吸烟和年龄的主效应

表 5.16　吸烟与肺癌死亡（吸烟和年龄均作为分组变量）模型

模型	$\hat{\beta}$	SE	$e^{\hat{\beta}}$	χ^2	P
截距	−10.496	0.095	0.00	12251.00	<0.0001
吸烟	1.089	0.025	2.94	1894.93	<0.0001
不吸烟	0.000	0.000	1.00		
年龄组（岁）					
35~39	0.000	0.000	1.00	—	—
40~44	0.698	0.121	2.01	33.15	<0.0001
45~49	1.657	0.107	5.24	240.14	<0.0001
50~54	2.528	0.099	12.53	655.36	<0.0001
55~59	3.171	0.096	23.83	1087.8	<0.0001
60~64	3.654	0.095	38.63	1471.05	<0.0001
65~69	4.085	0.092	59.44	1742.46	<0.0001
70~74	4.401	0.096	81.53	2119.04	<0.0001
75~	4.511	0.096	91.01	2207.59	<0.0001

表 5.16 给出了吸烟和年龄的参数估计值、标准误的估计值、参数检验（D 检验）χ^2 值和 P 值。吸烟与年龄的每个参数均有统计学意义。$e^{\hat{\beta}}$ 给出了各年龄组相对于参照组（35~39 岁）的平均死亡率的倍数效应，可以看出，随着年龄的增大，肺癌死亡危险度 $\exp(\hat{\beta})$ 逐渐增加。然而，从模型拟合优度的检验结果来看，偏差统计量 $D = 40.09$，$\nu = 9 - 1 = 8$，$P < 0.0001$，表明拟合的效果并不理想。这一点，我们也可以从图 5.6 的散点图中得到启示，因为对数死亡率随年龄的变化趋势并不呈现出理想的直线情况，提示非线性关系的可能存在。于是，我们想到是否应该提高拟合的阶数，即，将年龄作为连续变量并增加多项式进入模型，以提高模型的拟合优度（表 5.17）。模型为

$$\ln \mu = \ln n + \beta_0 + \beta_1 x_1 (\text{smoke}) + \beta_2 x_2 (\text{age}) + \beta_3 x_2^2 (\text{age}) + \beta_4 x_2^3 (\text{age})$$

表 5.17　吸烟与年龄（多项式）模型偏差分析

变量	D	v	χ^2	P
截距	11716.2267			
吸烟	9787.0607	1	1929.17	<0.0001
年龄	636.2586	1	9150.80	<0.0001
年龄^2	40.5157	1	595.74	<0.0001
年龄^3	39.8238	1	0.69	0.4055

　　偏差分析显示，当模型引入吸烟变量时，偏差统计量为 9787.0607，下降了 1929.17，再引入年龄时为 636.2586，下降了 9150.80，继续引入年龄的平方项时为 40.5157，下降了 595.74，且吸烟与年龄的线性项、平方项在相应的自由度上均有统计学意义，说明拟合良好，且随着年龄阶数的增加，对模型拟合程度在增强，而年龄的立方项无显著的统计学意义（$P = 0.4055$），说明此项对提高模型的拟合程度无帮助。事实上，在实践中，通常以 2 次多项式拟合过程就已经足够，3 次多项式拟合徒劳地增加计算量而精度也不会有较大的改善。

　　将年龄的立方项排除之后再进行分析，模型拟合优度检验 $D = 40.52$，$v = 14$，$P < 0.0001$，说明拟合效果仍不理想，有待于提高。

　　（2）增加考虑年龄与吸烟的交互作用：根据专业经验，我们再将年龄与吸烟的交互作用项引入模型予以考虑，逐级分析，并从偏差统计量的变化过程中，选择基于此数据的"最优"模型（表 5.18）。

表 5.18　偏差分析模型的选择

模型	变量	D	v	P
A	截距	15707.9300		
B	吸烟+年龄	834.1942	15	<0.001
C	吸烟+年龄+年龄^2	53.4957	14	<0.001
D	吸烟+年龄+年龄^2+吸烟×年龄	37.6099	13	<0.01
E	吸烟+年龄+年龄^2+吸烟×年龄+吸烟×年龄^2	20.1977	12	≈ 0.05
F	吸烟+年龄（分类变量）	33.4338	8	<0.01

　　从上述 5 种模型的拟合情况看，模型 E 相比于其他模型已较接近真实数据，此时偏差统计量 $D \approx 20.20(v = 12)$，P 值接近 0.05，说明此资料的 Poisson 回归模型拟合良好（注：因为这是原始调查数据的展现，理论上 $P > 0.05$ 应该是理想状态）。

　　表 5.19 是对模型 E 的每进入一个变量后的假设检验结果。

表 5.19　模型 E 偏差分析

变量	D	v	χ^2	P
截距	15707.9300			
吸烟	13970.4825	1	1737.45	<0.0001
年龄	834.1942	1	13136.3	<0.0001
年龄^2	53.4957	1	780.70	<0.0001
吸烟×年龄	37.6099	1	15.89	<0.0001
吸烟×年龄^2	20.1977	1	17.41	<0.0001

　　回归参数的检验结果说明，每一个变量对模型的贡献都具有显著的统计学意义，根据模型 E 得到肺癌死亡期望数的预测方程为

$$\hat{\mu} = n\exp(-21.8395 + 3.1093x_1 + 0.4244x_2 - 0.0027x_2^2 - 0.1271x_1x_2 + 0.0009x_1x_2^2)$$

其中，x_1 表示吸烟，x_2 表示年龄。

　　这里应提请注意的是，在上述拟合过程中，我们用的是 Poisson 乘法模型。在流行病资料分析中，在研究因素与疾病发生的关系时需要鉴别其间的关系是加法模型还是乘法模型，从经验和实践的角度，肿瘤等慢性非传染性疾病的暴露效应很多情况下都符合乘法模型。另外，本例的模型拟合以偏差统计量为主线进行讨论，对模型拟合优度检验的其他统计量，由于篇幅所限不再赘述，需要时请参考其他相关书籍。

本 章 小 结

　　广义线性模型由响应变量 Y 的分布类型和响应函数 h 所决定，通常假设 Y 的分布服从指数族分布，包括正态分布、指数分布、两点分布、二项分布、Poisson 分布等。

　　广义线性模型将离散数据的分析纳入到与连续数据分析的同样结构，为回归模型提供了一个重要的统一研究方法。推广的代价是增加了计算及对结论解释的困难，但收益是大的。

　　广义线性模型的似然方程的解为 β 的极大似然估计。对参数的假设检验可用如下方法进行：①似然比统计量；②Wald 统计量；③得分统计量进行检验，模型的拟合优度可用 Pearson 统计量和偏差统计量衡量，其值越小，拟合效果越好。

　　在 Poisson 回归分析中，超散布性问题应该引起重视。

　　当样本量充分大时，GLM 的极大似然估计具渐近一致性。那么，样本量在多大时才可以保证 GLM 分析的结果是可靠的呢？不同的建模将有不同的需求，如 logistic 回归分析，响应变量的各个类别的观察单位数都要达到在自变量个数的 10 倍以上，参数极大似然估计的性质一般会维持得较好。具体应根据不同建模查阅相关书籍。

　　对模型的选择不仅应根据对自变量和模型的检验结果，而且要结合专业知识来确定。从解释性、简约性、变量的易得性等方面，选出"最佳"模型。

思 考 与 练 习

　　1. 所有 GLM 都有三个部分：随机部分、系统部分和连接函数，请分别描述它们的功能。

　　2. 响应变量 Y 服从正态分布的经典多元线性回归模型是由正态随机部分和恒等联系函数的特殊 GLM。你认为这个说法正确吗？请给出理由。

　　3. GLM 中，Y 不服从正态分布，可以建立 Y 均值的函数的模型而不仅仅是均值的模型，但为了得到极大似然估计，Y 的方差必须在所有取值处都保持恒定。你认为这个说法正确吗？请给出理由。

　　4. GLM 的拟合优度 Pearson 统计量在大样本条件下服从标准正态分布吗？请解释。

　　5. 举例说明 GLM 中连接函数的作用。定义恒等函数，并说明其作用。

　　6. 实践中在计数资料建模时经常会遇到超散布现象，它是如何引起的？应如何处理？

　　7. 在英国进行的一项探索吸烟与冠心病死亡关系的研究中，研究者对 1951 年英国全部男性医生进行了吸烟问卷调查和 10 年随访，资料见表 5.20。

表 5.20 男性医生随访资料

年龄分组 （岁）	吸烟		不吸烟	
	死亡人数	人年	死亡人数	人年
35~44	32	52407	2	18790
45~54	104	43248	12	10673
55~64	206	28612	28	5710
65~74	186	12663	28	2585
75~84	102	5317	31	1462

（1）比较吸烟者与不吸烟者的冠心病死亡率。

（2）拟合 Poisson 对数线性模型，给出预测方程进而评价吸烟与冠心病死亡的关系。

（3）拟合负二项对数线性模型，给出预测方程和散布参数的估计值及其标准误。

（4）对于上述数据的建模，指出哪种建模方式更好？从几个角度进行评估？

第 6 章　logistic 回归

　　病因推断是一项重要的医学研究内容，而对变量间数量依存关系的分析是进行病因推断的重要手段。对数量依存关系的研究方法有多种，在第 4 章中我们介绍了经典多元线性回归，在那里对响应变量的要求是满足正态分布的假设；在第 5 章中我们进一步介绍了广义线性回归模型，其目的是使响应变量不再受正态分布的约束，可推广到任意分布的数据。本章将对分类响应变量的建模作进一步介绍，侧重二分响应变量的 logistic 回归建模过程。因为在实践中，二分数据是一种最常见的分类数据，掌握其建模方法也可直接扩展到名义和有序响应变量的建模。

6.1　logistic 回归基本原理

　　logistic 回归是以感兴趣事件是否发生为响应变量，以可能影响事件发生的因素为解释变量的一种回归分析方法。实践中根据研究设计和资料类型，可将 logistic 回归分成不同的分支，如独立设计资料的非条件 logistic 回归和配对设计下相关数据的条件 logistic 回归。进一步非条件 logistic 回归又可根据响应变量的类型分为二分类、无序多分类和有序多分类响应变量的 logistic 回归。但无论设计类型和资料类型如何，构建 logistic 回归的基本思想是类似的。在此，我们首先介绍几个重要概念，它们是构建 logistic 回归模型的基础。

6.1.1　比数与概率

　　logistic 回归模型使用更多的是比数（用 odds 表示，或称"优势"）而不是概率。但需要强调的是，比数和概率是表达相同含义的两种替代方式。

　　设 Y 为二分响应变量。一个事件发生的比数等于该事件发生（称之为"成功"，用 $Y=1$ 表示）的概率除以不发生（称之为"失败"，用 $Y=0$ 表示）的概率，定义为

$$\text{odds} = \frac{\pi(Y=1)}{\pi(Y=0)} = \frac{\pi(Y=1)}{1-\pi(Y=1)} \tag{6.1}$$

　　式（6.1）表明，所有概率都可以表示为比数，所有比数也都可以表示为概率。如当成功的概率大于失败的概率时，如 $\pi=0.8$，则成功的比数为 $\text{odds}=0.8/0.2=4$，即成功的可能性是失败的 4 倍，于是我们预期每出现 1 次失败会有 4 次成功；反之当 $\pi=0.2$，则成功的比数为 $\text{odds}=0.2/0.8=1/4$，即成功的可能性是失败的 1/4，于是预期每出现 4 次失败会有 1 次成功。

6.1.2　比数比

　　比数比（odds ratio，OR）也称优势比，是将解释变量取不同值时的比数之比。

　　为了说明协变量对比数的影响，我们以例 5.1 中年龄对术后心脏事件发生的影响为例构建比数比，用 x 表示年龄分组，当年龄 $\geqslant 75$ 岁时用 $x=1$ 表示；当表示年龄 < 75 岁时用

$x = 0$ 表示，这样比数比表示如下

$$OR = \frac{\dfrac{\pi(Y=1 \mid x=1)}{1 - \pi(Y=1 \mid x=1)}}{\dfrac{\pi(Y=1 \mid x=0)}{1 - \pi(Y=1 \mid x=0)}} \qquad (6.2)$$

比数比 OR 的取值范围是 0 到无穷大，它是流行病学病例对照研究中描述暴露与疾病关联强度的一个重要指标，从表达式上可以直观地看出，如果 OR 值离 1 越远，代表了越强的相关性，在具有统计显著意义前提下，OR = 3 相对 OR = 2 表示更强的相关性。

6.1.3 Logit 变换与比数

设 $\pi(Y=1) = \pi$ 表示某事件（或感兴趣结局）成功的概率，π 的 Logit 变换被定义为

$$\text{Logit}(\pi) = \ln(\text{odds}) = \ln\frac{\pi}{1 - \pi} \qquad (6.3)$$

式（6.3）的定义在第 5 章中已经给出，这里强化了比数 odds 与 Logit 变换的关系。π 的 Logit 变换其实就是比数的对数转换。Logit 变换的功能就是从 π 的取值范围 [0,1] 转换为全部实轴空间 $(-\infty, +\infty)$。

我们用一个例子来直观地说明概率 π、odds 和 Logit 变换之间的关系，见表 6.1。

表 6.1　概率、比数和 Logit 变换比较

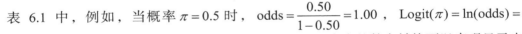

π	0.01	0.10	0.20	0.30	0.40	0.50	0.60	0.70	0.80	0.90	0.99
odds	0.01	0.11	0.25	0.43	0.67	1.00	1.50	2.33	4.00	9.00	99.00
Logit（π）	−4.60	−2.20	−1.39	−0.85	−0.41	0.00	0.41	0.85	1.39	2.20	4.60

表 6.1 中，例如，当概率 $\pi = 0.5$ 时，$\text{odds} = \dfrac{0.50}{1 - 0.50} = 1.00$，$\text{Logit}(\pi) = \ln(\text{odds}) = \ln(1.00) = 0$。表中的数字转换可以直观显示出数值变化的规律。

表 6.1 中概率和 Logit 变换之间的关系如图 6.1 所示。

图 6.1 表明，对于介于 0.3 和 0.7 之间的概率 π，这种关系基本上是线性的，对于两端的概率（即 $\pi < 0.3$ 或 $\pi > 0.7$），则这种关系是非线性的。Logit 中的单位变化会导致中间的概率变异要大于高水平和低水平下的概率变异。

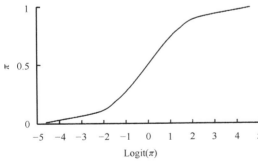

图 6.1　概率和 Logit 变换关系

就此，我们得到三种概念的相互关系是：将概率转换为比数，又将比数通过取自然对数转换为 Logit。

这种对比数 odds 的转换具有明显的优势：Logit 范围从负无穷到正无穷消除了比数和概率的界限问题，正像第 5 章所言，转换模型在参数上是线性的，这就意味着解释变量对比数的对数是可加的，因此，模型很容易处理并可以直接地解释变量，还允许模型构建策略与经典线性回归中所使用的那些策略类似。

6.2 二分类响应变量的 logistic 回归

我们以一个全国的大型流调数据为例贯穿介绍本章的全部内容，其目的是想说明 logistic 回归模型在实践中是如何基于研究目的和数据类型而灵活应用的。

在一项关于成年（年龄≥18 岁）女性尿失禁（UI）患病率和相关风险因素的大型流行病学调查中，收集了 13792 名调查对象数据，包括年龄、分娩方式、超重、盆腔手术史和是否患有 UI 等变量组成数据库。表 6.2 和表 6.3 分别给出部分变量的属性及其赋值，其后将根据研究目的，随机从该库抽取样本进行针对性主题的分析。

例 6.1 从该数据集中随机提取了 1382 名调查对象的数据组成分析样本（部分数据如表 6.2 所示），396 条（28.7%）记录了患有 UI。欲探讨影响 UI 的风险因素。各变量赋值情况如表 6.3 所示。

表 6.2　1382 名调查对象 UI 的患病情况及其风险因素

受访者	年龄（岁）	超重(BMI≥24kg/m²)	盆腔手术史	分娩方式	UI	尿失禁类型	尿失禁严重程度
1	68	无	无	阴道分娩	无	无尿失禁	无尿失禁
2	51	无	无	阴道分娩	无	无尿失禁	无尿失禁
3	48	无	无	阴道分娩	有	压力性	轻度尿失禁
4	41	无	有	剖宫产	无	无尿失禁	无尿失禁
5	40	无	有	阴道分娩	有	压力性	中重度尿失禁
6	21	无	无	未分娩	无	无尿失禁	无尿失禁
7	21	无	无	未分娩	无	无尿失禁	无尿失禁
8	33	无	有	剖宫产	无	无尿失禁	无尿失禁
9	69	有	无	阴道分娩	有	压力性	中重度尿失禁
10	74	无	无	阴道分娩	有	压力性	中重度尿失禁
⋮	⋮	⋮	⋮	⋮	⋮	⋮	⋮

资料来源：2005 年中国成年女性尿失禁的流行病学调查研究

表 6.3　各变量的赋值情况

变量名		赋值说明
UI		1=有；0=无
尿失禁类型	Y	1=压力性；2=急迫性；3=混合性；4=无尿失禁（参照组）
尿失禁严重程度		0=无尿失禁；1=轻度尿失禁；2=中重度尿失禁
年龄（岁）	x_1	数值变量
超重（BMI≥24kg/m²）	x_2	1=有；0=无
盆腔手术史	x_3	1=有；0=无
分娩方式	x_4	1=未分娩；2=剖宫产；3=阴道分娩（参照组）

本例中，UI 是响应变量，另外 4 个解释变量分别是年龄、分娩方式、超重及盆腔手术史。从专业知识上看，这 4 个变量均可能影响到 UI 的患病风险。但它们的角色却会随着研究的目的不同而不同。作为开始，我们假设模型只有一个解释变量，来说明模型的一些基本要素。

6.2.1 logistic 回归模型

由式（5.7）我们已经得知，设 $\pi = \pi(Y = 1|x)$，二分类响应变量的 logistic 回归方程当只有一个解释变量时可以表示为

$$\text{Logit}(\pi) = \ln \frac{\pi}{1 - \pi} = \beta_0 + \beta_1 x \qquad (6.4)$$

其中，β_0 为回归方程的截距项，β_1 为回归方程系数。经变换可得到在解释变量影响下事件发生的概率

$$\pi = \frac{\exp(\beta_0 + \beta_1 x)}{1 + \exp(\beta_0 + \beta_1 x)} \qquad (6.5)$$

在例 6.1 中，当仅考虑年龄进入模型来预测 UI 患病的概率时，由式（6.5），SAS 软件给出了参数的极大似然估计值：分别为 $\hat{\beta}_0 = -2.5919$ 和 $\hat{\beta}_1 = 0.0367$，其对应的预测方程为

$$\text{Logit}(\hat{\pi}_i) = -2.5919 + 0.0367 x_i \qquad (6.6)$$

或

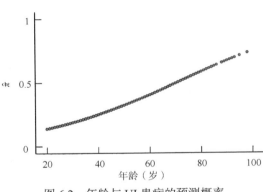

图 6.2　年龄与 UI 患病的预测概率

$$\hat{\pi}_i = \frac{\exp(-2.5919 + 0.0367 x_i)}{1 + \exp(-2.5919 + 0.0367 x_i)} \qquad (6.7)$$

因此，对任一调查对象(i=1, 2, $\cdots$ n)，根据她的年龄就可预测她患有 UI 的概率。图 6.2 展示了这种关系的形状。

图 6.2 显示了研究对象年龄范围内的 UI 患病的预测概率。由于斜率为正，表明患有 UI 的概率会随着女性年龄的增加而增加，其轨迹近似如 S 形曲线。

事实上，S 形曲线是 logistic 回归模型中最重要的数学函数形状。

6.2.2 模型参数估计

1. 模型参数估计　建立 logistic 回归模型首要的是估计方程中截距项 β_0 和偏回归系数 $\beta_j (j = 1, 2, \cdots, m)$。第 5 章已经介绍过对回归参数的估计通常采用极大似然法，其基本原理是通过建立似然函数和对数似然函数，再求使对数似然函数达到最大值下相应方程的参数估计值，即为参数的极大似然估计值。

由于 Y 为二点分布，根据概率乘法定理，对 n 例观察对象建立似然函数，有

$$L = \prod_{i=1}^{n} \pi_i^{y_i} (1 - \pi_i)^{1 - y_i}$$

$$= \prod_{i=1}^{n} \left[\frac{\exp\left(\beta_0 + \sum_{j=1}^{m} \beta_j x_{ij}\right)}{1 + \exp\left(\beta_0 + \sum_{j=1}^{m} \beta_j x_{ij}\right)} \right]^{y_i} \left[\frac{1}{1 + \exp\left(\beta_0 + \sum_{j=1}^{m} \beta_j x_{ij}\right)} \right]^{1 - y_i} \qquad (6.8)$$

式（6.8）中，π_i 表示第 i 例观察对象在解释向量作用下发生某事件的概率，如果该事件发

生，取 $y_i = 1$；否则取 $y_i = 0$。

将似然函数 L 两边取自然对数，得到

$$\ln L = \sum_{i=1}^{n} y_i \ln \left[\frac{\exp\left(\beta_0 + \sum_{j=1}^{m} \beta_j x_{ij} \right)}{1 + \exp\left(\beta_0 + \sum_{j=1}^{m} \beta_j x_{ij} \right)} \right] + \sum_{i=1}^{n} (1 - y_i) \ln \left[\frac{1}{1 + \exp\left(\beta_0 + \sum_{j=1}^{m} \beta_j x_{ij} \right)} \right] \quad (6.9)$$

由于 $\ln L$ 的单调性，当 L 取最大值时，$\ln L$ 也将达到最大值，此时令 $\ln L$ 的一阶偏导数为 0，即 $\frac{\partial \ln L}{\partial \beta_j} = 0$ $(j = 0, 1, \cdots, m)$，用 Newton-Raphson 迭代方法解其方程组，即可得出偏回归系数 β_j 和截距项 β_0 的极大似然估计值和渐近标准误 $\mathrm{SE}(\hat{\beta}_j)$。

为直观展现，我们仍以模型一个二分类解释变量 x 为例求解回归系数。与 Y 的关系见表 6.4。

表 6.4　二分类响应变量 Y 和一个二分类解释变量 x 的频数列联表

x	Y		行合计数
	$y = 1$ $(j = 1)$	$y = 0$ $(j = 2)$	
$x = 1$ $(i = 1)$	n_{11}	n_{12}	$n_{11} + n_{12}$
$x = 0$ $(i = 2)$	n_{21}	n_{22}	$n_{21} + n_{22}$
列合计数	$n_{11} + n_{21}$	$n_{12} + n_{22}$	n

表 6.4 是一个计数的 2×2 列联表，其中两行（用 i 表示，$i = 1, 2$）表示解释变量的二分组，反映暴露的状态（即是否暴露）；两列（用 j 表示，$j = 1, 2$）表示响应变量的两种结果（即事件是否发生）。表中每个单元的 n_{ij} 表示 ij 条件下可能出现结果的计数，总合计数 n 自然是固定的。

与表 6.4 对应单元格的 logistic 回归预测概率见表 6.5。

表 6.5　与表 6.4 对应单元格的 logistic 回归预测概率

x	Y	
	$y = 1$	$y = 0$
$x = 1$	$\pi_1 = \dfrac{\mathrm{e}^{\beta_0 + \beta_1}}{1 + \mathrm{e}^{\beta_0 + \beta_1}}$	$1 - \pi_1 = \dfrac{1}{1 + \mathrm{e}^{\beta_0 + \beta_1}}$
$x = 0$	$\pi_0 = \dfrac{\mathrm{e}^{\beta_0}}{1 + \mathrm{e}^{\beta_0}}$	$1 - \pi_0 = \dfrac{1}{1 + \mathrm{e}^{\beta_0}}$

表 6.5 中的第一行表示当暴露存在（$x = 1$）时，事件发生（$y = 1$）与不发生（$y = 0$）的概率；第二行表示当暴露不存在（$x = 0$）时，事件发生（$y = 1$）与不发生（$y = 0$）的概率。

这样，根据表 6.4 和表 6.5 建立的似然函数为

$$\begin{aligned}
L &= \pi_1^{n_{11}} (1 - \pi_1)^{n_{12}} \pi_0^{n_{21}} (1 - \pi_0)^{n_{22}} \\
&= \left(\frac{\mathrm{e}^{\beta_0 + \beta_1}}{1 + \mathrm{e}^{\beta_0 + \beta_1}} \right)^{n_{11}} \left(\frac{1}{1 + \mathrm{e}^{\beta_0 + \beta_1}} \right)^{n_{12}} \left(\frac{\mathrm{e}^{\beta_0}}{1 + \mathrm{e}^{\beta_0}} \right)^{n_{21}} \left(\frac{1}{1 + \mathrm{e}^{\beta_0}} \right)^{n_{22}}
\end{aligned} \quad (6.10)$$

其对数似然函数为

$$\ln L = n_{11}(\beta_0 + \beta_1) - n_{11}\ln(1 + e^{\beta_0 + \beta_1}) + n_{21}\beta_0$$
$$- n_{21}\ln(1 + e^{\beta_0}) - n_{12}\ln(1 + e^{\beta_0 + \beta_1}) - n_{22}\ln(1 + e^{\beta_0}) \quad (6.11)$$

对 β_0 和 β_1 分别求一阶偏导数，并令其为 0，即

$$\begin{cases} \dfrac{\partial \ln L}{\partial \beta_0} = n_{11} + n_{21} - \dfrac{(n_{11} + n_{12})e^{\beta_0 + \beta_1}}{1 + e^{\beta_0 + \beta_1}} - \dfrac{(n_{21} + n_{22})e^{\beta_0}}{1 + e^{\beta_0}} = 0 \\[3mm] \dfrac{\partial \ln L}{\partial \beta_1} = n_{11} - \dfrac{(n_{11} + n_{12})e^{\beta_0 + \beta_1}}{1 + e^{\beta_0 + \beta_1}} = 0 \end{cases} \quad (6.12)$$

解上述方程得到参数 β_0 和 β_1 的估计值 $\hat{\beta}_0$ 和 $\hat{\beta}_1$，有

$$\begin{cases} \hat{\beta}_0 = \ln \dfrac{n_{21}}{n_{22}} \\[3mm] \hat{\beta}_1 = \ln \dfrac{n_{11}n_{22}}{n_{12}n_{21}} \end{cases} \quad (6.13)$$

式（6.13）显示，当解释变量 x 是二分类变量时，其参数极大似然估计值是由各单元实际发生频数的对数形式所决定。

在第 5 章中我们已经讲述了用 Newton-Raphson 迭代算法求出参数估计值的原理，并知大样本时，极大似然估计量的分布近似正态分布，有 $\hat{\beta} \sim N(\beta, F^{-1}(\hat{\beta}))$。软件可以拟合模型并给出极大似然参数估计值，并同时给出 $\hat{\beta}$ 的标准误 $\mathrm{SE}(\hat{\beta})$。标准误等于协方差矩阵主对角线元素的平方根。而协方差矩阵的估计为信息矩阵的逆矩阵 $F^{-1}(\hat{\beta})$。信息矩阵度量对数似然函数在极大似然估计处的曲率。其曲率越大得到关于参数值的信息也越多，将导致信息矩阵逆矩阵的元素较小以及较小的标准误。

例 6.2 在例 6.1 中，仅以盆腔手术史（有、无）作为自变量，建立 logistic 回归模型并估计回归参数。

解： 构建一个盆腔手术史和 UI 患病的频数列联表，如表 6.6 所示。

表 6.6 盆腔手术史和 UI 患病的频数列联表

盆腔手术史	UI		行合计数
	有	无	
有	145	262	407
无	251	724	975
列合计数	396	986	1382

这里，$n_{11} = 145$，$n_{12} = 262$，$n_{21} = 251$，$n_{22} = 724$。

根据式（6.13），参数 β_0 和 β_1 的极大似然估计值 $\hat{\beta}_0$ 和 $\hat{\beta}_1$ 分别是

$$\hat{\beta}_0 = \ln \frac{n_{21}}{n_{22}} = \ln \frac{251}{724} = -1.0593 ,$$

$$\hat{\beta}_1 = \ln \frac{n_{11}n_{22}}{n_{12}n_{21}} = \ln \frac{145 \times 724}{262 \times 251} = 0.4678$$

logistic 回归方程为

$$\text{Logit}(\hat{\pi}) = -1.0593 + 0.4678x$$

或

$$\hat{\pi} = \frac{\exp(-1.0593 + 0.4678x)}{1 + \exp(-1.0593 + 0.4678x)}$$

该模型表明，x 从 0（无盆腔手术史）到 1（有盆腔手术史），Logit$(\hat{\pi})$ 就增加了 0.4678。显然这种解释是不明晰的，因此我们需要考虑其他解释。

表 6.7 第 2 列给出了参数的最大似然估计结果。

表 6.7　使用 SAS 软件的回归系数估计结果

模型	估计值	标准误	Wald 统计量	P	$\widehat{OR}$	95%CI
截距	−1.0593	0.0732	209.1577	< 0.0001	–	–
盆腔手术史	0.4678	0.1268	13.6095	0.0002	1.596	[1.245, 2.047]

Likelihood ratio：$\chi^2 = 13.4005$, $\nu = 1$, $P = 0.0003$

当模型中有两个或多个解释变量时，可以以相同的方式估计参数。

2. 偏回归系数的解释　logistic 回归模型的一种重要解释是通过优势（odds）和优势比（OR）来实现的。在 6.1.1 小节和 6.1.2 小节中我们已经给出了对它们的定义，接下来我们将进一步介绍 OR，这是在分类数据模型中关联测量的一种非常重要的度量。

（1）单个二分类预测变量：假设是否暴露作为解释变量，有两个级别（即暴露，编码为 1；不暴露，编码为 0），是否发病作为响应变量，有两个级别（即疾病发生，编码为 1；疾病不发生，编码为 0）。根据式（6.2），OR 定义为

$$OR = \frac{\text{odds}_1}{\text{odds}_0} = \frac{\pi_1/(1-\pi_1)}{\pi_0/(1-\pi_0)} \tag{6.14}$$

也就是说，OR 表示暴露者患病的比数除以非暴露者患病的比数。

根据表 6.5，OR 的估计值就等于两组中样本比数的比值。

$$\widehat{OR} = \frac{\hat{\pi}_1/(1-\hat{\pi}_1)}{\hat{\pi}_0/(1-\hat{\pi}_0)} = \frac{\left[n_{11}/(n_{11}+n_{12})\right]/\left[n_{12}/(n_{11}+n_{12})\right]}{\left[n_{21}/(n_{21}+n_{22})\right]/\left[n_{22}/(n_{21}+n_{22})\right]} = \frac{n_{11}/n_{12}}{n_{21}/n_{22}} = \frac{n_{11}n_{22}}{n_{12}n_{21}} \tag{6.15}$$

从式（6.13）知，由于 $\hat{\beta}_1 = \ln\left(\dfrac{n_{11}n_{22}}{n_{12}n_{21}}\right)$，故

$$\widehat{OR} = e^{\hat{\beta}_1} \tag{6.16}$$

式（6.16）的指数变换关系为参数 β 提供了良好的解释性：即 x 从 0 到 1，优势比为原来的 $e^{\hat{\beta}_1}$ 倍。

例 6.3　继例 6.2，计算盆腔手术史对 UI 影响的 OR 估计值，并进行解释。

解：由例 6.2 知 $\hat{\beta}_1 = 0.4678$，根据式（6.16），有

$$\widehat{OR} = e^{\hat{\beta}_1} = e^{0.4678} = 1.596$$

表 6.7 给出了 SAS 软件输出的优势比结果。

$\widehat{OR} = 1.596$ 意味着有盆腔手术史的女性患有 UI 的风险是没有盆腔手术史的女性的 1.596 倍（或风险增加 59.6%）。

（2）多个预测变量：对于更多的解释变量（包括连续和分类），OR 的解释是类似的。为了证明这一点，假设我们考虑两个具有不同自变量值的个体，如表 6.8 所示，其中解释变量 x_j 是二分类变量。

表 6.8 假设 2 个观察个体解释变量 x_j 有不同取值，而所有其他协变量的值相同

个体	解释变量							
	1	2	$\cdots$	$j-1$	j	$j+1$	$\cdots$	m
A	x_1	x_2	$\cdots$	x_{j-1}	1	x_{j+1}	$\cdots$	x_m
B	x_1	x_2	$\cdots$	x_{j-1}	0	x_{j+1}	$\cdots$	x_m

表 6.8 中，如果我们假设 x_j 为暴露变量，则除了暴露变量，个体 A 和 B 对于模型中的所有其他风险因素都是相同的，根据式（6.4），个体 A 和 B 成功概率的 Logit 函数 $\text{Logit}(\pi_A)$ 和 $\text{Logit}(\pi_B)$ 由下式给出

$$\begin{cases} \text{Logit}(\pi_A) = \beta_0 + \beta_1 x_1 + \cdots + \beta_{j-1} x_{j-1} + \beta_j(1) + \beta_{j+1} x_{j+1} + \cdots + \beta_m x_m \\ \text{Logit}(\pi_B) = \beta_0 + \beta_1 x_1 + \cdots + \beta_{j-1} x_{j-1} + \beta_j(0) + \beta_{j+1} x_{j+1} + \cdots + \beta_m x_m \end{cases} \quad (6.17)$$

如果我们在式（6.17）中用 $\text{Logit}(\pi_A)$ 减去 $\text{Logit}(\pi_B)$，得到

$$\text{Logit}(\pi_A) - \text{Logit}(\pi_B) = \beta_j \text{。}$$

由于 $\text{Logit}(\pi_A) = \ln\dfrac{\pi_A}{1-\pi_A}$，$\text{Logit}(\pi_B) = \ln\dfrac{\pi_B}{1-\pi_B}$，

$$\ln\left[\frac{\pi_A/(1-\pi_A)}{\pi_B/(1-\pi_B)}\right] = \beta_j \quad (6.18)$$

对式（6.18）两侧取反对数，得到

$$\frac{\pi_A/(1-\pi_A)}{\pi_B/(1-\pi_B)} = \text{e}^{\beta_j} \quad (6.19)$$

对于样本数据来说，有

$$\widehat{\text{OR}}_j = \frac{\widehat{\text{odds}}_A}{\widehat{\text{odds}}_B} = \frac{\hat{\pi}_A/(1-\hat{\pi}_A)}{\hat{\pi}_B/(1-\hat{\pi}_B)} = \text{e}^{\hat{\beta}_j} \quad (6.20)$$

因此，我们可以对具有多个自变量的 logistic 模型中 OR 的含义提供类似的解释。即在其他风险因素控制（或称调整）时，x_j 从 0 到 1，优势比为原来的 $\text{e}^{\hat{\beta}_j}$ 倍。

这里需要提醒的是，式（6.20）的 OR 的估计值与式（6.16）具有相同的表现形式，但在解释上式（6.20）中的 OR 估计值是针对其他风险因素进行了控制后的结果。

3. 偏回归系数及 OR 的区间估计

（1）β_j 的 $(1-\alpha)\times100\%$ 置信区间估计：大样本时，可根据正态近似法计算偏回归系数 β_j 的 $(1-\alpha)\times100\%$ 置信区间（CI）

$$\left[\hat{\beta}_j - u_{1-\alpha/2} S_{\hat{\beta}_j},\ \hat{\beta}_j + u_{1-\alpha/2} S_{\hat{\beta}_j}\right] \quad (6.21)$$

其中，$S_{\hat{\beta}_j}$ 为第 j 个偏回归系数估计值的标准误，$u_{1-\alpha/2}$ 为标准正态分布下对应于 $1-\alpha/2$ 的临界值。

（2）OR_j 的 $(1-\alpha)\times100\%$ 置信区间估计：对式（6.21）中的两端端点分别取指数就可得到 OR_j 的 $(1-\alpha)\times100\%$ 置信区间估计

$$\exp\left[\hat{\beta}_j \pm u_{1-\alpha/2} S_{\hat{\beta}_j}\right] \quad (6.22)$$

以 95%CI 为例，如果 OR 的 95%CI 包含 1，我们说 OR 与 1 没有显著性差异，即在

95%置信水平上没有证据表明结果和暴露存在关联。

例 6.4　继例 6.2 和 6.3，计算回归系数 β_1 和 OR 的 95%CI。

解：将 $\hat{\beta}_1 = 0.4678$，$S_{\hat{\beta}_1} = 0.1268$，和 $u_{1-0.05/2} = 1.96$，代入式（6.21），这样参数 β_1 的 95%CI 是

$$\left[\hat{\beta}_1 - u_{1-0.05/2}S_{\hat{\beta}_1}, \ \hat{\beta}_1 + u_{1-0.05/2}S_{\hat{\beta}_1} \right]$$
$$= [0.4678 - 1.96 \times 0.1268, \ 0.4678 + 1.96 \times 0.1268]$$
$$= [0.2193, \ 0.7163]$$

根据式（6.22），OR 的 95%CI 是

$$\left[\exp(\hat{\beta}_1 - u_{1-0.05/2}S_{\hat{\beta}_1}), \ \exp(\hat{\beta}_1 + u_{1-0.05/2}S_{\hat{\beta}_1}) \right]$$
$$= [\exp(0.2193), \ \exp(0.7163)]$$
$$= [1.245, \ 2.047]$$

该区间不包含 1，且下限大于 1，同样提示有盆腔手术史是 UI 患病的风险因素。

前面我们已经通过单因素讨论了 logistic 模型的必要"元素"，现在我们来建立多元 logistic 回归模型。

例 6.5　根据例 6.1 的数据库，建立多元 logistic 回归模型，探讨盆腔手术史（x_3）和 UI 的关系，并控制年龄（x_1）、超重（x_2）、分娩方式（x_4）等混杂因素。

解：变量的属性/编码见表 6.3。

由于分娩方式（x_4）具有三个类别，我们使用哑变量来区分该变量的不同类别。如表 6.9 所示。

表 6.9　分娩方式哑变量编码

分娩方式	哑变量编码	
	分娩方式（1）$x_{4(1)}$	分娩方式（2）$x_{4(2)}$
未分娩	1	0
剖宫产	0	1
阴道分娩	0	0

在分娩方式的三个类别中，我们使用阴道分娩作为参考类别，并以此反映其他分娩方法的影响。这样，当分娩方式取 1，表明是取无分娩方式为 1，其他则为 0；当分娩方式取 2，表明是剖宫产分娩方式为 1，其他为 0。由此，估计的 Logit 方程可以表示为

$$\text{Logit}(\pi) = \beta_0 + \beta_1 x_1 + \beta_2 x_2 + \beta_3 x_3 + \beta_{4(1)} x_{4(1)} + \beta_{4(2)} x_{4(2)}$$

我们使用 SAS 软件来分析这些数据，结果示于表 6.10 中。

表 6.10　盆腔手术史变量预测 UI 的 logistic 回归分析结果

模型	估计值	标准误	Wald 统计量	P	$\widehat{OR}$	95%CI
截距	−2.1826	0.2330	87.7367	< 0.0001	—	—
年龄	0.0241	0.0045	28.9715	< 0.0001	1.024	[1.015, 1.033]

模型	估计值	标准误	Wald 统计量	P	$\widehat{OR}$	95%CI
超重	0.4624	0.1289	12.8628	0.0003	1.588	[1.233, 2.044]
盆腔手术史	0.5706	0.1427	15.9860	< 0.0001	1.769	[1.338, 2.340]
分娩方式						
分娩方式（1）	−1.5108	0.3825	15.6022	< 0.0001	0.221	[0.104, 0.467]
分娩方式（2）	−1.0834	0.2477	19.1255	< 0.0001	0.338	[0.208, 0.550]
Likelihood ratio: $\chi^2 = 158.6222$, $\nu = 5$, $P < 0.001$						

根据表 6.10 的参数估计值所建立 Logit 模型如下

$$\text{Logit}(\hat{\pi}) = -2.1826 + 0.0241 \times 年龄 + 0.4624 \times 超重 + 0.5706 \times 盆腔手术史$$
$$-1.5108 \times 分娩方式(1) - 1.0834 \times 分娩方式(2)$$

结果解读：当其他因素进行控制后，盆腔手术史的 OR 估计值为 1.769，95%CI：[1.338, 2.340]，表明对于有盆腔手术史的女性，UI 患病的风险是没有盆腔手术史的女性的 1.769 倍。

方程中我们可以继续同样的解读，如关于年龄的 OR 估计值为 1.024，95%CI：[1.015, 1.033]，即当其他因素进行控制后，年龄每增加 1 岁，UI 患病的概率就增加 2.4%；关于超重的 OR 估计值是 1.588，95%CI：[1.233, 2.044]，同样认为，在其他因素进行控制后，超重女性患有 UI 的概率是那些非超重女性的 1.588 倍。对于分娩方法的哑变量，与阴道分娩方式相比，未分娩患有 UI 的风险 OR 估计值为 0.221，95%CI：[0.104, 0.467]，说明未分娩相对于阴道分娩，其患有 UI 风险降低了 77.9%；而剖宫产分娩的 OR 估计值为 0.338，95%CI 为 [0.208, 0.550]。说明剖宫产分娩相对于阴道分娩，其患有 UI 风险降低了 66.2%，且具有统计显著性。

这里有三点需要强调：

（1）在包括 logistic 回归建模在内的多元回归分析过程中，是视哑变量为一整体的。因此，尽管存在某个（些）分量无统计学意义，仍可将此变量包含在模型结果中，如例 6.5 中的结果。

（2）单因素 logistic 回归分析和控制其他因素进行多因素 logistic 回归分析结果其本质不同。如与例 6.3（未对其他变量进行控制）盆腔手术史 OR 为 1.596 相比较，例 6.5（控制其他风险因素后）的 OR 为 1.769，明显高于前者，这是因为混杂因素得到调整引起的变化。从效应值的改变即可感到多元建模的意义。

（3）参数的假设检验和风险效应值 OR 置信区间在一般情况下解释是相通的。如果 OR 的 95%CI 不包含 1.0（表示有统计学意义），则有 $P < 0.05$；如果 OR 的 95%CI 包含 1.0，则有 $P \geq 0.05$。

6.2.3 模型及参数的假设检验

建立 logistic 回归模型后，需要对拟合的 logistic 回归模型进行假设检验。这些检验主要包括对整体回归模型的检验和对模型偏回归系数的检验。各种检验方法在第 5 章中已做过较详细介绍，故本节只做简单叙述。

1. 似然比检验 似然比检验又称 Deviance 检验，主要是对模型中的所有自变量的回归系数是否有统计学意义进行整体检验，即检验模型的整体拟合情况，检验假设为 H_0：$\beta_1 = \beta_2 = \cdots = \beta_m = 0$。似然比检验是以似然函数为基础所做的统计学检验。似然比检验统计量是两个模型的最大对数似然估计值之差的负二倍，其公式可以表示如下

$$\text{Deviance} = \chi^2_{LR} = -2 \ln \left(\frac{\text{在} H_0 \text{ 约束下的} \beta \text{ 的极大似然函数}}{\text{无约束下} \beta \text{ 的极大似然函数}} \right) \quad (6.23)$$
$$= -2(\ln L_0 - \ln L_1)$$

检验统计量值是非负值。当 H_0 不成立时，极大似然的比值往往远低于 1，其对数为负；然后，-2 倍的对数比往往是一个大的正数，随着样本数量的增加，情况会更是如此。当大样本时，它渐近服从自由度 $\nu = m$ 的 χ^2 分布。如果得到拒绝 H_0 的结论，可以认为模型中至少有一个自变量的回归系数不为 0。

例如，在例 6.2 中，H_0 约束下模型仅包含截距项，无约束模型还包含盆腔手术史变量 x_3，检验该约束模型即检验 $H_0 : \beta_3 = 0$，根据表 6.7 的似然比检验结果，

$$\text{Deviance} = -2(\ln L_0 - \ln L_1)$$
$$= -1642.306 + 1655.707$$
$$= 13.401$$

即 $\chi^2_{LR} = 13.401$，又 $\nu = 1$，$P = 0.0003$，故在 $\alpha = 0.05$ 水准上，$P < 0.05$，该模型有统计学意义。

2. Wald 检验　与似然比检验不同，Wald 检验常用于某个自变量的回归系数与 0 是否有显著性差别的比较，所以 Wald 检验的无效假设 H_0 为某个自变量 x_j 的总体偏回归系数为 0，即 $\beta_j = 0$。

对于 logistic 回归模型，$H_0 : \beta_j = 0$（$j = 1, 2, \cdots, m$）表示某自变量 x_j 独立影响事件成功的概率。当 H_0 成立时，对于大样本，检验统计量

$$U = \frac{\hat{\beta}_j}{S_{\hat{\beta}_j}} \quad (6.24)$$

近似标准正态分布 $N(0, 1)$。

将方程两边平方，我们得到 Wald 检验统计量。当大样本时，Wald 统计量渐近服从自由度为 1 的 χ^2 分布，

$$\chi^2_W = U^2 = \left(\frac{\hat{\beta}_j}{S_{\hat{\beta}_j}} \right)^2 \sim \chi^2(\nu), \ \nu = 1 \quad (6.25)$$

Wald 检验对模型整体拟合情况的检验效果不可靠。当模型中只考虑一个自变量时，Wald 检验等价于似然比检验。

例如，在例 6.2 中，根据表 6.7 的结果，盆腔手术史变量 x_3 相关估计：$\hat{\beta}_3 = 0.4678$，$S_{\hat{\beta}_3} = 0.1268$，于是

$$\chi^2_W = \left(\frac{\hat{\beta}_3}{S_{\hat{\beta}_3}} \right)^2 = \left(\frac{0.4678}{0.1268} \right)^2 = 13.6095$$

又 $\nu = 1$，$P = 0.0002$，故在 $\alpha = 0.05$ 水准上，$P < 0.05$，盆腔手术史变量有统计学意义。

3. 得分检验　得分检验常用于自变量的筛选，通常情况下得分检验结果与 Wald 检验结果基本一致，基本原理是以包括某个或某几个待检验参数的模型为基础，并假设待检验

参数的偏回归系数为 0，求出该约束条件下参数的极大似然估计值，计算似然函数的一阶偏导数及其协方差矩阵，两者的乘积即为得分检验的统计量 S，当大样本时，S 也渐近服从自由度为待估参数个数的 χ^2 分布。

表 6.10 是基于例 6.1 数据库的多因素 logistic 回归模型的总体检验结果，似然比检验的统计量 158.622，$P < 0.001$，说明模型的拟合效果稳健，结果可靠。此外，表 6.10 也展示了 Wald 检验对各个偏回归系数进行检验的结果，各偏回归系数的 P 值均小于 0.05，说明 4 个自变量对 logistic 回归模型均有统计学意义。

6.2.4 模型的拟合优度检验

logistic 回归模型的拟合优度评价是基于残差展开的。

拟合优度检验是判断观测频数与 logistic 回归模型预测的理论频数是否符合，检验的无效假设 H_0 为实际频数分布与理论频数分布相符合。如果检验统计量较小，则对应的 P 值较大，说明模型的拟合优度较好，预测频数分布和实际观测频数分布相近。常用的拟合优度检验是 Pearson 检验、偏差检验以及大样本下的 Hosmer-Lemeshow 检验。

1. Pearson 检验 令 y_k 表示在解释变量的第 $k(k = 1, 2, \cdots, g)$ 组的 n_k 次试验中"成功"的次数，$\hat{\pi}_k$ 表示模型拟合得到的成功概率的估计值。那么，二项分布均数的估计 $n_k\hat{\pi}_k$ 就是成功次数的拟合值。

对于 logistic 回归模型，比较 y_k 与其拟合值的 Pearson 残差统计量 e_k 定义为

$$e_k = \frac{y_k - n_k\hat{\pi}_k}{\sqrt{n_k\hat{\pi}_k(1 - \hat{\pi}_k)}} \quad (6.26)$$

当 $n_k\hat{\pi}_k(1 - \hat{\pi}_k) \geqslant 5$ 时，当 n_k 足够大时，e_k 近似标准化的正态分布。

基于 Pearson 残差，Pearson χ^2 检验统计量近似 χ^2，为

$$\chi_P^2 = \sum_{k=1}^{g} e_k^2 \sim \chi^2(v), \quad v = g - p \quad (6.27)$$

其中，g 为分组数，p 为模型待估参数个数。

如果检验统计量 $\chi_P^2 \leqslant \chi_{1-\alpha}^2(v)$，那么可以认为模型拟合效果较好。我们还可以使用 Pearson 残差来识别离群值，绝对值大于 2 或 3 的 Pearson 残差应该进一步引起重视。

2. 偏差检验 Deviance 残差定义如下

$$D_k = \text{sgn}(y_k - n_k\hat{\pi}_k)\left[2y_k\ln\left(\frac{y_k}{n_k\hat{\pi}_k}\right) + 2(n_k - y_k)\ln\left(\frac{n_k - y_k}{n_k(1 - \hat{\pi}_k)}\right)\right]^{1/2} \quad (6.28)$$

其中，sgn 是符号函数。如果括号中的数值为正数，则符号 sgn 为 1；如果数值为负数，则符号 sgn 为 –1；如果括号中的数值为 0，则符号 sgn 为 0。其他符号与式（6.27）定义相同。当大样本时，D_k 具有近似标准化的正态分布，$D_k \sim N(0, 1)$。

偏差 χ^2 检验的统计量为

$$\chi_D^2 = \sum_{k=1}^{g} D_k^2 \sim \chi^2(v), \quad v = g - p \quad (6.29)$$

如果检验统计量 $\chi_D^2 \leqslant \chi_{1-\alpha}^2(v)$，$(p > \alpha)$ 可以认为模型拟合效果较好。

偏差检验和 Pearson 检验的原理接近，都是利用 χ^2 分布来检验回归模型的频数预测分布与实际观测分布之间的差异是否有统计学意义，因此两种方法均尽可能地采取分组方式进行评估。在样本量较大时两法的检验结果基本一致。二者均对样本量和理论频数的要求

比较严格,当样本量过少时两种检验的统计量对 χ^2 统计量的近似程度都较差,两种检验的结果可能差别较大。当自变量数目较多且有连续型自变量引入模型时,偏差检验和 Pearson 检验的自由度较大,结果都不太可靠。此时可用 Hosmer-Lemeshow 检验验证模型的拟合优度。

3. Hosmer-Lemeshow 检验　Hosmer-Lemeshow(H-L)检验统计量的计算方法与 Pearson 检验相近,但此检验通常依赖于大样本量(如 $n > 400$),它是根据回归模型预测概率的大小将所有观察单位等分为 K 组,然后按照 χ^2 检验的基本原理判断实际的频数分布与模型预测的频数分布是否符合,自由度为组数 $K-2$,当观察数量较多时,通常等分观察单位为 10 组,故自由度常为 8,而此时 Pearson 检验和偏差检验的自由度可能很大,所以 H-L 检验对模型拟合优度的检验效果更佳。H-L 检验统计量定义为

$$\chi^2_{\text{HL}} = \sum_{k=1}^{K} \frac{(O_k - n_k \hat{\pi}_k)^2}{n_k \hat{\pi}_k (1 - \hat{\pi}_k)} \sim \chi^2(\nu), \ \nu = K - 2 \tag{6.30}$$

其中,n_k 是第 k 组中的观测例数;O_k 是第 k 组观测例数中发生感兴趣结果的观测例数;$\hat{\pi}_k$ 是第 k 组中感兴趣结果的平均预测概率。

同样,如果检验统计量 $\chi^2_{\text{HL}} \leqslant \chi^2_{1-\alpha}(\nu)$,可以认为模型拟合效果较好。

例 6.6　继续例 6.5。采用三种拟合方法分别评估模型的拟合优度。

表 6.11 给出了三种检验方法下模型拟合优度的结果,由于例 6.6 样本量较大且有连续型自变量,相较于偏差检验和 Pearson 检验结果,我们更关注 H-L 检验的结果,其显示模型表现出良好的拟合效果。

表 6.11　例 6.6 模型三种拟合优度检验结果

检验	χ^2	ν	P
偏差	403.4806	321	0.0012
Pearson	361.7248	321	0.0582
Hosmer-Lemeshow	4.1397	8	0.8443

进一步,图 6.3(a)和图 6.3(b)分别显示了 Pearson 残差和偏差残差图。整体上看,残差图关于 0 显示出一定程度的对称性,但两图中似乎存在一些较极端的残差点(即残差绝对值大于 2 或 3 的点),因此需要进一步地检查一些观测结果。

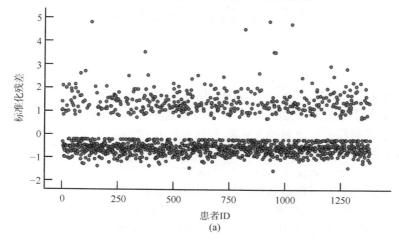
(a)

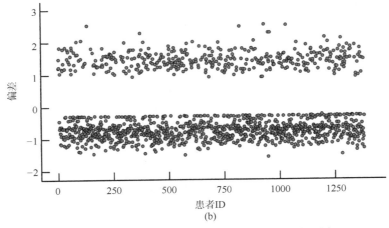

图 6.3　例 6.6 的 Pearson 残差图和 Deviance 残差图
（a）例 6.6 的 Pearson 残差图；（b）例 6.6 的 Deviance 残差图

　　注意，logistic 回归中的异常"点"常与具有相同自变量模式的个体有关，而不是与多元回归中的特定个体有关。这样，如果我们删除了残差绝对值大于 3 的异常值，则拟合优度检验的结果将更改为表 6.12 所示的值，其中偏差检验和 Pearson 残差检验统计量值均小于表 6.11 中的值，P 值变大，这显示了异常值对拟合优度的影响。

表 6.12　删除 Pearson 残差绝对值大于 3 的异常值后拟合优度检验结果

检验	χ^2	ν	P
偏差	384.6678	320	0.0076
Pearson	360.5439	320	0.0587
H-L	6.8261	8	0.5555

　　由于例 6.6 样本量较大且有连续型自变量，此时我们应选择 H-L 检验的结果。H-L 检验的统计量为 $\chi^2 = 6.8261$，$P > 0.05$，说明实际频数分布与模型预测频数分布基本符合，模型的拟合效果较好。

6.3　条件 logistic 回归

6.3.1　基本原理

　　在流行病学病例-对照研究中，为正确分析风险因素与疾病间的关系，需要在设计阶段对可能构成混杂的因素进行控制，形成多个匹配组（每一匹配组可视为一个层）。常用的是每组中有一个病例和若干个对照（通常为 1~4 个），即 1：M 配比研究。在配比研究中，研究者通常不关心层因素的作用（即不需要估计层因素的参数）。条件 logistic 回归（conditional logistic regression）用条件似然函数替代一般似然函数，在构造条件似然函数时考虑了层因素的影响，但在最后得到的模型中消去了反映层因素的参数，从而减少了模型中要估计的参数，降低了对样本含量的要求。条件 logistic 回归由布雷斯洛（N.E. Breslow）和戴（N.E. Day）于 1978 年提出，不仅可用于前瞻性研究资料和配比回顾性资料，还能用于交叉设计等资料。

本章以 1∶1 匹配为例介绍条件 logistic 回归的建模过程。我们仍在例 6.1 数据库基础上介绍。

例 6.7　基于例 6.1 数据库，我们应用 1∶1 匹配设计来继续探索盆腔手术史与 UI 的关系。我们选择了 195 例病例（具有 UI），并将每个病例与一个具有相同的分娩方式和相似年龄（差异不大于 5 岁）的非 UI 调查对象作为对照进行配对。匹配对的一些数据如表 6.13 所示。

表 6.13　从 UI 风险因素流行病学调查中提取的配对数据

配对 ID	年龄（岁）	超重（BMI≥24kg/m²）	盆腔手术史	分娩方式	UI
1	35	有	有	剖宫产	无
1	35	无	有	剖宫产	有
2	34	无	有	剖宫产	无
2	35	无	有	剖宫产	有
3	51	无	有	剖宫产	无
3	54	无	有	剖宫产	有
4	39	无	有	剖宫产	无
4	35	无	有	剖宫产	有
5	36	无	有	阴道分娩	无
5	38	有	有	阴道分娩	有
6	36	无	有	阴道分娩	无
6	38	有	有	阴道分娩	有
7	33	无	有	阴道分娩	无
7	38	有	有	阴道分娩	有
8	32	有	无	剖宫产	无
8	35	无	有	剖宫产	有
9	33	无	无	阴道分娩	无
9	38	有	有	阴道分娩	有
10	26	无	无	未分娩	无
10	24	无	无	未分娩	有
⋮	⋮	⋮	⋮	⋮	⋮

6.3.2　模型定义

设 Y 为二分类因变量（ $Y=1$ 为病例； $Y=0$ 为对照）， x_1, x_2, $\cdots$, x_m 是独立自变量。为了拟合条件 logistic 回归模型，我们将每个对子作为一个层，并设 $\pi_i(x) = \pi(Y=1 \mid x_1, x_2, \cdots, x_m)$ 表示病例在第 i 层基于条件 x_1, x_2, $\cdots$, x_m 的概率。与非条件 logistic 回归类似，条件 logistic 回归用以下式子表示

$$\text{Logit}\,\pi_i(x) = \beta_{i0} + \beta_1 x_1 + \cdots + \beta_m x_m \tag{6.31}$$

如果我们采取 Logit 反变换，那么

$$\pi_i(x) = \frac{\exp(\beta_{i0} + \beta_1 x_1 + \cdots + \beta_m x_m)}{1 + \exp(\beta_{i0} + \beta_1 x_1 + \cdots + \beta_m x_m)} \quad （6.32）$$

其中，$\pi_i(x)$ 表示第 i 层在一组风险因素作用下发病的概率，β_{i0} 表示第 i 层的效应，β_1, β_2, $\cdots$, β_m 为偏回归系数。

与非条件 logistic 回归模型不同之处在常数项上，式（6.32）显示，不同匹配组的 β_{i0} 可以各不相同，但假定了每个风险因素的致病能力在不同匹配组中相同（即 β_1, β_2, $\cdots$, β_m 相同）。

6.3.3 偏回归系数的估计

条件 logistic 回归模型偏回归系数的估计也是采用极大似然估计法，但估计是基于条件概率的，条件 logistic 回归分析只估计表示风险因素作用的 β_j 值，反映匹配组效应的常数项 β_{i0} 被自动地消去。简明起见，我们仍以一个自变量 x（二分类）为例，来解释条件 logistic 回归模型的系数估计过程。

如果模型中只有一个自变量 x，此类配对病例资料可表示成如表 6.14 的四格表形式。

表 6.14　配对设计病例对照研究的四格表

对照 ($\bar{D}$)	病例 (D)	
	暴露 $x=1$	非暴露 $x=0$
暴露 $x=1$	n_{11}	n_{12}
非暴露 $x=0$	n_{21}	n_{22}

表 6.14 中，n_{11} 为病例和对照两人均暴露的对子数，n_{22} 为病例和对照两人均非暴露的对子数，n_{12} 为病例非暴露而对照暴露的对子数，n_{21} 为病例暴露而对照非暴露的对子数。

设 π_1 和 π_0 分别为暴露和无暴露条件的患病的概率，根据 logistic 回归方程式（6.5），有

$$\pi_1 = \pi(D \mid x = 1) = \frac{e^{\beta_0 + \beta \times 1}}{1 + e^{\beta_0 + \beta \times 1}} \quad （6.33）$$

$$\pi_0 = \pi(D \mid x = 0) = \frac{e^{\beta_0}}{1 + e^{\beta_0}} \quad （6.34）$$

考虑到在每一对观察对象中一人患病，而另一人不患病，则有以下几种情况：

（1）甲乙两人均暴露，则一人患病而另一人不患病的条件概率为

$$\pi\{只有一人患病|两人均暴露\}$$

$$= \pi\{(甲患病|两人均暴露) \cup (乙患病|两人均暴露)\}$$

$$= \pi(甲患病|两人均暴露) + \pi(乙患病|两人均暴露)$$

$$= \frac{1}{4} + \frac{1}{4} = \frac{1}{2}$$

（2）甲乙两人均非暴露，则一人患病而另一人不患病的条件概率也是 1/2

$$\pi\{只有一人患病|两人均非暴露\}$$

$$= \pi\{(甲患病|两人均非暴露) \cup (乙患病|两人均非暴露)\}$$

$$= \pi(甲患病|两人均非暴露) + \pi(乙患病|两人均非暴露)$$

$$= \frac{1}{4} + \frac{1}{4} = \frac{1}{2}$$

（3）一人暴露，另一人非暴露，则暴露者患病，非暴露者不患病的条件概率为

$$\frac{\pi_1(1-\pi_0)}{\pi_1(1-\pi_0)+\pi_0(1-\pi_1)} = \frac{\dfrac{e^{\beta_0+\beta\times1}}{1+e^{\beta_0+\beta\times1}}\times\dfrac{1}{1+e^{\beta_0}}}{\dfrac{e^{\beta_0+\beta\times1}}{1+e^{\beta_0+\beta\times1}}\times\dfrac{1}{1+e^{\beta_0}}+\dfrac{e^{\beta_0}}{1+e^{\beta_0}}\times\dfrac{1}{1+e^{\beta_0+\beta\times1}}} = \frac{e^{\beta}}{1+e^{\beta}}$$

（4）如果一人暴露，另一人非暴露，则暴露者不患病，非暴露者患病的条件概率为

$$\frac{\pi_0(1-\pi_1)}{\pi_1(1-\pi_0)+\pi_0(1-\pi_1)} = \frac{\dfrac{e^{\beta_0}}{1+e^{\beta_0}}\times\dfrac{1}{1+e^{\beta_0+\beta\times1}}}{\dfrac{e^{\beta_0+\beta\times1}}{1+e^{\beta_0+\beta\times1}}\times\dfrac{1}{1+e^{\beta_0}}+\dfrac{e^{\beta_0}}{1+e^{\beta_0}}\times\dfrac{1}{1+e^{\beta_0+\beta\times1}}} = \frac{1}{1+e^{\beta}}$$

此时配对病例资料的四格表可表示成概率分布表的形式（表 6.15）。

据此，可以得到配对设计四格表资料的条件似然函数为

$$L = \left(\frac{1}{2}\right)^{n_{11}}\left(\frac{1}{1+e^{\beta}}\right)^{n_{12}}\left(\frac{e^{\beta}}{1+e^{\beta}}\right)^{n_{21}}\left(\frac{1}{2}\right)^{n_{22}}$$

表 6.15 配对病例对照资料的概率分布表

对照	病例	
	暴露 $x=1$	非暴露 $x=0$
暴露 $x=1$	$\dfrac{1}{2}$	$\dfrac{1}{1+e^{\beta}}$
非暴露 $x=0$	$\dfrac{e^{\beta}}{1+e^{\beta}}$	$\dfrac{1}{2}$

对似然函数 L 取对数，得对数似然函数

$\ln L = -(n_{11}+n_{22})\ln2 + n_{21}\beta - (n_{12}+n_{21})\ln(1+e^{\beta})$。

可见，似然函数与截距项无关，故只对 β 求一阶导数，并令其等于零

$$\frac{\partial\ln L}{\partial\beta} = n_{21} - (n_{12}+n_{21})\times\left(\frac{e^{\beta}}{1+e^{\beta}}\right) = 0$$

得到 β 的极大似然解

$$\hat{\beta} = \ln\frac{n_{21}}{n_{12}} \tag{6.35}$$

故根据条件似然 logistic 回归估计的 $\widehat{\text{OR}}$ 为

$$\widehat{\text{OR}} = \exp(\hat{\beta}) = \frac{n_{21}}{n_{12}} \tag{6.36}$$

当方程中有多个自变量时，各偏回归系数的求解过程与此同理，但计算过程烦琐。偏回归系数的假设检验和回归模型的拟合优度检验也与非条件 logistic 回归相同，采用 Wald 检验、得分检验和似然比检验，读者可参阅前面的章节，在此不再赘述。

解例 6.7 使用单独的盆腔手术史作为解释变量来估计 UI 的条件 logistic 回归模型的回归系数和 OR。

当仅考虑盆腔手术史时，有 $n_{11}=26$, $n_{12}=21$, $n_{21}=41$, $n_{22}=107$；因此

$$\hat{\beta} = \ln\frac{n_{21}}{n_{12}} = \ln\frac{41}{21} = 0.669$$

$$\widehat{\text{OR}} = \frac{n_{21}}{n_{12}} = \frac{41}{21} = 1.952$$

该 OR 的估计值为 1.952，大于例 6.3 中估计的 1.596，OR 值在配对设计下的条件 logistic 回归分析显示出更高的效应。

进一步对表 6.13 中的数据进行条件 logistic 回归分析，其结果见表 6.16。表中仅显示具有统计显著性的结果。

表 6.16　偏回归系数的估计、假设检验与模型检验

模型	估计值	标准误	Wald 统计量	P	$\widehat{OR}$	95%CI
超重	1.0518	0.2324	20.4826	< 0.0001	2.863	[1.815, 4.515]
盆腔手术史	0.6828	0.2882	5.6152	0.0178	1.979	[1.125, 3.482]

Likelihood ratio：$\chi^2 = 29.9262$, $v = 2$, $P < 0.0001$

表 6.16 显示 Wald 检验对两个自变量均具有统计学意义，这表明它们均是 UI 患病的风险因素。当控制超重这一混杂因素后，有盆腔手术史的女性患 UI 的风险是没有盆腔手术史的女性的 1.979 倍，比仅考虑单因素时（1.952）有所上升。此外，表 6.16 下方似然比检验还显示整个模型的检验是具统计学意义的。

本例条件 logistic 回归分析样本量 $(195+195=390)$ 远小于例 6.5 非条件 logistic 回归分析样本量 $(396+986=1382)$，并且盆腔手术史对 UI 的影响的两个估计值在统计上都是显著的，进一步显示了合理的配对设计有助于提高统计功效。

匹配设计的主要不足是，无论是在查找适当匹配项所需的时间和人力方面，还是在丢弃无法满足匹配条件数据所导致的信息丢失方面，匹配的代价都可能很昂贵。事实上，如果匹配丢失了太多信息，这可能会导致匹配失去意义。

6.4　无序多分类响应变量的 logistic 回归

无序多分类变量在医学研究中也较为常见，如当我们考虑尿失禁的分类时就是这种情况。尿失禁一般可分为 4 个类别，即压力性尿失禁、急迫性尿失禁、混合性尿失禁和无尿失禁。对于这种类型的响应变量，如果将其合并为二分类变量进行二分类 logistic 回归分析将会损失很多有用的信息，而且无序多分类变量的各水平之间没有等级关系，如果将无序变量进行合并可能会影响临床意义的解释。进一步，如果将多分类中的每两类结果做两两比较的二分类响应变量 logistic 回归分析，则会增大犯第 I 类错误的概率。对于此类响应变量，可以拟合广义 Logit 模型（generalized Logit model），进行无序多分类响应变量的 logistic 回归分析。

6.4.1　基本原理

无序多分类模型假设响应变量 Y 的各类别的频数服从多项分布。首先，我们先给出多项分布（multinomial distribution）的定义。

设独立随机试验重复 n 次，就每一次重复而言，试验出现互斥且有限的 k 个结果之一，设 C_1, C_2, $\cdots$, C_k 为响应变量 Y 的 k 个结果类别，并设 π_i 表示结果是 C_i 的概率，并设 π_i 在 n 次独立重复试验中保持常数，$i=1, 2, \cdots, k$。将随机变量 n_i 定义为 n 次试验中 C_i 结果出现的次数 $i=1, 2, \cdots, k-1$，$n_1+n_2+\cdots+n_{k-1} \leq n$。从而 n 次试验中 n_1 次出现 C_1 结果，$\cdots$，n_{k-1} 次出现 C_{k-1} 结果，$n-(n_1+n_2+\cdots+n_{k-1})$ 次出现 C_k 结果的概率为

$$\frac{n!}{n_1!\cdots n_{k-1}!n_k!}\pi_1^{n_1}\pi_2^{n_2}\cdots\pi_k^{n_k} \tag{6.37}$$

其中，$n_k = n-(n_1+n_2+\cdots+n_{k-1})$。

事实上，在无序多分类 logistic 建模中，我们并不需要计算这些概率。而是通过确定

结果在一个类别而不是另一类别的优势来解决建模问题。

基线-类别 Logit 无序多分类响应变量的 Logit 是把每个类别与一个基线（可以任意指定）类别配成对。例如，当最后一类 k 被指定为基线时，Logit 为

$$\ln\left(\frac{\pi_r}{\pi_k}\right),\ r = 1,\ 2,\ \cdots,\ k-1 \qquad (6.38)$$

给定响应只落在类别 r 或类别 k 时，这就是响应为 r 的对数优势。例如，当 $k = 3$ 时，计算响应 1 和 2 的对数优势为 $\ln(\pi_1/\pi_3)$ 和 $\ln(\pi_2/\pi_3)$。

含有 m 个预测变量的基线-类别 Logit 模型为

$$\ln\left(\frac{\pi_r}{\pi_k}\right) = \beta_{r0} + \beta_{r1}x_1 + \beta_{r2}x_2 + \cdots + \beta_{rm}x_m = \beta_{r0} + x^T\beta_r,\ (r = 1,\ 2,\ \cdots,\ k-1) \quad (6.39)$$

其中，$x^T = (x_1,\ x_2,\ \cdots,\ x_m)$ 为 m 维自变量向量，$\beta_r = (\beta_{r1},\ \beta_{r2},\ \cdots,\ \beta_{rm})^T$ 为第 r 个方程的参数向量。

模型（6.39）有 $k-1$ 个方程，当 Y 仅有两分类时，这个模型就简化为单个方程 $\ln(\pi_1/\pi_2) = \text{Logit}(\pi_1)$，从而得到二分响应的普通 logistic 回归模型。

方程（6.39）同样可以决定所有其他类别的比较，例如，仍以一个解释变量 x 为例，对任意一对类别 a 和 b，方程

$$\begin{aligned}\ln\left(\frac{\pi_a}{\pi_b}\right) &= \ln\left(\frac{\pi_a/\pi_k}{\pi_b/\pi_k}\right) = \ln\left(\frac{\pi_a}{\pi_k}\right) - \ln\left(\frac{\pi_b}{\pi_k}\right) \\ &= (\beta_{a0} + \beta_{a1}x) - (\beta_{b0} + \beta_{b1}x) \\ &= (\beta_{a0} - \beta_{b0}) + (\beta_{a1} - \beta_{b1})x\end{aligned} \qquad (6.40)$$

因此，关于类别 a 和 b 的方程也具有式（6.39）的线性形式，其中截距参数为 $\beta_{a0} - \beta_{b0}$，斜率参数为 $\beta_{a1} - \beta_{b1}$。

多类别 Logit 模型程序可同时拟合（6.39）中所有方程，这样得到的模型参数的估计比用二分 logistic 回归软件分别拟合每个方程有更小的标准误。在同时拟合下，不管哪个类别作基线，对于同一类别都会有相同的参数，即基线的选择是任意的。

6.4.2 预测响应概率

无序多分类 Logit 模型有另一种关于响应概率的表达式，即

$$\pi_r = \begin{cases} \dfrac{\exp(\beta_{r0} + x^T\beta_r)}{1 + \displaystyle\sum_{s=1}^{k-1}\exp(\beta_{s0} + x^T\beta_s)},\ r = 1,\ 2,\ \cdots,\ k-1 \\[4mm] \dfrac{1}{1 + \displaystyle\sum_{s=1}^{k-1}\exp(\beta_{s0} + x^T\beta_s)},\ r = k \end{cases} \qquad (6.41)$$

其中，$x^T = (x_1,\ x_2,\ \cdots,\ x_m)$ 为 m 维自变量向量。

式（6.41）中的分母对每一个预测概率都是相同的，由于 $\sum_{r=1}^{k}\pi_r = 1$，故式（6.41）中，在 Logit 表达式中作为基线的类的参数都可看作 0。

与二分类响应变量 logistic 回归模型一样，该模型只对响应变量的变量类型有要求，即响应变量必须是无序多分类变量，对自变量的类型无特殊要求，可以是连续型数值变量，

也可以是分类变量或等级变量。

通常来说广义 Logit 模型的参数估计采用极大似然估计法，有时也可采用修正的最小二乘法估计模型参数。由于广义 Logit 模型的详细构建过程较为繁杂，本书不再赘述。常用的统计软件都有专门的模块来完成此类 logistic 回归模型的拟合。

6.4.3　应用实例

无序多分类响应变量 logistic 回归模型中，偏回归系数的意义及假设检验方法与二分类 logistic 回归模型相似。偏回归系数 β_j 的意义为：在其他各自变量固定不变时，自变量 x_j 每改变一个单位或等级，响应变量某一水平与参照水平的概率之比的对数值，即 OR 的对数值的改变量。k 个水平响应变量的多分类响应变量 logistic 回归模型可以获得 $k-1$ 个 Logit 模型，每个自变量都有 $k-1$ 个偏回归系数，可能同一自变量的偏回归系数在某个 Logit 模型中有统计学意义，在其他 Logit 模型中没有意义，所以一定要弄清楚各个自变量和响应变量的参照水平，否则很难解释偏回归系数的临床意义。对回归方程和偏回归系数的假设检验与二分类响应变量的 logistic 回归方程的各种检验方法一致，读者可参阅 6.2.5 小节。

例 6.8　继例 6.1 的 1382 名调查对象数据。研究者欲以此探讨成年女性尿失禁的危险因素，将响应变量尿失禁类型分为 4 类：即压力性、急迫性、混合性和无尿失禁类型，各水平之间无顺序关系。这里考虑的自变量不变，仍为：年龄、体重指数、分娩方式、是否有盆腔手术史。各变量赋值情况见表 6.3。试建立 logistic 回归方程并估计响应概率。

（1）建立 logistic 回归方程

解：单因素分析结果显示各自变量都有统计学意义，且据专业知识判断，它们可能都是 UI 的风险因素，故将 4 个自变量同时放进回归模型，进行多因素回归分析。表 6.17 显示了多分类响应变量 logistic 回归模型中偏回归系数的估计值、标准误、OR 估计值及其 95%CI。

表 6.17　无序多分类响应变量 logistic 回归参数估计结果

尿失禁类型	模型	估计值	标准误	Wald 统计量	P	$\widehat{OR}$	95% CI
压力性	截距	−2.2237	0.2670	69.3444	<0.0001		
	年龄（岁）	0.0173	0.0052	11.0002	0.0009	1.017	[1.007, 1.028]
	超重	0.4114	0.1486	7.6635	0.0056	1.509	[1.128, 2.019]
	盆腔手术史	0.5697	0.1619	12.3843	0.0004	1.768	[1.287, 2.428]
	未分娩	−1.7211	0.4749	13.1372	0.0003	0.179	[0.071, 0.454]
	剖宫产	−1.3287	0.3100	18.3695	<0.0001	0.265	[0.144, 0.486]
急迫性	截距	−6.0208	0.8360	51.8732	<0.0001		
	年龄（岁）	0.0331	0.0144	5.3075	0.0212	1.034	[1.005, 1.063]
	超重	0.8950	0.4266	4.4017	0.0359	2.447	[1.061, 5.647]
	盆腔手术史	0.9965	0.4533	4.8317	0.0279	2.709	[1.114, 6.586]
	未分娩	−0.1630	1.0872	0.0225	0.8809	0.850	[0.101, 7.156]
	剖宫产	0.1929	0.5799	0.1106	0.7394	1.213	[0.389, 3.779]

续表

尿失禁类型	模型	估计值	标准误	Wald 统计量	P	$\widehat{OR}$	95% CI
混合性	截距	−4.1278	0.3937	109.9183	<0.0001		
	年龄（岁）	0.0372	0.0069	28.8868	<0.0001	1.038	[1.024, 1.052]
	超重	0.4966	0.2093	5.6297	0.0177	1.643	[1.090, 2.476]
	盆腔手术史	0.4939	0.2300	4.6131	0.0317	1.639	[1.044, 2.572]
	未分娩	−1.3964	0.7382	3.5779	0.0586	0.247	[0.058, 1.052]
	剖宫产	−1.0476	0.4575	5.2439	0.0220	0.351	[0.143, 0.860]

Likelihood ratio：$\chi^2 = 175.2706$, $v = 15$, $P < 0.0001$

结果显示：以响应变量最后一个水平"无尿失禁"为参照组，其他三个水平与之对比，拟合 3 个 Logit 模型。在 3 个 Logit 模型中，年龄、超重和盆腔手术史 3 个变量均有统计学意义，结果基本一致，但分娩方式中未分娩、剖宫产在急迫性尿失禁，以及未分娩在混合性尿失禁与参照水平的 Logit 模型中无统计学意义，可能与急迫性尿失禁或混合性尿失禁的观察对象人数较少有关。

在压力性尿失禁与参照水平的 Logit 模型中，年龄、超重、盆腔手术史 3 个自变量及未分娩、剖宫产两个哑变量都有统计学意义。在控制其他风险因素后，年龄每增加 1 岁，压力性尿失禁患病风险增加 1.7%（$\widehat{OR}$：1.017；95%CI：[1.007, 1.028]）；体重指数超过 24kg/m^2 的观察对象比不超重者患病风险增加 50.9%（$\widehat{OR}$：1.509；95%CI：[1.128, 2.019]）；盆腔手术史的观察对象比无盆腔手术史的观察对象，患病风险上升了 76.8%（$\widehat{OR}$：1.768；95%CI：[1.287, 2.428]）。与阴道分娩相比较，未分娩和剖宫产都是保护因素，未分娩的观察对象患压力性尿失禁的风险较阴道分娩者下降 82.1%（$\widehat{OR}$：0.179；95%CI：[0.071, 0.454]），剖宫产者的患病风险较阴道分娩者下降 73.5%（$\widehat{OR}$：0.265；95%CI：[0.144, 0.486]）。

在急迫性尿失禁与参照水平的 Logit 模型中，年龄、超重和盆腔手术史都有统计学意义。在控制其他风险因素后，年龄每增加 1 岁，急迫性尿失禁患病风险增加到参照组的 1.034 倍（$\widehat{OR}$：1.034；95%CI：[1.005, 1.063]）；超重者患病风险是未超重者的 2.447 倍（$\widehat{OR}$：2.447；95%CI：[1.061, 5.647]）；盆腔手术史的观察对象是无盆腔手术史的观察对象的 2.709 倍（$\widehat{OR}$：2.709；95%CI：[1.114, 6.586]）。分娩方式无统计学意义。

混合性尿失禁的 Logit 模型结果与压力性尿失禁的 Logit 模型结果相近，年龄、超重、盆腔手术史 3 个自变量及剖宫产哑变量都有统计学意义。在控制其他风险因素后，年龄每增加 1 岁，混合性尿失禁患病风险增加 3.8%（$\widehat{OR}$：1.038；95%CI：[1.024, 1.052]）；超重者患病风险增加了 0.643 倍（$\widehat{OR}$：1.643；95%CI：[1.090, 2.476]）；盆腔手术史的观察对象比无盆腔手术史的观察对象，患病风险上升了 63.9%（$\widehat{OR}$：1.639；95%CI：[1.044, 2.572]）。与阴道分娩相比较，剖宫产是保护因素，剖宫产（$\widehat{OR}$：0.351；95%CI：[0.143, 0.860]）的观察对象患混合性尿失禁的风险比阴道分娩者降低了 64.9%。

表 6.17 也给出了模型似然比检验结果。似然比检验的统计量 175.2706，$P < 0.001$，说明模型的拟合效果稳健，结果可靠。

（2）预测响应概率：由式（6.41），可估计每一类响应概率，即

$$\hat{\pi}_1 = \frac{\exp(\hat{\beta}_{10} + x^T \hat{\beta}_1)}{1 + \sum\limits_{s=1}^{3} \exp(\hat{\beta}_{s0} + x^T \hat{\beta}_s)}$$

$$= \frac{\exp(-2.2237 + 0.0173x_1 + 0.4114x_2 + 0.5697x_3 - 1.7211x_{4(1)} - 1.3287x_{4(2)})}{\left[\begin{array}{l} 1 + \exp(-2.2237 + 0.0173x_1 + 0.4114x_2 + 0.5697x_3 - 1.7211x_{4(1)} - 1.3287x_{4(2)}) \\ + \exp(-6.0208 + 0.0331x_1 + 0.8950x_2 + 0.9965x_3 - 0.1630x_{4(1)} + 0.1929x_{4(2)}) \\ + \exp(-4.1278 + 0.0372x_1 + 0.4966x_2 + 0.4939x_3 - 1.3964x_{4(1)} - 1.0476x_{4(2)}) \end{array}\right]}$$

$$= 0.188$$

$$\hat{\pi}_2 = \frac{\exp(\hat{\beta}_{20} + x^T \hat{\beta}_2)}{1 + \sum\limits_{s=1}^{3} \exp(\hat{\beta}_{s0} + x^T \hat{\beta}_s)}$$

$$= \frac{\exp(-6.0208 + 0.0331x_1 + 0.8950x_2 + 0.9965x_3 - 0.1630x_{4(1)} + 0.1929x_{4(2)})}{\left[\begin{array}{l} 1 + \exp(-2.2237 + 0.0173x_1 + 0.4114x_2 + 0.5697x_3 - 1.7211x_{4(1)} - 1.3287x_{4(2)}) \\ + \exp(-6.0208 + 0.0331x_1 + 0.8950x_2 + 0.9965x_3 - 0.1630x_{4(1)} + 0.1929x_{4(2)}) \\ + \exp(-4.1278 + 0.0372x_1 + 0.4966x_2 + 0.4939x_3 - 1.3964x_{4(1)} - 1.0476x_{4(2)}) \end{array}\right]}$$

$$= 0.018$$

$$\hat{\pi}_3 = \frac{\exp(\hat{\beta}_{30} + x^T \hat{\beta}_3)}{1 + \sum\limits_{s=1}^{3} \exp(\hat{\beta}_{s0} + x^T \hat{\beta}_s)}$$

$$= \frac{\exp(-4.1278 + 0.0372x_1 + 0.4966x_2 + 0.4939x_3 - 1.3964x_{4(1)} - 1.0476x_{4(2)})}{\left[\begin{array}{l} 1 + \exp(-2.2237 + 0.0173x_1 + 0.4114x_2 + 0.5697x_3 - 1.7211x_{4(1)} - 1.3287x_{4(2)}) \\ + \exp(-6.0208 + 0.0331x_1 + 0.8950x_2 + 0.9965x_3 - 0.1630x_{4(1)} + 0.1929x_{4(2)}) \\ + \exp(-4.1278 + 0.0372x_1 + 0.4966x_2 + 0.4939x_3 - 1.3964x_{4(1)} - 1.0476x_{4(2)}) \end{array}\right]}$$

$$= 0.080$$

$$\hat{\pi}_4 = \frac{1}{1 + \sum\limits_{s=1}^{3} \exp(\hat{\beta}_{s0} + x^T \hat{\beta}_s)}$$

$$= \frac{1}{\left[\begin{array}{l} 1 + \exp(-2.2237 + 0.0173x_1 + 0.4114x_2 + 0.5697x_3 - 1.7211x_{4(1)} - 1.3287x_{4(2)}) \\ + \exp(-6.0208 + 0.0331x_1 + 0.8950x_2 + 0.9965x_3 - 0.1630x_{4(1)} + 0.1929x_{4(2)}) \\ + \exp(-4.1278 + 0.0372x_1 + 0.4966x_2 + 0.4939x_3 - 1.3964x_{4(1)} - 1.0476x_{4(2)}) \end{array}\right]}$$

$$= 0.713$$

上述估计式中，在每个分母中和 $\hat{\pi}_{对照组}$ 的分子中的项 "1" 表示 $\exp(\hat{\beta}_{40} + x^T \hat{\beta}_4)$，由于是基线类，固有 $\hat{\beta}_{40} = \hat{\beta}_4 = 0$。

6.5　有序多分类响应变量的 logistic 回归

当响应变量的类别有序时，Logit 可以利用这个类别顺序，这样得到的模型比基线-类别模型有更简单的解释且有更高的功效。

6.5.1 基本原理

有序多分类响应变量 logistic 回归分析也称为序数 logistic 回归。与无序多分类响应变量的 logistic 回归模型应用广义 Logit 模型不同，序数 logistic 回归是用累积 Logit 模型（cumulative Logit model）完成对方程的构建。考虑到响应变量的有序性质，累积 Logit 模型的拟合过程是将 k 个等级的响应变量划分为多个二分类变量拟合 $k-1$ 个累积 Logit 模型，划分的方法是将小于等于分割点 $r(1, 2, \cdots, k-1)$ 的各等级累积为一类，同时大于该分割点的各等级也累积为一类，在这两类的基础上定义的 $\mathrm{Logit}(\pi)$ 表示属于前几个等级的累积概率与后几个等级的累积概率的比数之对数，故称之为累积比数模型。

1. 累积概率及 Logit　设响应变量 Y 有 k 个等级，k 个等级下事件的发生概率为（π_1, π_2, $\cdots$, π_k），$\sum_r \pi_r = 1$。Y 的累积概率是指 Y 落在或低于一个特定点 r 的概率。对于结果类别 r，其累积概率为

$$P(Y \leqslant r) = \pi_1 + \pi_2 + \cdots \pi_r, \ r = 1, 2, \cdots, k \tag{6.42}$$

累积概率满足 $\pi(Y \leqslant 1) \leqslant \pi(Y \leqslant 2) \leqslant \cdots \leqslant \pi(Y \leqslant k) = 1$。累积概率模型并不利用最后一个概率 $\pi(Y \leqslant k)$，因为它必然为 1。

累积概率的 Logit 为

$$\mathrm{Logit}\left[P(Y \leqslant r)\right] = \ln\left(\frac{\pi(Y \leqslant r)}{1 - \pi(Y \leqslant r)}\right) = \ln\left(\frac{\pi_1 + \pi_2 + \cdots + \pi_r}{\pi_{r+1} + \pi_{r+2} \cdots + \pi_k}\right) \tag{6.43}$$

假设 Y 为 4 个等级变量，以第 $r(r = 1, 2, 3)$ 个等级为参照水平，将拟合 $4-1=3$ 个累积 Logit，有

$$\mathrm{Logit}\left[P(Y \leqslant 1)\right] = \ln\left(\frac{\pi(Y \leqslant 1)}{1 - \pi(Y \leqslant 1)}\right) = \ln\left(\frac{\pi_1}{\pi_2 + \pi_3 + \pi_4}\right),$$

$$\mathrm{Logit}\left[P(Y \leqslant 2)\right] = \ln\left(\frac{\pi(Y \leqslant 2)}{1 - \pi(Y \leqslant 2)}\right) = \ln\left(\frac{\pi_1 + \pi_2}{\pi_3 + \pi_4}\right),$$

$$\mathrm{Logit}\left[P(Y \leqslant 3)\right] = \ln\left(\frac{\pi(Y \leqslant 3)}{1 - \pi(Y \leqslant 3)}\right) = \ln\left(\frac{\pi_1 + \pi_2 + \pi_3}{\pi_4}\right)$$

2. 序数 Logit 模型　设 $x = (x_1, x_2, \cdots, x_m)^T$ 为自变量向量，则累积 Logit 模型由下式表达

$$\mathrm{Logit}\left[P(Y \leqslant r)\right] = \ln\left(\frac{\pi(Y \leqslant r)}{1 - \pi(Y \leqslant r)}\right) = \beta_{r0} + \sum_{j=1}^m \beta_j x_j \tag{6.44}$$

式（6.44）为 $k-1$ 个方程，从而

$$\pi(Y \leqslant r \mid x) = \frac{\exp(\beta_{r0} + \sum\limits_{j=1}^m \beta_j x_j)}{1 + \exp(\beta_{r0} + \sum\limits_{j=1}^m \beta_j x_j)} \tag{6.45}$$

与广义 Logit 模型不同的是，在拟合的所有累积 Logit 模型中，同一自变量的回归系数是固定不变的，即回归系数 β_j 与 r 无关，各累积 Logit 模型只有截距项是不同的。也就是说，如果根据拟合的累积 Logit 模型绘制响应变量的累积概率与自变量所对应的曲线，则各 Logit 模型所对应的曲线是平行的，只有各条曲线的截距不同。

用累积 Logit 模型拟合序数 logistic 回归模型，要求响应变量为等级变量，对于自变量的类型同样没有特殊要求，当然分类自变量在拟合之前需要设置哑变量，这与其他类型的 logistic 回归模型一致。

与前面提到的 logistic 回归模型的检验方法相同，仍然是用似然比检验、得分检验和 Wald 检验对回归系数的意义和回归模型的拟合优度进行检验。这几种检验方法的原理和方法已在前面的章节中提及，此处不再赘述。

6.5.2 应用实例

例 6.9 在例 6.8 中探讨了不同类型尿失禁的影响因素，但尿失禁也可以按照严重程度分等级，本例探讨影响成年女性尿失禁严重程度的危险因素。响应变量 Y 按照尿失禁的程度分为 3 个等级，即无尿失禁、轻度尿失禁、中度或重度尿失禁（分别赋值为 0，1，2），因此采用有序多分类响应变量 logistic 回归进行分析。

以"无尿失禁"为参照水平，拟合累积 Logit 模型进行序数 logistic 回归分析。表 6.18 显示了回归模型的偏回归系数估计值、标准误、Wald 检验结果、OR 估计值及其 95% 置信区间。

表 6.18 序数 logistic 回归分析的偏回归系数估计及其 95%CI

模型	估计值	标准误	Wald 统计量	P	$\widehat{OR}$	95% CI
截距 ($Y \leqslant 0$)	−2.1000	0.2582	66.1662	< 0.0001		
截距 ($Y \leqslant 1$)	−4.2051	0.2993	197.4421	< 0.0001	—	—
年龄	0.0122	0.0050	6.0194	0.0141	1.012	[1.002, 1.022]
超重	0.3159	0.1446	4.7744	0.0289	1.371	[1.033, 1.821]
盆腔手术史	0.5094	0.1551	10.7866	0.0010	1.664	[1.228, 2.255]
未分娩	−1.7098	0.4752	12.9469	0.0003	0.181	[0.071, 0.459]
剖宫产	−1.2572	0.3060	16.8823	<0.0001	0.284	[0.156, 0.518]
Likelihood ratio: $\chi^2 = 84.5313$, $v = 5$, $P < 0.0001$						

可见，各模型的偏回归系数相同，只有截距项不同，这是与无序多分类响应变量的 logistic 回归模型的最大差别。在控制其他变量下，年龄的 OR 估计值为 1.012，说明当年龄每增加 1 岁时，尿失禁严重程度提高一个或一个等级以上的可能性将增加 1.2%（95%CI：[1.002, 1.022]）；超重者尿失禁严重程度提高一个或一个等级以上的可能性是体重正常者的 1.371 倍（$\widehat{OR}$：1.325；95%CI：[1.033, 1.821]）；盆腔手术史的观察对象，其尿失禁严重程度提高一个或一个等级以上的可能性将分别增加 66.4%（$\widehat{OR}$：1.664；95%CI：[1.228, 2.255]）。与阴道分娩的观察对象相比较，未分娩者和剖宫产者压力性尿失禁严重程度提高一个或一个等级以上的可能性分别显著下降了 81.9%（$\widehat{OR}$：0.181；95%CI：[0.071, 0.459]）和 71.6%（$\widehat{OR}$：0.284；95%CI：[0.156, 0.518]），提示剖宫产和未分娩可以降低压力性尿失禁的严重程度。

表 6.18 也给出了模型似然比检验结果。似然比检验的统计量 84.5313，$P < 0.0001$，说明模型的拟合效果稳健，结果可靠。

6.6　logistic 回归的注意事项

1. 样本量　由于 logistic 回归的响应变量是分类变量，所以 logistic 回归模型所需要的样本量通常比多元线性回归模型要大，而且不同于线性回归只对总样本量的数目有要求，logistic 回归模型对样本量的要求更加严格，模型中响应变量的各分类的样本数目都要足够多，尽管目前还没有计算公式能估算 logistic 回归所需要的确切样本量，不过一般认为响应变量的各个类别的观察单位数都要达到在自变量个数的 10 倍以上时才能获得较好的拟合效果，若能达到 20 倍以上，logistic 回归模型将更加稳健。此外除了尽量保证有足够多的观察单位数，还应尽量控制各自变量的分层数，避免因交叉分层太多而导致样本量不足。

2. 变量类型　logistic 回归模型对于自变量的类型没有特殊要求。如果自变量为二分类变量，可以直接放入 logistic 回归模型，其偏回归系数为两个水平发生事件情况的优势比之对数值；当自变量为无序多分类变量时，变量的各水平之间是相互独立的，没有量的差别，因此与 $\text{Logit}\pi$ 之间不存在线性关系，需要对自变量设置哑变量，如果该自变量有 k 个水平，则需将该变量转化为 $k-1$ 个哑变量，每个哑变量均为二分类变量，拟合模型后得到 $k-1$ 个偏回归系数。

当自变量是连续型变量时可以直接纳入模型，偏回归系数表示当其他自变量固定不变时，连续型自变量每改变一个单位，响应变量发生与不发生事件的概率之比的对数值。也可以将连续型自变量按照一定的标准分组，作为有序分类变量或二分类变量来处理，当然这样可能会损失一部分数据信息。

如果自变量为有序变量，可将其按照无序多分类变量设置哑变量处理，偏回归系数的解释与无序分类变量时相同；如果有序变量各等级间的程度相近，也可按照等级顺序将其各等级依次赋值为连续的数值，然后以连续型变量的形式进入模型，其偏回归系数的解释则与连续型自变量时相同。

3. 自变量的筛选　总的来说，logistic 回归模型变量筛选方法和多元线性回归模型类似。在 logistic 回归分析中，当自变量的数目很多时，首先应根据专业知识和单因素分析结果用较为宽松的标准构建自变量集，通常先对每一个自变量进行单因素 logistic 回归分析，其检验水准 α 可高于 0.05（如 $\alpha=0.1$），单因素分析中有意义的自变量和既往已被证实具有生物学或临床意义的变量可一并纳入多因素 logistic 回归模型，然后可采用前进法、后退法或逐步回归法完成自变量筛选，以获得相对最优回归模型。

如果所进行的是危险因素的探索性研究，只是探索性地在许多变量中寻找可能的危险因素或保护因素，并没有明确的有肯定临床意义的影响因素，也可以用逐步 logistic 回归简化筛选过程，只根据统计学的方法来选择有统计学意义的变量，而不考虑专业知识。

多数情况下基于不同筛选方法得到的回归模型的结果应该基本一致，如果各个模型的偏回归系数或其诊断模型统计量差异巨大，应该进一步寻找原因，从可解释性、专业知识和统计学意义等多方面进行探索，以确定最合理的回归模型。例 6.1 若将 5 个自变量一起放到多因素 logistic 回归模型中，用逐步回归法进行变量筛选也能获得相近的研究结果，受篇幅限制，不再列出具体回归结果。

4. 缺失数据的问题　不管是哪种类型的研究资料，数据缺失都是一个难以避免的问题。在多因素回归模型建立过程中，只有所有自变量和响应变量都完整无缺的观测记录才会纳入到模型构建过程中，只要某条记录中有任何一个变量出现缺失，则该条记录都不会被纳入到方程中。因此，如研究中计划研究的因素很多，且每个因素都有一定数量的缺失，则最终的多因素回归模型可能只包含了很少的观测记录，此时应注意说明各变量的缺失情况及多因素回归模型中包含的记录数量。如果缺失太多，可以结合临床意义和统计学意义在多因素模型的构建过程中去掉一个或几个缺失率太高的自变量，以保证模型的稳定性和准确性。

本 章 小 结

根据研究数据的性质和研究设计的类型，logistic 回归可以分成不同的分支，即独立设计资料的非条件 logistic 回归和相关数据的配对设计下的条件 logistic 回归。根据响应变量的类型（即二分类、无序多分类和有序多分类），独立设计资料的非条件 logistic 回归又可以进一步分为：二分类、无序多分类和有序多分类响应变量的 logistic 回归。在应用 logistic 回归进行数据分析时，应根据研究设计和响应变量的类型选择相应的 logistic 回归分析模型。

logistic 回归模型对于自变量的类型没有特殊要求，连续型数值变量、二分类变量、无序多分类变量和有序多分类变量均可作为自变量纳入模型。

采用极大似然法估计 logistic 模型的偏回归系数 β_j，它表示当其他自变量固定不变时，自变量 x_j 每改变一个单位或等级，响应变量发生与不发生事件的概率之比的对数值，即 OR 或 RR 的对数值；β_0 表示在所有自变量 x_j 均为 0，即不暴露于任何危险因素的条件下，响应变量发生与不发生事件的概率之比的对数值。

对 logistic 回归模型中的偏回归系数的检验方法有 Wald 检验、得分检验和似然比检验。Wald 检验多用于衡量单个自变量对模型的贡献是否有意义；得分检验的结果通常情况下与 Wald 检验结果基本一致；似然比检验既可对模型整体进行检验，也可对模型的某个参数进行检验。

在模型拟合评估中，当小样本或者数据中有单元格出现 0 计数，特别是当模型包括了连续自变量时，应该首先考虑 H-L 检验。

思考与练习

1. 在 2×2 列联表中，统计独立等价于总体优势比 OR=1.0，该表述是否正确？回答并请解释。

2. 常用哪些方法对 logistic 回归方程进行检验？各有何优缺点？

3. logistic 回归方程的偏回归系数和线性回归方程的偏回归系数在表达 X 和 Y 的关系上有何异同？

4. 累积 Logit 模型假设响应变量 Y 是有序的，它不能用于名义变量，另一方面，基线-类别 Logit 模型把 Y 看作名义的，它可以用于有序的 Y，但此时忽略了顺序方面的信息。怎样评估这两种方法的利和弊？

5. 二分类变量 Y 的 logistic 回归是基线-类别 Logit 模型和累积 Logit 模型在 $k=2$ 时的特例。该表述是否正确？给出你的理由。

6. 一个响应变量的类别是（强烈同意、同意、一般、强烈反对、不知道），你将考虑可从哪个角度建立模型？给出你的理由？

7. 一个二分响应的模型有连续预测变量。若模型真的成立，那么模型的偏差统计量随着样本量的增加有渐近 χ^2 分布，这可以用作检验模型的拟合优度。对于上述陈述你认为对否，请给出你的理由。

8. 在一项研究中计算结果显示，患冠心病（是、否）与药物（阿司匹林、安慰剂）的优势比的95%CI 为[1.44, 2.31]，如果调换行的位置，将阿司匹林（代替安慰剂）作为第一行，那么优势比的95%CI 为[0.43,

0.69]，对于这个结果应该如何解释？

9. 在一项研究中，调查了 36 名急性心肌梗死患者和 35 名健康者的吸烟和高血压状况，并通过抑郁量表评价了观察对象的抑郁症现患状况，欲研究抑郁与急性心肌梗死之间的关系，数据见表 6.19。（心肌梗死：1=是，0=否；年龄：岁；抑郁：1=是，0=否；现在吸烟：1=是，0=否；高血压：1=是，0=否；性别：1=男，2=女）。

表 6.19　急性心肌梗死与抑郁的关系研究的数据

ID	心肌梗死	年龄	抑郁	吸烟	高血压	性别	ID	心肌梗死	年龄	抑郁	吸烟	高血压	性别
1	1	67	1	1	1	2	32	1	58	0	1	0	1
2	1	69	0	0	1	2	33	1	49	1	1	0	1
3	1	57	0	1	0	2	34	1	69	1	0	0	1
4	1	62	0	0	0	2	35	1	71	1	1	1	1
5	1	69	0	0	0	2	36	1	59	1	0	1	1
6	1	69	0	0	1	2	37	0	54	1	0	0	2
7	1	64	0	0	1	2	38	0	75	0	0	0	2
8	1	57	0	0	1	2	39	0	68	0	0	0	2
9	1	69	0	0	1	2	40	0	52	0	0	1	2
10	1	63	1	0	0	2	41	0	59	0	0	1	2
11	1	63	0	1	0	2	42	0	65	0	0	0	2
12	1	79	0	0	1	2	43	0	47	0	0	0	2
13	1	62	1	1	1	1	44	0	55	0	0	1	2
14	1	51	1	0	1	1	45	0	74	0	0	0	2
15	1	67	1	1	1	1	46	0	60	0	0	0	2
16	1	56	1	1	1	1	47	0	61	0	0	0	2
17	1	56	1	1	1	1	48	0	68	0	0	0	2
18	1	63	1	1	1	1	49	0	75	0	0	0	2
19	1	71	0	1	0	1	50	0	52	0	0	1	2
20	1	67	0	0	0	1	51	0	69	0	1	1	1
21	1	69	0	1	0	1	52	0	65	1	0	1	1
22	1	66	0	1	1	1	53	0	50	0	1	1	1
23	1	52	0	1	1	1	54	0	54	0	1	1	1
24	1	71	0	1	1	1	55	0	38	0	0	1	1
25	1	55	1	1	0	1	56	0	43	0	1	0	1
26	1	58	0	1	0	1	57	0	41	0	1	1	1
27	1	71	0	1	1	1	58	0	53	0	0	0	1
28	1	47	0	1	0	1	59	0	65	0	0	0	1
29	1	61	0	1	1	1	60	0	46	0	1	0	1
30	1	63	0	0	1	1	61	0	66	0	0	0	1
31	1	39	0	1	1	1	62	0	60	0	1	0	1

续表

ID	心肌梗死	年龄	抑郁	吸烟	高血压	性别	ID	心肌梗死	年龄	抑郁	吸烟	高血压	性别
63	0	65	0	0	0	1	68	0	58	0	1	0	1
64	0	43	0	0	0	1	69	0	45	0	0	0	1
65	0	73	0	1	1	1	70	0	45	0	1	0	1
66	0	63	0	1	0	1	71	0	40	0	1	0	1
67	0	54	0	1	0	1							

（1）请写一份分析报告概括你的描述性分析和推断性的分析。

（2）计算预测概率，解释截距和斜率的意义，并解释 β 的符号。

（3）请分别用线性概率模型、probit 模型和 logistic 模型拟合该数据，并评价三种方法拟合结果的异同。

（4）请对年龄及抑郁变量分别造成不同比例的随机缺失（5%、10%），考察对参数估计（包括区间估计）的影响。

10. 某眼科医生研究某种药物治疗急性结膜炎的疗效，以安慰剂作为对照进行双盲临床试验，药物的疗效分为痊愈、有效、好转和无效 4 类，82 名患者数据见表 6.20。（性别：1=男，2=女；分组：1=试验药物，2=安慰剂；年龄：岁；疗效：1=痊愈，2=有效，3=好转，4=无效）。

表 6.20　某种药物治疗急性结膜炎的疗效数据

性别	分组	年龄	疗效	性别	分组	年龄	疗效
2	2	36	1	1	1	25	1
2	2	51	2	1	1	49	2
1	1	18	1	2	2	36	4
2	2	49	3	2	1	18	3
2	2	58	3	2	2	25	1
2	1	51	1	2	1	28	4
2	2	24	1	2	2	38	2
1	2	28	1	2	2	30	3
2	1	24	1	1	2	22	2
2	2	19	1	2	2	38	3
2	1	44	1	2	2	27	3
1	2	18	1	1	1	23	3
2	1	36	1	2	2	52	3
2	2	22	1	2	2	57	2
2	2	67	1	2	1	55	3
1	2	69	4	2	1	23	3
2	2	57	1	2	1	39	2
2	1	50	1	1	1	47	1
2	2	19	3	1	2	30	3
2	2	46	1	1	2	19	1
2	2	36	1	2	2	31	4
1	1	30	1	2	1	56	1

续表

性别	分组	年龄	疗效	性别	分组	年龄	疗效
2	2	37	1	1	2	21	4
2	2	59	1	2	1	47	2
1	2	43	2	2	1	49	1
2	1	43	3	2	2	61	3
2	2	66	4	1	2	33	3
2	2	59	4	2	1	24	3
2	2	33	4	1	2	57	1
1	1	63	1	1	2	63	4
2	2	56	4	1	2	30	1
1	2	21	3	2	2	34	3
2	2	55	1	1	2	48	3
2	1	32	1	1	1	61	1
2	1	40	1	2	1	26	1
1	1	25	1	2	1	42	1
2	2	26	1	2	1	37	3
1	1	24	1	1	2	64	3
2	2	34	3	2	1	57	3
2	2	34	3	2	1	29	3
2	2	21	1	1	1	22	2

（1）建立以实验组别为预测变量的 logistic 回归模型，并解释其效应。

（2）分别采用三种方法（前进法、后退法、逐步回归法）筛选预测变量，利用逐步回归法建立概率模型，并说明过程的每一步。

（3）完成 Pearson 拟合优度检验，并作出解释。

（4）检查残差，以分析进一步拟合的质量，并作出解释。

第 7 章 生 存 分 析

前瞻性研究中，随访（follow-up）被广泛应用于医学干预和预防措施的长期效果观察。在分析随访资料时主要面临两方面问题：①不但要考虑事件结局，还要考虑发生结局所经历的时间，而经典统计分析方法是不能同时分析"结局"和"时间"这两个因素的；②研究对象失访等情况导致随访数据缺失，从而造成信息不完整。如果将这类不完整的数据完全抛弃，则会损失信息。要考虑以上问题对数据进行分析，则需要有特定的统计方法。生存分析即是一种处理此类问题的方法。

生存分析（survival analysis）是可以综合考虑事件的结局和发生结局所经历时间的一类统计分析方法，同时它还可以充分利用完整信息和不完整信息来描述生存时间分布特征，以及分析生存过程的影响因素。尽管生存分析方法不属于经典多元统计分析的范畴，但它在生物医学研究中的应用非常广泛，因此，我们也将其相关内容作为独立章节进行介绍。

本章首先介绍生存分析的基本概念，然后重点介绍生存分析的常用模型，包括参数模型（指数模型和 Weibull 模型）和半参数模型（Cox 比例风险回归模型及扩展的比例风险回归模型）。

7.1 生存分析概述

7.1.1 基本概念

为了建立关于生存分析的基本框架，我们首先介绍几个基本概念。

1. 起始事件与终点事件　起始事件（initial event）是标志研究对象生存过程开始的特征事件，如手术、疾病确诊和首次用药等。终点事件（endpoint event）又称失效事件（failure event），指研究者所关心的研究对象的特定结局，如死亡、疾病复发等。二者主要依据研究目的而定，须在研究设计时就明确规定并在研究过程中严格遵守。

2. 生存时间　从起始事件到终点事件所经历的时间称为生存时间（survival time），也称为失效时间（failure time）。例如，某研究为探讨影响原发性食管癌患者术后生存时间的因素，对食管癌切除术后患者进行定期随访调查，表 7.1 显示了 5 例患者的部分资料。

表 7.1　5 例食管癌患者术后随访记录

ID	性别	开始日期	终止日期	结局	生存时间（月）
1	男	2007-07-08	2010-08-23	失访	37.5+
2	男	2007-07-01	2011-03-10	死亡	44.3
3	女	2007-07-16	2009-08-25	死亡	25.3
4	男	2007-08-18	2009-02-20	复发	18.1
5	女	2007-10-10	2012-07-01	生存	56.7+

　　该研究中的起始事件是患者接受手术治疗，终点事件是患者死亡/复发。研究者观察并记录了每例患者的手术日期（开始日期）以及死亡/复发日期（终止日期），则两者的间隔即为患者的生存时间。如表 7.1 中，第 2、3、4 例患者的生存时间依次为 44.3、25.3 和 18.1 个月。5 例患者的生存过程见图 7.1。

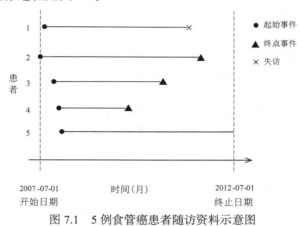

图 7.1　5 例食管癌患者随访资料示意图

　　反映生存时间的数据分为以下两种类型：

　　（1）完全数据（complete data）：如果终点事件发生在研究结束之前，并且能够得到准确的生存时间，这类数据称为完全数据，它为研究提供完整信息。如图 7.1 中，第 2、3 例患者在研究结束前死亡，第 4 例患者研究结束前复发，他们的生存时间信息是完整的。

　　（2）删失数据（censored data）：如果由于某种原因未能观察到研究对象的终点事件，无法获知研究对象的确切生存时间，这种现象称为删失。删失数据只提供了部分信息，因此也称为不完全数据（incomplete data）。

　　删失常分为右删失、左删失和区间删失三种情况。右删失（right censored）是指从时间轴上看，终点事件发生在最后一次随访时间之后，即个体的真实生存时间长于观察到的生存时间，如图 7.1 中的患者 1 和患者 5；相反，左删失（left censored）是指个体的真实生存时间短于观察到的生存时间，也就是说，研究对象在某时刻 t_0 开始接受观察，而感兴趣的事件在这之前已经发生，如对高危人群 HIV 筛查，对于某个阳性患者，他被感染的时间一定是发生在对其观察之前；区间删失（interval censored）表示研究对象的实际生存时间并不确切，只知道落入某特定的区间。如当对临床试验或队列研究中的随访者进行周期性的随访，仅知道其感兴趣事件的发生位于某一区间内，这样的删失称为区间删失。由于医学观察资料最普遍发生的是右删失，故本章仅介绍右删失资料的分析方法。

　　右删失的原因主要有三种：①失访（loss to follow-up），指失去联系（研究对象主动退出、无应答等）或由于其他原因死亡而未观察到规定的终点事件，如图 7.1 中第 1 例患者研究结束前失访；②患者的生存时间超过了预先设定的研究终止期，如图 7.1 中第 5 例患者在研究结束时依然未能观察到终点事件；③在实验研究中，有时预先规定当有多少个研究对象发生了终点事件就终止实验，当研究停止时，还仍有一部分研究对象尚未发生终点事件，也属于删失数据。

　　为方便叙述，本章余下内容将右删失简称为删失，并在删失值的右上角标记符号"+"以示区别。如果删失在整个观察期内的发生是随机的，则称为随机删失。一般情况下如果删失的比例不大，则对终点事件评价的有效性影响不大。

生存时间和结局变量是构成生存资料的基本要素。生存资料常常含有删失值，生存时间的分布也并非正态分布，这些特点解释了为什么生存分析成为独立于经典统计学的一个分支。

7.1.2 基本函数

生存时间的基本函数是学习生存分析的基础，这些函数在生存现象的特征及规律的描述，以及对总体生存模式的推断过程中起重要作用。本节给出这些函数的定义及它们的相互关系。

1. 概率密度函数 生存时间是一个连续随机变量（常用 T 表示，$T \geq 0$），具有概率密度函数。假定生存时间 T 服从含有未知参数的某种分布，概率密度函数表示为 $f(t)$，定义如下

$$f(t) = \lim_{\Delta t \to 0} \frac{P\{\text{个体在}[t, t+\Delta t)\text{内发生终点事件}\}}{\Delta t} \tag{7.1}$$

该函数表示个体每单位时间（$\Delta t \to 0$）在非常小的时间间隔 $[t, t+\Delta t)$ 内终点事件发生的概率。

2. 生存函数 生存函数（survival function）又称累积生存概率或生存率，用 $S(t)$ 表示，是指个体生存时间 T 大于 t 的概率。定义如下

$$S(t) = P(T > t) = \int_t^\infty f(u)\mathrm{d}u \tag{7.2}$$

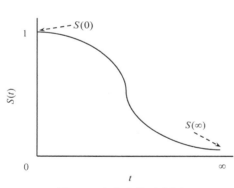

图 7.2　生存曲线示意图

$S(t)$ 是单调不增函数，随着生存时间 t 的增加而单调下降，有 $S(0) = 1$，$S(\infty) = 0$。

为了更直观地呈现生存过程，伯克森（J. Berkson）于 1942 年提出用图形表示 $S(t)$，即生存曲线。它是以生存时间 t 为横轴，以 $S(t)$ 为纵轴绘制而成的曲线。陡峭的生存曲线表示较低的生存率或较短的生存时间；而平缓的生存曲线表示较高的生存率或较长的生存时间，如图 7.2 所示。

实际应用中，$S(t)$ 一般可按下式进行估计

$$\widehat{S(t)} = \frac{\text{生存时间} > t \text{ 的个体数}}{\text{随访个体总数}} \tag{7.3}$$

以表 7.1 中的随访数据为例，绘制生存曲线见图 7.3。

图 7.3 显示，当观察时间为离散的随机点时，生存函数具有下降的阶梯函数形式，每一级阶梯代表一个终点事件的发生，如图 7.3 中的三个阶梯依次代表了第 4、第 3 和第 2 例患者的死亡/复发事件，阶梯对应的横坐标为终点事件发生的时间点。在删失时间点无阶梯，如图 7.3 中的符号"+"依次表示第 1 例和第 5 例患者删失，其对应的横坐标为删失时间点。本例数据中最大的生存时间是删失数据，因此生存曲线不与横轴相交，否则生存曲线在最大生存时间点处与横轴相交。由于随着观察时间的增加观察例数越来越少，因此一般生存曲线尾部显示的生存率稳定性较差。

生存函数或生存曲线也可以用来寻找生存时间的 50%分位数（即中位数），它表示观察对象恰有 50%的个体尚存活时的时间，反映生存时间的平均水平。生存函数也可用来比较两个或多个生存分布。

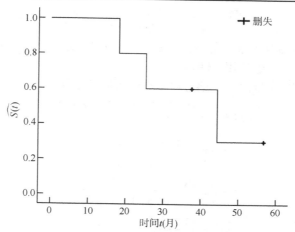

图 7.3 5 例食管癌患者随访资料生存曲线示意图

3. 风险函数 风险函数（hazard function）指在 t 时刻尚存活的个体在 t 到 $t+\Delta t$ 这一段时间区间内终点事件发生概率与 Δt 之比的极限值，一般用 $h(t)$ 表示，定义如下

$$h(t)=\lim_{\Delta t\to 0}\frac{P(t\leqslant T<(t+\Delta t)\mid T\geqslant t)}{\Delta t} \tag{7.4}$$

粗略地说，$h(t)$ 的含义就是在 t 时刻存活的个体，在单位时间 Δt（$\Delta t\to 0$）内终点事件发生的（条件）概率。

实际应用中，$h(t)$ 一般按下式进行估计

$$\widehat{h(t)}=\frac{\text{在}[t,t+\Delta t)\text{内发生终点事件的个体数}}{\text{在}t\text{时刻尚存活的个体数}\times\Delta t} \tag{7.5}$$

风险函数可以为任一形式，对风险函数唯一的限制是非负性（即 $h(t)\geqslant 0$）。几种常见的风险函数形态如图 7.4 所示。

图 7.4 中，$h_1(t)$ 所示的风险函数不随时间 t 改变，如身体健康的中青年的死亡风险稳定在一个相对较低的水平；$h_2(t)$ 所示的风险函数随时间增大而增加，如治疗无好转的 AIDS 患者，其死亡风险逐渐增大；$h_3(t)$ 所示的风险函数随时间增加而减小，如意外发生车祸抢救成功后的死亡风险将逐渐减小；$h_4(t)$ 所示的风险函数呈 U 形，开始时终点事件发生的风险较大，随后逐渐降低并稳定在一个较低的风险水平，最后风险又逐渐升高，如人一生中的死亡

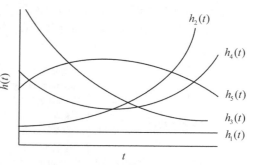

图 7.4 常见风险函数示意图

风险；$h_5(t)$ 所示的风险函数呈山峰形，开始时终点事件发生的风险随时间增加而增大，达到最大风险后逐渐降低，如脑卒中一开始死亡风险上升，经过有效治疗后的死亡风险逐渐降低。

风险函数给出了在时间增长过程中单位时间内的"死亡"风险，在生存数据的建模中起着重要的作用。

4. 累积风险函数 对风险函数进行积分可得到累积风险函数（cumulative hazard function），用 $H(t)$ 表示，定义为

$$H(t) = \int_0^t h(u)\mathrm{d}u \tag{7.6}$$

5. 基本函数间的相互关系   前面介绍的 4 个基本函数 $f(t)$、$S(t)$、$h(t)$ 以及 $H(t)$ 之间是存在紧密联系的，可进行相互转换。

对于连续生存时间变量而言，通过对 $h(t)$ 进行数学变换

$$
\begin{aligned}
h(t) &= \lim_{\Delta t \to 0} \frac{P\left(t \leq T < (t+\Delta t)\,|\,T \geq t\right)}{\Delta t} \\
&= \lim_{\Delta t \to 0} \frac{P\left(t \leq T < (t+\Delta t)\,\&\,T \geq t\right)}{\Delta t \cdot P(T \geq t)} \\
&= \lim_{\Delta t \to 0} \frac{S(t) - S(t+\Delta t)}{\Delta t \cdot S(t)} = -\frac{S'(t)}{S(t)} \\
&= -\frac{\mathrm{d}(\ln S(t))}{\mathrm{d}t}
\end{aligned}
\tag{7.7}
$$

再对式（7.7）两侧同时求积分并作指数变换，可得

$$S(t) = \mathrm{e}^{-\int_0^t h(u)\mathrm{d}u} = \mathrm{e}^{-H(t)} \tag{7.8}$$

式（7.8）实现了 $S(t)$ 和 $H(t)$ 之间的转换。

根据 Bayes 定理，可以证明

$$
\begin{aligned}
h(t)\Delta t &= P\left(t \leq T < (t+\Delta t)\,|\,T \geq t\right) \\
&= \frac{P\left(t \leq T < (t+\Delta t)\,\&\,T \geq t\right)}{P(T \geq t)} \\
&= \frac{P(t \leq T < t+\Delta t)}{P(T \geq t)} = \frac{f(t)\Delta t}{S(t)}
\end{aligned}
\tag{7.9}
$$

即 $f(t), h(t), S(t)$ 三者之间的关系可以表示为

$$f(t) = h(t) \cdot S(t) \tag{7.10}$$

结合式（7.9）和式（7.10），即可实现 $f(t), h(t), S(t)$ 之间的自由转换。

综上可知，$f(t), S(t), h(t)$ 和 $H(t)$ 中只要其中任一函数已知，其他三个函数的形式即可以导出。

上述生存时间的基本函数是在理论层面的，在实践中，任何一个的取值都是以离散点（或区间形式）呈现的。

7.1.3   方法概述

生存分析目前已有较为完善的方法体系，其统计方法可分为参数方法、半参数方法和非参数方法三类，常用方法见图 7.5。

以上生存分析方法可以解决下面几类问题：①描述生存过程，即研究生存时间的分布规律，如估计生存率等；②比较生存过程，即比较两组或多组生

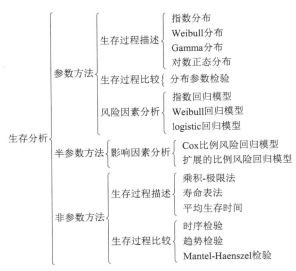

图 7.5   生存分析的基本方法

存时间的分布情况；③风险因素分析，即通过建立模型分析影响生存过程的风险因素。

由于《医学统计学》（基础篇，第 2 版）中对于生存分析的非参数方法已经有了较详细的介绍，故本章不再赘述。以下几节将重点介绍几个广泛应用于生存分析中的模型，包括参数模型（指数模型、Weibull 模型）和半参数模型（Cox 比例风险回归模型、扩展的比例风险回归模型）。

7.2　生存分析的参数模型

通常，有许多原因导致观察个体在特定的时间内发生终点事件，要想把这些原因分解开并从数学上加以准确描述是十分困难的。因此选择理论分布去拟合生存数据是一门技术，如果能恰当地选择这些分布模型，就可以利用模型中的有关参数对生存资料进行深入的分析和解释。我们讨论其中两个重要的参数模型。

7.2.1　指数模型

1. 指数分布的定义　指数分布（exponential distribution）是最早用于描述寿命的分布，具有重要的历史地位，它的特点是数学形式简单，并且具有许多重要性质。

假设生存时间用随机变量 T 表示，若 T 的概率密度函数为

$$f(t) = \lambda e^{-\lambda t} \quad (t \geqslant 0, \ \lambda > 0) \tag{7.11}$$

则称 T 服从参数为 λ 的指数分布，记为 $T \sim E(\lambda)$。其中，λ 是指数分布的刻度参数或尺度参数（scale parameter）。

相应地，T 的分布函数为

$$F(t) = P(T \leqslant t) = \int_0^t \lambda e^{-\lambda u} du = 1 - e^{-\lambda t} \tag{7.12}$$

生存函数 $S(t)$ 和风险函数 $h(t)$ 分别为

$$S(t) = 1 - F(t) = e^{-\lambda t} \tag{7.13}$$

$$h(t) = f(t)/S(t) = \lambda \tag{7.14}$$

式（7.14）说明在指数分布下，任意时刻风险函数的值恒为常数 λ，这是指数分布的一个特性。但也正是由于这个特性，使其在生物医学领域的应用受到一定的限制。

若 $T \sim E(\lambda)$，则它的总体均数和标准差相等，均为 $1/\lambda$。即 λ 与 T 的均数（期望值）呈倒数关系，因此，λ 的值可反映平均生存时间的长短。λ 越大，平均生存时间越短；λ 越小，平均生存时间越长。图 7.6 给出了 λ 取不同值时 $S(t)$ 变化规律的示意图。

可见，λ 的作用相当于对时间刻度进行压缩，λ 增大可使生存曲线向左压缩，换言之，生存曲线下降速度加快。

2. 指数分布的参数估计　λ 是指数分布中唯一的参数，对它的估计仍然采用极大似然法（MLE），估计分两种情况，以下不加证明地给出。

（1）无删失数据时：设有 n 个观察个体，对每

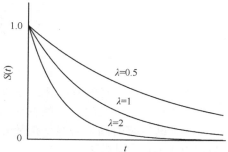

图 7.6　λ 取不同值时指数分布 $S(t)$ 的变化规律示意图

一个个体随访到终点事件发生。令 $t_1, t_2, \cdots, t_n$ 是 n 个个体的精确生存时间，似然函数为

$$L = \prod_{i=1}^{n} \lambda e^{-\lambda t_i} \tag{7.15}$$

λ 的 MLE 是

$$\hat{\lambda} = \frac{n}{\sum_{i=1}^{n} t_i} \tag{7.16}$$

由于指数分布的均数 $\mu = 1/\lambda$，μ 是 λ 的严格单调函数，故 μ 的 MLE 是

$$\hat{\mu} = \frac{1}{\hat{\lambda}} = \frac{\sum_{i=1}^{n} t_i}{n} = \bar{t} \tag{7.17}$$

（2）存在删失数据时：假设研究从时间 0 开始到观察终止，总共有 n 个观察个体被登记。令 r 是在时间 T 以前或在 T 时刻终点事件发生的个体数，$n-r$ 是在研究期间失访或在 T 时刻仍然存活的个体数。数据的记录有如下形式：$t_1, t_2, \cdots, t_r, t_{r+1}^+, t_{r+2}^+, \cdots, t_n^+$。

似然函数为

$$L = \prod_{i=1}^{r} \lambda e^{-\lambda t_i} \prod_{i=r+1}^{n} e^{-\lambda t_i^+} \tag{7.18}$$

对数似然函数为

$$\ln L = r \ln \lambda - \lambda \sum_{i=1}^{r} t_i - \lambda \sum_{i=r+1}^{n} t_i^+ \tag{7.19}$$

由 $\frac{\partial \ln L}{\partial \lambda} = 0$ 得到 λ 的 MLE 为

$$\hat{\lambda} = \frac{r}{\sum_{i=1}^{r} t_i + \sum_{i=r+1}^{n} t_i^+} \tag{7.20}$$

μ 的 MLE 是

$$\hat{\mu} = \frac{1}{\hat{\lambda}} = \frac{\sum_{i=1}^{r} t_i + \sum_{i=r+1}^{n} t_i^+}{r} \tag{7.21}$$

例 7.1 根据表 7.1 中的数据，5 例食管癌患者术后生存时间（月）分别为：37.5^+，44.3，25.3，18.1，56.7^+。假设数据服从指数分布，试估计参数 λ 和平均生存时间。

解：根据式（7.20）和式（7.21），参数 λ 和平均生存时间 μ 的估计值分别为

$$\hat{\lambda} = \frac{r}{\sum_{i=1}^{r} t_i + \sum_{i=r+1}^{n} t_i^+} = \frac{3}{87.7 + 94.2} = 0.0165$$

$$\hat{\mu} = \frac{1}{\hat{\lambda}} = \frac{1}{0.0165} = 60.6$$

由式（7.14）可知 $h(t) = \lambda$，该数据的最小生存时间是 18.1 个月，在此之后，每月死亡/复发的机会约为 0.0165，患者平均生存时间为 60.6 个月。

3. 判断生存时间是否服从指数分布 在判断生存时间 T 是否符合指数分布的方法中，最简明的方法是图形法。

根据式（7.13）的 $S(t) = e^{-\lambda t}$，经对数转换得

$$\ln S(t) = -\lambda t \tag{7.22}$$

式（7.22）可视为是以 $\ln S(t)$ 为响应变量，时间 t 为解释变量的一元线性回归方程。实践中，一般用 Kaplan-Meier 法估计生存率 $\widehat{S(t)}$ [具体方法见《医学统计学》（基础篇，第 2 版）]，再以 $\ln \widehat{S(t)}$ 为纵坐标，以时间 t 为横坐标，绘制散点图，若散点图近似呈现为过原点的直线，可初步判断该资料服从指数分布。

例 7.2 为评估手术治疗对小细胞肺癌患者预后的影响，某研究共随访调查了 177 例小细胞肺癌患者，收集的生存资料见表 7.2。试评价生存时间是否符合指数分布？

表 7.2 177 例小细胞肺癌患者的随访资料

编号	疾病分期	手术治疗	生存时间（月）	编号	疾病分期	手术治疗	生存时间（月）
1	0	1	19	7	0	1	31^{+}
2	1	0	42	8	0	1	58
3	0	1	14	9	0	1	35^{+}
4	0	0	5	⋮	⋮	⋮	⋮
5	1	1	13	177		1	24
6	1	0	8				

注：疾病分期 x_1：1 表示广泛期，0 表示局限期；手术治疗 x_2：1 表示是，0 表示否

解： 首先通过用 Kaplan-Meier 方法对手术患者和未手术患者的生存情况进行描述，见图 7.7。

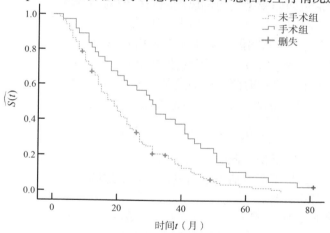

图 7.7 手术患者与未手术患者的生存曲线

图 7.7 显示，手术组（$x_2=1$）的生存率 $\widehat{S(t)}$ 观察期间全程要高于未手术组（$x_2=0$）。进一步我们以生存时间（t）为横坐标，以 $\ln \widehat{S(t)}$ 为纵坐标，对接受手术者和未接受手术者分别绘制散点图，见图 7.8。

结果显示图形近似呈过原点的直线。通过图示法可初步判断研究对象的生存时间近似服从指数分布。

4. 指数回归模型 确定生存时间与一个或多个解释变量之间的关系通常是人们极

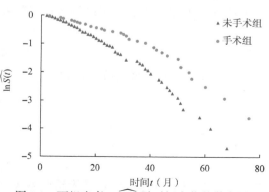

图 7.8 两组患者 $\ln \widehat{S(t)}$ 随时间变化的散点图

为关心的。指数回归模型是在指数分布的基础上引入影响预后的因素（或称风险因素），进而分析哪些因素影响着生存过程及其影响的程度。

根据式（7.14），若患者生存时间 $T \sim E(\lambda)$，则 $h(t) = \lambda$。设有 m 个影响预后的因素 $x_1, x_2, \cdots, x_m$，并假设这些变量是不随时间变化的协变量向量。则指数回归方程的定义为

$$h(t, \lambda) = \lambda = \exp(\beta_0 + \beta_1 x_1 + \cdots + \beta_m x_m) \qquad (7.23)$$

其中，β_0 为常数项，$\beta_j(j = 1, 2, \cdots, m)$ 为偏回归系数，是与预后因素有关的参数。其他影响因素不变时，x_j 每改变一个单位，风险函数 λ 改变 $\exp(\beta_j)$ 倍。

模型假定协变量与风险函数对数之间存在线性关系。当所有影响预后的因素都不存在时，基准风险函数为 $\lambda_0 = \mathrm{e}^{\beta_0}$；当存在多个风险因素时，这些因素以乘法关系相结合作用于风险函数，即

$$\lambda = \mathrm{e}^{\beta_0} \mathrm{e}^{\beta_1 x_1} \mathrm{e}^{\beta_2 x_2} \cdots \mathrm{e}^{\beta_m x_m} \qquad (7.24)$$

利用指数回归方程还可以计算风险比（hazard ratio，HR）。令 $h_A(t, \lambda_A)$ 和 $h_B(t, \lambda_B)$ 分别是观察个体 A 和 B 的风险函数，则两者的风险比为

$$\mathrm{HR} = \frac{h_A(t, \lambda_A)}{h_B(t, \lambda_B)} = \frac{\lambda_A}{\lambda_B} = \exp\left[\sum_{j=1}^{m} \beta_j (x_{Aj} - x_{Bj})\right] \qquad (7.25)$$

式（7.25）表明，风险比仅依赖于两个个体的协变量的差值，不随时间的变化而变化。

7.3 小节我们将引入比例风险回归模型的概念，其中假设任意两个个体的风险比是与时间无关的常数。指数回归模型是比例风险回归模型的一个特例。

5. 回归模型的参数估计 假设 n 个观察对象的生存时间观测数据为：$t_1, t_2, \cdots, t_r$，$t_{r+1}^+, t_{r+2}^+, \cdots, t_n^+$，若生存时间离散，对于完全数据 $t_i(i = 1, 2, \cdots, r)$，在该时刻观察到终点事件发生的概率可表示为 $f(t_i, \beta)$；对于删失数据 $t_i^+(i = r+1, r+2, \cdots, n)$，我们无法得知观察对象终点事件发生的确切时间，仅知道其真实生存时间大于 t_i^+，这一信息用概率表示即为 $P(T > t_i^+) = S(t_i^+, \beta)$。因此，$n$ 个观察值的联合概率为

$$L(\beta) = \prod_{i=1}^{r} f(t_i, \beta) \prod_{i=r+1}^{n} S(t_i^+, \beta) \qquad (7.26)$$

对于连续的生存时间解释类似，此时 $f(t_i, \beta)$ 代表 t_i 时刻的概率密度函数值。$L(\beta)$ 也称 β 的似然函数，其中，β 是模型待估参数向量，等式右边的第一项表示完全数据的似然，第二项表示右删失数据的似然。

将指数分布的密度函数[式（7.11）]与生存函数[式（7.13）]代入得

$$L(\beta) = \prod_{i=1}^{r} \lambda_i \mathrm{e}^{-\lambda_i t_i} \prod_{i=r+1}^{n} \mathrm{e}^{-\lambda_i t_i^+} \qquad (7.27)$$

为方便统一表达，我们使用以下指示变量来区分删失观测值和未删失观测值

$$\delta_i = \begin{cases} 1 & \text{第 } i \text{ 个体死亡} \\ 0 & \text{第 } i \text{ 个体删失} \end{cases}$$

则式（7.27）的似然函数可简化为

$$L(\beta) = \prod_{i=1}^{n} \lambda_i^{\delta_i} \mathrm{e}^{-\lambda_i t_i} \qquad (7.28)$$

对数似然函数为

$$\ln L(\beta) = \sum_{i=1}^{n} (\delta_i \ln \lambda_i - \lambda_i t_i) \qquad (7.29)$$

其中，参数 β 隐含在 λ_i 中，其关系由式（7.23）给出。

对 β 求偏导，方程组 $\dfrac{\partial \ln L(\beta)}{\partial \beta} = 0$ 的解即为 β 的极大似然估计 $\hat{\beta}$，通常难以求得该方程的精确解，可采用 Newton-Raphson 迭代算法估计。

例 7.3 对例 7.2 中的生存资料建立指数回归方程。

在表 7.2 中，研究者在评估手术治疗对患者预后的影响的同时，还要考虑患者疾病分期。如何分析多个因素对生存时间的影响？例 7.2 已经表明患者生存时间 T 近似服从指数分布，因此，我们可基于此建立指数回归模型进行评价。

根据式（7.23），小细胞肺癌患者死亡风险 λ 与疾病分期 x_1 和手术治疗 x_2 两个因素间的指数回归模型如下

$$\lambda = \exp(\beta_0 + \beta_1 x_1 + \beta_2 x_2)$$

采用具有删失值的 MLE 估计方法，并用 Newton-Raphson 迭代法求解。其结果见表 7.3。

表 7.3 例 7.3 回归模型参数估计结果

模型	估计值	标准误	Wald 统计量	ν	P
疾病分期	0.3359	0.1573	4.56	1	0.0328
手术治疗	−0.3761	0.1887	3.97	1	0.0462
常数项	−3.2342	0.1093	876.03	1	< 0.0001

结果给出了疾病分期与手术治疗的参数估计值，据此建立的回归方程为

$$\hat{\lambda} = \exp(-3.2342 + 0.3359\,\text{疾病分期} - 0.3761\,\text{手术治疗})。$$

根据式（7.25）及所建立的指数回归模型，可以进一步计算手术治疗的患者与未手术治疗的患者死亡风险比估计值为

$$\widehat{\text{HR}} = \frac{\hat{h}(t\,|\,x_2=1)}{\hat{h}(t\,|\,x_2=0)} = \frac{\hat{\lambda}(x_2=1)}{\hat{\lambda}(x_2=0)} = e^{-0.3761} = 0.6865$$

即接受手术治疗患者的死亡风险相比于未手术患者减少了 31.35%（1−0.6865=0.3135），说明手术治疗是改善小细胞肺癌患者预后状况的有效方法。

6. 回归系数的假设检验 与前两章所述的检验方法一致，对回归模型整体及个别参数的检验均可采用似然比检验方法，对单个回归系数的检验多采用 Wald 检验或得分检验，这里不再重述。在此我们仅给出似然比检验的结果（表 7.4）。

表 7.4 似然比检验结果

模型	包含的协变量	对数似然	χ^2	ν	P
1	无	−222.5699			
2	疾病分期 x_1	−219.8509	4.4400	1	0.0351
3	手术治疗 x_2	−219.9448	4.2522	1	0.0392
4	疾病分期 x_1，手术治疗 x_2	−217.7248	9.6902	2	0.0079

设 $\ln L(\hat{\beta})$ 表示检验模型包括所要考虑的全部变量（m 维）时的对数似然函数值；$\ln L(\hat{\beta}_0)$ 表示只含常数项模型的对数似然函数值。在 H_0 成立时，$\chi^2_{LR} \sim \chi^2(\nu)$，$\nu = m$。

例 7.3 中，回归模型整体检验是建立在含两个变量的模型 4 与模型 1 的似然比检验基础上的，有

$$\chi^2 = 2 \times [\ln L(\hat{\beta}) - \ln L(\hat{\beta}_0)] = 2 \times [-217.7248 - (-222.5699)] = 9.6902, \ P = 0.0079$$

按 $\alpha = 0.05$ 的检验水准，可认为该回归模型整体上有统计学意义。

进一步，对模型中每个参数进行假设检验，分别有

对于疾病分期 x_1，

$$\chi^2 = 2 \times [-217.7248 - (-219.9448)] = 4.4400, \quad P = 0.0351$$

对于手术治疗 x_2，

$$\chi^2 = 2 \times [-217.7248 - (-219.8509)] = 4.2522, \quad P = 0.0392$$

故按 $\alpha = 0.05$ 的检验水准，说明两个系数均有统计学意义。

指数模型的结构简单，参数估计也相对容易。但由于它需要资料满足任意时刻风险函数值都等于常数 λ，因此实践中对数据适应性较差。

7.2.2　Weibull 模型

相对于指数模型，Weibull 模型允许风险函数随时间变化，它是指数模型的推广，因此适用范围要比指数模型更宽泛。

1. Weibull 分布　Weibull 分布是瑞典数学家韦布尔（E. H. W. Weibull）于 1939 年首先提出的，其概率密度函数 $f(t)$ 和分布函数 $F(t)$ 分别为

$$f(t) = \lambda \gamma (\lambda t)^{\gamma-1} \exp[-(\lambda t)^{\gamma}], \ t \geq 0, \ \lambda, \gamma > 0 \tag{7.30}$$

$$F(t) = 1 - \exp[-(\lambda t)^{\gamma}] \tag{7.31}$$

生存函数 $S(t)$ 和风险函数 $h(t)$ 分别为

$$S(t) = 1 - F(t) = \exp[-(\lambda t)^{\gamma}] \tag{7.32}$$

$$h(t) = f(t) / S(t) = \lambda \gamma (\lambda t)^{\gamma-1} \tag{7.33}$$

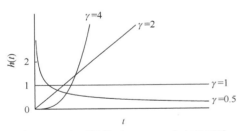

Weibull 分布包含两个参数 λ 和 γ，λ 是尺度参数，含义与指数分布类似；γ 称为形状参数（shape parameter），$\gamma > 0$，它决定了风险函数的形态。当 $\gamma > 1$ 时，风险函数值随时间增大而增加；当 $\gamma < 1$ 时，风险函数值随时间增大而减小；当 $\gamma = 1$ 时，Weibull 分布退化为指数分布。图 7.9 描绘了在 $\lambda = 1$ 的条件下，γ 的取值分别为 0.5、1、2 和 4 时 Weibull 分布的风险函数。

图 7.9　γ 取不同值时 Weibull 分布的风险函数曲线示意图（$\lambda = 1$）

由于 Weibull 分布比指数分布多了一个参数 γ，因此 Weibull 分布在形式上更为灵活，对生存过程的描述更加精确，检验的效能也更高。

2. Weibull 分布的参数估计

（1）极大似然估计

无删失数据时：

设 $t_1, t_2, \cdots, t_n$ 是 n 个观察对象的精确生存时间，如果它们的生存时间满足 Weibull 分布，则对数似然函数是

$$\ln L(\lambda, \gamma) = n \ln \gamma + n \gamma \ln \lambda + \sum_{i=1}^{n} [(\gamma - 1) \ln t_i - \lambda^{\gamma} t_i^{\gamma}] \tag{7.34}$$

参数 λ 和 γ 的 MLE 可通过同时求解以下两个方程获得

$$\begin{cases} n - \lambda^\gamma \sum\limits_{i=1}^n t_i^\gamma = 0 \\ \dfrac{n}{\gamma} + n\ln\lambda + \sum\limits_{i=1}^n \ln t_i - \lambda^\gamma \sum\limits_{i=1}^n t_i^\gamma (\ln\lambda + \ln t_i) = 0 \end{cases} \tag{7.35}$$

有删失数据时：

当有不同时发生的右删失数据时，有 $t_1 \leqslant t_2 \leqslant \cdots \leqslant t_r$，$t_{r+1}^+$，$t_{r+2}^+$，$\cdots$，$t_n^+$，如果生存时间服从 Weibull 分布，则对数似然函数为

$$\ln L(\lambda, \gamma) = r\ln\gamma + r\gamma\ln\lambda + \sum_{i=1}^r \left[(\gamma-1)\ln t_i - \lambda^\gamma t_i^\gamma \right] - \sum_{i=r+1}^n \lambda^\gamma t_i^{+\gamma} \tag{7.36}$$

参数 λ 和 γ 的 MLE 可通过同时求解以下两个方程获得

$$\begin{cases} r - \lambda^\gamma \left(\sum\limits_{i=1}^r t_i^\gamma + \sum\limits_{i=r+1}^n t_i^{+\gamma} \right) = 0 \\ \dfrac{r}{\gamma} + r\ln\lambda + \sum\limits_{i=1}^r \ln t_i - \lambda^\gamma \sum\limits_{i=1}^r t_i^\gamma (\ln\lambda + \ln t_i) - \lambda^\gamma \sum\limits_{i=r+1}^n t_i^{+\gamma} (\ln\lambda + \ln t_i^+) = 0 \end{cases} \tag{7.37}$$

（2）近似估计法：根据式（7.32），Weibull 分布的生存函数经两次对数变换得

$$\ln\left[-\ln S(t)\right] = \gamma\ln\lambda + \gamma\ln t \tag{7.38}$$

以 $\ln[-\ln S(t)]$ 为响应变量，$\ln t$ 为解释变量，用最小二乘法估计直线方程的截距 $\gamma\ln\lambda$ 以及斜率 γ，从而得参数 γ 和 λ 的估计值。

3. Weibull 回归模型 如果生存时间服从 Weibull 分布，且风险函数随时间单调变化，则可用 Weibull 回归模型分析各影响因素对生存过程的影响。假设尺度参数 λ 是关于影响预后因素 x_1，x_2，$\cdots$，x_m 的函数，将式（7.23）的 $\lambda = \exp(\beta_0 + \beta_1 x_1 + \cdots + \beta_m x_m)$ 代入到 Weibull 分布的风险函数和生存函数中，便分别得到在影响因素 x_1，x_2，$\cdots$，x_m 作用下的风险函数回归方程

$$h(t) = \gamma t^{\gamma-1} \exp\left[\gamma(\beta_0 + \beta_1 x_1 + \cdots + \beta_m x_m)\right] \tag{7.39}$$

以及生存函数回归方程

$$S(t) = \exp\left\{-t^\gamma \exp\left[\gamma(\beta_0 + \beta_1 x_1 + \cdots + \beta_m x_m)\right]\right\} \tag{7.40}$$

对于回归模型的检验同样采用似然比检验，模型中参数的检验可采用似然比检验、Wald 检验或得分检验，这里不再赘述。

与指数回归模型类似，在拟合 Weibull 回归模型之前，要对生存时间是否符合 Weibull 分布进行检验，下面介绍如何利用图形法判断。根据式（7.38），以 $\ln[-\ln S(t)]$ 的估计值为纵坐标（一般采用 Kaplan-Meier 法估计），以时间之对数 $\ln t$ 为横坐标，绘制散点图，若散点图近似呈直线趋势，则初步判断该资料服从 Weibull 分布。

例 7.4 在例 7.3 中，我们根据小细胞肺癌患者生存时间的分布特征，已经尝试拟合了生存分析参数模型中形式最为简单的指数回归模型，现试采用 Weibull 回归模型重新拟合该资料。

以 $\ln\left[-\ln \widehat{S(t)}\right]$ 为纵坐标，$\ln t$ 为横坐标，绘制散点图，发现图形近似呈两条直线（图 7.10），可初步判断生存时间服从 Weibull 分布。

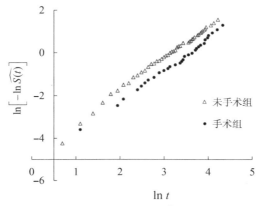

图 7.10　手术患者与未手术患者的 $\ln\left[-\ln\widehat{S(t)}\right]$ 对 $\ln t$ 散点图

使用 SAS 软件拟合 Weibull 回归模型，参数估计结果见表 7.5。

表 7.5　参数估计结果

模型	估计值	标准误	Wald 统计量	ν	P
疾病分期	0.3041	0.0991	9.41	1	0.0022
手术治疗	−0.3642	0.1188	9.40	1	0.0022
常数项	−3.3214	0.0702	2239.79	1	< 0.0001
λ	0.6292	0.0374			
γ	1.5894	0.0944			

采用似然比方法对参数进行假设检验，其结果见表 7.6。

表 7.6　似然比检验结果

模型	包含的协变量	对数似然	χ^2	ν	P
1	无	−203.7516			
2	疾病分期 x_1	−198.4383	8.9060	1	0.0028
3	手术治疗 x_2	−197.8459	10.0908	1	0.0015
4	疾病分期 x_1，手术治疗 x_2	−193.3929	20.7174	2	< 0.0001

结果显示，协变量的检验均 $P < 0.05$，各偏回归系数具有统计学意义。

最终得到的 Weibull 回归模型为

$$\widehat{h(t)} = 1.5894\, t^{1.5894-1} \exp\left[1.5894 \times (-3.3214 + 0.3041疾病分期 - 0.3642手术治疗)\right]。$$

进一步计算手术患者与未手术患者发生死亡事件的风险比估计值为

$$\widehat{\mathrm{HR}} = \frac{\hat{h}(t\,|\,x_2 = 1)}{\hat{h}(t\,|\,x_2 = 0)} = \mathrm{e}^{1.5894 \times (-0.3642)} = 0.5605$$

即与未手术患者相比，接受手术治疗的患者死亡风险降低了 43.95%（$1 - 0.5605 = 0.4395$）。

以上结果说明，虽然采用 Weibull 回归模型得到的结论与指数回归模型相同，但是二者得出的风险比 HR 的值略有差别，那么究竟哪个模型更为有效呢？我们可通过检验参数 γ 是否等于 1 进行判断。如果总体的 $\gamma = 1$，则建立 Weibull 回归模型与建立指数回归模型相同。采用似然比检验，$H_0 : \ln \gamma = 0$，$H_1 : \ln \gamma \neq 0$，检验统计量为

$$\chi_{\text{LR}}^2 = 2(\ln L_W - \ln L_E) \sim \chi^2(1) \tag{7.41}$$

其中，$\ln L_W$ 是 Weibull 模型的对数似然函数，$\ln L_E$ 是指数模型的对数似然函数。Weibull 模型只比指数模型多了一个参数 γ，所以似然比检验的统计量 χ_{LR}^2 服从自由度为 1 的 χ^2 分布。

例 7.4 中，$\chi_{\text{LR}}^2 = 2(\ln L_W - \ln L_E) = 2[(-193.3929) - (-217.7248)] = 48.6638$，$P < 0.001$。说明对于该资料，建立 Weibull 回归模型要优于指数回归模型。

总之，统计建模是一个不断探索的过程，在对模型的选择上，通常根据数据的分布特征，以最简单的模型出发，由浅入深地逐步发现并挖掘其中蕴含的规律性，最终建立更为适合的统计模型。

7.3 Cox 比例风险回归模型

随访资料中生存时间的分布形式在大多数情况下难以确定，这限制了参数模型在实践中的应用。英国统计学家考克斯（D. R. Cox）于 1972 年提出了 Cox 比例风险回归模型，该模型在分析风险因素对于生存过程的影响时，对生存时间的分布形式没有具体要求，已在医学研究中得到广泛的应用。

例 7.5 为探索原发性乳腺癌术后患者的预后因素，某医院肿瘤科医生对 74 例乳腺癌术后患者进行随访，收集的资料包括：确诊年龄（x_1，岁）、首发转移类型（x_2：1 表示多发，0 表示单发）、激素受体检测结果（x_3：1 表示阳性，0 表示阴性）、生存状态（1 表示死亡，0 表示删失）及生存时间（月），部分数据见表 7.7。

表 7.7 某医院 74 例乳腺癌患者术后随访数据（部分数据）

ID	确诊年龄（岁）	首发转移类型	激素受体检测结果	生存状态	生存时间（月）
1	44	0	1	0	128
2	47	1	1	1	83
3	50	1	0	1	63
4	61	1	1	1	55
5	54	1	1	1	46
6	49	1	0	1	77
7	48	1	0	1	42
8	52	1	1	0	80
⋮	⋮	⋮	⋮	⋮	⋮
74	63	0	1	0	34

研究者欲评价首发转移类型（x_2）对于患者术后生存时间的影响，并以年龄（x_1）作为协变量进行控制。根据乳腺癌的年龄分布特征将确诊年龄设置为分类变量

$$x_1 = \begin{cases} 1, & \text{确诊年龄} \geq 45\text{岁} \\ 0, & \text{确诊年龄} < 45\text{岁} \end{cases}$$

患者生存时间的分布未能确定，可考虑建立 Cox 比例风险回归模型。

7.3.1 基本原理

1. 模型的基本形式 研究对象的生存过程是多个影响因素综合作用的结果。Cox 比例风险回归模型可直接建立终点事件的发生风险 [即风险函数 $h(t \mid x)$] 与这些因素之间的函数关系。当所有影响因素均不存在时，研究对象终点事件的发生风险称为基准风险函数，用 $h_0(t)$ 表示，$h_0(t)$ 是仅与时间有关的风险。当研究对象中存在多个影响终点事件发生的因素时，风险函数 $h(t \mid x)$ 可视为这些影响因素同时作用在基准风险函数 $h_0(t)$ 上的综合结果。此时，通常将风险函数表达为基准风险函数与相应协变量函数的乘积

$$h(t \mid x) = h_0(t) g(x) \tag{7.42}$$

其中，风险函数 $h(t \mid x)$ 表示 t 时刻存活的患者瞬间死亡的风险，$x = (x_1, x_2, \cdots, x_m)^T$ 为 m 维协变量，函数 $g(x) = e^{\beta^T x}$ 反映协变量的影响情况，对任意 x，有 $g(x) > 0$。当影响终点事件的因素都不存在时，即 $g(0) = 1$ 时，$h(t \mid x) = h_0(t)$。进一步将 $g(x)$ 展开，风险函数可以表示为

$$h(t \mid x) = h_0(t) \exp(\beta_1 x_1 + \beta_2 x_2 + \cdots + \beta_m x_m) \tag{7.43}$$

式（7.43）称为 Cox 比例风险回归模型（Cox's proportional hazards regression model），简称 Cox 回归模型。$h_0(t)$ 是仅与时间有关的风险函数，其分布没有明确的假定，是模型的非参数部分；$e^{\beta^T x}$ 是在 $h_0(t)$ 效应的基础上产生作用的，而且 $e^{\beta^T x}$ 所致效应的估算值不受时间影响，是模型的参数部分。因此 Cox 回归模型属于半参数回归模型（semi-parametric regression model），兼有参数和非参数方法的特点。

式（7.43）经过整理，Cox 回归模型也可以写成下面的等价形式

$$\frac{h(t \mid x)}{h_0(t)} = \exp(\beta_1 x_1 + \beta_2 x_2 + \cdots + \beta_m x_m) \tag{7.44}$$

因此，可以说对任一观察个体在任何时刻的风险函数都正比于基准风险函数，比例因子为 $e^{\beta^T x}$。

Cox 回归模型假设：在任何时刻风险函数的比值是不变的，即等比例风险（proportional hazards），通常称 PH 假设。

2. 风险比的定义 尽管 Cox 回归模型具有半参数的特点，但这并不影响各风险因素风险比的估计。

风险比

$$HR = \frac{h(t \mid x_1, x_2, \cdots, x_m)}{h(t \mid x_1', x_2', \cdots, x_m')} \tag{7.45}$$

表示时刻 t 时个体暴露于风险因素状态（$x_1, x_2, \cdots, x_m$）与暴露于风险因素状态（$x_1', x_2', \cdots, x_m'$）下终点事件发生的风险比 HR，含义类似流行病学中的相对风险度（relative risk，RR）。

例如，假设协变量 x_j 是一个二分类变量，其中 $x_{j1} = 1$ 和 $x_{j0} = 0$，让其他协变量都取值为 0 或固定常数（如均数），则协变量 x_j 的风险比为

$$HR = \frac{h_0(t) \exp(\beta_j x_{j1})}{h_0(t) \exp(\beta_j x_{j0})} = \exp\left[\beta_j (x_{j1} - x_{j0})\right] = \exp(\beta_j) \tag{7.46}$$

式（7.46）显示，其分子分母中同时出现的基准风险函数 $h_0(t)$ 可被约掉，即计算 HR

时不必考虑基准风险函数 $h_0(t)$ 的具体形式。因此，建立 Cox 回归模型不需要假设生存时间的分布类型，这也是该模型在医学研究中得以广泛应用的一个重要原因。

3. Cox 比例风险回归模型与参数回归模型的关系

（1）当 $h_0(t) = e^{\beta_0}$，即 $h_0(t)$ 为常数时，模型为

$$h(t \mid x) = \exp(\beta_0 + \beta^T x)$$

即为指数回归模型；

（2）当 $h_0(t) = \gamma t^{\gamma-1} e^{\beta_0}$ 时，模型为

$$h(t \mid x) = \gamma t^{\gamma-1} \exp(\beta_0 + \beta^T x)$$

即为 Weibull 回归模型。

可见，指数回归模型和 Weibull 回归模型均可看成 Cox 回归模型的特例。

Cox 回归模型在不对生存时间的具体分布进行假设的情况下，依然能够估计影响因素的 HR，进而评价各个因素对生存过程的作用效果，而这一点是指数回归模型和 Weibull 回归模型所不及的。鉴于此，Cox 回归模型的提出被誉为生存分析研究历史的里程碑。

7.3.2　模型参数估计

在建立 Cox 回归模型的过程中，为了避免对基准风险函数做确切估计，D.R. Cox 于 1972 年通过计算条件死亡概率，利用构造偏似然函数的方法解决了参数估计和假设检验问题。

设 n 个观察个体中有 r 个在观察期间发生了终点事件，其余 $n-r$ 个为删失数据，将 r 个未删失个体的生存时间（假设无重复）按从小到大的顺序排列为 $t_1 < t_2 < \cdots < t_i < \cdots < t_r$。令 R_i ($i = 1, 2, \cdots, r$) 表示在 t_i 时刻具有死亡风险的所有个体的集合，即包括 t_i 时刻尚未发生终点事件且尚未删失的所有个体，称 R_i 为 t_i 时刻的风险集。对每一个事件发生时刻 t_i，R_i 中的每个个体经历这一时间点时均有终点事件发生的风险。那么在 t_i 时刻尚未发生终点事件的所有个体 R_i 中，第 i 个个体在该时刻发生终点事件的条件概率是

$$q_i = \frac{h_0(t_i)\exp(\beta_1 x_{i1} + \cdots + \beta_m x_{im})}{\sum\limits_{l \in R_i} h_0(t_i)\exp(\beta_1 x_{l1} + \cdots + \beta_m x_{lm})} = \frac{\exp(\beta_1 x_{i1} + \cdots + \beta_m x_{im})}{\sum\limits_{l \in R_i}\exp(\beta_1 x_{l1} + \cdots + \beta_m x_{lm})} = \frac{e^{\beta^T x_i}}{\sum\limits_{l \in R_i} e^{\beta^T x_l}} \quad （7.47）$$

其中，$x_{i1}, x_{i2}, \cdots, x_{im}$ 表示在 t_i 时刻终点事件的风险因素；$\sum\limits_{l \in R_i} e^{\beta^T x_l}$ 表示在 t_i 时刻对风险集 R_i 中所有观察个体的 $e^{\beta^T x}$ 求和。根据概率乘法原理，所有个体终点事件发生的概率为各时间点条件概率的连乘积，从而构造出条件偏似然函数

$$L(\beta) = \prod_{i=1}^{r} q_i = \prod_{i=1}^{r} \frac{e^{\beta^T x_i}}{\sum\limits_{l \in R_i} e^{\beta^T x_l}} \quad （7.48）$$

与一般似然函数应包括所有样本点不同，式（7.48）的 $L(\beta)$ 只含有终点事件发生时点（完全数据），故称之为偏似然函数。

为了估计偏回归系数向量 $\beta = (\beta_1, \beta_2, \cdots, \beta_m)^T$，首先将式（7.48）取对数，得到对数偏似然函数

$$\ln L(\beta) = \sum_{i=1}^{r} \left(\beta^T x_i - \ln \sum_{l \in R_i} e^{\beta^T x_l} \right) \quad （7.49）$$

然后对 β_j 求一阶偏导数，得到方程组 $\dfrac{\partial \ln L(\beta)}{\partial \beta_j} = 0$ $(j = 1, 2, \cdots, m)$ 。

用 Newton-Raphson 迭代方法求解该方程组，即可得到 β_j 的偏极大似然估计值。要估计偏回归系数估计值的标准误，需求对数偏似然函数关于 β 的二阶偏导 $\dfrac{\partial^2 \ln L(\beta)}{\partial \beta^2}$ ，由二阶偏导的负值组成的矩阵称为信息矩阵，用 $I(\beta)$ 表示，则

$$I(\beta) = -\frac{\partial^2 \ln L(\beta)}{\partial \beta^2} = -\frac{\partial^2 \ln L(\beta)}{\partial \beta_j \partial \beta_s}, \quad j = 1, 2, \cdots, m, \ s = 1, 2, \cdots, m \qquad （7.50）$$

回归系数的方差估计值 $\text{Cov}(\hat{\beta})$ 可由信息矩阵的逆矩阵得到

$$\text{Cov}(\hat{\beta}) = I^{-1}(\hat{\beta}) \qquad （7.51）$$

则回归系数标准误的估计值 $SE(\hat{\beta})$ 即为 $\text{Cov}(\hat{\beta})$ 主对角线元素的平方根。

以上的参数估计方法是针对无重复的生存资料而言的。如果生存时间有重复，即在 t_i 时刻有两个或两个以上个体发生终点事件，我们称之为有结点（ties），这种情况下要估计回归系数，需要对上述偏似然函数的表达式进行修正。

修正的方法有三种：第一种是精确偏似然函数方法，计算较为复杂，另外两种是布雷斯洛（N.E. Breslow）（1974 年）和埃弗龙（B. Efron）（1977 年）分别提出的精确偏似然函数渐近表达法。统计软件 SAS 有相应的程序可以得到三种方法的估计值。一般来说，Efron 方法比 Breslow 方法所得的结果更精确，但是在生存时间结点不多的情况下，Breslow 方法也可以得到较满意的估计。

例 7.5 中，采用偏似然估计方法估计回归系数，变量 x_1（年龄）的偏回归系数估计值 $\hat{\beta}_1 = 0.431$ ，其标准误 $S(\hat{\beta}_1) = 0.346$ ；变量 x_2（首发转移类型）的偏回归系数估计值 $\hat{\beta}_2 = 0.637$ ，其标准误 $SE(\hat{\beta}_2) = 0.297$ 。

所得 Cox 比例风险回归模型如下：

$$h(t) = h_0(t)\exp(0.431x_1 + 0.637x_2)$$

分析结果表明，年龄大于 45 岁的乳腺癌术后患者的死亡风险是年龄小于等于 45 岁患者的 1.539 倍（$e^{0.431} = 1.539$）；首发多个部位转移的患者术后死亡风险是首发单个转移患者的 1.891 倍（$e^{0.637} = 1.891$）。

在估计偏回归系数之后，需要对估计值是否有统计学意义进行检验。检验方法同前，这里不再赘述。

7.3.3　风险指数

从 Cox 回归模型可以看出，终点事件发生的风险与患者具有的风险因素以及各因素对应的回归系数大小有关，式（7.44）的指数部分取值越大，则风险函数 $h(t \mid x)$ 的值越大，将 Cox 回归模型的指数部分称为风险指数（hazard index, HI），于是

$$\text{HI} = \beta_1 x_1 + \beta_2 x_2 + \cdots + \beta_m x_m \qquad （7.52）$$

HI 是反映个体预后情况的指标，它代表了各协变量的综合效应，可用来对个体未来的生存情况进行预测。将患者各风险因素的取值代入该方程，即可得到个体的风险指数 HI，HI 越大表示终点事件发生的风险越高或预后越差。

如例 7.5 中，第 1 例患者风险指数 $\widehat{\text{HI}}_1 = 0.431 \times 0 + 0.637 \times 1 = 0.637$ ，第 4 例患者的风险

指数 $\widehat{\mathrm{HI}}_4 = 0.431 \times 1 + 0.637 \times 1 = 1.068$。可以看出，对于乳腺癌术后患者而言，首发转移个数越多，其预后越差。

7.3.4 比例风险假设检验

某风险因素对预后的作用强度恒定（即各风险因素的效应不随时间变化而变化）是应用 Cox 回归模型的前提。因此，在应用 Cox 回归模型之前，应该首先考察资料是否满足比例风险恒定的假设，常用的判断方法有：图示法和拟合优度检验法。

1. 图示法 当比例风险假定成立时，在式（7.8）的基础上，结合比例风险模型 $h(t \mid x) = h_0(t) \exp(\beta^T x)$，可以得出在协变量向量 $x = (x_1, x_2, \cdots, x_m)^T$ 的作用下，生存函数 $S(t \mid x)$ 与基准生存函数 $S_0(t)$ 的关系

$$
\begin{aligned}
S(t \mid x) &= \exp\left[-\int_0^t h(u,\, x)\mathrm{d}u \right] = \exp\left[-\int_0^t h_0(u) \exp(\beta^T x)\mathrm{d}u \right] \\
&= \exp\left\{ \left[-\int_0^t h_0(u)\mathrm{d}u \right] \exp(\beta^T x) \right\} = S_0(t)^{\exp(\beta^T x)} \quad (t \geqslant 0)
\end{aligned} \tag{7.53}
$$

对上式进行负对数-对数变换得

$$
\begin{aligned}
\ln[-\ln S(t \mid x)] &= \ln\left[-\exp(\beta^T x) \times \ln S_0(t) \right] \\
&= \ln\left[\exp(\beta^T x) \right] + \ln[-\ln S_0(t)] \\
&= \beta^T x + \ln[-\ln S_0(t)]
\end{aligned} \tag{7.54}
$$

假设两组个体协变量向量取值分别为 $u = (u_1,\, u_2,\, \cdots,\, u_m)^T$ 和 $v = (v_1,\, v_2,\, \cdots,\, v_m)^T$，则根据式（7.54）

$$
\ln[-\ln S(t \mid u)] = \beta^T u + \ln[-\ln S_0(t)] \tag{7.55}
$$

$$
\ln[-\ln S(t \mid v)] = \beta^T v + \ln[-\ln S_0(t)] \tag{7.56}
$$

式（7.55）与式（7.56）相减，得

$$
\ln[-\ln S(t \mid u)] - \ln[-\ln S(t \mid v)] = \beta^T (u - v) \tag{7.57}
$$

可见，如果比例风险假定成立，则二者的差值是与时间 t 无关的常数 $\beta^T (u - v)$。绘制按照解释变量分组的随时间 t 变化的曲线，如曲线间的垂直距离保持不变，即各曲线保持平行，则提示比例风险假设成立。

例如，用图示法判断例 7.5 中的变量 x_2 是否满足比例风险假定，分别绘制 $x_2 = 1$ 和 $x_2 = 0$ 时 $\ln\left[-\ln \widehat{S(t \mid x)} \right]$ 随时间 t 变化的散点图（图 7.11），可以看出，两组曲线间的垂直距离基本相同，可认为符合比例风险假设。

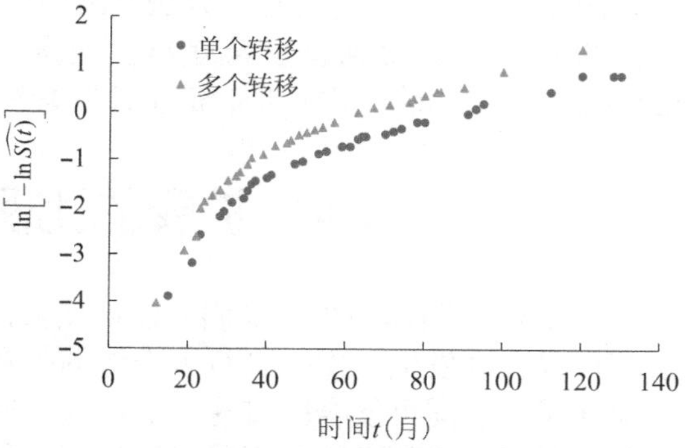

采用图示法的优势在于简单直观，但是该方法的主观性较强。若待检验的变量为连续变量，要先离散化，即先转换成分类变量，再进行图形判断。

图 7.11 判断变量 x_2 是否满足比例风险假定图示法

2. Schoenfeld 残差 对于所有发生终点事件的个体，协变量向量的实际值与期望值的差值称为 Schoenfeld 残差，表示为

$$r_i^{\text{Schoen}} = x_{(i)} - E(x_{(i)} \mid R(t_i))$$

$$= x_{(i)} - \frac{\sum\limits_{l \in R(t_i)} x_{(l)} \exp(x_{(l)}^T \beta)}{\sum\limits_{l \in R(t_i)} \exp(x_{(l)}^T \beta)} \tag{7.58}$$

其中，$x_{(i)}$ 为在 t_i 时刻发生终点事件的个体的协变量向量的实际取值，$x_{(l)}$ 为 t_i 时刻尚在风险集里的个体 l 的协变量取值，$\exp(x_{(l)}^T \beta)$ 与风险集中患者 l 在 t_i 时刻发生终点事件的概率成正比。$\dfrac{\sum\limits_{l \in R(t_i)} x_{(l)} \exp(x_{(l)}^T \beta)}{\sum\limits_{l \in R(t_i)} \exp(x_{(l)}^T \beta)}$ 的含义是 t_i 时刻尚在风险集中的所有个体协变量向量的加权平均。这样，对于所有发生终点事件的个体，都可以计算出相应的 Schoenfeld 残差。用 $V(r_i^{\text{Schoen}})$ 表示 Schoenfeld 残差的协方差矩阵，则标准化 Schoenfeld 残差为 $r_i^{*\text{Schoen}} = \dfrac{r_i^{\text{Schoen}}}{V(r_i^{\text{Schoen}})}$，向量 $r_i^{*\text{Schoen}}$ 中的每一个标准化得分 $r_{ij}^{*\text{Schoen}} = \dfrac{r_{ij}^{\text{Schoen}}}{V(\beta_j, t_i)}$ 称为协变量 x_j 的加权或比例 Schoenfeld 残差（weighted or scaled Schoenfeld residuals）。

格拉姆施（P.M. Grambsch）和瑟诺（T.M. Therneau）于1994年提出使用比例 Schoenfeld 残差检验 PH 假设的方法。对于每一个协变量 x_j，通过增加一个依时变化的系数 $\beta_j(t) = \beta_j + \beta_j g_j(t)$ 扩展 PH 假设，其中 β_j 为拟合的 Cox 回归模型的偏回归系数，$g_j(t)$ 可以采用任何的函数形式，则 $E(r_{ij}^{*\text{Schoen}}) \approx \beta_j(t) - \beta_j$。我们绘制以 t_i 为横轴，$r_{ij}^{*\text{Schoen}} + \beta_j$ 为纵轴的图像，若图像水平，则提示满足 PH 假设。

从经验来看，协方差矩阵 $V(r_i^{\text{Schoen}})$ 随时间基本保持稳定，因此通常不必要计算每个时间点的协方差矩阵，而可以考虑直接使用 Schoenfeld 残差进行拟合优度检验。其思想是：如果某变量符合比例风险假定，那么该变量的 Schoenfeld 残差与生存时间不相关。该检验的思想为：

（1）计算待检验变量的 Schoenfeld 残差；

（2）对非删失数据的生存时间排秩 R；

（3）检验 Schoenfeld 残差与 R 的相关性。

检验假设为 $H_0 : \rho = 0$，若拒绝 H_0，则认为该变量不满足比例风险假定。

例如，采用拟合优度检验方法判断例 7.5 中的变量 x_2 是否满足比例风险假定，在所有非删失数据中，得到首发转移类型变量的 Schoenfeld 残差与生存时间的相关系数为 $0.0518(P = 0.7236)$，进一步验证了该变量符合比例风险假设。

7.4　扩展的比例风险回归模型

在 Cox 回归模型中，我们假设协变量的效应与时间无关，同时，每个研究对象的终点事件仅允许发生一次，且每个个体的生存时间是独立的。然而，在实践中，协变量的效应在研究期间可能会随着时间而改变，同一终点事件也可能在观察期间反复发生。在这些情况下，比例风险模型就不再适用，但是可以通过本节介绍的扩展的比例风险模型来解决。

7.4.1 含依时协变量的扩展模型

例 7.6 继例 7.5，在对乳腺癌患者术后生存情况的研究中，研究者希望探索激素受体（x_3）对生存过程的影响，以年龄为需要控制的混杂因素。

解： 首先尝试拟合 Cox 回归模型，检验变量是否符合比例风险假定。激素受体阳性患者和激素受体阴性患者的生存曲线如图 7.12 所示。

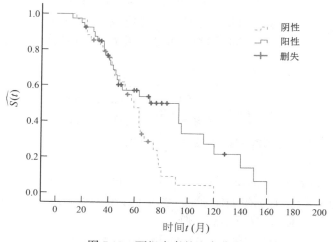

图 7.12　两组患者的生存曲线

进一步绘制两组患者的 $\ln\left[-\ln\widehat{S(t\mid x)}\right]$ 随时间 t 变化的散点图（图 7.13）。

图 7.13 显示，两条曲线并不平行，前半段趋势基本相同，后半段两条曲线逐渐分开。图示法检验结果显示，该变量并不符合比例风险假设。

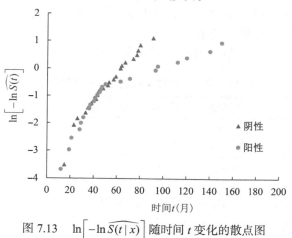

图 7.13　$\ln\left[-\ln\widehat{S(t\mid x)}\right]$ 随时间 t 变化的散点图

再采用拟合优度检验方法进行检验，在所有非删失数据中，激素受体检测变量的 Schoenfeld 残差与生存时间的相关系数为 $-0.2771(P=0.0446)$，进一步验证了该变量不符合比例风险假设。

图示法和拟合优度检验结果均认为激素受体检测这个变量不符合比例风险假设，无法用 Cox 回归模型进行分析。

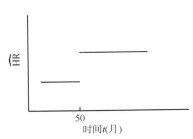

图 7.14　风险比随时间改变示意图

仔细观察激素受体检测结果为阴性和阳性的两组患者的生存曲线，发现在随访的第 50 个月以前，两组的生存率的变化趋势相似，即死亡风险大致相同，但是第 50 个月以后，生存曲线开始逐渐分离，说明在随访第 50 个月以后，两组患者的死亡风险开始出现差异。由此，两组的风险比在第 50 个月以后可能会开始变化（图 7.14）。

为了解决这一问题，我们在原来 Cox 回归模型的基础之上加入依时协变量来解释激素受体检测变量随时间变化的部分，并称之为含依时协变量的 Cox 回归模型。

令

$$g_1(t) = \begin{cases} 1 & t < 50 \\ 0 & t \geq 50 \end{cases}, g_2(t) = \begin{cases} 0 & t < 50 \\ 1 & t \geq 50 \end{cases}$$

$g_1(t)$ 和 $g_2(t)$ 是表示两个时间段的指示变量，建立的含依时协变量的 Cox 回归模型的具体形式是

$$h(t \mid x(t)) = h_0(t) \exp[\beta_1 x_1 + \beta_{31}(x_3 \times g_1(t)) + \beta_{32}(x_3 \times g_2(t))] \tag{7.59}$$

这里，$x_3 \times g_1(t)$ 和 $x_3 \times g_2(t)$ 为依时协变量。通过上述模型得出以下结论：

（1）当 $t < 50$ 时，有 $x_3 \times g_2(t) = 0$，则

$$h(t \mid x(t)) = h_0(t) \exp[\beta_1 x_1 + \beta_{31}(x_3 \times g_1(t))]$$

激素受体检测的风险比估计值为 $\widehat{HR} = \exp(\hat{\beta}_{31})$；

（2）当 $t \geq 50$ 时，$x_3 \times g_1(t) = 0$，则

$$h(t \mid x(t)) = h_0(t) \exp[\beta_1 x_1 + \beta_{32}(x_3 \times g_2(t))]$$

激素受体检测的风险比估计值为 $\widehat{HR} = \exp(\hat{\beta}_{32})$。

可见扩展的比例风险模型中加入了依时协变量后，不同的时间段内激素受体检测变量的风险比值也不同，这正是依时变量的作用所在。

对于参数 β、β_{31} 和 β_{32} 的估计仍然采用偏极大似然估计方法，估计结果见表 7.8。

表 7.8　参数的偏极大似然估计和检验结果

模型	估计值	标准误	Wald 统计量	ν	P	$\widehat{HR}$
x_1	0.4137	0.3358	1.5181	1	0.2179	1.512
$x_3 \times g_1(t)$	0.0289	0.3875	0.0055	1	0.9406	1.029
$x_3 \times g_2(t)$	−1.6879	0.4816	12.2848	1	0.0005	0.185

结果显示，当 $t < 50$ 时，与激素受体检测结果阴性的乳腺癌患者相比，激素受体阳性患者的死亡风险比 $\widehat{HR} = \exp(\hat{\beta}_{31}) = 1.029(P = 0.9406)$，两组差异无统计学意义，说明尚不能认为两组患者的死亡风险有差异；当 $t \geq 50$ 时，与激素受体阴性的乳腺癌患者相比，激素受体阳性患者的死亡风险比 $\widehat{HR} = \exp(\hat{\beta}_{32}) = 0.185 = 1/5.405 \ (P = 0.0005)$，表明激素受体检测为阴性的患者死亡风险是检测结果阳性患者的 5.405 倍。

以上方法适用于协变量的取值不随时间变化但其效应却随时间变化的情况。在临床中，还会遇到相反的情况，即协变量的效应不随时间改变而其取值却在每次随访中存在变

动，这也属于依时协变量的范畴，依然可以通过扩展的 Cox 回归模型解决。另外，依时协变量进入模型的形式也可以多样化。

7.4.2 终点事件重复发生的扩展模型

大部分探索终点事件与影响因素之间关系的研究中，同一研究对象的终点事件在研究期间最多只能发生一次（如死亡事件），我们前面介绍的分析方法也都是针对终点事件只发生一次的情况。然而，在临床实践中，终点事件在研究期间可能发生多次，如膀胱癌肿瘤切除术后一段时间内的复发情况；再如，慢性心力衰竭患者首次住院以后再住院情况等。随着近年来生存分析方法的发展，统计学家通过改变资料的整理方法和参数估计标准误的计算方法，已使解决上述问题成为可能。

例 7.7 在一项对老年（年龄≥60 岁）冠心病患者实施非心脏手术的麻醉策略优化的研究中，研究者欲评价两种不同的麻醉方式（吸入全麻和静脉全麻）对于患者术后心脏事件发生情况的影响，心脏事件的定义为发生以下任一事件：急性心肌梗死、充血性心力衰竭或非致死性心搏骤停。研究者共观察了 5 个时间点，即术中、术后第 1 天、第 2 天、第 3 天和第 4 天，相应的时间点分别为 1、2、3、4、5，记录 719 例患者各个时间点上心脏事件的发生情况。原始数据库中部分资料及变量命名见表 7.9 和表 7.10。

表 7.9 老年冠心病患者实施非心脏手术的研究中部分患者随访资料

ID	status	group	sex	age	NYHA	rtime No.1	rtime No.2	rtime No.3
1	0	0	1	67	2			
2	1	1	1	72	3	1	2	
3	0	1	1	65	2			
4	1	0	1	68	2	3	4	5
5	0	1	1	78	1			
6	0	1	1	69	2			
7	0	0	2	67	2			
8	1	1	2	83	1	2		
⋮	⋮	⋮	⋮	⋮	⋮	⋮	⋮	⋮
719	1	1	1	78	3	3	5	

表 7.10 研究变量说明及赋值

变量	说明	赋值或单位
ID	患者编号	
status	结局	1=心脏事件发生，0=心脏事件不发生
group	麻醉方式	1=吸入全麻，0=静脉全麻
sex	性别	1=男，2=女
age	年龄	岁
NYHA	纽约心功能分级	1=Ⅰ级，2=Ⅱ级，3=Ⅲ~Ⅳ级
rtime	终点事件重复发生时间	天

表 7.9 的前 8 位患者的随访资料中，第 1、3、5、6、7 例患者在随访中未发生心脏事件；第 2 例患者发生了 2 次心脏事件，时间分别是术中和术后第 1 天；第 4 例患者共发生 3 次心脏事件，时间分别是术后第 2、3、4 天等。

为了满足 Cox 回归模型对于数据格式的要求，需要重新整理数据形式。首先，将终点事件重复发生的患者资料拆分成多条记录。然后，增加变量 T_1、T_2 用于定义观察时间区间的下限和上限，同时增加指示变量 status 定义该区间上终点事件是否发生（1=发生心脏事件，0=删失），其他协变量的值不变。以第 2 例患者为例，数据整理具体过程如下：

2 号患者共发生了 2 次心脏事件，第 1 次是在手术中，定义时间区间 $T_1=0$，$T_2=1$，在这个区间里发生了心脏事件，所以指示变量 status $=1$；第 2 次心脏事件发生在术后第 1 天，定义时间区间 $T_1=1$，$T_2=2$，该区间内发生了心脏事件，所以 status $=1$；在后面的随访中，即在时间区间 $T_1=2$，$T_2=5$ 中，患者无心脏事件发生，所以 status $=0$。其他协变量的值不变。经过以上整理，2 号患者的 1 条原始记录被拆分为 3 条记录。变量 L 用于定义整理后形成的 3 条记录的时间顺序，取值分别为 1、2、3。

第 1、3、5、6、7 例患者在随访中未发生心脏事件，依然可以按照上面的方法整理，定义时间区间 $T_1=1$，$T_2=5$，只是在该区间里并未发生心脏事件，因此 status $=0$。其他协变量的值不变。

经过重新整理后的数据形式见表 7.11。

表 7.11　患者随访资料重新整理

ID	status	L	T_1	T_2	group	sex	age	NYHA
1	0	1	0	5	0	1	67	2
2	1	1	0	1	1	1	72	3
2	1	2	1	2	1	1	72	3
2	0	3	2	5	1	1	72	3
3	0	1	0	5	1	1	65	2
4	1	1	0	3	0	1	68	2
4	1	2	3	4	0	1	68	2
4	1	3	4	5	0	1	68	2
5	0	1	0	5	1	1	78	1
6	0	1	0	5	1	1	69	2
7	0	1	0	5	0	2	67	2
8	1	1	0	2	1	2	83	1
8	0	2	2	5	1	2	83	1
⋮	⋮	⋮	⋮	⋮	⋮	⋮	⋮	⋮
719	1	1	0	3	1	1	78	3
719	1	2	3	5	1	1	78	3

为研究麻醉方式对心脏事件发生的影响，考虑到性别、年龄和心功能分级为可能的混杂变量，因此也将这些变量一并纳入模型中加以控制。首先将年龄变量分组

$$\text{agel} = \begin{cases} 1, \text{患者年龄} \geq 70\text{岁} \\ 0, \text{患者年龄} < 70\text{岁} \end{cases}$$

然后，将变量心功能分级设置为哑变量形式，赋值方法见表 7.12。

表 7.12 变量 NYHA 的哑变量设置说明

心功能分级	NYHA1	NYHA2
I 级	0	0
II 级	1	0
III~IV 级	0	1

建立的生存模型为

$$h(t \mid x) = h_0(t) \exp(\beta_1 \text{group} + \beta_2 \text{age1} + \beta_3 \text{sex} + \beta_4 \text{NYHA1} + \beta_5 \text{NYHA2})。$$

模型参数估计依然采用偏极大似然估计方法。假设将所有患者发生的全部终点事件按发生时间从小到大排序得到 $t_r(r = 1, 2, \cdots, 5)$。建立的偏似然函数为

$$L = \prod_{r=1}^{5} L_r = L_1 \times L_2 \times L_3 \times L_4 \times L_5 \tag{7.60}$$

其中，每一项 L_r 都是一个条件概率，即 t_r 时刻尚在风险集 $R(t_r)$ 的患者该时刻发生心脏事件的概率，L_r 的计算方法如下

$$L_r = \prod_{i=1}^{n_r} \frac{\exp(\beta_1 \text{group}_i + \beta_2 \text{age1}_i + \beta_3 \text{sex}_i + \beta_4 \text{NYHA1}_i + \beta_5 \text{NYHA2}_i)}{\sum_{l \in R(t_r)} \exp(\beta_1 \text{group}_l + \beta_2 \text{age1}_l + \beta_3 \text{sex}_l + \beta_4 \text{NYHA1}_l + \beta_5 \text{NYHA2}_l)} \tag{7.61}$$

其中，group_i、age1_i、sex_i、NYHA1_i 和 NYHA2_i 表示第 i 个发生终点事件的个体各变量的取值；$R(t_r)$ 表示 t_r 时刻的风险集，n_r 表示 t_r 时刻发生终点事件的个体数。

整理后的数据集虽然使模型拟合得以实现，但是也带来了新的问题，即来自同一患者的多条记录之间存在相关性。而传统的 Cox 回归模型都是假定记录之间是独立的，然后进行参数估计。为了校正记录之间相关性的影响，1989 年 D.Y. Lin 和 L.J. Wei 提出了稳健方差估计方法（夹心法），很好地校正了来自同一个体的重复观测之间的相关性问题。

稳健方差估计主要是对模型回归系数的方差估计进行了调整

$$R(\hat{\beta}) = \text{Var}(\hat{\beta}) \left[R_s^T R_s \right] \text{Var}(\hat{\beta}) \tag{7.62}$$

其中 R_s 为残差得分（score residuals）矩阵。具体计算过程较为繁杂，可通过计算机实现。例 7.7 模型参数估计结果见表 7.13。

表 7.13 例 7.7 模型参数估计和假设检验结果

模型	估计值	标准误	χ^2	ν	P	$\widehat{\text{HR}}$
group	1.4369	0.5597	6.5901	1	0.0103	4.208
sex	0.7057	0.5095	1.9191	1	0.1660	2.025
age1	0.4749	0.5157	0.8481	1	0.3571	1.608
NYHA1	1.4507	0.7718	3.5333	1	0.0601	4.266
NYHA2	0.8384	0.9185	0.8332	1	0.3613	2.313

结果显示，在控制了性别、年龄和心功能分级后，吸入全麻患者与静脉全麻患者相比，心脏事件发生的风险是 $\widehat{\text{HR}} = \exp(\hat{\beta}_1) = 4.208$ ($P = 0.0103$)，即老年冠心病患者实施非心脏手术时，吸入全麻患者心脏事件的发生风险是静脉全麻患者的 4.208 倍。这里模型系数估计方差是经过稳健方差估计方法校正的结果。

以上我们通过两个实例，介绍了生存分析中如何应用扩展的比例风险模型处理含有依时协变量或终点事件重复发生的问题。随着生存分析方法的不断发展，扩展的比例风险模型在经典的 Cox 回归模型基础之上，能解决更多的问题。例如，利用竞争风险模型分析风险因素对多分类终点事件的影响；利用分层的 Cox 回归模型来控制混杂变量等。

7.5 生存分析的注意事项

生存分析对于资料的要求：

（1）终点事件发生例数和所占比例不宜太少，否则估计结果欠稳定；

（2）删失数据无偏性，如由于老年患者不重视随访而失访，可能使估计的生存率偏高；为防止删失数据造成的偏性，常需对删失者的年龄、职业和地区等构成情况进行分析；

（3）生存时间应尽可能记录精确。因为多数生存分析方法都是在生存时间排序的基础上进行的，即使是小的舍入误差，也可能改变生存时间排序而影响最终结果。

生存分析模型的建模策略与多重线性回归模型以及 logistic 回归模型的建模策略相类似，即先对每个变量进行单因素分析，再对相关变量进行多因素分析。值得注意的是，拟合模型之前，要检测数据是否符合该模型的使用条件。例如，在建立生存分析的参数模型前，需考察生存时间的分布是否符合特定的参数分布形式；在建立 Cox 回归模型前，需要考察每个协变量是否符合比例风险假定，如不符合，则需考虑加入依时协变量，然后采用扩展的 Cox 比例风险回归模型进行分析。

一般地，生存分析要求样本量要足够大，经验估计方法是数据中发生终点事件的样本数至少为解释变量个数的 10 倍以上。通常，删失比例越高，或删失时间越早，则所需样本含量越多。

本 章 小 结

生存分析是可以综合考虑事件结局和发生结局所经历时间的一类统计学分析方法。在生存分析的参数方法中，我们主要介绍了指数模型和 Weibull 模型。然而，随访资料中，有时生存时间的分布很难确定，这限制了参数模型在实践中的使用。Cox 比例风险回归模型在不对生存时间的具体分布进行假设的情况下，依然能够估计各个影响因素对生存过程的作用效果，这一点是参数模型所不及的。在实践中，比例风险不能满足时（如协变量的效应在研究期间随着时间而改变），或同一终点事件在观察期间反复发生等情况下，扩展的比例风险回归模型可以有效地帮助我们解决此类问题。

思考与练习

1. 在生存分析中，结局变量是二分类变量这句话对吗？对比 logistic 回归结局变量，给出你的解释。
2. "如果生存函数已知，那么风险函数就可被确定，反之亦然"，这句话对吗？给出你的理由。
3. 如果 1 个随访对象 3 年以后失访了，那么这个随访对象属于哪一种类型的失访？
4. 如果生存时间 T 服从指数分布，那么 $\ln(T)$ 也服从指数分布。这句话对吗？给出你的解释。
5. 有 15 个某病的随访对象，他们的生存时间数据（周）为：

10，10，10^+，11^+，14，14，15^+，17，17，18^+，20，22，23^+，30，35

（1）计算生存函数及画出生存曲线；

（2）计算平均生存时间及中位生存时间，并说明他们的区别。

6. 指数回归模型和 Weibull 回归模型有何联系和区别？如果适合拟合 Weibull 回归模型的数据采用指数指数回归分析，其结果会怎样？

7. 设一组患者生存时间服从 $\lambda=0.7$ 的指数分布，试做以下分析：

（1）画出生存函数曲线；

（2）计算平均生存时间；

（3）计算生存时间大于 3 个单位时间的概率。

8. 如果一组数据既满足指数分布模型的假设，又满足 Cox 比例风险回归模型的假设，你将如何作出抉择呢？请给出你的解释。

9. 某研究为了探讨骨髓移植治疗预后影响因素，共随访 137 例接受骨髓移植的白血病患者，收集资料如表 7.14 和表 7.15。

表 7.14 137 例骨髓移植的白血病患者预后随访资料

ID	x_1	x_2	x_3	x_4	x_5	x_6	x_7	time	status
1	1	13	24	1	0	90	1	1363	0
2	0	25	29	1	0	210	1	1030	0
3	0	25	31	1	0	180	1	860	0
4	1	21	15	1	0	120	1	414	1
5	0	25	19	1	0	60	1	2204	1
6	1	50	38	1	0	270	1	1063	1
7	1	35	36	1	0	90	1	481	1
8	1	37	34	1	0	120	1	105	1
9	1	26	24	1	0	90	1	641	1
10	1	50	48	1	0	120	1	390	1
11	1	45	43	0	0	90	1	288	1
12	1	28	30	1	1	90	1	522	1
13	0	43	43	0	0	90	1	79	1
14	1	14	19	1	1	60	1	1156	1
15	0	17	14	1	1	120	1	583	1
16	0	32	33	1	0	150	1	48	1
17	0	30	23	1	0	120	1	431	1
18	0	30	32	1	0	150	1	1074	1
19	0	33	28	1	1	120	1	393	1
20	1	18	23	1	1	750	1	2640	0
21	1	29	26	1	0	24	1	2430	0
22	1	35	31	1	0	120	1	2252	0
23	1	27	17	1	0	210	1	2140	0
24	0	36	39	1	0	240	1	2133	0
25	1	24	28	1	0	240	1	1238	0
26	0	22	21	0	1	210	1	491	1
27	1	22	23	1	0	300	1	162	1
28	0	8	2	0	1	105	1	1298	1
29	1	39	48	1	1	210	1	121	1

续表

ID	x_1	x_2	x_3	x_4	x_5	x_6	x_7	time	status
30	1	20	19	0	0	75	1	2	1
31	1	27	25	1	1	90	1	62	1
32	1	32	32	1	1	180	1	265	1
33	1	31	28	1	1	630	1	547	1
34	0	20	23	1	1	180	1	341	1
35	0	35	40	1	0	300	1	318	1
36	1	36	39	1	1	90	1	195	1
37	0	35	33	1	1	120	1	469	1
38	1	7	2	1	1	135	1	93	1
39	1	23	25	1	1	210	1	515	1
40	0	11	7	1	0	120	1	183	1
41	1	14	18	0	0	150	1	105	1
42	0	37	35	1	1	270	1	128	1
43	0	19	32	0	0	285	1	164	1
44	0	37	34	1	1	240	1	129	1
45	0	25	29	1	1	510	1	122	1
46	1	35	28	1	0	780	1	80	1
47	1	15	14	1	0	150	1	677	1
48	1	26	33	1	0	98	1	2081	0
49	1	21	37	1	0	1720	1	1602	0
50	1	26	35	1	0	127	1	1496	0
51	0	17	21	1	0	168	1	1462	0
52	1	32	36	1	0	93	1	1433	0
53	1	22	31	1	0	2187	1	1377	0
54	1	20	17	1	0	1006	1	1330	0
55	1	22	24	1	0	1319	1	996	0
56	0	18	21	1	0	208	1	226	0
57	1	18	14	1	0	110	1	418	1
58	1	15	20	1	1	824	1	417	1
59	0	18	5	1	0	146	1	276	1
60	1	20	33	1	1	85	1	156	1
61	1	27	27	1	1	187	1	781	1
62	0	40	37	1	0	129	1	172	1
63	1	22	20	1	0	128	1	487	1
64	1	28	32	1	1	84	1	716	1
65	0	26	32	1	0	329	1	194	1
66	0	39	31	1	1	147	1	371	1
67	1	15	20	1	0	943	1	526	1

ID	x_1	x_2	x_3	x_4	x_5	x_6	x_7	time	status
68	1	20	26	1	0	2616	1	122	1
69	1	19	13	1	0	270	1	2569	0
70	1	31	34	1	0	60	1	2506	0
71	1	35	31	1	0	120	1	2409	0
72	1	16	16	1	0	60	1	2218	0
73	0	29	35	1	0	90	1	1857	0
74	1	19	18	1	0	210	1	1829	0
75	1	26	30	1	0	90	1	1562	0
76	1	27	34	1	0	240	1	1470	0
77	0	30	16	1	0	180	2	1258	0
78	1	34	54	0	0	240	2	10	1
79	0	33	41	0	0	180	2	53	1
80	0	30	35	0	0	150	2	80	1
81	0	23	25	0	0	150	2	35	1
82	1	27	21	1	0	690	2	1631	0
83	0	45	42	1	1	180	2	73	1
84	0	32	43	1	0	150	2	168	1
85	0	41	29	1	0	750	2	74	1
86	0	24	23	1	0	203	2	1182	0
87	0	27	22	0	0	191	2	1167	0
88	1	36	43	1	1	393	2	162	1
89	0	23	16	1	1	331	2	262	1
90	1	42	48	0	0	196	2	1	1
91	1	30	19	0	0	178	2	107	1
92	0	29	20	1	1	361	2	269	1
93	1	22	20	1	1	834	2	350	0
94	0	37	36	1	0	180	3	1850	0
95	0	34	32	1	0	270	3	1843	0
96	0	35	32	1	0	180	3	1535	0
97	0	33	28	1	0	150	3	1447	0
98	0	21	18	1	0	120	3	1384	0
99	1	28	30	1	1	120	3	222	1
100	1	33	22	1	1	210	3	1356	0
101	1	47	27	1	0	900	3	1136	0
102	0	40	39	1	0	210	3	845	0
103	1	43	50	1	1	240	3	392	1
104	1	44	37	1	0	360	3	63	1
105	1	48	56	0	1	330	3	97	1

续表

ID	x_1	x_2	x_3	x_4	x_5	x_6	x_7	time	status
106	0	31	25	1	1	240	3	153	1
107	1	52	48	1	0	180	3	363	1
108	1	24	40	1	0	174	3	1199	0
109	1	19	28	1	0	236	3	1111	0
110	1	17	28	1	0	151	3	530	0
111	0	17	20	1	1	937	3	1279	1
112	1	28	25	1	1	303	3	110	1
113	0	37	38	1	1	170	3	243	1
114	1	17	26	0	0	239	3	86	1
115	1	15	18	1	0	508	3	466	1
116	1	29	32	1	1	74	3	262	1
117	0	45	39	1	0	105	4	2246	0
118	0	33	30	1	0	225	4	1870	0
119	1	32	23	1	0	120	4	1799	0
120	0	23	28	1	0	90	4	1709	0
121	1	37	34	1	0	60	4	1674	0
122	1	15	19	1	0	90	4	1568	0
123	0	22	12	1	0	450	4	1527	0
124	1	46	31	1	0	75	4	1324	0
125	1	18	17	1	0	90	4	957	0
126	0	27	30	1	0	60	4	932	0
127	1	28	29	1	0	75	4	847	0
128	1	23	26	1	0	180	4	848	0
129	1	35	18	1	1	30	4	1499	0
130	0	29	21	1	0	105	4	704	1
131	1	23	16	1	1	90	4	653	1
132	0	35	41	1	0	105	4	2024	0
133	1	50	36	1	0	120	4	1345	0
134	0	27	36	0	0	180	4	16	1
135	0	33	39	1	1	180	4	248	1
136	0	39	43	1	1	150	4	732	1
137	0	17	14	1	1	210	4	105	1

表 7.15 白血病患者生存数据变量说明及赋值

变量	说明	赋值或单位
ID	患者编号	—
x_1	性别	1=男，0=女
x_2	患者年龄	岁

变量	说明	赋值或单位
x_3	骨髓捐赠者年龄	岁
x_4	血小板是否恢复正常水平	1=是, 0=否
x_5	是否复发	1=是, 0=否
x_6	等待手术时间	天
x_7	医院编码	1=A 医院, 2=B 医院, 3=C 医院, 4=D 医院
time	生存时间	天
status	结局	1=死亡, 0=存活

问:(1)以是否复发变量分组

1)估计两组患者的生存函数,画出生存曲线图,估计其中位死亡时间。

2)估计两组的平均生存时间,并与中位生存时间进行比较,讨论其差别。

3)估计两组生存 1000 天时的生存概率。

(2)该数据最适合拟合什么样的模型:指数分布、Weibull 分布和 Cox 比例风险回归模型?请用本章介绍的方法进行评价。

(3)根据你的选择,建立相应的回归模型,来探讨骨髓移植治疗预后因素。

第 8 章　主成分分析

医学研究中往往会涉及较多变量，变量太多不但会增加计算的复杂性，而且变量间的相关性会造成信息重叠，这给数据分析与问题解释带来困难。人们自然希望用较少的互不相关的综合变量来代替原来较多的彼此相关的变量，而这几个变量又能够尽可能多地综合反映原始变量的信息。主成分分析、因子分析和典型相关分析广泛被用于此类问题。主成分分析（principal component analysis，PCA）又称为主分量分析或主轴分析，1901 年由皮尔逊（K. Pearson）针对非随机变量首次提出，1933 年 H. Hotelling 对主成分分析进行了深入研究，并将其推广到随机变量的情形。在实际应用中，主成分分析很少单独使用，而是作为一个中间分析过程，对数据的维度进行压缩后再采用其他多元统计方法解决相关问题，如将主成分融入到多元线性回归或聚类分析等。

本章主要介绍主成分分析的基本原理和应用。

8.1　主成分分析概述

主成分分析的核心思想是降维，并通过对原始变量进行线性组合来达到，在尽可能多的保留原始变量信息的前提下，将彼此相关的多个指标转化为较少几个彼此不相关的综合指标的多元统计方法，这样既能压缩数据，简化数据结构，又能使复杂问题简单化，便于数据解释。我们先看以下例子。

例 8.1　在 2008 年开展的一项关于成人健康状态评估的调查研究中，对 2736 名 18~55 岁的成人进行了健康状态调查，12 项调查指标的含义及赋值情况见表 8.1。本研究中 12 个指标从不同方面反映了人群的健康状态，那么应如何基于多个指标对人群的健康状态进行评估？如何对调查人群中不同性别、不同年龄组及不同职业人群的健康状态进行比较？

表 8.1　成人健康调查中 12 项指标的含义及赋值情况

指标	含义及赋值					
	1	2	3	4	5	6
X_1：您对自己的人际关系感到满意吗	很不满意	不满意	说不清	满意	很满意	—
X_2：您对自己满意吗	很不满意	不满意	说不清	满意	很满意	
X_3：您对从朋友处得到的支持满意吗	很不满意	不满意	说不清	满意	很满意	
X_4：您觉得自己的生活有意义吗	完全没有	很少有	有	经常有	几乎总有	—
X_5：您觉得自己的生活有乐趣吗	完全没有	很少有	有	经常有	几乎总有	
X_6：您是否有心情注意个人的日常生活	完全没有	很少有	有	经常有	几乎总有	
X_7：您感到气短吗	几乎总是	经常有	有	很少有	完全没有	
X_8：您感到胸闷吗	几乎总是	经常有	有	很少有	完全没有	—
X_9：您觉得筋疲力尽吗	所有时间	多数时间	较多时间	部分时间	较少时间	没有
X_{10}：您觉得疲劳吗	所有时间	多数时间	较多时间	部分时间	较少时间	没有
X_{11}：夜里醒来或第二天早醒	≥3 晚/周	1~2 晚/周	<1 晚/周	没有	—	
X_{12}：做不好的梦	≥3 晚/周	1~2 晚/周	<1 晚/周	没有	—	

注："—"表示没有该等级。资料来源：科技部"十一五"国家科技支撑计划课题（项目编号：2008BAI52B01）

　　表 8.1 显示，虽然 12 个指标的调查内容不同，但地位相同，即它们不像回归分析那样分为因变量和自变量。不难看出，某些指标含义是具有一定的相似性的，如变量 X_1~X_3 从不同角度反映调查对象对社会关系的满意度；变量 X_4~X_6 反映心理健康状况等。12 个指标间的 Spearman 相关系数见表 8.2。

表 8.2　12 个健康指标的 Spearman 相关系数矩阵

变量	X_1	X_2	X_3	X_4	X_5	X_6	X_7	X_8	X_9	X_{10}	X_{11}	X_{12}
X_1	1.0000	**0.7313**	**0.7340**	0.1751	0.1755	0.1936	0.1650	0.1670	0.2256	0.2184	0.0847	0.1185
X_2	0.7313	1.0000	**0.6330**	0.2036	0.1904	0.2037	0.1636	0.1566	0.2236	0.2288	0.0946	0.1353
X_3	0.7340	0.6330	1.0000	0.1775	0.1933	0.1889	0.1386	0.1521	0.2334	0.2277	0.0831	0.0977
X_4	0.1751	0.2036	0.1775	1.0000	**0.8096**	**0.6861**	0.0787	0.0735	0.1659	0.1431	0.0859	0.0761
X_5	0.1755	0.1904	0.1933	0.8096	1.0000	**0.6319**	0.0954	0.0745	0.1839	0.1548	0.0913	0.0764
X_6	0.1936	0.2037	0.1889	0.6861	0.6319	1.0000	0.0658	0.0640	0.1772	0.1527	0.0609	0.0572
X_7	0.1650	0.1636	0.1386	0.0787	0.0954	0.0658	1.0000	**0.8306**	0.2890	0.2849	0.1877	0.1971
X_8	0.1670	0.1566	0.1521	0.0735	0.0745	0.0640	0.8306	1.0000	0.2782	0.2667	0.1968	0.2016
X_9	0.2256	0.2236	0.2334	0.1659	0.1839	0.1772	0.2890	0.2782	1.0000	**0.8104**	0.1484	0.1743
X_{10}	0.2184	0.2288	0.2277	0.1431	0.1548	0.1527	0.2849	0.2667	0.8104	1.0000	0.1785	0.2037
X_{11}	0.0847	0.0946	0.0831	0.0859	0.0913	0.0609	0.1877	0.1968	0.1484	0.1785	1.0000	**0.7931**
X_{12}	0.1185	0.1353	0.0977	0.0761	0.0764	0.0572	0.1971	0.2016	0.1743	0.2037	0.7931	1.0000

　　表 8.2 显示，某些指标间的相关性较强，如变量 X_1 与 X_2、X_3 的相关系数分别为 0.7313、0.7340，X_4 与 X_5、X_6 的相关系数分别为 0.8096、0.6861。相关性较强的变量意味着存在较高的信息重叠，共同受到某潜在因子的支配。因此可对相关性较强的变量进行提炼或综合，达到降维或简化数据的目的。本例拟对这 12 个指标进行主成分分析形成综合指标，进而利用综合指标对人群的健康状态进行评价。

8.1.1　基本原理

　　设有 n 个观测对象，对每个观测对象测量了 p 个指标，令 $X = (X_1, X_2, \cdots, X_p)^T$ 是 p 维随机向量，有均值向量 $E(X) = \mu$，协方差矩阵 $D(X) = \sum (\sum \geq 0)$。将这 p 维随机向量进行线性组合得到一组新的随机向量 $Z = (Z_1, Z_2, \cdots, Z_p)^T$，其线性变换关系如下

$$\begin{cases} Z_1 = a_{11}X_1 + a_{12}X_2 + \cdots + a_{1p}X_p \\ Z_2 = a_{21}X_1 + a_{22}X_2 + \cdots + a_{2p}X_p \\ \cdots\cdots \\ Z_p = a_{p1}X_1 + a_{p2}X_2 + \cdots + a_{pp}X_p \end{cases} \tag{8.1}$$

将式（8.1）改写为矩阵表达式有

$$Z = A^T X \ \text{或} \ \begin{cases} Z_1 = a_1^T X \\ Z_2 = a_2^T X \\ \cdots \\ Z_p = a_p^T X \end{cases} \tag{8.2}$$

其中，

$$Z = \begin{bmatrix} Z_1 \\ Z_2 \\ \vdots \\ Z_p \end{bmatrix}, \quad A^T = \begin{bmatrix} a_{11} & a_{12} & \cdots & a_{1p} \\ a_{21} & a_{22} & \cdots & a_{2p} \\ \vdots & \vdots & & \vdots \\ a_{p1} & a_{p2} & \cdots & a_{pp} \end{bmatrix} = \begin{bmatrix} a_1^T \\ a_2^T \\ \vdots \\ a_p^T \end{bmatrix}, \quad X = \begin{bmatrix} X_1 \\ X_2 \\ \vdots \\ X_p \end{bmatrix} \qquad (8.3)$$

式（8.2）中，要用新的变量 $Z_1, Z_2, \cdots, Z_p$ 来代替原始变量 $X_1, X_2, \cdots, X_p$，并尽可能多的概括原始变量的信息，在统计学中常用方差来表示信息量。式（8.4）给出了随机变量 Z_i 的方差及协方差的计算式

$$\begin{cases} \text{Var}(Z_i) = \text{Var}(a_i^T X) = a_i^T \sum a_i & (i = 1, 2, \cdots, p) \\ \text{Cov}(Z_i, Z_j) = \text{Cov}(a_i^T X, a_j^T X) = a_i^T \sum a_j & (i, j = 1, 2, \cdots, p) \end{cases} \qquad (8.4)$$

式（8.4）表明，每个主成分所传达信息量的一个衡量标准就是其方差，也就是说在统计实践中主成分就是要寻找方差最大的线性组合。因此，主成分分析仅依赖于 $X_1, X_2, \cdots, X_p$ 的协方差矩阵 $\sum$（或相关系数矩阵 ρ）。

例如，如果我们希望用 Z_1 来代替原来的 p 个变量 $X_1, X_2, \cdots, X_p$，这就要求 Z_1 尽可能多地反映这 p 个变量的信息，我们用 Z_1 的方差来表达。$\text{Var}(Z_1)$ 越大，表示 Z_1 包含的信息就越多。从式（8.4）可以看出，我们必须对 a_1 进行某种限制，否则可使 $\text{Var}(Z_1) \to \infty$。常用的限制是 $a_1^T a_1 = 1$（即保证 a_1 是长度为 1 的向量）。若存在满足以上约束的 a_1，使 $\text{Var}(Z_1)$ 达到最大，Z_1 就是第 1 主成分。如果第 1 个主成分不足以代表原来的 p 个变量的绝大部分信息，考虑 X 的第 2 个线性组合 Z_2，为了有效地代表原始变量的信息，Z_1 已体现的信息不能在 Z_2 中再出现，即要求

$$\text{Cov}(Z_2, Z_1) = a_2^T \sum a_1 = 0 \qquad (8.5)$$

即在 Z_2 与 Z_1 不相关条件下求 Z_2，那就是在约束条件 $a_2^T a_2 = 1$ 和式（8.5）条件下求 a_2，使得 $\text{Var}(Z_2)$ 达到最大，Z_2 称为第 2 主成分。依此类推，若存在 a_i 使 $\text{Var}(Z_i)$ 最大，且使得 Z_i 与前 $i - 1$ 个主成分都不相关（指相关系数为 0），则称 Z_i 为第 i 主成分。这样可得到 p 个主成分，且 $\text{Var}(Z_1) \geqslant \text{Var}(Z_2) \geqslant \cdots \geqslant \text{Var}(Z_p)$。因此，主成分是按方差递减顺序排列的，信息量最大的主成分是第一个，信息量最小的主成分是最后一个。

主成分定义

设 $X = (X_1, X_2, \cdots, X_p)^T$ 为 p 维随机向量，其协方差矩阵为 $\sum$。由于主成分分析感兴趣的只是方差和协方差，故不妨假定 $E(X) = 0$。

称 $Z_i = a_i^T X$ 为 X 的第 $i(i = 1, 2, \cdots, p)$ 个主成分，如果

（1）$a_i^T a_i = 1$，即 $a_{i1}^2 + a_{i2}^2 + \cdots + a_{ip}^2 = 1$ $(i = 1, 2, \cdots, p)$；

（2）当 $i > 1$ 时，$\text{Cov}(Z_i, Z_j) = a_i^T \sum a_j = 0$ $(j = 1, 2, \cdots, i - 1)$，即 Z_i 与 Z_j 互不相关；

（3）在上述两约束条件成立下，使 $\text{Var}(Z_i) = a_i^T \sum a_i$ 达到最大。

除了需要协方差矩阵存在外，主成分分析不需多元正态的假设，但如果 X 服从多元正态分布，则主成分会含有更多的意义，如由多元正态总体导出的主成分可用常数密度椭球来做有用的阐述。

从代数学观点上看，主成分分析的过程就是寻找一个最佳的线性变换，将彼此相关的变量转化为彼此无关的新的综合变量，并且使这较少的综合变量就能概括原始变量所包含的主要信息；而从几何上看，主成分分析就是通过坐标旋转寻求新坐标系的过程，在新坐

标系中各坐标轴所在的方向是使原始数据变异（方差）最大的方向，各主成分表达式则反映了新坐标系与原坐标系间的数量转化关系。为便于说明，我们在二维空间中讨论主成分的几何意义。

8.1.2 几何意义

设有 n 个观测对象，测量了每个观测对象的两项指标 $X=(X_1, X_2)$ ，假设 (X_1, X_2) 服从零均值的二元正态分布，则 n 个观测点的散点情况见图 8.1（a）。

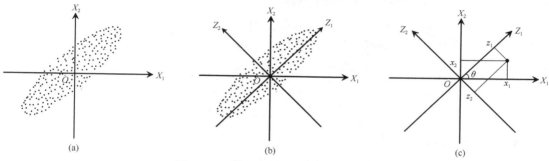

图 8.1 二维空间主成分的几何意义图

图 8.1（a）显示，对于二维随机向量，n 个点散布在一个椭圆内（变量 X_1 与 X_2 的相关性越强，这个椭圆就越扁），并且散点沿 X_1 轴和 X_2 轴方向都具有较大的变异，即变量 X_1 与 X_2 的方差均较大。在分析中，若仅考虑 X_1 轴或 X_2 轴任一方向上的变异都将损失很大一部分信息。若沿着点分布的主要方向，即取椭圆的长轴方向为坐标轴 Z_1 ，椭圆的短轴方向为坐标轴 Z_2 ，这相当于在二维平面上作了一个坐标轴变换，即按逆时针方向旋转一个角度 θ ，使在新坐标平面上散点的分布不再具有相关性，且变异主要集中在一个方向。图 8.1（b）显示了这一情况，数据的变异主要集中在 Z_1 方向上，Z_2 的取值不随 Z_1 取值的变化而变化，且 Z_2 方向上的变异很小，这样一来，仅变量 Z_1 就能反映变量 X_1，X_2 所包含的主要信息，实现了降维。

设坐标轴 X_1，X_2 沿逆时针方向旋转角度 θ 形成新坐标轴 Z_1，Z_2，则二维平面上任意一点的坐标由 (x_1, x_2) 变成新坐标系下的 (z_1, z_2)，见 8.1（c）。旋转前后新旧坐标之间有如下关系

$$\begin{cases} z_1 = x_1 \cos\theta + x_2 \sin\theta \\ z_2 = -x_1 \sin\theta + x_2 \cos\theta \end{cases} \tag{8.6}$$

即 Z_1，Z_2 是原始变量 X_1，X_2 特殊的线性组合。

推广到一般情况，对于 p 维正态随机向量来说，找主成分的问题实际上就是找 p 维空间中椭球的主轴问题。

应该说明的是，当数据无法满足正态分布的假设，即散点图偏离椭圆（球）的时候，我们仍然可从样本的协方差矩阵中抽取特征根从而得到样本的主成分。

8.2 主成分的求解

主成分的求解就是对系数矩阵 A 的求解。

设 $X = (X_1, X_2, \cdots, X_p)^T$ 是 p 维随机向量，协方差矩阵 $D(X) = \sum (\sum > 0)$。主成分系数矩阵 A 的求解实际上是在 $a_i^T a_i = 1 (i = 1, 2, \cdots, p)$ 及 $a_i^T \sum a_j = 0 (j = 1, 2, \cdots, i-1)$ 的约束条件下，求 $\mathrm{Var}(Z_i) = a_i^T \sum a_i$ 的极值。

从实对称矩阵特征根的解析表达定理可知，方差的最大值是矩阵 $\sum$ 的最大特征根 λ_1，而使其达到最大值的向量 a 必是对应于 λ_1 的某个单位特征向量，记为 a_1，则 $Z_1 = a_1^T X$ 是具有最大方差的线性组合。我们可用拉格朗日乘子法解决这个问题。如，

第 1 主成分的求解是在 $a_1^T a_1 = 1$ 的约束条件下，求使得 $\mathrm{Var}(Z_1)$ 取得最大值的单位特征向量 $a_1 = (a_{11}, a_{12}, \cdots, a_{1p})^T$，引入未知参数 λ 构造拉格朗日函数为

$$L(a_1, \lambda) = \mathrm{Var}(a_1^T X) - \lambda(a_1^T a_1 - 1) = a_1^T \sum a_1 - \lambda(a_1^T a_1 - 1) \qquad （8.7）$$

对式（8.7）求关于 a_1 与 λ 的偏导数，并令其等于 0，

$$\begin{cases} \dfrac{\partial L(a_1, \lambda)}{\partial a_1} = 2\sum a_1 - 2\lambda a_1 = 0 \\[2mm] \dfrac{\partial L(a_1, \lambda)}{\partial \lambda} = -(a_1^T a_1 - 1) = 0 \end{cases} \qquad （8.8）$$

式（8.8）可整理为如下方程组

$$\begin{cases} \sum a_1 - \lambda a_1 = 0 \\ a_1^T a_1 = 1 \end{cases} \qquad （8.9）$$

由于 $a_1 \neq 0$，则 $\sum a_1 - \lambda a_1 = (\sum - \lambda I)a_1 = 0$ 的充要条件为

$$|\lambda I - \sum| = 0 \qquad （8.10）$$

这样，求解方程组（8.9）就是求 $\sum$ 的特征根和特征向量。这里的 $|\lambda I - \sum|$ 为 X 的协方差矩阵 $\sum$ 的特征多项式，令其等于 0 可求出 λ 的 p 个根，就是 $\sum$ 的全部特征根。由于第 1 主成分 Z_1 的方差 $\mathrm{Var}(Z_1) = a_1^T \sum a_1 = a_1^T \lambda a_1 = \lambda$，设 $\lambda = \lambda_1$，则 $\mathrm{Var}(Z_1)$ 的最大值为 $\sum$ 的最大特征根 λ_1。将 λ_1 代入式 $\sum a_1 - \lambda a_1 = 0$，可得 λ_1 所对应的单位特征向量 a_1 即为所求。

类似地，第 2 主成分的求解是在所有与 Z_1 不相关的线性组合中寻找具有最大方差的线性组合，这里的"不相关"是指相关系数为 0。具体就是在 $a_2^T a_2 = 1$ 及 $\mathrm{Cov}(Z_2, Z_1) = a_2^T \sum a_1 = 0$ 的约束条件下，求使得 $\mathrm{Var}(Z_2)$ 达最大值的单位特征向量 $a_2 = (a_{21}, a_{22}, \cdots, a_{2p})^T$。这时引入两个未知参数 λ，η 构造拉格朗日函数如下

$$L(a_2, \lambda, \eta) = a_2^T \sum a_2 - \lambda(a_2^T a_2 - 1) - \eta(a_2^T \sum a_1 - 0) \qquad （8.11）$$

对式（8.11）求关于 a_2，λ 及 η 的偏导数，并令其等于 0，可得以下方程组

$$\begin{cases} \dfrac{\partial L(a_2, \lambda, \eta)}{\partial a_2} = 2\sum a_2 - 2\lambda a_2 - \eta \sum a_1 = 0 \\[2mm] \dfrac{\partial L(a_2, \lambda, \eta)}{\partial \lambda} = -(a_2^T a_2 - 1) = 0 \\[2mm] \dfrac{\partial L(a_2, \lambda, \eta)}{\partial \eta} = -a_2^T \sum a_1 = 0 \end{cases} \qquad （8.12）$$

在式（8.12）第三行中，$-a_2^T \sum a_1 = -\lambda_1 a_2^T a_1 = 0$，由于 $\lambda_1 \neq 0$，因此有 $a_2^T a_1 = 0$。在第一行式两边同时左乘 a_1^T，有 $2a_1^T \sum a_2 - 2\lambda a_1^T a_2 - \eta a_1^T \sum a_1 = -\eta \lambda_1 = 0$，同样由于 $\lambda_1 \neq 0$，可得 $\eta = 0$，第一行式等价于 $\sum a_2 - \lambda a_2 = 0$。由于 $a_2 \neq 0$，则 $\sum a_2 - \lambda a_2 = (\sum - \lambda I)a_2 = 0$ 的充要条件为

$|\lambda I - \sum| = 0$。

据式（8.10）可知，λ 的取值为 X 的协方差矩阵 $\sum$ 的全部特征根。由于第 2 主成分 Z_2 的方差为 $\mathrm{Var}(Z_2) = a_2^T \sum a_2 = a_2^T \lambda a_2 = \lambda$，并且要与第 1 主成分正交（$a_2^T a_1 = 0$），因此在与第 1 主成分正交的所有方向上 $\mathrm{Var}(Z_2)$ 的最大值为 $\sum$ 的第 2 大特征根 λ_2。令 $\lambda = \lambda_2$ 代入式 $\sum a_2 - \lambda a_2 = 0$ 解得 a_2，则 a_2 就是特征根 λ_2 对应的单位特征向量。

由此可知，第 2 主成分 Z_2 的方差为 $\sum$ 的第 2 大特征根 λ_2，方向则由 λ_2 对应的单位特征向量 a_2 给出，即第 2 主成分 $Z_2 = a_2^T X$。

由于 X 的协方差矩阵 $\sum$ 为实对称矩阵且 $\sum \geqslant 0$，记 $\sum$ 的 p 个特征根 $\lambda_1 \geqslant \lambda_2 \geqslant \cdots \geqslant \lambda_p \geqslant 0$，相应的单位正交化的特征向量为 a_1，a_2，$\cdots$，a_p。综合第 1、2 主成分的求解过程，可得 X 的第 i 主成分 Z_i 的一般表达式为

$$Z_i = a_i^T X \quad (i = 1, 2, \cdots, p) \tag{8.13}$$

Z_i 的方差为 $\mathrm{Var}(Z_i) = \lambda_i \ (i = 1, 2, \cdots, p)$，其方向由特征根 λ_i 相应的特征向量 a_i 给出。

实际应用中，用样本协方差矩阵 S 来代替总体协方差矩阵 $\sum$。

表 8.3 是 SAS 软件给出的例 8.1 中向量 X 的协方差矩阵的特征根。

表 8.3 例 8.1 中协方差矩阵的特征根

主成分	特征根	特征根差值	贡献率	累计贡献率
1	3.0673	1.3027	0.3192	0.3192
2	1.7647	0.2855	0.1836	0.5028
3	1.4791	0.2752	0.1539	0.6567
4	1.2039	0.1507	0.1253	0.7820
5	1.0532	0.8344	0.1096	0.8916
6	0.2188	0.0204	0.0228	0.9143
7	0.1984	0.0292	0.0206	0.9350
8	0.1693	0.0154	0.0176	0.9526
9	0.1538	0.0304	0.0160	0.9686
10	0.1234	0.0234	0.0128	0.9815
11	0.1001	0.0220	0.0104	0.9919
12	0.0781	—	0.0081	1.0000

表 8.3 显示，12 个主成分对应的特征根及相应的贡献率依次减小，特征根从 3.0673 降至 0.0781，贡献率从 31.92% 减至 0.81%。特征根、贡献率及累计贡献率的意义将在后文详细说明。利用表 8.3 的数据绘制如下折线图，图 8.2（a）也称为碎石图，可以直观展示特征根及贡献率的变化。

图 8.2（a）表明，第 1~6 主成分的特征根及贡献率下降幅度明显，自第 6 主成分开始特征根与贡献率的取值趋于稳定；图 8.2（b）显示，累计贡献率在第 5 主成分以前增速较快，在第 5 主成分处特征根的累计贡献率已接近 90%，其后的增幅变得非常缓慢。

12 个特征根所对应的单位正交特征向量的计算结果见表 8.4。

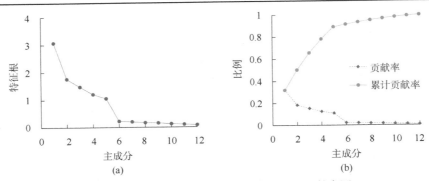

图 8.2　例 8.1 资料协方差矩阵的特征根及贡献率图

表 8.4　例 8.1 中协方差矩阵特征根所对应的单位正交特征向量

变量	单位正交特征向量											
	1	2	3	4	5	6	7	8	9	10	11	12
X_1	0.246	0.170	0.292	**-0.409**	-0.113	0.091	0.039	0.030	-0.014	-0.796	0.032	0.015
X_2	0.255	0.162	0.298	**-0.387**	-0.101	-0.714	-0.025	-0.150	-0.074	0.349	0.012	-0.028
X_3	0.236	0.168	0.266	**-0.372**	-0.115	0.659	-0.036	0.101	0.082	0.488	-0.050	0.025
X_4	0.182	0.147	0.327	**0.392**	0.128	-0.026	-0.280	0.025	0.035	-0.009	0.140	0.754
X_5	0.190	0.153	0.323	**0.387**	0.132	0.018	-0.522	0.058	-0.014	-0.043	-0.081	-0.620
X_6	0.187	0.168	0.332	**0.388**	0.113	0.023	0.798	-0.065	0.010	0.035	-0.055	-0.134
X_7	0.239	-0.077	-0.145	-0.160	**0.621**	-0.031	-0.016	0.010	0.040	-0.032	-0.698	0.118
X_8	0.235	-0.079	-0.138	-0.167	**0.629**	0.046	0.037	-0.015	-0.018	0.034	0.692	-0.113
X_9	0.462	0.220	**-0.429**	0.130	-0.199	0.037	0.013	0.161	-0.684	0.016	-0.018	0.033
X_{10}	0.461	0.190	**-0.427**	0.120	-0.228	-0.048	-0.019	-0.181	0.682	-0.027	0.031	-0.028
X_{11}	0.293	**-0.623**	0.122	0.065	-0.144	0.148	-0.055	-0.656	-0.172	-0.019	-0.023	0.007
X_{12}	0.301	**-0.599**	0.110	0.040	-0.153	-0.134	0.069	0.685	0.148	0.018	0.021	-0.011

　　表 8.4 给出了 12 个单位正交特征向量的数值，据此可写出 12 个主成分的表达式，如第 1、2 主成分分别可表示为

$$Z_1 = 0.246X_1 + 0.255X_2 + 0.236X_3 + 0.182X_4 + 0.190X_5 + 0.187X_6$$
$$+ 0.239X_7 + 0.235X_8 + 0.462X_9 + 0.461X_{10} + 0.293X_{11} + 0.301X_{12}$$
$$Z_2 = 0.170X_1 + 0.162X_2 + 0.168X_3 + 0.147X_4 + 0.153X_5 + 0.168X_6$$
$$- 0.077X_7 - 0.079X_8 + 0.220X_9 + 0.190X_{10} - 0.623X_{11} - 0.599X_{12}$$

依此类推，可写出另外 10 个主成分的表达式。

　　每个主成分可能具有独特的专业意义，代表研究对象的某种属性。如第 1 主成分中各变量的系数较为均衡，且都是正值，可看作是反映研究对象健康状态的综合水平；第 2 主成分中变量 X_{11} 与 X_{12} 系数的绝对值较大（0.623，0.599），在该主成分中拥有大的权重，表明这 2 个变量对第 2 主成分来说均很重要。由于 X_{11} 表示夜里醒来或第二天早醒的频率，X_{12} 表示做不好的梦的频率，这两个变量均反映睡眠状况且均显示为负数，故可将第 2 主成分定义为睡眠质量因子；同理，第 3 主成分中变量 X_9 与 X_{10} 的系数绝对值较大，且均为负数，反映身体的疲劳状况，故可将第 3 主成分定义为疲劳因子；第 4 主成分中变量 $X_1 \sim X_6$ 的系数绝对值较大，但 $X_1 \sim X_3$ 的系数为负、$X_4 \sim X_6$ 的系数为正，反映对社会满意程度与心理健康状况，可将第 4 主成分定义为社会支持及心理因子；第 5 主成分中变量 X_7 与 X_8 的系数绝对值较大，反映身体不适情况，可将第 5 主成分定义为躯体症状因子。由于前 5 个主成分解释原始变量信息近 90%。自第 6 主成分开始特征根的数值急剧变小，说明相应主成分包含的信息很少，可考虑忽略，这样 12 个指标就可以用 5 个主成分替代，以此达到降维的目的。

在实践中，可取选定的前 $m\,(m<p)$ 个主成分，由样本观测数据计算每一个观察对象的 m 个主成分的得分值，进而进入后续相关的分析评价。

8.3　主成分的性质

根据主成分的模型及相应的求解过程，可知主成分具有以下性质。

（1）主成分 Z 的协方差矩阵为对角矩阵 $\mathrm{diag}(\lambda_1, \lambda_2, \cdots, \lambda_p)$，即 $\mathrm{Var}(Z_i) = \lambda_i$ $(i=1, 2, \cdots, p)$，且它们之间是互不相关的。

设主成分的协方差矩阵 $D(Z)$ 为

$$D(Z) = D(A^T X) = A^T \sum A = \begin{bmatrix} a_1^T \sum a_1 & a_1^T \sum a_2 & \cdots & a_1^T \sum a_p \\ a_2^T \sum a_1 & a_2^T \sum a_2 & \cdots & a_2^T \sum a_p \\ \vdots & \vdots & & \vdots \\ a_p^T \sum a_1 & a_p^T \sum a_2 & \cdots & a_p^T \sum a_p \end{bmatrix} \qquad (8.14)$$

如果存在 A 是正交矩阵，a_i, a_j $(i, j=1, 2, \cdots, p;\ i \neq j)$ 是单位正交特征向量，$a_i^T \sum a_i = \lambda_i$，$a_i^T \sum a_j = 0$，有

$$D(Z) = \begin{bmatrix} a_1^T \sum a_1 & 0 & \cdots & 0 \\ 0 & a_2^T \sum a_2 & \cdots & 0 \\ \vdots & \vdots & & \vdots \\ 0 & 0 & \cdots & a_p^T \sum a_p \end{bmatrix} = \begin{bmatrix} \lambda_1 & 0 & \cdots & 0 \\ 0 & \lambda_2 & \cdots & 0 \\ \vdots & \vdots & & \vdots \\ 0 & 0 & \cdots & \lambda_p \end{bmatrix} \qquad (8.15)$$

$$= \mathrm{diag}(\lambda_1, \lambda_2, \cdots, \lambda_p)$$

式（8.15）表明，主成分分析就是将原始变量的协方差矩阵 $D(X)$ 对角化的过程，即对于协方差矩阵 $D(X)$（实对称矩阵）可找到唯一一个正交矩阵 A，使得 $A^T D(X) A$ 为对角矩阵，其中 $A = [a_1, a_2, \cdots, a_p]$。

（2）$\sum_{i=1}^{p} \mathrm{Var}(X_i) = \sum_{i=1}^{p} \mathrm{Var}(Z_i)$，即各原始变量 X_i 的总方差等于各主成分 Z_i 方差的和。

主成分的总方差为

$$\sum_{i=1}^{p} \mathrm{Var}(Z_i) = \sum_{i=1}^{p} \lambda_i = \mathrm{tr}(A^T \sum A) = \mathrm{tr}(\sum A A^T)$$

$$= \mathrm{tr}(\sum I) = \mathrm{tr}(\sum) = \sum_{i=1}^{p} \mathrm{Var}(X_i) \qquad (8.16)$$

该性质说明原总体 X 的总方差可分解为不相关的主成分的方差和，且存在 $m\,(m<p)$，使 $\sum_{i=1}^{p} \sigma_{ii} \approx \sum_{i=1}^{m} \lambda_i$，即 p 个原始变量所提供的总信息（总方差）的绝大部分只需用前 m 个主

成分来代替。

（3）主成分 Z_i 与原始变量 X_j 间的相关系数

$$\rho(Z_i, X_j) = \frac{\text{Cov}(Z_i, X_j)}{\sqrt{\text{Var}(Z_i) \times \text{Var}(X_j)}} = \frac{\text{Cov}(a_i^T X, e_j^T X)}{\sqrt{\lambda_i \times \sigma_{jj}}} = \frac{\sqrt{\lambda_i} a_{ij}}{\sqrt{\sigma_{jj}}} \qquad (8.17)$$

其中， $Z_i = a_i^T X$ ， $X_j = e_j^T X$ ， $e_j = (0, \cdots, 0, 1, 0, \cdots, 0)^T$ 是第 j 元素为 1，其余元素均为 0 的 p 维单位向量， $X = (X_1, X_2, \cdots, X_p)^T$ ， $\text{Var}(X_j) = \sigma_{jj}$ 。

Z_i 与 X_j 的协方差为

$$\begin{aligned}\text{Cov}(Z_i, X_j) &= \text{Cov}(a_i^T X, e_j^T X) = a_i^T \text{Cov}(X) e_j = a_i^T \sum e_j \\ &= a_i^T \sum a_i a_i^T e_j = \text{Var}(Z_i) a_i^T e_j = \lambda_i a_{ij}\end{aligned} \qquad (8.18)$$

主成分 Z_i 与原始变量 X_j 的相关系数又称为因子载荷，表示 Z_i 与 X_j 间的关联强度，实际上相关系数的平方为 Z_i 对变量 X_j 的贡献率。为明确表达，将所有的相关系数整理见表 8.5。

表 8.5　各主成分 Z_i 与原始变量 X_j 间的相关系数

	X_1	X_2	$\cdots$	X_j	$\cdots$	X_p
Z_1	$\dfrac{\sqrt{\lambda_1} a_{11}}{\sqrt{\sigma_{11}}}$	$\dfrac{\sqrt{\lambda_1} a_{12}}{\sqrt{\sigma_{22}}}$	$\cdots$	$\dfrac{\sqrt{\lambda_1} a_{1j}}{\sqrt{\sigma_{jj}}}$	$\cdots$	$\dfrac{\sqrt{\lambda_1} a_{1p}}{\sqrt{\sigma_{pp}}}$
Z_2	$\dfrac{\sqrt{\lambda_2} a_{21}}{\sqrt{\sigma_{11}}}$	$\dfrac{\sqrt{\lambda_2} a_{22}}{\sqrt{\sigma_{22}}}$	$\cdots$	$\dfrac{\sqrt{\lambda_2} a_{2j}}{\sqrt{\sigma_{jj}}}$	$\cdots$	$\dfrac{\sqrt{\lambda_2} a_{2p}}{\sqrt{\sigma_{pp}}}$
$\vdots$	$\vdots$	$\vdots$		$\vdots$		$\vdots$
Z_i	$\dfrac{\sqrt{\lambda_i} a_{i1}}{\sqrt{\sigma_{11}}}$	$\dfrac{\sqrt{\lambda_i} a_{i2}}{\sqrt{\sigma_{22}}}$	$\cdots$	$\dfrac{\sqrt{\lambda_i} a_{ij}}{\sqrt{\sigma_{jj}}}$	$\cdots$	$\dfrac{\sqrt{\lambda_i} a_{ip}}{\sqrt{\sigma_{pp}}}$
$\vdots$	$\vdots$	$\vdots$		$\vdots$		$\vdots$
Z_p	$\dfrac{\sqrt{\lambda_p} a_{p1}}{\sqrt{\sigma_{11}}}$	$\dfrac{\sqrt{\lambda_p} a_{p2}}{\sqrt{\sigma_{22}}}$	$\cdots$	$\dfrac{\sqrt{\lambda_p} a_{pj}}{\sqrt{\sigma_{jj}}}$	$\cdots$	$\dfrac{\sqrt{\lambda_p} a_{pp}}{\sqrt{\sigma_{pp}}}$

将表 8.5 第 j 列相关系数的平方求和为

$$\sum_{i=1}^{p} \rho^2(Z_i, X_j) = \sum_{i=1}^{p} \left(\frac{\sqrt{\lambda_i} a_{ij}}{\sqrt{\sigma_{jj}}} \right)^2 = \frac{\sum_{i=1}^{p} \lambda_i a_{ij}^2}{\sigma_{jj}} = \frac{\sum_{i=1}^{p} \lambda_i a_{ij}^2}{\sum_{i=1}^{p} \lambda_i a_{ij}^2} = 1 \qquad (8.19)$$

可见，表 8.5 中任一列相关系数的平方和为 1。这表明变量 X_j 的信息完全包含在主成分 Z_1, Z_2, $\cdots$, Z_p 中。

将表 8.5 第 i 行相关系数的平方加权求和为（以 X 的方差为权重）

$$\sum_{j=1}^{p} \sigma_{jj} \rho^2(Z_i, X_j) = \sum_{j=1}^{p} \sigma_{jj} \left(\frac{\sqrt{\lambda_i} a_{ij}}{\sqrt{\sigma_{jj}}} \right)^2 = \sum_{j=1}^{p} \lambda_i a_{ij}^2 = \lambda_i \sum_{j=1}^{p} a_{ij}^2 = \lambda_i \qquad (8.20)$$

表 8.5 中任一行相关系数的加权平方和为相应主成分的特征根或方差，表示第 i 主成分对变量 X_1, X_2, $\cdots$, X_p 的贡献。

8.4　主成分的选取

主成分分析的目的之一是为了简化数据结构，故在实际应用中一般不使用 p 个主成分，而选用 $m(m < p)$ 个主成分。m 应该取多大为合适？为此，我们引进以下概念。

1. 特征根　特征根 λ_i 等于第 i（$i = 1, 2, \cdots, p$）个主成分的方差 $\mathrm{Var}(Z_i)$，是表示主成分影响力度的指标，代表该主成分可以解释多少原始变量的信息。如果某特征根小于 p 个特征根的均值，即 $\lambda_i < \sum\limits_{i=1}^{p} \lambda_i / p$，说明该主成分的解释力度还不如原始变量的平均解释力度大。如例 8.1 中，根据表 8.3 可计算出协方差矩阵的 12 个特征根的均值为 0.8008，由于从第 6 个主成分及之后所有主成分的特征根均小于 0.8008，说明我们保留前 5 个主成分是合适的。

2. 主成分 Z_i 的贡献率　主成分 Z_i 贡献率（contribution rate）反映了第 i（$i = 1, 2, \cdots, p$）个主成分提取的信息占总信息的比例。计算公式为

$$\frac{\lambda_i}{\sum\limits_{i=1}^{p} \lambda_i} = \frac{\mathrm{Var}(Z_i)}{\sum\limits_{i=1}^{p} \mathrm{Var}(Z_i)} \tag{8.21}$$

贡献率越大，表明主成分 Z_i 综合原始变量 $X_1, X_2, \cdots, X_p$ 信息的能力越强。第 1 主成分 Z_1 的贡献率最大，$Z_2, \cdots, Z_p$ 的贡献率依次减小，即综合原始变量信息的能力逐渐减弱。

如表 8.3 结果显示，第 1 主成分可以解释 12 个原始变量中 31.92% 的信息，贡献最大；第 2 主成分 Z_2 可以解释 18.36% 的信息，贡献次之，$Z_1 \sim Z_{12}$ 各主成分的贡献率依次降低。

3. 累计贡献率　称前 m 个主成分的贡献率之和称为主成分 $Z_1, Z_2, \cdots, Z_m$ 的累计贡献率（cumulative contribution rate），即

$$\frac{\sum\limits_{i=1}^{m} \lambda_i}{\sum\limits_{i=1}^{p} \lambda_i} = \frac{\sum\limits_{i=1}^{m} \mathrm{Var}(Z_i)}{\sum\limits_{i=1}^{p} \mathrm{Var}(Z_i)} \tag{8.22}$$

它表示前 m 个主成分 $Z_1, Z_2, \cdots, Z_m$ 综合原始变量 $X_1, X_2, \cdots, X_p$ 所含信息的能力，实践中，m 通常取使累计贡献率达到 70% 以上的值。如表 8.3 中前 4 个主成分累计提取 12 个原始变量中 78.20% 的信息，前 5 个主成分累计提取 89.16% 的信息。此时研究者可根据其他评价指标及专业的可解释性综合考虑取舍。

4. 前 m 个主成分对变量 X_i 的贡献率　上述主成分的贡献率及累计贡献率均反映的是主成分综合提取原始变量信息的能力，然而我们不仅要关注主成分对原始变量综合信息的提取力度，同时也要关注主成分对每个变量信息提取的比例。

将前 m 个主成分 $Z_1, Z_2, \cdots, Z_m$ 对原始变量 X_j（$j = 1, 2, \cdots, p$）的贡献率用 v_j^m 表示，其定义为 X_j 与 $Z_1, Z_2, \cdots, Z_m$ 的相关系数的平方，有

$$v_j^m = \frac{\sum\limits_{i=1}^{m} \lambda_i a_{ij}^2}{\sigma_{jj}} = \frac{\sum\limits_{i=1}^{m} \lambda_i a_{ij}^2}{\sum\limits_{i=1}^{p} \lambda_i a_{ij}^2} \tag{8.23}$$

以例 8.1 中对变量 X_1 的信息提取能力为例，根据表 8.3 及 8.4 中的特征根与单位正交特征向量取值可得，第 1 主成分 Z_1 对变量 X_1 的贡献率为

$$\frac{\lambda_1 a_{11}^2}{\sum_{i=1}^{12} \lambda_i a_{i1}^2} = \frac{3.067 \times 0.246^2}{3.067 \times 0.246^2 + 1.765 \times 0.170^2 + \cdots + 0.078 \times 0.015^2} = 28.12\%$$

前 5 个主成分对变量 X_1 的贡献率为

$$\frac{\sum_{i=1}^{5} \lambda_i a_{i1}^2}{\sum_{i=1}^{12} \lambda_i a_{i1}^2} = \frac{3.067 \times 0.246^2 + 1.765 \times 0.170^2 + \cdots + 1.053 \times (-0.113)^2}{3.067 \times 0.246^2 + 1.765 \times 0.170^2 + \cdots + 0.078 \times 0.015^2} = 87.79\%$$

依此类推，可求得任意一个或几个主成分对变量 X_j 的贡献率。

8.5　标准化变量的主成分及性质

在主成分分析实际应用中，不同的变量往往有不同的量纲，通过协方差矩阵 $\sum$ 求解主成分总是优先考虑方差大的变量。当各个变量的度量单位不同或取值数量级彼此相差很大时，对不同量纲的变量直接做线性组合是不合适的，甚至可能会造成不合理的结果。为消除量纲不同所带来的影响，常采用标准化的方法对原始变量进行处理，标准化公式为

$$X_j^* = \frac{X_j - E(X_j)}{\sqrt{\mathrm{Var}(X_j)}} \quad (j = 1,\ 2,\ \cdots,\ p) \tag{8.24}$$

其中，$E(X_j)$ 表示变量 X_j 的均值，$\mathrm{Var}(X_j)$ 为变量 X_j 的方差，标准化变量 X_j^* 的均值 $E(X_j^*) = 0$，方差 $\mathrm{Var}(X_j^*) = 1$，这时标准化随机向量 $X^* = (X_1^*, X_2^*, \cdots, X_p^*)^T$ 的协方差矩阵 $\sum^*$ 就是原随机向量 X 的相关系数矩阵 $\rho = (\rho_{ij})_{p \times p}$。因此，从数据标准化后的协方差矩阵 $\sum^*$ 出发求主成分就是从原数据相关矩阵 ρ 出发求主成分，记相关矩阵 ρ 的特征根为 $\lambda_1^* \geqslant \lambda_2^* \geqslant \cdots \geqslant \lambda_p^* \geqslant 0$，相应的单位正交特征向量为 $a_1^*, a_2^*, \cdots, a_p^*$，则标准化随机向量 X^* 的第 i 主成分为：$Z_i^* = (a_i^*)^T X^*$。

标准化主成分 Z^* 具有与数据未标准化时的主成分 Z 相同的性质，并且由于标准化后每个变量的方差均为 1，会使某些性质更加简化和直观，具体内容不再赘述。

将数据标准化之后进行主成分分析，等价于直接从原数据的相关矩阵出发进行主成分分析，但是从协方差矩阵与相关矩阵出发进行主成分分析会得到不同的分析结果，并且各主成分的意义也可能会发生变化。

对例 8.1 数据进行标准化后主成分分析结果见表 8.6。

表 8.6　例 8.1 资料相关矩阵的特征根

主成分	特征根	特征根差值	贡献率	累计贡献率
1	3.7548	1.5997	0.3129	0.3129
2	2.1550	0.3044	0.1796	0.4925
3	1.8506	0.3187	0.1542	0.6467
4	1.5319	0.2286	0.1277	0.7744

续表

主成分	特征根	特征根差值	贡献率	累计贡献率
5	1.3033	0.9781	0.1086	0.8830
6	0.3253	0.0071	0.0271	0.9101
7	0.3182	0.1303	0.0265	0.9366
8	0.1879	0.0274	0.0157	0.9523
9	0.1605	0.0158	0.0134	0.9656
10	0.1447	0.0060	0.0121	0.9777
11	0.1386	0.0094	0.0116	0.9892
12	0.1292	—	0.0108	1.0000

　　表 8.6 显示，12 个主成分的特征根及贡献率逐次降低。将表 8.6 与表 8.3 进行比较后可以看出，数据标准化前后特征根的变化较大，但贡献率与累计贡献率的变化幅度较小。

　　数据标准化后主成分分析所得特征根及贡献率的趋势见图 8.3。

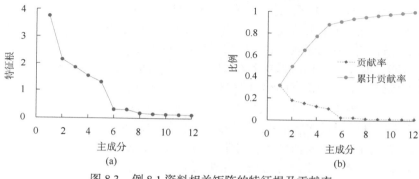

图 8.3　例 8.1 资料相关矩阵的特征根及贡献率

　　与图 8.2 相比，同样是自第 6 主成分起特征根及贡献率的变化趋于平稳，在第 5 主成分后累计贡献率的增幅不大，但未标准化时前 5 个主成分的累计贡献率比标准化后的结果高 0.86%。

　　数据标准化后 12 个主成分的单位正交特征向量见表 8.7。

表 8.7　相关矩阵的单位正交特征向量

变量	单位正交特征向量											
	1	2	3	4	5	6	7	8	9	10	11	12
X_1^*	0.343	−0.021	**−0.468**	0.133	0.063	0.035	0.031	−0.798	0.043	−0.027	−0.026	0.002
X_2^*	0.341	−0.023	**−0.422**	0.132	0.065	−0.726	−0.004	0.390	0.042	0.005	0.053	0.007
X_3^*	0.334	−0.025	**−0.446**	0.114	0.041	0.679	−0.050	0.452	−0.067	0.022	−0.030	−0.023
X_4^*	0.316	**−0.412**	0.284	0.006	0.075	−0.030	−0.263	0.003	−0.001	−0.435	−0.410	−0.464
X_5^*	0.318	**−0.397**	0.272	−0.004	0.073	0.016	−0.507	−0.049	−0.017	0.3424	0.345	0.408
X_6^*	0.301	**−0.394**	0.240	−0.004	0.053	0.036	0.818	0.031	0.004	0.108	0.065	0.086
X_7^*	0.239	0.365	0.152	−0.256	**0.467**	−0.025	−0.010	−0.020	−0.080	0.579	−0.250	−0.312
X_8^*	0.236	0.363	0.148	−0.250	**0.481**	0.044	0.034	0.022	0.081	−0.577	0.233	0.317

续表

变量	单位正交特征向量											
	1	2	3	4	5	6	7	8	9	10	11	12
X_9^*	0.301	0.180	0.056	−0.364	**−0.489**	0.009	−0.001	−0.028	−0.064	−0.036	0.542	−0.449
X_{10}^*	0.299	0.195	0.056	−0.337	**−0.507**	−0.027	−0.008	0.015	0.086	0.018	−0.540	0.445
X_{11}^*	0.183	0.295	0.274	**0.542**	−0.116	0.063	−0.007	0.027	0.691	0.071	0.045	−0.088
X_{12}^*	0.193	0.304	0.255	**0.533**	−0.128	−0.040	0.022	−0.031	−0.700	−0.068	−0.019	0.075

注：表中的 $X_1^* \sim X_{12}^*$ 为标准化变量

据表 8.7 可以写出数据标准化后主成分分析的 12 个主成分表达式。第 1、2 主成分分别为

$$Z_1^* = 0.343X_1^* + 0.341X_2^* + 0.334X_3^* + 0.316X_4^* + 0.318X_5^* + 0.301X_6^*$$
$$+ 0.239X_7^* + 0.236X_8^* + 0.301X_9^* + 0.299X_{10}^* + 0.183X_{11}^* + 0.193X_{12}^*$$
$$Z_2^* = -0.021X_1^* - 0.023X_2^* - 0.025X_3^* - 0.412X_4^* - 0.397X_5^* - 0.394X_6^*$$
$$+ 0.365X_7^* + 0.363X_8^* + 0.180X_9^* + 0.195X_{10}^* + 0.295X_{11}^* + 0.304X_{12}^*$$

其他主成分的表达式不再赘述。需注意，主成分表达式中的变量为标准化变量，有关的结果解释也是针对标准化变量而言，但将其中的标准化变量转化为原始变量后即可得到关于原始变量的主成分表达式。据表 8.7 可以确定各主成分的意义，第 1 主成分的系数相差不大是反映调查对象健康状态的综合指标。第 2 主成分中变量 $X_4^* \sim X_6^*$ 的系数绝对值较大，将其定义为心理因子。第 3 主成分中变量 $X_1^* \sim X_3^*$ 的系数绝对值较大，定义为社会支持因子。第 4 主成分中变量 X_{11}^* 与 X_{12}^* 的系数绝对值较大，定义为睡眠质量因子。第 5 主成分中变量 $X_7^* \sim X_{10}^*$ 的系数绝对值较大，可定义为躯体症状及疲劳因子。

通过对数据标准化前后主成分分析结果进行对比可以看出，数据标准化会对主成分分析的特征根、贡献率、累计贡献率及主成分的意义产生影响，这主要是由于标准化过程使数据的协方差矩阵发生了改变，进而得到不同的特征根及单位正交特征向量。

8.6　主成分分析的步骤

以上小节详细介绍了主成分分析的基本原理及主成分的求解过程，下面将对主成分分析的具体步骤进行归纳。

（1）根据研究目的确定初始分析变量，判断数据是否适合进行主成分分析。

主成分分析要求各变量间具有一定的相关性，相关程度越强主成分分析的效果越好。若原始数据中大部分变量间的相关系数较小，则进行主成分分析难以得到满意的效果。此外，可对原始数据的相关系数矩阵进行 Kaiser-Meyer-Olkin（KMO）检验及 Bartlett 球形检验，以辅助判断是否有必要进行主成分分析。KMO 检验统计量是用于比较变量间简单相关系数和偏相关系数的指标，KMO 值 ≥0.7 表示适合进行主成分分析；0.5≤KMO 值<0.7 表示适合度较低；KMO值<0.5 表示不适合进行主成分分析。Bartlett 球形检验是检验原始变量的相关矩阵是否为单位矩阵。如表 8.2 的相关系数矩阵显示测量健康各维度的变量间相关性较高，KMO 统计量为 0.6795，Bartlett 球形检验 $P < 0.0001$，可判断例 8.1 的数据适合进行主成分分析。

（2）根据初始变量的特性判断是否需要对数据进行标准化。

进行主成分分析前是否需要对原始数据进行标准化，即根据协方差矩阵还是相关矩阵求主成分尚无定论，实际应用中都可以尝试一下。一般而言，当所选择的变量具有不同量纲、不同数量级或各变量的变异水平差别很大时，应该选择基于相关系数矩阵进行主成分分析。将原始数据进行标准化后各变量的方差均为 1，抹平了原始变量间离散程度的差异，而方差是变量信息的重要表达形式，标准化的过程无疑抹掉了一部分信息，势必会对分析结果产生影响，由此看来在对同数量级、同量纲或变异程度差异不大的变量进行主成分分析时，基于协方差矩阵进行主成分分析的效果可能会更好。在例 8.1 中各变量为无量纲的等级变量，各变量的变异程度较为接近，且从标准化前后主成分分析结果来看，基于协方差矩阵的主成分分析的结果更优。因此，对例 8.1 进行主成分分析可不必事先对数据进行标准化。

（3）求协方差矩阵或相关矩阵的特征根以及相应的贡献率、累计贡献率、特征根与单位正交特征向量的计算过程复杂，可借助统计软件完成。

（4）选取主成分，确定保留主成分数目，并对主成分的实际意义进行解释。

确定保留主成分的数目有以下几条原则：

1）特征根：经验方法是保留主成分的特征根大于原 p 个变量方差的均值，即保留的每个主成分至少能单独解释原 p 个变量组中 $1/p$ 的信息。如果在数据标准化后进行主成分分析，则保留特征根大于 1 的主成分。据例 8.1 的分析结果可知，无论数据是否标准化，前 5 个主成分的特征根均大于原始变量方差的均值。

2）累计贡献率：一般要求前 m 个主成分累计贡献率达到 70% 以上。

3）对变量 X_j 的贡献率：前 m 个主成分对原始变量中每个变量 X_j 的贡献率不能太低，即使综合提取的累计贡献率较高，也要注意对单独每个变量的信息提取是否充分。

4）碎石图：碎石图是以主成分为横坐标，特征根为纵坐标的折线图[见图 8.2（a）、图 8.3（a）]。直观展示了特征根的变化趋势，以辅助判断应保留主成分的数量。一般选择碎石图中变化趋势出现拐点前的几个主成分作为原变量的代表。实践表明，依据累计贡献率保留的主成分偏多，而按照特征根确定的主成分偏少。在实际应用中，可以先根据碎石图，然后再结合累计贡献率及特征根，以确定合适的主成分数量，同时也要考虑选取的主成分利于进行解释。

在例 8.1 中，图 8.2 显示第 5 主成分以后特征根的取值已经很小，且前 5 个主成分的累计贡献率已达 89.16% 且趋于稳定，因此保留五个主成分较合适。

在选取主成分后，需对主成分进行解释，但数据是否进行了标准化会使主成分的意义发生改变。如对例 8.1 的数据进行主成分分析，未标准化时第 1~5 主成分可依次定义为综合因子、睡眠质量因子、疲劳因子、社会支持及心理因子和躯体症状因子；在数据标准化后第 1~5 主成分依次为综合因子、心理因子、社会支持因子、睡眠质量因子和躯体症状及疲劳因子。

8.7　主成分分析的应用

主成分分析是通过一组变量的几个线性组合形成综合变量并解释其方差协方差结构，以达到数据压缩与数据解释的目的。如前所述，主成分分析常作为一种达到目的的中间过程，而非目的本身，利用主成分得分可进一步进行综合评价、回归分析、聚类分析和判别分析等。

1. 综合评价 综合评价是指对一个具有多种属性的系统或对象，采用多个指标对其做出全局性、整体性的评价。构建综合评价指标是实现综合评价的关键，以下将介绍三种基于主成分的综合评价方法。

（1）只用第 1 主成分作为评估指数，即 $Y = Z_1$。由于第 1 主成分与原始变量 X_1, X_2, $\cdots$, X_p 的综合相关性最强，若以一个综合变量来代替所有原始变量，Z_1 是最佳选择。另一方面第 1 主成分 Z_1 对应于数据变异最大的方向，是使数据信息损失最小，精度最高的一维综合变量。

但需要指出的是，使用这种方法的前提条件是，要求所有评估指标间都是正相关，即原始变量 X_1, X_2, $\cdots$, X_p 相关系数矩阵 $R = (r_{ij})_{p \times p}$ 的每一个元素都是正值，这样才能保证第 1 单位特征向量的所有分量均大于 0（即 $a_{1j} > 0$, 对任意 $j = 1, 2, \cdots, p$）。如果不满足这个前提条件，这时很难以第 1 主成分 Z_1 的取值大小对样品进行排序。特别是当出现某一分量 $a_{1j} = 0$ 或 $a_{1j} \approx 0$ 时，以 Z_1 作为评估指数要慎重，防止遗漏变量 X_j 上的重要信息。

（2）利用前 m 个主成分 Z_1, Z_2, $\cdots$, Z_m 的线性组合，并以每个主成分 Z_i 的方差贡献率 $\alpha_i = \lambda_i \Big/ \sum_{i=1}^{p} \lambda_i$ 作为权数构造综合评价指标，即

$$Y = \alpha_1 Z_1 + \alpha_2 Z_2 + \cdots + \alpha_m Z_m \qquad (8.25)$$

依据每个研究对象计算出的 Y 值可进行排序、组间比较或划分等级。

（3）第三种方法是在前两种方法的基础上又作了改进，具体做法是：先将原始数据进行标准化处理，然后依据原始数据中变量的重要程度对标准化后的变量赋予权重 $(1 + \omega_j)$（ω_j 为专家确定的变量权重），然后对标准化且赋权后的变量进行主成分分析，最后以第 1 主成分作为综合评价指标。

例 8.2（续例 8.1） 上面从协方差矩阵出发对例 8.1 的数据进行了主成分分析，并选取了 5 个主成分，现将利用选取的 5 个主成分对该人群健康状态进行综合评估，并对不同性别、不同年龄组及不同职业人群的健康状态进行比较。

1）在本例中选取第二种方法构建综合评价指标，其表达式为

$$Y = 0.3192Z_1 + 0.1836Z_2 + 0.1539Z_3 + 0.1253Z_4 + 0.1096Z_5$$

根据以上表达式可得到每个调查对象的健康综合评分，评分越低表示健康状态越差，并且通过综合评分 Y 可对人群进行排序或对该人群健康状态进行等级划分。

2）不同性别健康状态的比较（表 8.8）：采用 t 检验比较不同性别的综合评分 Y 是否不同。

表 8.8 不同性别人群健康综合评分 Y 的比较

性别	观测数	均值	标准误	95%CI
男	1677	4.5379	0.0165	[4.5055, 4.5702]
女	1059	4.5028	0.0197	[4.4642, 4.5414]

由表 8.8 可以看出，女性的健康综合评分略低于男性，但两者差异不具有统计学意义（$P = 0.1993$）。

3）不同年龄段人群健康状态比较（表 8.9）。

表 8.9　不同年龄段人群健康综合评分 Y 的比较

年龄段（岁）	观测数	均值	标准误	95%CI
18~30	1186	4.5927	0.0208	[4.5520, 4.6334]
31~45	1216	4.4645	0.0177	[4.4297, 4.4993]
46~55	334	4.4988	0.0327	[4.4344, 4.5631]

不同年龄段人群健康状态综合评分的差异具有统计学意义（ $P < 0.0001$ ），31~45 岁人群评分最低。

4）不同职业人群健康状态比较（表 8.10）。

表 8.10　不同职业人群健康综合评分 Y 的比较

职业	观测数	均值	标准误	95%CI
公务员	650	4.5480	0.0240	[4.5010, 4.5951]
企业白领	485	4.6105	0.0314	[4.5487, 4.6722]
工人	1065	4.3988	0.0183	[4.3630, 4.4347]
农民	160	4.2973	0.0543	[4.1901, 4.4044]
大学生	376	4.8238	0.0385	[4.7481, 4.8996]

不同职业人群健康状态综合评分的差异具有统计学意义（ $P < 0.0001$ ），农民评分最低，工人次低，大学生最高。

2. 主成分回归　在多元线性回归分析中，经常会遇到模型存在严重多重共线性问题，这会导致回归系数的估计值 $\hat{\beta}$ 不稳定，对样本个别观测的增减以及样本含量的变化非常敏感，有时甚至会得出与实际完全相反的 $\hat{\beta}$ 估计值，造成模型推断与解释困难。解决多重共线性的方法很多，主成分回归就是常用的一种方法。主成分回归由马西（W. F. Massy）于 1965 年提出，将主成分分析与多元线性回归相结合，克服了多重共线性导致的模型参数估计不稳定问题。主成分回归能减小 $\hat{\beta}$ 的方差，使估计稳定，然而 $\hat{\beta}$ 是有偏估计，并且会使模型的残差平方和 SSE 增大。因此，主成分回归是以有偏估计为代价换来了更小的方差，有效改进了模型参数的估计。

下面是主成分回归的步骤：

（1）对自变量进行主成分分析：对量纲不同的自变量要标准化后再进行主成分分析。

（2）选取主成分：常用的几种选取方法如下。①top-down 法：一是要求累计贡献率达到一定的标准（如 85%以上）；二是舍弃特征根近似为 0 的主成分，由于这两种方法都是将特征根从大到小排列然后进行选择，因此均可称为 top-down 法。②相似主成分回归：依据主成分与因变量之间的相关性大小对主成分排序，然后将主成分逐个包含到模型中直到模型的预测残差平方和与均方误差 MSE 达到最小。③多元线性回归中的变量选择方法及变量选择准则均可用于主成分回归中对主成分的筛选。

（3）将保留的 m 个主成分作为自变量，用最小二乘法与因变量建立回归方程。

（4）将主成分表达式与变量标准化的表达式代入回归方程，整理后得到原自变量与因变量的回归方程。

例 8.3　在某社区调查 244 名 9~18 岁男性，测量指标有：用力肺活量 Y（FVC，L）、年龄 X_1（岁）、身高 X_2（cm）、臀围 X_3（cm）和体重 X_4（kg），数据见表 8.11。试用多

元线性回归分析探讨用力肺活量与年龄、身高、臀围及体重的关系。

表 8.11 某社区 244 名 9~18 岁男性的调查数据

编号	年龄	身高	臀围	体重	FVC
1	9	128	66	25	1.70
2	10	166	88	54	4.93
3	11	152	78	40	2.51
4	12	167	84	46	3.89
5	13	171	93	57	3.78
6	14	174	100	83.2	5.26
7	15	182	89	58.7	4.16
8	16	180	89	49.6	4.27
9	17	179	86	53.4	4.41
⋮	⋮	⋮	⋮	⋮	⋮
244	18	178	90	61.8	4.66
均值	13.4836	156.2230	84.4713	47.7406	3.3537
标准差	2.1611	12.5534	8.1312	12.3070	0.9507

资料来源：科技部科技基础性工作专项重点项目（2006FY110300）

解： 以用力肺活量 Y 为因变量直接建立两个不同自变量集的回归模型，以探讨自变量间存在多重共线性对模型的影响，采用最小二乘估计结果见表 8.12。

表 8.12 回归模型中自变量统计推断结果

模型	变量	估计值	标准误	t	P	VIF
模型 1	X_1	0.0536	0.0204	2.62	0.0094	2.6250
	X_2	0.0448	0.0042	10.78	< 0.0001	3.6615
	X_3	0.0293	0.0051	5.70	< 0.0001	2.3481
模型 2	X_1	0.0606	0.0201	3.02	0.0028	2.6521
	X_2	0.0382	0.0045	8.54	< 0.0001	4.4485
	X_3	−0.0026	0.0105	−0.25	0.8037	10.1568
	X_4	0.0267	0.0077	3.48	< 0.0001	12.5553

在模型 1 中纳入了年龄 X_1、身高 X_2 和臀围 X_3，各变量的参数估计值符合实际且方差膨胀因子 VIF 均较小，说明模型 1 中不存在多重共线性问题。若将体重变量 X_4 纳入模型，这时模型 2 结果显示，变量 X_3 的回归系数变为负值且没有统计学意义，提示模型存在多重共线性。经过对模型 2 进行共线性诊断可知，变量 X_4 与 X_2、X_3 的相关系数分别为 0.8093、0.9483，变量 X_3、X_4 的方差膨胀因子 VIF 分别为 10.1568、12.5553，综合以上信息可确定模型 2 存在严重多重共线性问题。在实际应用中我们可以选择模型 1，即将变量 X_4 删除，若研究者从专业角度考虑希望将体重变量 X_4 保留在模型中，可采用主成分回归对其重新进行拟合，具体过程如下：

（1）求主成分：例 8.3 中各自变量量纲不同，将从相关矩阵出发进行主成分分析。

表 8.13　基于相关矩阵的特征根

主成分	特征根	特征根差值	贡献率	累计贡献率
1	3.2951	2.8175	0.8238	0.8238
2	0.4776	0.2959	0.1194	0.9432
3	0.1818	0.1361	0.0454	0.9886
4	0.0457	—	0.0114	1.0000

表 8.13 显示,第 1 主成分能解释 4 个自变量 82.38% 的信息,前 3 个主成分能解释 98.86% 的信息。4 个特征根对应的单位正交特征向量见表 8.14。

表 8.14　基于相关矩阵的单位正交特征向量

变量	单位正交特征向量			
	1	2	3	4
X_1^*	0.4609	0.7295	0.5013	−0.0643
X_2^*	0.5082	0.2481	−0.8061	0.1743
X_3^*	0.5090	−0.4795	0.3123	0.6430
X_4^*	0.5198	−0.4199	0.0378	−0.7430

表 8.14 中, X_1^*、X_2^*、X_3^*、X_4^* 分别为 X_1、X_2、X_3、X_4 的标准化变量。

（2）选择主成分:本例中第 4 主成分的特征根近似为 0,综合考虑主成分回归中的主成分选择原则,保留第 1~3 主成分。标准化主成分表达式为

$$Z_1^* = 0.4609X_1^* + 0.5082X_2^* + 0.5090X_3^* + 0.5198X_4^*$$
$$Z_2^* = 0.7295X_1^* + 0.2481X_2^* − 0.4795X_3^* − 0.4199X_4^*$$
$$Z_3^* = 0.5013X_1^* − 0.8061X_2^* + 0.3123X_3^* + 0.0378X_4^*$$

按以上表达式计算每例观察对象的 3 个主成分得分 Z_i^* ($i = 1, 2, 3$)。

（3）以 Z_1^*、Z_2^* 和 Z_3^* 为自变量与因变量 Y 建立回归方程:模型参数估计结果见表 8.15。

表 8.15　主成分回归模型参数估计结果

模型	估计值	标准误	t	P
截距	3.3537	0.0267	125.75	< 0.0001
Z_1^*	0.4644	0.0147	31.54	< 0.0001
Z_2^*	0.0868	0.0387	2.25	0.0257
Z_3^*	−0.3154	0.0627	−5.03	< 0.0001

可得主成分回归的方程为

$$\hat{Y} = 3.3537 + 0.4644Z_1^* + 0.0868Z_2^* − 0.3154Z_3^*$$

该回归方程的残差平方和 SSE 为 41.6513。

（4）求原始变量与因变量的回归方程:将主成分表达式代入主成分回归方程可得

$$\hat{Y} = 3.3537 + 0.1193X_1^* + 0.5118X_2^* + 0.0963X_3^* + 0.1930X_4^*$$

将标准化变量的表达式代入上式可得

$$\hat{Y} = 3.3537 + 0.1193\frac{(X_1 - 13.4836)}{2.1611} + 0.5118\frac{(X_2 - 156.2230)}{12.5534}$$
$$+ 0.0963\frac{(X_3 - 84.4713)}{8.1312} + 0.1930\frac{(X_4 - 47.7406)}{12.3070}$$
$$= -5.5089 + 0.0552X_1 + 0.0408X_2 + 0.0118X_3 + 0.0157X_4$$

变换回原始变量后回归方程的残差平方和 SSE 为 41.6513，模型 2 的 SSE 为 41.2819（表 8.12），本例中主成分回归导致的残差平方和增加很小。

综上可知，主成分回归先将彼此相关的自变量 $X_1, X_2, \cdots, X_p$ 变换为互不关联的主成分 $Z_1, Z_2, \cdots, Z_p$，选择其中一部分重要的主成分 $Z_1, Z_2, \cdots, Z_m (m < p)$ 作为自变量建立与因变量 Y 的回归方程，最后再将主成分变换回原来的自变量。虽然主成分回归能减小模型参数估计的方差，但只有模型存在严重多重共线性时，相对最小二乘估计有所改进，否则普通最小二乘估计较好。

3. 变量筛选　在多元线性回归分析中，变量筛选是一个重要环节，为了使回归模型符合实际且易于解释，我们往往需要对原始变量进行筛选，构建最佳变量子集合，作为进一步分析的基础。主成分分析即可实现这一目标，具体步骤如下：

（1）从原始变量的相关系数矩阵出发，计算相关矩阵的特征根、贡献率与累计贡献率，找出贡献率最小的特征根（最后一个）；

（2）找到最小的特征根所对应的单位正交特征向量，将该单位正交特征向量中系数绝对值最大者对应的变量删除；

（3）对剩余变量再进行主成分分析，寻找需要删除的变量，如此循环下去直到最后一个特征根不会骤然变小为止，在实际应用中视具体情况而定，最后剩下的变量就是寻求的最佳变量子集。

若采用主成分分析对例 8.3 中的 4 个自变量进行筛选，根据表 8.13 与表 8.14 可知，第 4 特征根最小，为 0.0457，该特征根对应的单位正交特征向量中最大的系数绝对值为 0.7430，对应的变量为 X_4。因此，首先需要删除的变量为体重 X_4。可见，基于主成分分析的变量筛选也能解决多重共线性问题。

这里应该说明的是，在删除变量的同时需要注意对专业问题的解释，而不是仅凭统计学的显著性。如对上例体重的删除，如果专业认为体重是影响用力肺活量的关键因素，那么可以删掉臀围（VIF=10.1568），这样既可以解决严重共线的困扰，又更倾向了专业的解释。

4. 聚类分析　在对原始变量进行主成分分析之后，依据样品的主成分得分，可选取 m 个主成分进行聚类分析，实现对样品的分类。在综合评价过程中，若第 1 主成分贡献率不高，以第 1 主成分为综合评价指标对样品进行排序具有一定的片面性，这时可先采用主成分聚类的方法对样品进行分类，然后再利用第 1 主成分得分在每一类下对样品进行排序，由此得到一种新的综合评价方法。关于聚类内容的详细介绍将在第 11 章中进行。

5. 正态性检验　主成分分析可实现多元正态分布的检验。若随机向量 $(X_1, X_2, \cdots, X_p)^T$ 服从多元正态分布 $N_p(\mu, \sum)$，由于主成分就是随机变量的线性组合，因此 $X_1, X_2, \cdots, X_p$ 的主成分 $Z_1, Z_2, \cdots, Z_p$ 也服从正态分布，此时 p 维数据的多元正态性检验转化为了 p 个相互独立主成分的一元正态性检验，此法被称为主成分检验法。在实际检验时，不必对 p 个主成分逐一进行正态性检验，只须对前 m 个主成分进行检验即可。

本 章 小 结

主成分分析的主要目的是数据降维,简化数据结构。其基本思想是将彼此相关的一组变量转化为彼此不相关的一组新的综合变量,并且其中较少的几个新变量就能综合反映原始变量所包含的主要信息。只有相关性较强的数据才能通过主成分分析实现变量降维,完全不相关或相关性较弱的数据不适合进行主成分分析。

主成分的基本原理剖析,从几何学上讲,主成分分析的过程就是坐标旋转的过程,在新坐标系中各坐标轴的方向就是原始数据变异最大的方向;从代数变换上讲,主成分分析的过程就是带约束条件的线性变换,将相关变量变换为不相关变量;从协方差矩阵变化的角度来讲,主成分分析就是将原始变量的协方差矩阵 $\sum$ 对角化的过程;从信息量(总方差)变化的角度来讲,主成分分析是对原始变量信息的一种提取,主成分不增加总信息量,也不减少总信息量,只是对原信息进行了重新分配。

主成分分析对单位变化敏感,它应该应用到具有相似单位的数据上,否则就应该对数据进行标准化后再进行进一步的分析。

从主成分系数矩阵的求解过程不难看出,主成分仅依赖于变量的协方差矩阵或相关系数矩阵,并不要求数据服从某种特定的分布,任何分布的数据均可以进行主成分分析。

关于主成分的个数始终是个需要慎重考虑的问题。应保留多少个主成分?对此没有一个明确的回答。应考虑的事情包括样本总方差的量、特征根(样本成分方差)的相对大小以及各主成分的专业解释。

在实际应用中,主成分分析往往不是最终目的,很少单独用主成分分析进行数据处理,而是将主成分分析与其他分析方法相结合,主成分分析仅作为分析的中间过程,在主成分分析的基础上进一步进行多元线性回归、logistic 回归、Cox 回归、因子分析等。

思考与练习

1. 阐述主成分分析的基本思想和原理。

2. 处理严重多重共线性问题时,主成分回归相对于去除变量法、岭回归有何优劣?

3. 你怎样理解"主成分转换应该用到具有相似单位的数据上"这句话的含义?如果数据单位相差很大,将导致什么样的结果?怎样可能克服?给出你的解释。

4. 对单位正交特征向量,尝试在二维空间下进行解释。

5. 为评估西南地区的地表水环境,一项研究于 2015 年分析了 65 个水质监测断面的 10 种有机化合物污染物指标。这 10 种指标分别是高锰酸盐指数(mg/L)X_1、化学需氧量(mg/L)X_2、五日生化需氧量(mg/L)X_3、氨氮(mg/L)X_4、总磷(mg/L)X_5、总氮(mg/L)X_6、氟化物(mg/L)X_7、石油类(μg/L)X_8、阴离子表面活性剂(μg/L)X_9、硫化物(μg/L)X_{10}。数据见表 8.18。

(1)计算样本协方差矩阵和样本相关系数矩阵,并计算它们的特征值和单位正交特征向量。

(2)基于(1),计算前两个主成分。判断使用样本协方差矩阵还是样本相关系数矩阵来计算主成分更为合适?请给出理由。是否有必要找到第三个主成分吗?从专业和统计角度做出决策。

(3)基于(2),选择合适的主成分数量,解释主成分,然后对水质进行综合评估。

表 8.16　65 个水质监测断面的 10 种污染物指标数据

ID	X_1	X_2	X_3	X_4	X_5	X_6	X_7	X_8	X_9	X_{10}
1	2.37	4.34	0.42	0.02	0.01	0.55	0.08	2.50	24.17	3.83
2	2.18	4.42	0.89	0.05	0.06	1.56	0.09	2.50	10.00	11.83
3	2.86	6.79	0.93	0.04	0.04	1.94	0.11	9.79	12.50	6.67
4	3.46	4.71	0.37	0.12	0.01	0.79	0.07	2.29	10.00	2.17
5	4.55	17.17	0.94	0.13	0.19	4.30	0.13	2.71	25.42	16.54
6	2.40	2.96	0.15	0.07	0.14	1.75	0.07	1.88	10.83	8.00
7	3.22	7.54	0.94	0.14	0.08	2.02	0.14	11.04	10.00	28.42
8	3.76	7.04	0.69	0.04	0.03	1.54	0.12	2.50	25.00	19.50
9	3.93	14.83	1.00	0.16	0.08	1.65	0.18	4.58	33.33	10.00
10	3.21	3.70	0.51	0.43	0.08	1.56	0.06	1.67	6.67	9.58
11	3.93	8.02	0.79	0.10	0.11	2.09	0.13	3.13	16.25	10.04
12	4.71	18.46	1.60	0.42	0.20	2.89	0.23	5.00	17.50	6.00
13	4.03	15.78	1.28	0.18	0.13	2.18	0.16	10.83	10.00	4.25
14	2.91	5.73	0.66	0.02	0.01	0.92	0.15	2.71	24.58	2.33
15	5.13	14.08	1.04	0.63	0.30	4.77	0.19	6.67	10.00	1.00
16	3.77	6.92	1.04	0.12	0.17	4.27	0.24	5.63	10.00	1.00
17	4.16	11.52	0.98	0.41	0.20	2.67	0.21	14.38	32.92	11.58
18	3.41	4.88	0.61	0.18	0.03	1.02	0.14	3.96	15.00	4.00
19	4.72	19.92	2.97	0.23	0.18	1.90	0.17	5.83	10.00	9.83
20	3.84	14.45	0.68	0.25	0.08	2.67	0.11	2.92	16.67	0.67
21	4.42	15.46	2.70	0.30	0.12	3.92	0.32	4.58	10.00	1.00
22	3.69	7.25	0.91	0.05	0.02	2.09	0.22	2.50	10.00	1.00
23	3.98	15.21	0.53	0.33	0.13	5.14	0.39	3.13	11.25	0.67
24	3.44	6.03	0.48	0.13	0.05	1.63	0.15	2.92	8.33	0.83
25	3.98	15.28	2.21	0.57	0.12	5.25	0.32	5.83	13.33	1.33
26	3.94	16.19	1.45	0.43	0.19	6.38	0.26	4.58	10.83	0.83
27	4.64	6.69	0.64	0.16	0.05	2.86	0.16	2.50	24.58	1.00
28	3.39	9.50	0.88	0.27	0.08	4.05	0.33	3.75	29.58	1.00
29	3.63	8.00	1.35	0.22	0.05	2.02	0.18	7.50	15.00	3.42
30	4.98	11.20	1.41	0.14	0.09	4.11	0.27	2.50	18.75	1.00
31	3.55	6.88	0.50	0.19	0.05	2.85	0.26	2.50	13.33	1.00
32	4.63	13.85	1.44	0.70	0.15	5.19	0.35	2.92	30.00	1.17
33	4.18	4.02	0.69	0.13	0.07	2.71	0.16	2.36	13.33	0.67
34	6.10	18.61	1.13	0.54	0.16	4.54	0.29	4.17	26.25	1.17
35	2.80	3.50	0.59	0.19	0.05	5.86	1.09	3.75	10.00	0.67
36	2.88	11.98	0.33	0.06	0.02	1.38	0.19	7.50	10.00	1.29
37	7.27	17.58	3.06	0.33	0.29	6.64	0.28	2.50	32.50	1.00

ID	X_1	X_2	X_3	X_4	X_5	X_6	X_7	X_8	X_9	X_{10}
38	3.31	6.16	0.78	0.09	0.02	1.40	0.26	5.21	10.00	1.00
39	5.99	22.92	3.06	0.21	0.06	1.66	0.96	3.75	30.83	1.00
40	5.93	19.49	1.14	0.33	0.12	5.71	0.36	3.33	9.17	0.83
41	5.08	18.09	3.05	0.47	0.11	3.04	0.87	3.75	10.00	3.42
42	5.63	18.88	1.64	0.23	0.16	4.51	1.20	2.50	15.00	1.00
43	3.98	14.46	0.56	0.41	0.14	8.18	0.80	3.33	6.67	0.67
44	3.12	6.79	0.62	0.12	0.02	3.84	0.27	4.44	10.00	1.00
45	5.01	19.88	3.27	0.37	0.09	4.00	0.54	2.50	34.17	1.00
46	4.05	17.54	0.77	0.11	0.03	3.72	0.38	12.08	15.00	1.17
47	5.99	21.06	2.83	0.19	0.10	1.43	0.88	2.50	25.00	1.00
48	5.28	20.83	1.35	0.45	0.13	6.75	0.59	13.33	39.58	1.17
49	3.15	13.39	0.53	0.09	0.04	4.03	0.21	6.25	10.00	1.00
50	5.30	22.93	3.71	1.00	0.16	4.31	0.74	3.75	13.33	4.50
51	6.43	20.56	3.63	0.40	0.25	4.19	0.90	1.67	17.22	0.67
52	5.81	20.25	3.72	0.33	0.10	2.06	1.11	4.58	12.50	1.00
53	5.52	19.17	3.48	0.33	0.08	1.29	0.92	5.83	6.67	4.08
54	2.78	15.67	0.58	0.25	0.12	5.33	0.23	12.50	10.00	1.00
55	9.87	21.24	3.59	0.79	0.25	3.29	0.92	12.71	10.00	9.17
56	5.70	21.25	3.51	0.36	0.14	5.14	0.28	5.83	23.33	1.00
57	2.50	3.94	0.54	0.10	0.04	3.69	0.21	2.92	10.00	1.00
58	7.47	18.42	3.20	0.61	0.15	7.46	0.27	2.92	30.42	1.00
59	6.90	22.25	4.02	0.84	0.25	3.44	1.02	4.58	6.67	3.67
60	4.67	16.50	2.27	0.46	0.07	3.84	0.28	2.50	40.00	1.00
61	7.74	12.04	0.76	0.38	0.09	3.54	0.19	4.17	16.94	0.67
62	4.70	17.38	3.15	0.55	0.07	7.65	0.84	22.92	22.50	1.25
63	7.09	18.82	3.35	0.51	0.27	6.54	0.71	8.75	13.33	1.63
64	4.18	15.96	2.75	0.14	0.03	0.74	0.24	2.50	10.00	1.00
65	3.75	14.67	2.15	0.70	0.15	6.13	0.73	19.58	17.50	0.67

数据来源：环境部

第 9 章 因 子 分 析

　　因子分析（factor analysis）是在主成分分析基础上发展起来的另一种重要的降维方法，由斯皮尔曼（C. Spearman）于 1904 年提出，并首先将其应用于智力的定义和测量。因子分析通过研究众多变量之间的内部依赖关系，即变量间的协方差关系，试图使用少数几个潜在的不能观察到的随机变量（称为公共因子）表示数据的基本结构。根据研究目的和研究阶段的不同，因子分析分为探索性因子分析（exploratory factor analysis）和验证性因子分析（confirmatory factor analysis）。探索性因子分析往往用于研究的早期阶段，用以探索可测变量的特征、性质和内部关联性，并可揭示有多少潜在因子影响这些可测变量，研究者对数据结构和因子性质或数量并无一定的预期；验证性因子分析方法出现较晚，可用于前期基于探索性因子分析已形成理论或假设的检验、研究潜在因子之间的关联性。根据研究指标的不同，因子分析也可分为 R 型因子分析和 Q 型因子分析，R 型因子分析基于协方差矩阵或相关系数矩阵研究变量之间的相关关系，Q 型因子分析基于相似性矩阵研究样品（研究对象）之间的相关关系，两种方法所遵循的统计思想一致，在分析过程中可以相互转换，本章重点介绍 R 型因子分析。

9.1　探索性因子分析

9.1.1　正交因子模型

　　1. 正交因子模型　设 $X = (X_1, X_2, \cdots, X_p)^T$ 是 p 维可测量的随机向量，有 $E(X) = \mu$ 和 $D(X) = \sum$；$F = (F_1, F_2, \cdots, F_m)^T$ 是 m 维 $(m < p)$ 不可测量的随机向量，满足 $E(F) = 0$ 和 $D(F) = I_m$（即 F 的各分量方差为 1，且互不相关）；又设 $\varepsilon = (\varepsilon_1, \cdots, \varepsilon_p)^T$ 与 F 互不相关，且 $E(\varepsilon) = 0, D(\varepsilon) = \mathrm{diag}(\sigma_1^2, \sigma_2^2, \cdots, \sigma_p^2)$。假设随机向量 X 线性依赖于 F 和 p 个特异的变异源 $\varepsilon_1, \cdots, \varepsilon_p$，有

$$\begin{cases} X_1 - \mu_1 = a_{11}F_1 + a_{12}F_2 + \cdots + a_{1m}F_m + \varepsilon_1 \\ X_2 - \mu_2 = a_{21}F_1 + a_{22}F_2 + \cdots + a_{2m}F_m + \varepsilon_2 \\ \quad\quad\quad\quad \cdots \\ X_p - \mu_p = a_{p1}F_1 + a_{p2}F_2 + \cdots + a_{pm}F_m + \varepsilon_p \end{cases} \quad (m < p) \quad\quad （9.1）$$

称式（9.1）为正交因子模型，其矩阵表达式为

$$X - \mu = AF + \varepsilon \quad\quad\quad\quad\quad\quad （9.2）$$

　　式（9.1）中，随机向量 F 中的每个分量 $F_j(j = 1, 2, \cdots, m)$ 对 X 的每一个分量 $X_i(i = 1, 2, \cdots, p)$ 都有作用，故 F 称为 X 的公共因子；而 $\varepsilon_1, \cdots, \varepsilon_p$ 中的 ε_i 只对 X_i 有作用，故 ε 称为 X 的特殊因子。矩阵 $A = (a_{ij})_{p \times m}$ 是待估的系数矩阵，称为因子载荷阵，$a_{ij}(i = 1, 2, \cdots, p; j = 1, 2, \cdots, m)$ 称为第 i 个变量在第 j 个因子上的载荷。

在式（9.2）因子分析模型中，关于公共因子的假设是线性的，这点十分重要，它是因子模型表达固有的假设。

式（9.1）显示，方程左边有 p 个变量的差值 $X_1 - \mu_1$，$X_2 - \mu_2$，$\cdots$，$X_p - \mu_p$，而右边则有 $m + p$ 个随机变量 F_1，$\cdots$，F_m 和 ε_1，$\cdots$，ε_p，显然不能直接根据 $X = (X_1, \cdots, X_p)^T$ 的观测值确定模型，这就是正交因子模型与回归模型的区别所在，试图用回归方法确定因子载荷阵 A 是不可行的。

正交因子模型的三个重要假设：

（1）$E(\varepsilon) = 0$，$D(\varepsilon) = E(\varepsilon\varepsilon^T) \triangleq D = \mathrm{diag}(\sigma_1^2, \cdots, \sigma_p^2)$，即特殊因子间互不相关。其中符号"$\triangleq$"表示"定义"；

（2）$E(F) = 0, D(F) = I_m$，即公共因子间互不相关，且方差均为 1；

（3）$\mathrm{Cov}(F, \varepsilon) = O_{m \times p}$，即公共因子与特殊因子间互不相关。

上述这些假设使得模型具有特定的且能验证的协方差结构。

在正交因子模型中，假设公共因子不相关且具有单位方差（$D(F) = I_m$），在这种情况下，可由原始观测变量 X 的协方差结构推出

$$
\begin{aligned}
\sum = D(X) &= E\left[(X - \mu)(X - \mu)^T\right] \\
&= E\left[(AF + \varepsilon)(AF + \varepsilon)^T\right] \\
&= AD(F)A^T + D(\varepsilon) \\
&= AA^T + D
\end{aligned}
\tag{9.3}
$$

即，原始随机向量 X 的全部变异（协方差矩阵）被分解为两部分：公共因子影响的变异（AA^T）和特殊因子变异（D）。其中，公共因子 F 解释了 X 的大部分方差，特殊因子解释 X 每个成分的个体变异（也称为噪声）。这样，在完全不知 X 分布的前提下，仅依靠 X 对 μ 的变异即实现了原变量向公共因子和特殊因子的转换。

那么，在正交因子模型中，原变量与公共因子是什么关系呢？以 $\mathrm{Cov}(X,F)$ 表示 X 依赖 F 的全部变异，则

$$
\begin{aligned}
\mathrm{Cov}(X,F) &= E\left[\left(X - E(X)\right)\left(F - E(F)\right)^T\right] \\
&= E\left[(X - \mu)F^T\right] = E\left[(AF + \varepsilon)F^T\right] \\
&= AE(FF^T) + E(\varepsilon F^T) \\
&= A
\end{aligned}
\tag{9.4}
$$

式（9.3）和式（9.4）统称为正交因子模型的协方差结构。

由第 8 章已知，如果原变量已被标准化为单位方差，则协方差矩阵可由相关系数矩阵代替，此时公共因子即可解释原变量间的相关性；特殊因子用于表示正交因子模型下公共因子所代表的相关与实际相关间的差异，其大小可作为未来考察公共因子提取效果和评价模型拟合优劣的依据，因子载荷阵 A 中元素 a_{ij} 可代表 X_i 与 F_j 间的相关性。

需要指出的是，因子分析依靠前面提出的三个重要假设，如果假设不成立，则分析可能出现谬误。

2. 正交因子模型的性质

性质 1 模型不受计量单位的影响。

如果改变 X 的单位为 $Y = CX$，其中，$C = \mathrm{diag}(c_1, \cdots, c_p)$，对于 X，有

$$C(X - \mu) = C(AF + \varepsilon)$$
$$CX = C\mu + CAF + C\varepsilon$$

在此，定义 $X^* = CX$, $\mu^* = C\mu$, $A^* = CA$, $\varepsilon^* = C\varepsilon$，则有

$$X^* = \mu^* + A^*F + \varepsilon^*$$

该因子模型同样满足上述三个假设，因子模型没有本质变化。此性质非常重要，在许多应用中，我们都是通过分解 X 的相关系数矩阵 R 而非分解协方差矩阵 $\sum$ 来寻找因子载荷阵 A 和特殊因子方差 D，这相当于对 X 线性变换后的因子分析。

应该注意的是，这里所指的是模型不受量纲影响，但因子载荷阵与量纲有关。

性质 2 因子载荷的非唯一性。

令 G 是正交矩阵，那么式（9.2）也能被写成

$$X - \mu = (AG)(G^TF) + \varepsilon$$

令 $A^* = AG$，$F^* = G^TF$，则

$$X - \mu = A^*F^* + \varepsilon,$$

且模型满足因子模型的条件。

因子载荷的非唯一性具有双向作用。一方面，用一个正交矩阵 G 左乘向量 F 相当于旋转坐标轴系统，选择合适的旋转将导致更易解释的矩阵载荷，这一点在实践中非常重要；另一方面，因子载荷的非唯一性导致解的多重性，我们无法找到直接的数值算法来求出满足 $\sum = AA^T + D$ 的因子载荷 A 和特殊因子方差 D 的唯一解，此时可行的做法是通过施加一些约束条件（如 $A^TD^{-1}A$ 为对角阵）使方程得到唯一的解。这样再以"易于解释"的准则来决定是否对载荷矩阵 A 进行旋转，一旦得到载荷 A 和特殊因子方差 D，也就确认了因子，且可构造出因子自身的估计值，称为因子得分。

3. 正交因子模型中各个量的统计意义 为便于说明正交因子模型的分析结果，有必要对模型参数进行解释。由于数据标准化后不改变原变量间的相互关系，且可使问题简化，因此以下讨论均建立在数据标准化的基础上。

（1）因子载荷的统计意义：若 $\mathrm{Var}(X_i) = 1$，根据式（9.4）有 $\mathrm{Cov}(X_i, F_j) = a_{ij}$，则 X_i, F_j 的相关系数为

$$\rho_{ij} = \frac{\mathrm{Cov}(X_i, F_j)}{\sqrt{\mathrm{Var}(X_i)}\sqrt{\mathrm{Var}(F_j)}} = \mathrm{Cov}(X_i, F_j) = a_{ij} \tag{9.5}$$

$$(i = 1, 2, \cdots, p, \ j = 1, 2, \cdots, m; \ m < p)$$

又

$$X_i = a_{i1}F_1 + \cdots + a_{im}F_m + \varepsilon_i \tag{9.6}$$

故因子载荷 a_{ij} 就是第 i 个变量与第 j 个公共因子的相关系数，亦可理解为第 i 个变量在第 j 个公共因子上的权重，反映了第 i 个变量在第 j 个公共因子上的相对重要性。

（2）变量共同度的统计意义：记因子载荷阵 A 中第 i 行元素的平方和为 h_i^2，则

$$h_i^2 = \sum_{j=1}^m a_{ij}^2 = a_{i1}^2 + a_{i2}^2 + \cdots + a_{im}^2 \ (i = 1, 2, \cdots, p) \tag{9.7}$$

称为变量 X_i 的共同度，或变量 X_i 的公共因子方差。

变量共同度 h_i^2 的统计意义可以由 X_i 的方差看出。由式（9.6）有

$$\mathrm{Var}(X_i) = \mathrm{Var}\left(\sum_{j=1}^{m} a_{ij}F_j + \varepsilon_i\right)$$

$$= \sum_{j=1}^{m} a_{ij}^2 \mathrm{Var}(F_j) + \mathrm{Var}(\varepsilon_i) = h_i^2 + \sigma_i^2 \tag{9.8}$$

即 X_i 的方差由两部分组成：其中，h_i^2 为全部公共因子 F_1，…，F_m 对 X_i 的总方差所作出的贡献，反映了变量 X_i 对公共因子 F 的依赖程度，其值越大表明提取的公共因子越有意义；第二部分 σ_i^2 是由特殊因子 ε_i 产生的方差，它仅与变量 X_i 有关，称特殊因子方差（或剩余方差）。当 X_i 标准化后，有

$$\mathrm{Var}(X_i) = 1 = h_i^2 + \sigma_i^2 \tag{9.9}$$

即变量共同度 h_i^2 越接近 1，说明公共因子可解释 X_i 所有原始信息的比例越大，因子模型的解释能力就越强，从原变量空间到公共因子空间的变换效果就越好。

（3）公共因子 F_j 方差贡献的统计意义：因子载荷阵 A 中，求 A 的各列的平方和，用 q_j^2 表示

$$q_j^2 = \sum_{i=1}^{p} a_{ij}^2 \quad (j=1,\ 2,\ \cdots,\ m) \tag{9.10}$$

q_j^2 称为公共因子的方差贡献，其统计意义与 h_i^2 恰好相反，q_j^2 为第 j 个公共因子 F_j 对 X 的所有分量 X_1，…，X_p 的总贡献，我们可以通过对 q_j^2 的比较，确定哪一个 F_j 对全部变量 $X_1 \sim X_p$ 的影响更大，因此 q_j^2 是衡量公共因子相对重要性的指标。

4. 正交因子模型的几何解释 在因子分析中，我们可以把互不相关的，各自方差为 1 的 m 个公共因子和 p 个特殊因子想象成 $m+p$ 个相互正交的单位向量，以它们的坐标轴构成 $m+p$ 维空间的一个直角坐标系，并称为因子空间。于是根据式（9.1），变量 X_i 可以用因子空间中向量 $P_i = (a_{i1},\ a_{i2},\ \cdots,\ a_{im},\ 0,\ \cdots,\ \sigma_i,\ \cdots,\ 0)^T$ 表示，其中 σ_i 是 X_i 在对应于自己的特殊因子轴上的载荷，由于 X_i 已标准化，P_i 的长度等于 1，即

$$\|P_i\| = \sqrt{a_{i1}^2 + a_{i2}^2 + \cdots + a_{im}^2 + \sigma_i^2} = \sqrt{\mathrm{Var}(X_i)} = 1 \tag{9.11}$$

此时，P_i 与各个因子轴 F_j 的夹角余弦为

$$\cos<P_i, F_j> = \frac{(P_i \cdot F_j)}{\|P_i\|\|F_j\|} = \frac{P_i^T F_j}{\|P_i\|\|F_j\|} = a_{ij} = r_{P_i F_j} \tag{9.12}$$

这表明 P_i 与各个公共因子的夹角余弦就等于其相应的坐标，也就是等于变量 X_i 与各公共因子的相关系数。

9.1.2 因子模型的参数估计

回顾式（9.3），在实际应用中，我们需要找到载荷矩阵和特殊因子方差的估计值

$$S = \hat{A}\hat{A}^T + \hat{D} \tag{9.13}$$

即，样本的协方差矩阵 S 作为总体协方差矩阵 $\sum$ 的估计。为了建立公共因子模型，就是要得到因子载荷阵 a_{ij} 的估计值 $\hat{a}_{ij}$（为表达简单，以下我们仍用符号 a_{ij} 来代替 $\hat{a}_{ij}$）和特殊因子方差 σ_i^2 的估计值 $\hat{\sigma}_i^2$。参数估计有多种方法，这里介绍最常用的主成分法和极大似然估计法。

1. 主成分法 主成分法（principle component method）集中于考虑样本协方差矩阵 S 和

相关系数矩阵 R 的分解。

设样本协方差矩阵 S 的特征根为 $\hat{\lambda}_1 \geq \hat{\lambda}_2 \geq \cdots \geq \hat{\lambda}_p \geq 0$，$\hat{l}_1$，$\hat{l}_2$，$\cdots$，$\hat{l}_p$ 为对应的单位正交特征向量，根据 S 的谱分解（即对协方差矩阵进行因子化分解，证明过程见附录 1），有

$$S = \sum_{i=1}^{p} \hat{\lambda}_i \hat{l}_i \hat{l}_i^T \tag{9.14}$$

假设仅有前 m 个特征根估计值较大，后 $p-m$ 个特征根估计值较小，即 $\hat{\lambda}_{m+1}$，$\cdots$，$\hat{\lambda}_p \to 0$，时，S 可近似地分解为

$$S \approx \hat{\lambda}_1 \hat{l}_1 \hat{l}_1^T + \hat{\lambda}_2 \hat{l}_2 \hat{l}_2^T + \cdots + \hat{\lambda}_m \hat{l}_m \hat{l}_m^T + \hat{D}$$

$$= \left(\sqrt{\hat{\lambda}_1} \hat{l}_1, \ \sqrt{\hat{\lambda}_2} \hat{l}_2, \ \cdots, \ \sqrt{\hat{\lambda}_m} \hat{l}_m \right) \begin{bmatrix} \sqrt{\hat{\lambda}_1} \hat{l}_1^T \\ \sqrt{\hat{\lambda}_2} \hat{l}_2^T \\ \vdots \\ \sqrt{\hat{\lambda}_m} \hat{l}_m^T \end{bmatrix} + \begin{bmatrix} \hat{\sigma}_1^2 & & \cdots & 0 \\ & \hat{\sigma}_2^2 & & \\ \vdots & & \ddots & \vdots \\ 0 & & \cdots & \hat{\sigma}_p^2 \end{bmatrix} \tag{9.15}$$

$$= \hat{A}\hat{A}^T + \hat{D}$$

其中，

$$\begin{cases} \hat{A} = \left(\sqrt{\hat{\lambda}_1} \hat{l}_1, \ \sqrt{\hat{\lambda}_2} \hat{l}_2, \ \cdots, \ \sqrt{\hat{\lambda}_m} \hat{l}_m \right) \triangleq (a_{ij})_{p \times m} \\ \hat{D} = \text{diag}(\hat{\sigma}_1^2, \ \hat{\sigma}_2^2, \ \cdots, \ \hat{\sigma}_p^2), \quad \hat{\sigma}_i^2 = s_{ii} - \sum_{j=1}^{m} a_{ij}^2 \quad (i = 1, 2, \cdots, p) \end{cases} \tag{9.16}$$

式（9.16）中 $\hat{A}$ 和 $\hat{D}$ 就是因子模型的一个解。由于载荷阵 A 中的第 j 列和 X 的主成分的系数矩阵的第 j 行仅相差一个倍数 $\sqrt{\hat{\lambda}_j}$ $(j = 1, 2, \cdots, m)$，故上式称为因子模型的主成分解。

这里需要指出的是，由于 S 和 R 的谱分解会得到不同的结果，因此，主成分法可能导致不同的估计值。

从主成分分解角度来看，考虑特征根估计 $\hat{\lambda}_1$，$\hat{\lambda}_2$，$\cdots$，$\hat{\lambda}_p$ 有助于确保公共因子的数目。

主成分具体求解过程须通过迭代完成。很多计算机程序会自动给出一个公认的标准，当对样本相关系数矩阵 R 作因子化分解时，m 常默认为 R 中大于等于 1 的特征根个数；当对样本协方差矩阵 S 作因子化分解时，m 常默认为大于等于 S 所有 p 个特征根均值的个数。不应对于这些经验规则不加区别地使用，而是结合专业知识确定少数而不是许多因子，能够合理解释数据并拟合 S 或 R 才是因子分析的目标。

运用主成分法求解因子载荷阵参数的一般步骤为：

（1）由样本数据阵 X 计算样本均向量、样本协方差矩阵及样本相关系数阵；

（2）求样本相关阵的特征根和单位正交化特征向量的估计值；

（3）由式（9.16）求得 A 和 D 的估计值；

（4）命名公共因子并给出合理解释。

2. 极大似然法 假设公共因子 F 和特殊因子 ε 服从联合正态分布，$X_{(1)}$，$X_{(2)}$，$\cdots$，$X_{(n)}$ 为来自 p 元正态总体 $X \sim N_p(\mu, \sum)$ 的随机样本，则可实现因子载荷和特殊方差的极大似然估计，其似然函数

$$L(\mu, \sum) = f(X) = f(X_{(1)}) f(X_{(2)}) \cdots f(X_{(n)})$$

$$= (2\pi)^{-np/2} \left| \sum \right|^{-n/2} \exp\left\{ -\left(\frac{1}{2}\right) \mathrm{tr}\left[\sum^{-1} \left(\sum_{i=1}^{n}(X_{(i)} - \bar{X})(X_{(i)} - \bar{X})^T + n(\bar{X} - \mu)(\bar{X} - \mu)^T \right) \right] \right\}$$

$$= (2\pi)^{-(n-1)p/2} \left| \sum \right|^{-(n-1)/2} \exp\left\{ -\left(\frac{1}{2}\right) \mathrm{tr}\left[\sum^{-1} \left(\sum_{i=1}^{n}(X_{(i)} - \bar{X})(X_{(i)} - \bar{X})^T \right) \right] \right\}$$

$$\times (2\pi)^{-p/2} \left| \sum \right|^{-1/2} \exp\left[-\left(\frac{n}{2}\right)(\bar{X} - \mu)^T \sum^{-1} (\bar{X} - \mu) \right]$$

$$（9.17）$$

设 $\sum = AA^T + D$，以 $\bar{X}$ 估计 μ，则似然函数 $L(\bar{X}, AA^T + D)$ 的对数为 A 和 D 的函数，记为 $\varphi(A, D)$，求使 φ 达到最大时的 A 和 D，可以证明使 $\varphi(A, D)$ 达极大的解 $\hat{A}$ 和 $\hat{D}$ 满足下列方程组：

$$\begin{cases} S\hat{D}^{-1}\hat{A} = \hat{A}(I + \hat{A}^T\hat{D}^{-1}\hat{A}) \\ \hat{D} = \mathrm{diag}(S - \hat{A}\hat{A}^T) \end{cases} \quad （9.18）$$

其中，

$$S = \frac{1}{n}\sum_{i=1}^{n}(X_{(i)} - \bar{X})(X_{(i)} - \bar{X})^T$$

式（9.18）并不能唯一确定 $\hat{A}$，为此，可添加一个计算上方便的唯一性条件，即

$$A^T D^{-1} A = 对角矩阵 \quad （9.19）$$

此时，变量共同度和特殊因子方差的似然估计仍然延用式（9.7）和式（9.8）。比较不同参数估计方法的优劣依靠残差矩阵，若 $\hat{A}\hat{A}^T + \hat{D}$ 为 $AA^T + D$ 的估计，则残差矩阵 $S_{residual}$ 为

$$S_{residual} = S - (\hat{A}\hat{A}^T + \hat{D}) \quad （9.20）$$

理想状态是公共因子方差和特殊因子方差完全解释样本协方差，残差矩阵元素越小对协方差矩阵的解释程度就越好。

由于上述计算过程复杂，必须使用迭代数值估计算法完成。

例 9.1 日常生活能力量表（ADL）广泛用于老年人生命质量评价，如疾病进展、慢性病康复、生活质量、社会医疗服务需求等。在某研究中，研究者纳入 ADL 量表中的 12 项指标，欲以因子分析在 331 例城镇社区老年人（年龄≥65 岁）中探索上述指标间的关系，相关变量及赋值情况见表 9.1。

表 9.1 变量命名及赋值情况

变量命名	赋值
X_1：独立完成进食	
X_2：独立完成洗漱梳头	
X_3：独立完成穿脱衣服	
X_4：独立完成上下床	
X_5：独立完成洗澡	
X_6：独立完成室内活动	
X_7：独立完成做饭	1=完全自理，2=部分自理，3=不能自理
X_8：独立完成理财	
X_9：独立完成出门坐车	
X_{10}：独立完成上街购物	
X_{11}：独立完成走半里路或 300 米路	
X_{12}：独立完成上下一层楼	

资料来源：联合国人口基金（CTR/91/P23）

表 9.1 中的 12 个变量均是可直接测量变量，用于描述老年人的独立活动能力，指标间具有很大的相关性，且均有统计学意义（$P < 0.01$）。例如，独立进食与洗漱、穿脱衣服、上下床、室内活动等变量的相关系数可达 0.5 以上，与做饭、理财、上街购物等绝大多数变量的相关系数可达 0.2 以上。KMO 值为 0.884，Bartlett 球形检验显示 $P < 0.001$，上述结果提示该例适用于因子分析。

将所有指标进行标准化，则总样本方差 $\sum_{i=1}^{12} s_{ii} = 12$，即特征根之和等于原变量数目。分别计算各因子的特征根及其所解释的样本方差见表 9.2。

表 9.2　主成分法提取公共因子

因子	特征根	方差（%）	累计方差（%）	因子	特征根	方差（%）	累计方差（%）
1	7.551	62.920	62.920	7	0.245	2.040	96.390
2	2.038	16.990	79.910	8	0.177	1.470	97.860
3	0.563	4.690	84.600	9	0.119	0.990	98.850
4	0.526	4.380	88.980	10	0.065	0.550	99.400
5	0.360	3.000	91.990	11	0.055	0.460	99.850
6	0.284	2.370	94.350	12	0.018	0.150	100.000

表 9.2 示，第 1 公共因子的特征根为 7.551，其所能解释的样本方差为 62.92%，第 2 公共因子的特征根为 2.038，其所能解释的样本方差为 16.99%，第 1、2 公共因子所能解释的累计方差为 79.91%，接近 80%，说明提取 2 个公共因子即可。

表 9.3 分别列出了基于主成分法和极大似然法的因子载荷矩阵（F_1、F_2）、特殊因子方差和公共因子方差贡献。

表 9.3　基于主成分法和极大似然法的参数估计

变量	主成分法			极大似然法		
	F_1	F_2	特殊因子方差 $1 - \hat{h}_i^2$	F_1	F_2	特殊因子方差 $1 - \hat{h}_i^2$
X_1	0.609	0.575	0.299	0.627	−0.120	0.592
X_2	0.812	0.457	0.132	0.832	−0.014	0.308
X_3	0.805	0.532	0.069	0.927	−0.157	0.116
X_4	0.841	0.432	0.107	0.986	−0.122	0.014
X_5	0.835	−0.097	0.293	0.713	0.359	0.363
X_6	0.861	0.380	0.115	0.981	−0.064	0.033
X_7	0.736	−0.297	0.371	0.546	0.452	0.498
X_8	0.817	−0.314	0.235	0.619	0.550	0.315
X_9	0.696	−0.482	0.284	0.452	0.628	0.402
X_{10}	0.800	−0.464	0.145	0.552	0.714	0.185
X_{11}	0.850	−0.320	0.175	0.664	0.665	0.117
X_{12}	0.821	−0.372	0.186	0.615	0.697	0.136
公共因子方差贡献	7.551	2.038	2.411	6.399	2.524	3.077

表 9.3 显示，无论采用主成分法还是极大似然法，$X_1 \sim X_{12}$ 在公共因子 F_1 上的载荷均为正载荷，且数值较大（一般都在 0.5 以上），说明这个因子反映了老年人生活质量的综合水平。而在公共因子 F_2 上，主成分法近一半的载荷为正其余为负；而极大似然法也是分为正负两个部分，但与主成分法的符号恰恰相反。有这样载荷模式的因子称为两极因子（需要说明的是，它们正负号的分派是任意的，因为在一个因子上载荷的正负号可换为相反的符号而不影响分析），两极因子的意义不容易解释。

除此之外，本例提示可根据残差矩阵中元素的大小比较几种因子提取方法的优劣。从公共因子 F_1 与 F_2 的方差贡献来看，主成分法分别为 7.551、2.038，而极大似然法分别为 6.399、2.524。主成分法的特殊因子方差为 2.411，小于极大似然法的 3.077，这主要是由于极大似然估计法要求数据服从多元正态分布，而本例中各变量均为等级变量，不满足多元正态分布的假设，这无疑会影响参数估计的效果。

当进一步实施基于主成分法的残差分析时，我们可发现，主成分法的最大残差出现在 X_1 与 X_4、X_6 之间，分别为 -0.146 和 -0.143，见表 9.4。当因子对原变量的贡献较大时，因子分析的残差矩阵中非对角线上的元素将接近于 0，据此，可认为本例因子提取的效果较为满意。

表 9.4　因子提取后的残差矩阵（主成分法）

原变量	原变量											
	X_1	X_2	X_3	X_4	X_5	X_6	X_7	X_8	X_9	X_{10}	X_{11}	X_{12}
X_1	0.000											
X_2	0.059	0.000										
X_3	−0.042	−0.050	0.000									
X_4	**−0.146**	−0.064	0.026	0.000								
X_5	−0.070	−0.006	−0.041	−0.008	0.000							
X_6	**−0.143**	−0.076	0.016	0.089	0.014	0.000						
X_7	0.004	0.000	−0.008	−0.010	0.025	−0.008	0.000					
X_8	0.000	0.000	−0.010	−0.011	0.011	−0.007	−0.031	0.000				
X_9	0.071	0.012	0.026	−0.006	−0.072	−0.020	−0.015	−0.059	0.000			
X_{10}	0.048	0.004	0.011	−0.013	−0.045	−0.023	−0.042	−0.028	−0.028	0.000		
X_{11}	0.002	0.007	−0.005	−0.003	−0.061	0.001	−0.120	−0.064	−0.077	0.007	0.000	
X_{12}	0.020	0.005	0.001	−0.008	−0.073	−0.008	−0.126	−0.044	−0.052	−0.026	0.107	0.000

应该说明的是，各种参数估计方法没有绝对的优劣之分，在实际应用中采用何种估计方法应视数据的具体情况而定。本例中，由于 $X_1 \sim X_{12}$ 在公共因子 F_1 与 F_2 上的载荷分布规律不明显，很难对公共因子进行解释，故还需进行因子旋转以达到公共因子可解释的目的。

9.1.3　因子旋转

因子分析的目的不仅是求出公共因子，更主要的是应该知道每个公共因子的实际意义。在 9.1.2 节中介绍的估计方法所求的公共因子的解，由于建立唯一解的约束条件式（9.19）使其初始因子载荷阵并不满足"简单结构准则"，即公共因子的典型代表变量不很突出，因而容易使公共因子的实际意义含糊不清，不利于对因子进行解释。因此，必须对因子载荷阵实施旋转变换，通过变换，改变各个公共因子所代表方差的分布状况，最理想的情况是，每个变量仅在一个公共因子上有较大载荷，而在其他公共因子上都比较小，即因子旋转（factor rotation）的目的在于使得旋转后的各因子载荷的平方按列向 0 和 1 两极转换，以简化结构、方便公共因子的解释。因子旋转可分为正交旋转（orthogonal rotation）和斜交旋转（oblique rotation）。

1. 正交旋转 设因子模型：$X = AF + \varepsilon$，$F = (F_1, F_2, \cdots, F_m)^T$ 为公共因子向量，对 F 进行正交变换：令 $Z = G^T F$（G 为任一 m 阶正交矩阵），则

$$X = AGZ + \varepsilon \qquad (9.21)$$

且

$$\begin{cases} D(Z) = D(G^T F) = G^T D(F) G = I_m, \\ \mathrm{Cov}(Z, \varepsilon) = \mathrm{Cov}(G^T F, \varepsilon) = G^T \mathrm{Cov}(F, \varepsilon) = O \\ D(X) = D(AGZ) + D(\varepsilon) = AGD(Z) G^T A^T + D = AA^T + D \end{cases} \qquad (9.22)$$

式（9.21）和式（9.22）说明，若 F 是正交因子模型的公共因子向量，则对任一正交矩阵 G，$G^T F \triangleq Z$ 也是公共因子向量。相应的 AG 是公共因子 Z 的因子载荷阵。利用此性质，在因子分析的实际运算中，当求得初始因子载荷阵 A 后，反复右乘正交矩阵 G，使 AG 有更明显的实际意义。这种变换载荷阵的方法，称为因子轴的正交旋转。正交旋转不改变估计的公共因子方差和特殊因子方差。

2. 方差最大的正交旋转 方差最大的正交旋转的分析算法由凯撒（H.F. Kaiser）1985 年提出，是目前最受欢迎的算法。我们用 $m = 2$ 个因子最简单情形下来说明它的原理。

设因子载荷阵 A 为

$$A = \begin{bmatrix} a_{11} & a_{12} \\ a_{21} & a_{22} \\ \vdots & \vdots \\ a_{p1} & a_{p2} \end{bmatrix}$$

旋转正交矩阵 G 由下式给出

$$G = \begin{bmatrix} \cos\theta & -\sin\theta \\ \sin\theta & \cos\theta \end{bmatrix}$$

$$B = AG = \begin{bmatrix} a_{11}\cos\theta + a_{12}\sin\theta & -a_{11}\sin\theta + a_{12}\cos\theta \\ a_{21}\cos\theta + a_{22}\sin\theta & -a_{21}\sin\theta + a_{22}\cos\theta \\ \vdots & \vdots \\ a_{p1}\cos\theta + a_{p2}\sin\theta & -a_{p1}\sin\theta + a_{p2}\cos\theta \end{bmatrix}$$

$$\triangleq \begin{bmatrix} b_{11} & b_{12} \\ b_{21} & b_{22} \\ \vdots & \vdots \\ b_{p1} & b_{p2} \end{bmatrix}$$

表示在两个因子 F_1，F_2 确定的因子平面上，坐标轴按顺时针旋转角度 θ，相应的载荷旋转通过 $A^* = AG$ 来计算。方差极大化方法的思想是找到角度 θ 以使 A^* 每列中载荷尽可能分

散，考虑到载荷符号不同及各变量对公共因子依赖程度的不同，令 $q_{ij}^{*2} = b_{ij}^{*2}/h_i^2$，则因子旋转的目标是选择 θ 以便最大化 $V = \sum\limits_{j=1}^{m}\sum\limits_{i=1}^{p}(q_{ij}^{*2} - \bar{q}_j^{*})^2/p$，其中 $\bar{q}_j^{*} = \dfrac{1}{p}\sum\limits_{i}^{p}q_{ij}^{*2}$ 为每列 q_{ij}^{*2} 的均值。当 $m = 2$ 时

$$V = \frac{1}{p^2}\sum_{j=1}^{2}\left[p\sum_{i=1}^{p}q_{ij}^{*4} - (\sum_{i=1}^{p}q_{ij}^{*2})^2\right] \tag{9.23}$$

当 $m > 2$ 时，可逐次对每两个因子 $F_i, F_j (i \neq j)$ 进行以上旋转，选择正交旋转的角度以满足要求。m 个因子的全部配对旋转，共需旋转 C_m^2 次，全部旋转完毕即算一次循环。经第一轮旋转后计算的因子载荷方差 $V_{(1)}$，此时不能认为 $V_{(1)}$ 就是最大方差，还需要从旋转后的载荷阵出发，再进行第二轮、第三轮旋转，直到 V 不能再增大为止。

很多软件（如 SAS，SPSS）均提供方差最大旋转，显然用不同的解法（主成分、极大似然等）得到的因子载荷的方差最大旋转一般来说不会是一致的。

3. 斜交旋转 有时正交旋转后仍然不能达到目的，这时可以考虑斜交旋转，即放弃公共因子互不相关的假设。在因子分析中，斜交旋转经常是有用的助手。

如果我们把 m 个公共因子看作坐标轴，有 m 个坐标（$a_{i1}, a_{i2}, \cdots, a_{im}$）的点代表在因子空间中第 i 个变量的位置，假定把变量分成没有重叠的簇，旋转到一个简单结构的正交旋转，就与坐标轴的刚性旋转是对应的，它使得这些坐标轴在旋转之后尽可能近的通过这些簇，而旋转到简单结构的斜交旋转，则对应于一个非刚性的旋转坐标系，使得旋转后的坐标轴不再垂直，但近似地通过这些簇。与正交旋转的结果相比，斜交旋转使每个原变量更鲜明地负载在某一个公共因子上，从而使每个公共因子的意义更为明确。

继续例 9.1，表 9.5 给出了公共因子旋转前、后的计算结果。

表 9.5 公共因子旋转前后统计量的变化（主成分法）

变量	旋转前		方差最大正交旋转		斜交旋转	
	F_1	F_2	F_1	F_2	F_1	F_2
X_1	0.609	0.575	0.076	**0.834**	−0.178	**0.915**
X_2	0.812	0.457	0.306	**0.880**	0.066	**0.896**
X_3	0.805	0.532	0.252	**0.931**	−0.011	**0.971**
X_4	0.841	0.432	0.344	**0.880**	0.109	**0.884**
X_5	0.835	−0.097	0.690	**0.480**	0.624	**0.326**
X_6	0.861	0.380	0.394	**0.854**	0.173	**0.840**
X_7	0.736	−0.297	**0.748**	0.264	**0.757**	0.066
X_8	0.817	−0.314	**0.820**	0.305	**0.825**	0.090
X_9	0.696	−0.482	**0.841**	0.099	**0.913**	−0.149
X_{10}	0.800	−0.464	**0.907**	0.182	**0.961**	−0.076
X_{11}	0.850	−0.320	**0.849**	0.322	**0.852**	0.100
X_{12}	0.821	−0.372	**0.862**	0.264	**0.886**	0.031
公共因子方差贡献	7.551	2.038	5.138	4.451	4.991	4.227

表 9.5 显示，方差最大正交旋转后的因子载荷出现了两极分化，$X_1 \sim X_6$ 主要负载在公

共因子 F_2 上，其权重为 0.480~0.931；X_7~X_{12} 主要负载在公共因子 F_1 上，其权重为 0.748~0.907；斜交旋转结果类似。

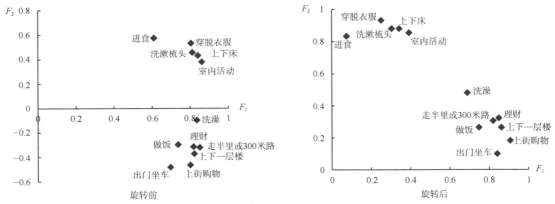

图 9.1　方差最大正交旋转前、后因子载荷对比图

图 9.1 进一步显示，X_1 ~ X_6 对应进食、洗漱梳头、穿脱衣服、上下床、洗澡和室内活动等 6 项指标，反映老年人的基本生活需求，因此 X_1 ~ X_6 所负载的公共因子 F_2 可命名为躯体生活自理因子；X_7 ~ X_{12} 对应做饭、理财、出门坐车、上街购物、走半里路或 300 米路、上下一层楼，该 6 项指标需要借助工具实现，因此 X_7 ~ X_{12} 所负载的公共因子 F_1 可命名为工具性日常生活因子。洗澡（X_5）更大程度地负载在公共因子 F_1 而不是公共因子 F_2 上，其他 11 项指标的负载情况均与 ADL 量表一致，洗澡作为一种较复杂的活动，必须在进食、洗漱梳头、穿脱衣服等基本生活活动的基础上才能独立完成，在本例中，仍将其作为 F_2 所解释的变量。至此，我们将高度相关、难以对响应变量进行解释的众多（12 个）原变量凝练成了 2 个较易解释的公共因子。

9.1.4　因子得分

因子得分（factor score）不是通常意义下的参数估计，而是对不可观测的公共因子取值的估计。故我们称公共因子的估计值为因子得分。在实践中，仅仅停留在对公共因子的识别上往往是不够的，研究者更希望像一般连续型随机变量一样比较两组或多组研究对象因子得分的大小，甚至将其作为自变量引入常用的回归方程或预测模型，如多元线性回归模型、logistic 回归模型、Cox 比例风险回归模型等。

将原变量 X 表示为公共因子 F 的线性组合，有

$$\begin{bmatrix} X_1 \\ X_2 \\ \vdots \\ X_p \end{bmatrix} = \begin{bmatrix} a_{11} & a_{12} & \cdots & a_{1m} \\ a_{21} & a_{22} & \cdots & a_{2m} \\ \vdots & \vdots & & \vdots \\ a_{p1} & a_{p2} & \cdots & a_{pm} \end{bmatrix} \begin{bmatrix} F_1 \\ F_2 \\ \vdots \\ F_m \end{bmatrix} \tag{9.24}$$

当载荷矩阵旋转之后，公共因子可以做出解释，通常情况下，我们还想反过来把公共因子表示为原变量的线性组合，则第 j 个公因子得分为

$$F_j = \beta_{j1}X_1 + \beta_{j2}X_2 + \cdots + \beta_{jp}X_p \ (j = 1, \ 2, \ \cdots, \ m) \tag{9.25}$$

可见，要求得每个因子的得分，必须求得分函数的关系，而由于 $p > m$，所以不能得到精

确得分，只能得到估计值。估计因子得分的方法很多，我们介绍两种最常用的方法：加权最小二乘法和回归分析法。两种计算因子得分的方法都具有以下两个共同的要素：

（1）它们均把因子载荷 a_{ij} 和特殊因子方差 σ_i^2 当作真值处理；

（2）它们均涉及原始数据的线性变换，中心化或标准化。

1. 加权最小二乘法 设 X 满足正交因子模型（不妨设均值向量 $\mu = 0$）

$$X = AF + \varepsilon \tag{9.26}$$

假设因子载荷阵 A 和特殊因子方差都是已知的， ε 为误差。既然 $\mathrm{Var}(\varepsilon_i) = \sigma_i^2$ $(i = 1, 2, \cdots, p)$ 不必彼此相等，巴特利特（M.S. Bartlett）建议用加权最小二乘法估计公共因子 F 的值。用误差方差的倒数作为权重系数，其误差平方的加权和为

$$\sum_{i=1}^{p} \frac{\varepsilon_i^2}{\sigma_i^2} = \varepsilon^T D^{-1} \varepsilon = (X - AF)^T D^{-1} (X - AF) \triangleq \varphi(F) \tag{9.27}$$

在式（9.27）中， A 和 D 已知， X 为可观测的，其值也是已知的。求 F 的估计值 $\hat{F}$，使得 $\varphi(\hat{F}) = \min \varphi(F)$。

令

$$\frac{\partial \varphi(F)}{\partial F} = 0$$

可得 F 的估计值

$$\hat{F} = (A^T D^{-1} A)^{-1} A^T D^{-1} X \tag{9.28}$$

上述就是因子得分的加权最小二乘估计。

若假设 $X \sim N_p(AF, D)$， X 的对数似然函数为

$$\ln L(F) = -\frac{1}{2}(X - AF)^{-1} D^{-1} (X - AF) - \frac{1}{2} \ln |2\pi D| \tag{9.29}$$

由此得到的极大似然估计与式（9.28）相同，这个估计也称 Bartlett 因子得分。

对于观测对象 $X_{(t)}$，其因子得分的估计值为

$$\hat{F}_{(t)} = (A^T D^{-1} A)^{-1} A^T D^{-1} X_{(t)} \quad (t = 1, 2, \cdots, n) \tag{9.30}$$

其中， A、 D 均可通过样本估计，因子得分估计可以基于未旋转的因子，也可基于旋转后的因子。

2. 回归分析法 回归分析法 1939 年由汤姆森（G. H. Thomson）提出，故又称为 Thomson 法。该方法的优点是简单易行。

假设原变量 X 和公共因子 F 均已标准化，在最小二乘法意义下对因子得分函数进行估计，则公共因子可表示为原变量的线性组合并满足回归方程

$$F_j = \beta_{j1} X_1 + \cdots + \beta_{jp} X_p + \varepsilon_j \quad (j = 1, \cdots, m) \tag{9.31}$$

由于因子得分 F_j 的值是待估的，故我们求解的步骤是首先求出方程中的回归系数，然后再给出因子得分的计算公式。由于因子得分具有不确定性，也就是说不同研究者在相同数据上可以构造出满足因子模型的多组因子得分。这样，在实践中，我们只能忽略因子得分的不确定部分（即随机部分），最大限度地逼近因子得分的确定部分。

下面计算回归方程（9.31）中的回归系数的估计值 $b_{j1}, b_{j2}, \cdots, b_{jp}$。

根据样本观测值估计因子载荷阵 $A = (a_{ij})_{p \times m}$，由因子载荷的意义，有

$$a_{ij} = E(X_i F_j)$$
$$= E\left[X_i(b_{j1}X_1 + \cdots + b_{jp}X_p)\right] \quad (9.32)$$
$$= b_{j1}r_{i1} + \cdots + b_{jp}r_{ip} \quad (i = 1, 2, \cdots, p)$$

即

$$\begin{bmatrix} r_{11} & r_{12} & \cdots & r_{1p} \\ r_{21} & r_{22} & \cdots & r_{2p} \\ \vdots & \vdots & & \vdots \\ r_{p1} & r_{p2} & \cdots & r_{pp} \end{bmatrix} \begin{bmatrix} b_{j1} \\ b_{j2} \\ \vdots \\ b_{jp} \end{bmatrix} = \begin{bmatrix} a_{1j} \\ a_{2j} \\ \vdots \\ a_{pj} \end{bmatrix} \quad (9.33)$$

式（9.33）可表示为 $Rb_{(j)} = a_j (j = 1, 2, \cdots, m)$，故有 $b_{(j)} = R^{-1}a_j$。

其中，

$$R = \begin{bmatrix} r_{11} & r_{12} & \cdots & r_{1p} \\ r_{21} & r_{22} & \cdots & r_{2p} \\ \vdots & \vdots & & \vdots \\ r_{p1} & r_{p2} & \cdots & r_{pp} \end{bmatrix}$$

为原变量的相关系数矩阵，

$$b_{(j)} = \begin{bmatrix} b_{j1} \\ b_{j2} \\ \vdots \\ b_{jp} \end{bmatrix}$$

为第 j 个因子得分函数的系数，

$$a_j = \begin{bmatrix} a_{1j} \\ a_{2j} \\ \vdots \\ a_{pj} \end{bmatrix}$$

为载荷矩阵的第 j 列，

记

$$B = \begin{bmatrix} b_{(1)}^T \\ b_{(2)}^T \\ \vdots \\ b_{(m)}^T \end{bmatrix} = \begin{bmatrix} b_{11} & \cdots & b_{1p} \\ b_{21} & \cdots & b_{2p} \\ \vdots & & \vdots \\ b_{m1} & \cdots & b_{mp} \end{bmatrix}$$

则回归系数为

$$B = \begin{bmatrix} (R^{-1}a_1)^T \\ (R^{-1}a_2)^T \\ \vdots \\ (R^{-1}a_m)^T \end{bmatrix} = \begin{bmatrix} a_1^T \\ a_2^T \\ \vdots \\ a_m^T \end{bmatrix} R^{-1} = A^T R^{-1} \quad (9.34)$$

最终，利用回归方法所建立的公共因子 F 对原变量的回归方程为

$$\hat{F} = \begin{bmatrix} \hat{F_1} \\ \hat{F_2} \\ \vdots \\ \hat{F_m} \end{bmatrix} = \begin{bmatrix} b_{(1)}^T X \\ b_{(2)}^T X \\ \vdots \\ b_{(m)}^T X \end{bmatrix} BX = A^T R^{-1} X \tag{9.35}$$

在上述采用 Bartlett 法和 Thomson 法对因子 F 的得分估计中，Bartlett 因子得分是无偏估计，即 $E(\hat{F}) = F$；而 Thomson 因子得分是有偏估计，即 $E(\hat{F}) \neq F$。哪种估计效果更好至今尚无定论。

例 9.2 在例 9.1 提取 2 个公共因子的基础上，进一步引入幸福指数变量 Y（该指数综合了健康满意度、社会经济生活等多项指标），试采用回归分析探讨公共因子 F 对幸福指数的影响。

解： 对例 9.1 采用方差最大正交旋转获得 2 个公共因子（躯体生活自理因子和工具性日常生活因子），用回归法得到两个因子得分函数

$$F_1 = -0.126X_1 - 0.068X_2 - 0.093X_3 - 0.057X_4 + 0.114X_5 - 0.038X_6$$
$$+ 0.169X_7 + 0.183X_8 + 0.226X_9 + 0.230X_{10} + 0.188X_{11} + 0.202X_{12}$$
$$F_2 = 0.265X_1 + 0.239X_2 + 0.266X_3 + 0.233X_4 + 0.037X_5 + 0.215X_6$$
$$- 0.045X_7 - 0.044X_8 - 0.116X_9 - 0.100X_{10} - 0.043X_{11} - 0.065X_{12}$$

据此，计算每个个体的因子得分，由两个公共因子绘制因子得分图，见图 9.2。

从图 9.2 可以看出，工具性日常生活因子 F_1 的变异要远大于躯体生活自理因子 F_2 的变异。因此，经多元线性回归模型筛选，只有 F_1 进入方程。以原变量 X 和公共因子 F_1 为自变量分别对 Y 的多元线性回归模型结果见表 9.6。在采用原变量 X 构建的多元线性回归模型中，X_3, X_4, X_{10} 作为有统计学意义的自变量进入模型，但 X_3 的系数为负，与常识不符。

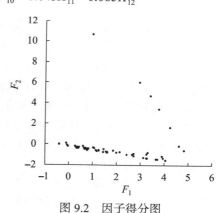

图 9.2 因子得分图

表 9.6 例 9.2 的多元线性回归结果

自变量*	标准化偏回归系数	P	共线性诊断	
			容忍度	方差膨胀因子
原变量 X				
穿脱衣服（X_3）	−1.046	0.020	0.088	11.417
上下床（X_4）	1.473	0.003	0.085	11.727
上街购物（X_{10}）	0.503	0.002	0.763	1.310
公共因子 F				
工具性日常生活因子（F_1）	0.742	<0.001	1.000	1.000

*校正性别和年龄

表 9.6 进一步显示，X_3、X_4 的方差膨胀因子高达 11.417 和 11.727，因子提取前的相关维度的条件指数高达 19.496（表 9.7），提示该模型存在较严重的多重共线性。当采用公共因子 F 作为自变量构建多元线性回归模型时，公共因子 F_1 作为有统计学意义的自变量进入模型，且随着该因子得分的增加，幸福指数随之增加，该回归模型可解释 52.2%（$R_{adj}^2 = 0.522$）的 Y 的变异；而公共因子 F_2 对幸福指数的影响并无统计学意义，提示老年人的工具性日常生活能力对幸福指数更为敏感。

表 9.7 例 9.2 的多元线性回归结果

	因子提取前					因子提取后			
维度	特征根	条件指数	方差比例			维度	特征根	条件指数	方差比例
			X_3	X_4	X_{10}				F_1
1	3.714	1.000	0.00	0.00	0.01	1	1.631	1.000	0.18
2	0.171	4.661	0.02	0.03	0.18	2	0.369	2.101	0.82
3	0.105	5.941	0.00	0.00	0.80				
4	0.010	19.496	0.98	0.97	0.01				

9.1.5 因子分析与主成分分析的区别

因子分析是主成分分析的一个扩充。尽管表面上看二者有着相同的思想和策略，都可看成在力图逼近协方差矩阵 $\sum$（或相关系数矩阵），然而它们在本质上具有很大的不同。因子分析通过协方差矩阵分解（建模）提取公共因子，其构造了一个具有固定数目共同（潜在）因子的严格结构，从而使变量数目大为减少，因此，基于因子分析模型的近似是更为精细的；而主成分分析以重要性递减的次序确定 p 个因子，能够最大化映射方差的因子一般被认为是最重要的因子。

从适用角度来看，因子分析涉及更多的数值分析技术，其因子解非唯一的性质使得主观解释成为可能，而主成分分析则基于良好的定义且有唯一的算法。因子分析假定存在一组支配着观察变量协方差的潜变量，由于它们是不可直接测定的，也不可能准确知道某一个观察对象的因子是什么，只能通过观察资料加以估计，在因子分析中，并没有假定因子为观察变量的线性组合，而是观察变量是因子的线性组合。因此，因子分析更易解释，更易成功，其提取公共因子、并基于公共因子构造其他模型的统计学思想较主成分分析更为深入，为进一步探索响应变量与自变量的关系拓展了新的空间。

因子分析和主成分分析都不是数据分析的终点，利用二者的分析结果进一步开展综合分析或者构建其他统计学模型。

9.2 验证性因子分析

9.2.1 基本概念

探索性因子分析是对数据的描述和探索过程，而验证性因子分析在探索性因子分析已经形成的假设的基础上，不但可以实现对因子模型（如因子数目、载荷矩阵等）的统计学验证，而且可以分析因子之间的相关性。验证性因子分析的基本模型仍然如式（9.1）和式（9.2）。

图 9.3 显示了验证性因子分析与探索性因子分析的不同。在图 9.3（a）中，各个公共因子对 $X_1 \sim X_5$ 均有影响（$X_1 \sim X_5$ 负载在两个公共因子上），但公共因子间互不相关；在图 9.3（b）中，X_1，X_2，X_5 是表征第 1 公共因子的测量变量，X_3，X_4 是表征第 2 公共因子的测量变量，但两个公共因子是相关的。探索性因子分析研究的问题是有多少因子能够解释变量间的相关性以及这些公共因子度量的是什么内容，因子数目及其意义均是未知的。相反，验证性因子分析在分析前已经基于既有的理论和实践知识对公共因子进行了明确的定义，之后，研究者进一步构建原变量以实现对公共因子的估计，此时公共因子的数目是已知的。验证性因子分析模型相当于结构方程模型中的测量模型，用以表征原变量与公共因子之间的相关性。

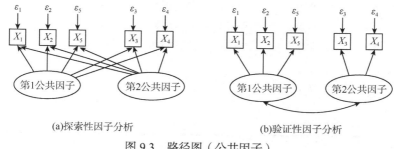

图 9.3　路径图（公共因子）

9.2.2　医学应用

验证性因子分析经常用于医学量表的制订过程，特别是能够用于验证现有数据结构是否符合已有的理论结构。

例 9.3（继例 9.2）　12 个变量可组成如表 9.8 所示的量表结构，再次选择调查现场随机调查 1805 名老年人开展量表测试，试采用验证性因子分析判断该组数据是否符合这一量表结构。

表 9.8　日常生活能力量表

F_1：工具性日常生活能力	F_2：躯体生活自理能力
X_7：独立完成做饭	X_1：独立完成进食
X_8：独立完成理财	X_2：独立完成洗漱梳头
X_9：独立完成出门坐车	X_3：独立完成穿脱衣服
X_{10}：独立完成上街购物	X_4：独立完成上下床
X_{11}：独立完成走半里路或 300 米路	X_5：独立完成洗澡
X_{12}：独立完成上下一层楼	X_6：独立完成室内活动

该量表由 12 个条目、2 个维度（即 2 个公共因子）组成。

表 9.9　因子载荷的极大似然估计及部分统计量

公共因子	原变量	因子载荷	标准误	t	P	R^2	误差方差
F_2	X_1	0.638	0.033	19.396	<0.001	0.407	0.014
	X_2	0.830	0.017	47.634	<0.001	0.689	0.011
	X_3	0.938	0.007	135.500	<0.001	0.880	0.005
	X_4	0.991	0.002	462.500	<0.001	0.983	0.001
	X_5	0.675	0.030	22.294	<0.001	0.455	0.083
	X_6	0.983	0.003	369.600	<0.001	0.967	0.002
F_1	X_7	0.680	0.031	22.167	<0.001	0.463	0.138
	X_8	0.808	0.020	39.809	<0.001	0.653	0.073
	X_9	0.754	0.025	30.226	<0.001	0.568	0.162
	X_{10}	0.886	0.013	67.115	<0.001	0.785	0.060
	X_{11}	0.951	0.007	129.200	<0.001	0.904	0.018
	X_{12}	0.942	0.008	117.000	<0.001	0.888	0.025
拟合优度评价				$\chi^2 = 4428.623$, $\nu = 53$ AIC = 4298.623 RMSEA = 0.156			
F_1, F_2 相关系数				$r = 0.581$ $(P < 0.001)$			

　　表 9.9 给出了验证性因子分析因子载荷阵的极大似然估计结果和评价模型整体拟合效果的部分拟合参数。t 值均大于 2.56，故估计的因子载荷均在 $\alpha = 0.05$ 水平具有显著的统计学意义；R^2 为决定系数，为量度公共因子下每个原变量（量表中的具体条目）可靠性的指标，结合较小的标准误和误差方差，我们可以认为，公共因子下的各个条目都是可靠的。

　　在实际应用中，由于因子分析的方法没有哪个一致地优于另外的方法。故当样本数据集很大时，建议使用拆分验证。这时，可以把样本分为训练集和验证集。在训练集上进行探索性因子分析，用所选定的模型来估计因子模型，利用获得的参数估计值去预测验证集上的因子得分，即进行所谓的验证性因子分析。预测的因子得分应当与仅用验证集所得到的因子得分相比较，该稳定性也涉及载荷和公共因子方差。

9.3　因子分析的基本步骤

　　通过上面两节的介绍，我们已经认识到因子分析及其建模过程是非常严谨的。图 9.4 给出了因子分析的主要步骤，简述如下：

　　1. 因子分析前的准备　首先，根据研究问题判断研究性质，即该研究属于探索性研究还是验证性研究，如果已有成熟理论支撑和前期探索性因子分析结果，应考虑验证性因子分析；否则，应考虑探索性因子分析。其次，确定研究变量并获得可靠的测量值，通过变量间的相关系数矩阵、计算 KMO 值和 Bartlett 球形检验判断是否可以采用因子分析。

　　2. 因子分析的参数估计和公共因子解释　探索性因子分析的核心是估计因子载荷阵和特殊因子方差，一旦获得估计参数，因子模型即可确定。研究者应根据特征根、公共因子方差贡献和碎石图综合判断提取公共因子的个数，或者根据前期研究或专业知识预设公共因子数目。如果公共因子不能很好解释原变量，还需进行因子旋转，以便使因子载荷阵能够更鲜明地反映公共因子的意义。

3. 计算因子得分和构建后续模型　计算因子得分是为了利用公共因子进行后续分析，既可通过因子得分开展各种综合评价，又可将因子得分引入多种回归或预测模型。因子分析只是研究的中间步骤，后续建模往往根据实践意义。在线性回归分析中，我们经常受到共线性的困扰，因子得分的引入可有效克服共线性问题，并使线性回归模型得到极大简化。

4. 因子模型的验证　探索性因子分析的结果或者既有的理论结构假设需要采用验证性因子分析进行验证。探索性因子分析可以没有假设，但验证性因子分析必须基于已经形成的假设，这个假设可以根据已有的理论结构（如量表中的各种结构），也可以是根据探索性因子分析获得的实证结果，但基于一个或少量研究结果的假设显然是单薄的，较大样本、多个研究形成的具有坚实实证基础的假设是验证性因子分析的前提。

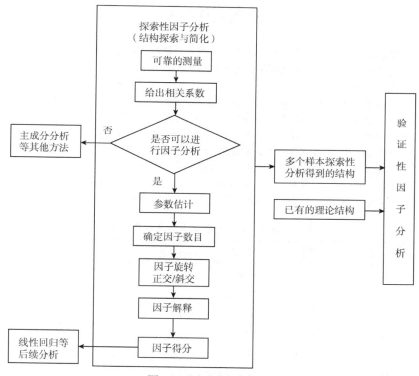

图 9.4　因子分析的流程

本 章 小 结

因子分析的目的是，只要可能，就用几个潜在的但不能观测到的随机变量去描述许多变量间的协方差关系，这些随机变量叫做因子。因子分析分为探索性因子分析和验证性因子分析。

探索性因子分析的实质就是对原变量协方差结构的分解，当对原变量标准化后，协方差矩阵即为相关系数矩阵。由于因子分析来自相关系数矩阵，因此原变量的测量至少应为等级变量的要求。因子分析要求原变量间的关系是线性相关的。如果原变量的关系是非线性相关的，则 Pearson 相关无法准确表达它们的关系，因而所作的分析及结论也就失去了意义。此外，由于因子分析是对变量间的协方差结构进行分析，因此，对总体同质性要求比其他多元统计方法要高。例如，多元回归模型可以通过对协变量的分析校正总体的同质性，但因子分析目前尚无法对协变量进行分析，不同来源的资料能否合并进行因子分析取决于其协方差矩阵是否相等，如果协方差矩阵不等就应该分别分析。

因子分析的可靠性不但取决于因子载荷（因子载荷并不是唯一的，它依赖于正交矩阵的相乘），也与样本量密切相关。与前述各章节面临的情况一样，目前尚无可靠的因子分析样本量计算方法，一般认为，因子分析所需样本量应达到变量数的10~20倍，分析样本量不应少于100。KMO法是检测样本量是否充足的常用方法，如果检测值大于0.5，则表明当前样本量是可以接受的，检测值越大，样本量越理想。由于因子分析基于相关系数矩阵，只要样本相关系数稳定可靠，可不必苛求太大的样本量。

思考与练习

1. 因子分析要解决的主要问题是什么？主成分在因子分析中的作用是什么？
2. 提取和确定某一个或某几个公共因子需要考虑哪些问题？
3. 以下说法正确的是（　　　　）
A. 探索性因子分析的动力源于数据，验证性因子分析的动力源于假设
B. 探索性因子分析的动力源于假设，验证性因子分析的动力源于数据
C. 探索性因子分析的结果可以有多个，验证性因子分析的结果只能有一个
D. 探索性因子分析的结果只能有一个，验证性因子分析的结果可以有多个
4. 某项研究收集了 40 名 30 岁以上成年人的体质指数（BMI，kg/m²）、收缩压（mmHg）、舒张压（mmHg）、总胆固醇（mmol/L）、甘油三酯（mmol/L）、尿酸（μmol/L）、高密度脂蛋白（HDL，mmol/L）与低密度脂蛋白（LDL，mmol/L）比值（HDL/LDL）。具体测量值见表9.10。

表 9.10　40 名 30 岁以上成年人血压等指标测量值

ID	收缩压	舒张压	总胆固醇	甘油三酯	尿酸	BMI	HDL/LDL
1	130	90	6.43	1.3	509	23.6	0.33
2	140	85	6.28	1.4	410	20.9	0.35
3	152	99	4.97	0.6	409	28.5	0.37
4	118	70	5.12	2.1	619	25.0	0.44
5	140	89	4.2	0.8	296	30.6	0.61
6	162	107	5.1	1.4	459	30.8	0.38
7	131	85	4.92	1	395	20.8	0.53
8	130	78	6.59	1.7	362	22.8	0.34
9	138	76	4.55	1.4	372	23.4	0.38
10	122	77	6.63	2.4	544	21.0	0.25
11	137	88	5.55	1.6	420	36.6	0.30
12	122	88	5.46	1.7	501	23.2	0.52
13	137	71	3.68	1.4	502	22.9	0.54
14	144	76	3.22	1.1	437	25.7	0.80
15	142	85	5.45	1	421	23.4	0.36
16	116	69	4.02	1.3	476	17.5	0.49

续表

ID	收缩压	舒张压	总胆固醇	甘油三酯	尿酸	BMI	HDL/LDL
17	121	73	3.61	1.2	190	19.4	0.96
18	142	96	4.29	1.3	316	20.7	0.52
19	137	81	5.46	2.3	632	26.8	0.46
20	106	66	7.22	2.7	528	29.9	0.26
21	139	86	7.32	2.2	443	25.7	0.28
22	112	68	5.85	0.7	529	20.5	0.42
23	136	69	4.99	0.6	530	26.9	0.48
24	115	63	5.03	0.8	419	18.5	0.49
25	112	69	5.75	1	461	23.6	0.33
26	112	63	5.14	0.6	465	21.8	0.36
27	119	74	5.22	1.1	378	20.7	0.39
28	172	86	7.06	0.8	317	23.9	0.29
29	127	72	3.8	1	372	22.4	0.70
30	126	84	5.45	1.6	396	18.9	0.51
31	136	86	3.76	2.5	557	23.9	0.64
32	137	83	6.34	1.8	432	28.8	0.42
33	152	68	3.13	0.7	427	26.0	1.19
34	108	65	6.3	1.8	223	26.1	0.24
35	124	72	3.27	1.1	363	28.9	0.62
36	144	96	5.98	1	349	25.2	0.32
37	136	86	5.73	3	469	28.6	0.40
38	119	75	6.1	0.8	335	18.7	0.39
39	121	67	4.38	1.1	318	16.2	0.64
40	122	69	5.65	1.2	392	24.5	0.42

（1）该数据是否适合进行因子分析，请阐述理由。

（2）计算因子载荷矩阵并对各因子的意义进行解释。

（3）如何确定因子数目，请阐述依据。

（4）本例是否有必要进行因子旋转，若有必要采用何种旋转方式更为恰当？为什么？

（5）计算因子得分并对超重人群和体重正常人群的因子得分进行比较，并结合专业意义作出解释（以 BMI≥24kg/m^2 作为超重标准）。

第 10 章 典型相关分析

多元统计分析的一个重要内容就是研究随机向量之间的关系。典型相关分析(canonical correlation analysis)由 H. Hotelling 1936 年提出，是研究两随机向量相关程度的一个重要方法，在探索性研究中占有特殊地位。如在衰老程度与疾病关系的研究中，白斑、老年斑、闭目单腿直立的时间、角膜老年环和脱齿数等反映老化的指标可作为一组高度相关的随机变量；而冠心病、高血压、血脂异常、慢性阻塞性肺病、慢性胃炎、2 型糖尿病和抑郁症等相关疾病指标可作为另一组高度相关的随机变量。典型相关分析是能够识别并量化这两组变量之间的关联程度的。该方法的核心思想是通过线性变换将向量间的相关结构转化成最简单的形式。更准确地说，是在两组随机变量中找到具有最大相关系数的线性组合，这个线性组合是新坐标系下的第一个坐标，然后再在两组变量中分别找第二对线性组合，使得它与第一对线性组合不相关且具有最大的相关系数，重复这个过程，直到新的坐标系完全确定。

10.1 相关的定义

我们已经知道 Pearson 相关系数是用来度量两个随机变量 X 与 Y 的之间的线性相关程度的，即

$$\rho(X, Y) = \frac{\text{Cov}(X, Y)}{\sqrt{\text{Var}(X)\text{Var}(Y)}} \tag{10.1}$$

当 X 和 Y 其中之一换成随机向量时，以上相关系数的定义就不再适用。如何刻画随机变量和随机向量、随机向量和随机向量之间的相关程度呢？一个常用的办法就是采用线性投影，将随机向量通过某个线性变化投影到一维空间，然后采用两变量的相关系数来定义随机变量和随机向量、随机向量和随机向量之间的相关程度。

1. 复相关系数　随机变量 Y 与随机向量 X 的线性组合 $a^T X$ 在 $a \in R^p$ 上的简单相关系数 $\rho_{Y,a^T X}$ 的最大值

$$\rho_{Y,X} = \max_{a \in R^p} \rho_{Y,a^T X} = \max_{a \in R^p} \frac{\sum_{YX} a}{\sigma_Y \sqrt{a^T \sum_{XX} a}} \tag{10.2}$$

称为随机变量 Y 与随机向量 X 的复相关系数（ multiple correlation coefficient ）。

可以证明当 $a = \sum_{XX}^{-1} \sum_{XY}$ 时，式（10.2）取最大值。因此，Y 与 X 的复相关系数为

$$\rho_{Y,X} = \frac{1}{\sigma_Y} \sqrt{\sum_{YX} \sum_{XX}^{-1} \sum_{XY}} \tag{10.3}$$

复相关系数用于度量一个随机变量 Y 与一组随机变量 $X_1, X_2, \cdots, X_p$ 的线性相关程度。

2. 随机向量 Y 与随机向量 X 的相关关系　当 X, Y 分别为 p 维和 q 维随机向量，利用主成分的思想，就是把多个变量与多个变量之间相关程度的度量转化为两个新的综合变量的相关关系。也就是说找到向量 $a = (a_1, a_2, \cdots, a_p)^T$ 和 $b = (b_1, b_2, \cdots, b_q)^T$，使得新的综合变量

$$U = a^T X = a_1 X_1 + a_2 X_2 + \cdots + a_p X_p$$

和

$$V = b^T Y = b_1 Y_1 + b_2 Y_2 + \cdots + b_q Y_q$$

之间有最大的相关性。

从上述相关关系的讨论中可以看出，典型相关的基本假定是线性相关，包括任意两个变量间的相关系数是基于线性关系的，典型变量间的相关是线性的。

10.2 典型相关分析的基本思想

我们先看一个例子。

例 10.1 为研究儿童身体形态、身体成分和肺通气功能指标之间的相关性，对 115 名 10~12 岁身体发育正常的儿童分别测量了身体形态指标：身高 X_1（cm）、体重 X_2（kg）、坐高 X_3（cm）、胸围 X_4（cm）、臀围 X_5（cm）；身体成分指标：瘦体重 X_6（kg）和身体总水分 X_7（kg），以及肺通气功能指标：呼吸频率 Y_1（次/分）、深吸气量 Y_2（L）、肺活量 Y_3（L）和第一秒用力呼气容积 Y_4（L）。

我们首先考察两组变量之间的简单相关系数矩阵 R，见表 10.1。

表 10.1 身体形态、身体成分指标与肺通气功能指标的 Pearson 相关系数矩阵（n=115）

	X_1	X_2	X_3	X_4	X_5	X_6	X_7	Y_1	Y_2	Y_3	Y_4
X_1	1.00	0.73	0.80	0.50	0.71	0.84	0.83	−0.39	0.23	0.32	0.34
X_2	0.73	1.00	0.66	0.86	0.91	0.88	0.88	−0.33	0.26	0.26	0.24
X_3	0.80	0.66	1.00	0.49	0.63	0.71	0.72	−0.35	0.20	0.33	0.33
X_4	0.50	0.86	0.49	1.00	0.81	0.69	0.69	−0.28	0.23	0.20	0.17
X_5	0.71	0.91	0.63	0.81	1.00	0.84	0.85	−0.36	0.21	0.22	0.20
X_6	0.84	0.88	0.71	0.69	0.84	1.00	0.99	−0.32	0.31	0.31	0.29
X_7	0.83	0.88	0.72	0.69	0.85	0.99	1.00	−0.33	0.30	0.29	0.27
Y_1	−0.39	−0.33	−0.35	−0.28	−0.36	−0.32	−0.33	1.00	−0.25	−0.29	−0.29
Y_2	0.23	0.26	0.20	0.23	0.21	0.31	0.30	−0.25	1.00	0.88	0.84
Y_3	0.32	0.26	0.33	0.20	0.22	0.31	0.29	−0.29	0.88	1.00	0.98
Y_4	0.34	0.24	0.33	0.17	0.20	0.29	0.27	−0.29	0.84	0.98	1.00

资料来源：科技部科技基础性工作专项重点项目（2006FY110300）

从表 10.1 可以看到变量组 X 与变量组 Y 之间存在多重相关性。不仅身体形态、身体成分变量组 X 内各个变量 X_i 间存在相关性，如除变量 X_1 与 X_4 相关系数为 0.50、X_3 与 X_4 相关系数为 0.49 外，各个变量间都存在较强相关性，最小相关系数为 0.63；肺通气功能变量组 Y 内各个变量 Y_j 间也存在相关性，如变量 Y_2、Y_3 与 Y_4 之间的相关系数较大，最高达到 0.98；再从两组变量之间 X_i 与 Y_j 的相关系数看，两组变量之间的直接关联似乎不大，相关系数绝对值最大的仅为 0.39，更多的可能是综合影响。那么如何描述身体形态、身体成分变量组 X 与肺通气功能变量组 Y 之间的相关关系呢？

如果仅用某个变量 X_i（如体重）和 Y_j（如肺活量）的简单相关系数 r_{ij} 来描述，则存在两方面的问题：一是不能真正反映体重和肺活量之间的关系。这是由于没有考虑身体形态、身体成分变量组内各个变量间的相关以及反映肺通气功能变量组内各个变量间的相关，只是孤立的考虑体重和肺活量之间的关系；二是不能完整地描述身体形态、身体成分变量组与肺通气功能变量组之间的相关关系。这是因为身体形态、身体成分变量组与反映肺通气功能变量组之间存在 28 个简单相关系数，若逐一分析既烦琐又缺乏整体性。总之，简单相关系数矩阵难以整体描述两组变量之间的相关关系。

若仅用某个变量 Y_j（如肺活量）和变量组 X 的复相关系数来描述，也只能反映变量组 X 和变量 Y_j 的关系，同样并不能完整地描述变量组 X 和变量组 Y 之间的关系。

典型相关分析正是可以用来处理两组变量之间整体线性相关关系的一种多元统计方法，它是将每组变量作为一个整体进行研究，而不是分析每一组变量内部的各个变量。所研究的两组变量可以是同等地位，也可以存在因果关系。

10.3　典型相关分析方法

10.3.1　典型变量与典型相关系数

设 $X = (X_1, X_2, \cdots, X_p)^T$ 和 $Y = (Y_1, Y_2, \cdots, Y_q)^T$ 分别为 p 维和 q 维随机向量（不妨假设 $p \leqslant q$），由于本章只关注方差和协方差，不妨假设 $E(X) = E(Y) = 0$。这样，$p + q$ 维随机向量 $Z = \begin{bmatrix} X \\ Y \end{bmatrix}$ 的均值向量 $E(Z)$ 为 0，Z 的协方差矩阵为

$$D(Z) = D\begin{bmatrix} X \\ Y \end{bmatrix} = \sum = \begin{bmatrix} \sum_{11} & \sum_{12} \\ \sum_{21} & \sum_{22} \end{bmatrix} \tag{10.4}$$

这里假设 $\sum > 0$，$\sum_{21}^T = \sum_{12}$。

式（10.4）中协方差结构的子矩阵为：$\sum_{11} = \sum_{XX}$ 是第 1 组变量 $p \times p$ 阶协方差矩阵；$\sum_{22} = \sum_{YY}$ 是第 2 组变量 $q \times q$ 阶协方差矩阵；$\sum_{12} = \sum_{XY}$（$\sum_{21}^T = \sum_{12}$）是第 1 组变量与第 2 组变量 $p \times q$ 阶协方差矩阵，度量 pq 个元素之间的相互联系。当 p 和 q 较大时，整体上解释 $\sum_{12}$ 中 pq 个元素之间的关系是非常困难的。典型相关分析的任务就是在 $\sum_{12}$ 中几个经过仔细挑选的协方差（或相关系数）而不是它的全部 pq 个协方差来综合向量 X 和 Y 间的联系。

考虑两组变量的线性组合，分别用 U 和 V 表示，记

$$U = a_1 X_1 + a_2 X_2 + \cdots + a_p X_p = a^T X$$
$$V = b_1 Y_1 + b_2 Y_2 + \cdots + b_q Y_q = b^T Y \tag{10.5}$$

其中，$a = (a_1, a_2, \cdots, a_p)^T$，$b = (b_1, b_2, \cdots, b_q)^T$ 为任意非零常数向量，则有

$$\mathrm{Var}(U) = a^T D(X) a = a^T \sum\nolimits_{11} a,$$
$$\mathrm{Var}(V) = b^T D(Y) b = b^T \sum\nolimits_{22} b$$
$$\mathrm{Cov}(U, V) = a^T \mathrm{Cov}(X, Y) b = a^T \sum\nolimits_{12} b \tag{10.6}$$

典型相关的任务就是寻找系数向量 a 和 b，使

$$\rho_{UV} = \frac{\text{Cov}(U,\ V)}{\sqrt{\text{Var}\ (U)}\sqrt{\text{Var}(V)}} = \frac{a^T \sum_{12} b}{\sqrt{a^T \sum_{11} a}\sqrt{b^T \sum_{22} b}} \quad (10.7)$$

尽可能地大。由于随机变量 U 和 V 之间的相关系数在线性变换下是不变的,故不妨取标准化的随机变量 U、V,即假设

$$\begin{cases} \text{Var}(U) = a^T \sum_{11} a = 1 \\ \text{Var}(V) = b^T \sum_{22} b = 1 \end{cases} \quad (10.8)$$

于是问题就转化为在式(10.8)的约束下,寻求 a 和 b 使得 $\rho_{UV} = a^T \sum_{12} b$ 达到最大。

事实上,寻找向量 a 和 b 的过程就是选取典型变量的最优线性组合的过程。我们作如下定义:

第 1 对典型变量   如果存在 $a_1 = (a_{11}, a_{21}, \cdots, a_{p1})^T$ 和 $b_1 = (b_{11}, b_{21}, \cdots, b_{q1})^T$,使得

$$\rho(a_1^T X,\ b_1^T Y) = \max_{\text{Var}(a^T X)=1,\ \text{Var}(b^T Y)=1} \rho(a^T X,\ b^T Y) \quad (10.9)$$

则称 $a_1^T X$, $b_1^T Y$ 是 X, Y 的第 1 对典型相关变量,即 U_1 和 V_1 的配对,它们之间的相关系数称为第 1 个典型相关系数。

在第 k 步中:

第 k 对典型变量   如果存在 $a_k = (a_{1k}, a_{2k}, \cdots, a_{pk})^T$ 和 $b_k = (b_{1k}, b_{2k}, \cdots, b_{qk})^T$,使得

(1)$a_k^T X$, $b_k^T Y$ 和前面 $k-1$ 对典型相关变量均不相关;

(2)$\text{Var}(a_k^T X) = 1$, $\text{Var}(b_k^T Y) = 1$;

(3)$a_k^T X$ 和 $b_k^T Y$ 的相关系数为除前 $k-1$ 个相关系数以外最大,则称 $a_k^T X$, $b_k^T Y$ 是 X, Y 的第 k 对典型相关变量,即 U_k 和 V_k 的配对,它们之间的相关系数称为第 k 个典型相关系数($k = 2, 3, \cdots, p$)。

如此继续下去,直到两组变量间的相关性被提取完毕为止。最终提取的典型变量对为 (U_1, V_1),(U_2, V_2),$\cdots$,(U_p, V_p),反映了两组变量之间的线性相关情况。

应该说明的是:典型变量通常是人为定义的,它没有实质意义。如果使用原始变量 X 和 Y,那么典型系数 a 和 b 的单位与 X 和 Y 的单位成比例;如果原始变量被标准化,有零均值和单位方差,典型系数 a 和 b 就没有测量值单位,而且它们必须要用标准化变量来阐述,但对原始变量 X 和 Y 进行线性变换时,其典型相关关系保持不变。

10.3.2   典型变量与典型相关系数的解法

设随机向量 $Z = \begin{bmatrix} X \\ Y \end{bmatrix}$,其中,$X = (X_1, X_2, \cdots, X_p)^T$,$Y = (Y_1, Y_2, \cdots, Y_q)^T$(设 $p \leqslant q$);

$E(Z) = 0$; $D(Z) = \sum = \begin{bmatrix} \sum_{11} & \sum_{12} \\ \sum_{21} & \sum_{22} \end{bmatrix}$,$\sum > 0$。

令 $U = a^T X$, $V = b^T Y$,在约束条件 $\text{Var}(U) = 1$ 和 $\text{Var}(V) = 1$ 下,寻求 a 和 b 使得 $\rho_{UV} = a^T \sum_{12} b$ 达到最大(式 10.7)。根据微积分中求条件极值的方法,采用拉格朗日乘数法。令

$$\phi(a,\ b) = a^T \sum_{12} b - \frac{\lambda_1}{2}(a^T \sum_{11} a - 1) - \frac{\lambda_2}{2}(b^T \sum_{22} b - 1) \quad (10.10)$$

其中,λ_1、λ_2 为拉格朗日乘数因子,函数 $\phi(a, b)$ 分别对 a 和 b 求偏导,并令其等于 0,得

到方程组

$$
\begin{cases}
\dfrac{\partial \phi(a,\ b)}{\partial a} = \sum_{12} b - \lambda_1 \sum_{11} a = 0 \\[3mm]
\dfrac{\partial \phi(a,\ b)}{\partial b} = \sum_{21} a - \lambda_2 \sum_{22} b = 0
\end{cases}
\tag{10.11}
$$

以 a^T，b^T 分别左乘上面两式，则有

$$
\begin{cases}
a^T \sum_{12} b = \lambda_1 a^T \sum_{11} a = \lambda_1 \\[2mm]
b^T \sum_{21} a = \lambda_2 b^T \sum_{22} b = \lambda_2
\end{cases}
$$

又因为

$$
\left(a^T \sum_{12} b \right)^T = b^T \sum_{21} a
$$

所以

$$
\lambda_1 = b^T \sum_{21} a = \left(a^T \sum_{12} b \right)^T = \lambda_2 \triangleq \lambda
$$

也就是说，λ 的值就是线性组合 U，V 的相关系数。于是式（10.11）可改写为

$$
\begin{cases}
-\lambda \sum_{11} a + \sum_{12} b = 0 \\[2mm]
\sum_{21} a - \lambda \sum_{22} b = 0
\end{cases}
\tag{10.12}
$$

方程组（10.12）有非零解的充要条件是

$$
\begin{vmatrix}
-\lambda \sum_{11} & \sum_{12} \\[2mm]
\sum_{21} & -\lambda \sum_{22}
\end{vmatrix} = 0
\tag{10.13}
$$

求解 λ 的高次方程的具体步骤如下：

先以 $\sum_{12} \sum_{22}^{-1}$ 左乘式（10.12）中的第二式，并将第一式代入得到

$$
\left(\sum_{12} \sum_{22}^{-1} \sum_{21} - \lambda^2 \sum_{11} \right) a = 0
\tag{10.14}
$$

同理，以 $\sum_{21} \sum_{11}^{-1}$ 左乘式（10.12）中的第一式，并将第二式代入得到

$$
\left(\sum_{21} \sum_{11}^{-1} \sum_{12} - \lambda^2 \sum_{22} \right) b = 0
\tag{10.15}
$$

再将上述两式分别左乘 Σ_{11}^{-1}，Σ_{22}^{-1}，得到

$$
\begin{cases}
\left(\sum_{11}^{-1} \sum_{12} \sum_{22}^{-1} \sum_{21} - \lambda^2 I_p \right) a = 0 \\[2mm]
\left(\sum_{22}^{-1} \sum_{21} \sum_{11}^{-1} \sum_{12} - \lambda^2 I_q \right) b = 0
\end{cases}
\tag{10.16}
$$

因此，求解方程（10.13）等价求解方程组

$$
\begin{cases}
\left| \sum_{11}^{-1} \sum_{12} \sum_{22}^{-1} \sum_{21} - \lambda^2 I_p \right| = 0 \\[2mm]
\left| \sum_{22}^{-1} \sum_{21} \sum_{11}^{-1} \sum_{12} - \lambda^2 I_q \right| = 0
\end{cases}
\tag{10.17}
$$

由于 $\sum_{11} > 0, \sum_{22} > 0$，故 $\sum_{11}^{-1} > 0, \sum_{22}^{-1} > 0$，令

$$
M_1 = \sum_{11}^{-1} \sum_{12} \sum_{22}^{-1} \sum_{21}
$$
$$
= \sum_{11}^{-1/2} \left(\sum_{11}^{-1/2} \sum_{12} \sum_{22}^{-1/2} \sum_{22}^{-1/2} \sum_{21} \right) \triangleq AB
$$

其中，$A = \sum_{11}^{-1/2}$，$B = \sum_{11}^{-1/2} \sum_{12} \sum_{22}^{-1/2} \sum_{22}^{-1/2} \sum_{21}$。

由于 AB 与 $BA = \left(\sum_{11}^{-1/2} \sum_{12} \sum_{22}^{-1/2} \sum_{22}^{-1/2} \sum_{21} \right) \cdot \sum_{11}^{-1/2}$ 有相同的非零特征根，如果令

$$
T = \sum_{11}^{-1/2} \sum_{12} \sum_{22}^{-1/2}
$$

则 $BA = TT^T$，故 M_1 与 TT^T 有相同的非零特征根，且特征根大于 0。

同理，$M_2 = \sum_{22}^{-1} \sum_{21} \sum_{11}^{-1} \sum_{12}$ 与 $T^T T$ 有相同的非零特征根。

设 $\left| TT^T - \lambda^2 I_p \right| = 0$ 的 p 个特征根依次为 $\lambda_1^2 \geq \lambda_2^2 \geq \cdots \geq \lambda_p^2 > 0$，则 $T^T T$ 的 q 个特征根中

除以上 p 个外，其余 $q-p$ 个皆为零。取其最大的 λ_1（λ_i 是 λ_i^2 的正平方根 $(i=1,2,\cdots,p)$）代入方程组（10.12），即可求得 a_1 和 b_1（设其满足 $a_1^T \sum_{11} a_1 = 1$, $b_2^T \sum_{22} a_2 = 1$）。另 $U_1 = a_1^T X$, $V_1 = b_1^T Y$，则 U_1, V_1 为第 1 对典型变量；而 $\rho(U_1, V_1) = a_1^T \Sigma_{12} b = \lambda_1$ 为第 1 典型相关系数。依此类推，从而可以得到 p 对线性组合：

$$U_1 = a_1^T X \quad V_1 = b_1^T Y$$
$$U_2 = a_2^T X \quad V_2 = b_2^T Y$$
$$\vdots \qquad\qquad \vdots$$
$$U_p = a_p^T X \quad V_p = b_p^T Y$$

由此可见求典型相关系数和典型变量的求解最终归结为求解矩阵 TT^T 的特征根和相应的特征向量问题。

10.3.3　典型变量和典型相关系数的性质

性质 1　变量组 X 中形成的所有典型变量 $U_i(i=1, 2, \cdots, p)$ 互不相关，且方差为 1；变量组 Y 中形成的所有典型变量 $V_j(j=1, 2, \cdots, p)$ 互不相关，且方差为 1，即

$$\mathrm{Cov}(U_i, U_j) = \begin{cases} 1, & i=j \\ 0, & i \neq j \end{cases}, \quad \mathrm{Cov}(V_i, V_j) = \begin{cases} 1, & i=j \\ 0, & i \neq j \end{cases}$$

且 U_i 与 V_j（$i \neq j$）也互不相关；而

$$\rho(U_i, V_j) = \begin{cases} \lambda_i, & i=j \\ 0, & i \neq j \end{cases}$$

将上述关系用矩阵式表达，则有

$$D \begin{bmatrix} U \\ V \end{bmatrix} = \begin{bmatrix} I_p & \Lambda \\ \Lambda & I_p \end{bmatrix} \tag{10.18}$$

其中，$\Lambda = \mathrm{diag}(\lambda_1, \lambda_2, \cdots, \lambda_p)$。

性质 2　原始变量与典型变量之间的相关性

求出典型变量后，进一步计算原始变量与典型变量之间的相关系数矩阵，也称为典型结构。

设 $A=[a_1, a_2, \cdots, a_p]$ 为 $p \times p$ 阶矩阵，$B=[b_1, b_2, \cdots, b_p]$ 为 $q \times p$ 阶矩阵，设典型随机向量

$$U = (U_1, U_2, \cdots, U_p)^T = (a_1^T X, a_2^T X, \cdots, a_p^T X)^T = A^T X$$
$$V = (V_1, V_2, \cdots, V_p)^T = (b_1^T Y, b_2^T Y, \cdots, b_p^T Y)^T = B^T Y$$

$p+q$ 维随机向量 $Z = \begin{pmatrix} X \\ Y \end{pmatrix}$ 的协方差矩阵为 $\sum = \begin{pmatrix} \sum_{11} & \sum_{12} \\ \sum_{21} & \sum_{22} \end{pmatrix}$，$\sum > 0$，则

$$\begin{aligned} \mathrm{Cov}(X, U) &= \mathrm{Cov}(X, A^T X) = \sum\nolimits_{11} A \\ \mathrm{Cov}(X, V) &= \mathrm{Cov}(X, B^T Y) = \sum\nolimits_{12} B \\ \mathrm{Cov}(Y, U) &= \mathrm{Cov}(Y, A^T X) = \sum\nolimits_{21} A \\ \mathrm{Cov}(Y, V) &= \mathrm{Cov}(Y, B^T Y) = \sum\nolimits_{22} B \end{aligned} \tag{10.19}$$

故利用协方差可以进一步计算原始变量与典型相关变量之间的相关系数。

实际应用中，当总体协方差矩阵 $\sum$ 未知时，无法求出总体的典型相关系数和典型变量，需要对样本的典型相关系数和典型变量进行估计。

10.3.4 典型变量和典型相关系数的估计

（1）从样本协方差矩阵 S 出发，求典型变量和典型相关系数的估计值。具体步骤如下：

1）计算样本协方差矩阵

$$S = \begin{bmatrix} S_{11} & S_{12} \\ S_{21} & S_{22} \end{bmatrix},$$

不妨设 $S > 0$。

2）令 $\hat{T} = S_{11}^{-1/2} S_{12} S_{22}^{-1/2}$，并设 $\hat{T}\hat{T}^T$ 的特征值依次为

$\hat{\lambda}_1^2 \geqslant \hat{\lambda}_2^2 \geqslant \cdots \geqslant \hat{\lambda}_p^2 > 0$（$\hat{\lambda}_i > 0$, $i=1$, 2, $\cdots$, p），$\hat{l}_k(k=1$, 2, $\cdots$, $p)$ 为 $\hat{T}\hat{T}^T$ 的特征根 $\hat{\lambda}_k^2$ 所对应的单位正交特征向量，作变换

$$\begin{cases} \hat{a}_k = S_{11}^{-1/2}\hat{l}_k \\ \hat{b}_k = \hat{\lambda}_k^{-1} S_{22}^{-1} S_{21}\hat{a}_k \end{cases} \tag{10.20}$$

则 $\hat{U}_k = \hat{a}_k^T X$，$\hat{V}_k = \hat{b}_k^T Y$ 为第 k 对样本典型相关变量，$\hat{\lambda}_k$ 为第 k 对样本典型相关系数。

（2）从样本相关阵 R 出发求估计值，具体步骤如下：

1）设样本相关阵 $R = (r_{ij})$，其中 $r_{ij} = s_{ij}/\sqrt{s_{ii}s_{jj}}$，将 R 划分为

$$R = \begin{bmatrix} R_{11} & R_{12} \\ R_{21} & R_{22} \end{bmatrix} \tag{10.21}$$

令

$$D_1 = \begin{bmatrix} \sqrt{s_{11}} & \cdots & 0 \\ \vdots & & \vdots \\ 0 & \cdots & \sqrt{s_{pp}} \end{bmatrix}, \quad D_2 = \begin{bmatrix} \sqrt{s_{p+1,p+1}} & \cdots & 0 \\ \vdots & & \vdots \\ 0 & \cdots & \sqrt{s_{p+q,p+q}} \end{bmatrix},$$

则计算

$$\begin{aligned} S_{11} &= D_1 R_{11} D_1, \quad S_{22} = D_2 R_{22} D_2 \\ S_{12} &= D_1 R_{12} D_2, \quad S_{21} = D_2 R_{21} D_1 \end{aligned} \tag{10.22}$$

2）令 $\tilde{T} = R_{11}^{-1/2} R_{12} R_{22}^{-1/2}$，并设 $\tilde{T}\tilde{T}^T$ 的特征值依次为

$\hat{\lambda}_1^2 \geqslant \hat{\lambda}_2^2 \geqslant \cdots \geqslant \hat{\lambda}_p^2 > 0$（$\hat{\lambda}_i > 0$, $i=1$, 2, $\cdots$, p），$\tilde{l}_k(k=1$, 2, $\cdots$, $p)$ 为 $\tilde{T}\tilde{T}^T$ 的特征根 $\hat{\lambda}_k^2$ 所对应的单位正交特征向量，则

$$\begin{cases} \hat{U}_k = (D_1^{-1} R_{11}^{-1/2}\tilde{l}_k)^T X = \hat{a}_k^T X \\ \hat{V}_k = (D_2^{-1}\hat{\lambda}_k^{-1} R_{22}^{-1} R_{21} R_{11}^{-1/2}\tilde{l}_k)^T Y = \hat{b}_k^T Y \end{cases} \tag{10.23}$$

3）计算典型相关变量和典型相关系数的估计值：式（10.23）即为第 k 对样本典型相关变量 $\hat{U}_k = \hat{a}_k^T X$，$\hat{V}_k = \hat{b}_k^T Y$，$\hat{\lambda}_k$ 为第 k 个典型相关系数($k=1$, 2, $\cdots$, p)。

10.3.5 典型相关系数的显著性检验

前一小节介绍的样本典型相关系数和典型变量是根据样本资料从样本相关系数矩阵出发计算的。若两组变量 X 与 Y 之间总体不相关，即 $\text{Cov}(X, Y) = O$，协方差矩阵 $\sum_{12}$ 仅包含零，因而典型相关系数都为零，则作典型相关分析就没有实际意义。所以在对

两组变量 X 与 Y 进行典型相关分析之前，首先应对两组变量总体相关性进行检验。

1. 两总体相关性的假设检验 检验假设为：$H_0 : \sum_{12} = 0$，$H_1 : \sum_{12} \neq 0$

在正态性假定的前提下，即设总体 $Z \sim N_{p+q}(\mu, \sum)$，两总体相关性的假设检验使用的是 Wilks 似然比统计量

$$\Lambda = \frac{|S|}{|S_{11}||S_{22}|} \tag{10.24}$$

其中，$p+q$ 阶矩阵 S 是 $\sum$ 的极大似然估计，S_{11}, S_{22} 分别是 $\sum_{11}, \sum_{22}$ 的极大似然估计。

似然比统计量 Λ 的精确分布表达式复杂，我们给出以下的近似分布。大样本时，检验统计量近似服从自由度 $\nu = pq$ 的 χ^2 分布。

$$-n \ln \Lambda = n \ln \left(\frac{|S_{11}||S_{22}|}{|S|} \right) = -n \ln \prod_{i=1}^{p} \left(1 - \hat{\lambda}_i^2\right) \tag{10.25}$$

而 M.S. Bartlett 建议把似然比统计量中的乘数 n 以 $n - 1 - (p+q+1)/2$ 代替，用 χ^2 分布近似 $-n \ln \Lambda$ 的抽样分布，这样，当 n 和 $n - (p+q)$ 较大时，

$$-\left(n - 1 - \frac{1}{2}(p+q+1)\right) \ln \prod_{i=1}^{p} \left(1 - \hat{\lambda}_i^2\right) \sim \chi^2(\nu) \tag{10.26}$$

其中，$\nu = pq$。

2. 典型相关系数的显著性检验 在两总体相关性的假设检验中，若拒绝无效假设 H_0，表明两变量组 X 与 Y 相关，由于典型相关系数是按从大到小的顺序排列的，进而可得出至少第 1 典型相关系数 $\lambda_1 \neq 0$，即第 1 对典型变量具有相关性。我们可以假定第 1 典型相关系数非零，而剩下的 $p-1$ 个典型相关系数为 0，如果此假设被拒绝，我们可以假定头两个典型相关系数非零，其剩下的 $p-2$ 个为零，以此类推。典型相关系数的显著性进行检验，主要采用的是 Bartlett 提出的大样本 χ^2 检验。

检验假设为：$H_0^{(k)} : \lambda_k = 0 \ (k = 2, \cdots, p)$，即第 k 个及以后的所有典型相关系数均为 0。

检验统计量为：

$$Q_k = -\left[n - k - \frac{1}{2}(p+q+1)\right] \sum_{i=k}^{p} \ln(1 - \hat{\lambda}_i^2) \tag{10.27}$$

通过样本值计算样本典型相关系数 $\hat{\lambda}_i (i = 1, \cdots, p)$ 及 Q_k 值，并计算显著性概率 $P_k = P(U > Q_k)$，其中 $U \sim \chi^2(\nu_k)$，$\nu_k = (p-k+1)(q-k+1)$。如果 $P_k < \alpha$（如 $\alpha = 0.05$），则在 α 显著性水平上拒绝 $H_0^{(k)}$，认为第 k 个典型相关系数不等于 0，否则认为 $\lambda_k = 0$。从 $k = 2$ 开始逐个检验，直到某个 k_0，使其不拒绝 $H_0^{(k_0)}$ 时为止，这时说明第 k_0 个及以后的所有典型相关系数均不拒绝为 0 的假设。

例 10.2 对例 10.1 资料进行典型变量和典型相关系数的参数估计和假设检验。

（1）求变量组 X，Y 的相关系数矩阵 R。得到：

$$R_{11} = \begin{bmatrix} 1.00 & 0.73 & 0.80 & 0.50 & 0.71 & 0.84 & 0.83 \\ 0.73 & 1.00 & 0.66 & 0.86 & 0.91 & 0.88 & 0.88 \\ 0.80 & 0.66 & 1.00 & 0.49 & 0.63 & 0.71 & 0.72 \\ 0.50 & 0.86 & 0.49 & 1.00 & 0.81 & 0.69 & 0.69 \\ 0.71 & 0.91 & 0.63 & 0.81 & 1.00 & 0.84 & 0.85 \\ 0.84 & 0.88 & 0.71 & 0.69 & 0.84 & 1.00 & 0.99 \\ 0.83 & 0.88 & 0.72 & 0.69 & 0.85 & 0.99 & 1.00 \end{bmatrix}$$

$$R_{12} = \begin{bmatrix} -0.39 & 0.23 & 0.32 & 0.34 \\ -0.33 & 0.26 & 0.26 & 0.24 \\ -0.35 & 0.20 & 0.33 & 0.33 \\ -0.28 & 0.23 & 0.20 & 0.17 \\ -0.36 & 0.21 & 0.22 & 0.20 \\ -0.32 & 0.31 & 0.31 & 0.29 \\ -0.33 & 0.30 & 0.29 & 0.27 \end{bmatrix}$$

$$R_{22} = \begin{bmatrix} 1.00 & -0.25 & -0.29 & -0.29 \\ -0.25 & 1.00 & 0.88 & 0.84 \\ -0.29 & 0.88 & 1.00 & 0.98 \\ -0.29 & 0.84 & 0.98 & 1.00 \end{bmatrix}$$

$$R_{21} = \begin{bmatrix} -0.39 & -0.33 & -0.35 & -0.28 & -0.36 & -0.32 & -0.33 \\ 0.23 & 0.26 & 0.20 & 0.23 & 0.21 & 0.31 & 0.30 \\ 0.32 & 0.26 & 0.33 & 0.20 & 0.22 & 0.31 & 0.29 \\ 0.34 & 0.24 & 0.33 & 0.17 & 0.20 & 0.29 & 0.27 \end{bmatrix}$$

（2）求矩阵 $\tilde{T}\tilde{T}^T = R_{11}^{-1} R_{12} R_{22}^{-1} R_{21}$ 和 $\tilde{T}^T\tilde{T} = R_{22}^{-1} R_{21} R_{11}^{-1} R_{12}$ 。

$$\tilde{T}\tilde{T}^T = \begin{bmatrix} 0.25 & 0.07 & 0.19 & 0.01 & 0.09 & 0.08 & 0.08 \\ -0.02 & -0.04 & 0.02 & -0.05 & -0.04 & -0.04 & -0.05 \\ 0.08 & 0.04 & 0.14 & 0.01 & 0.03 & 0.03 & 0.02 \\ 0.03 & 0.06 & 0.01 & 0.06 & 0.06 & 0.06 & 0.07 \\ 0.04 & 0.03 & 0.04 & 0.03 & 0.06 & 0.01 & 0.01 \\ -0.05 & -0.04 & 0.06 & -0.05 & -0.10 & 0.00 & -0.02 \\ -0.11 & 0.07 & -0.22 & 0.14 & 0.11 & 0.06 & 0.09 \end{bmatrix}$$

$$\tilde{T}^T\tilde{T} = \begin{bmatrix} 0.17 & -0.05 & -0.08 & -0.09 \\ 0.08 & 0.11 & -0.07 & -0.11 \\ 0.05 & 0.08 & 0.11 & 0.04 \\ -0.18 & -0.09 & 0.07 & 0.17 \end{bmatrix}$$

（3）求矩阵 $\tilde{T}\tilde{T}^T$ 或矩阵 $\tilde{T}^T\tilde{T}$ 的特征根 $\hat{\lambda}_k^2$ 。

通过解特征方程 $|\lambda^2 I - \tilde{T}^T\tilde{T}| = 0$ 得到 4 个特征根 0.2817，0.1562，0.0781，0.0472。

（4）分别求矩阵 $\tilde{T}\tilde{T}^T$ 和矩阵 $\tilde{T}^T\tilde{T}$ 关于特征根 $\hat{\lambda}_k^2$ ($k = 1, 2, 3, 4$) 所对应的单位正交特征向量。

以矩阵 $\tilde{T}^T\tilde{T}$ 为例，求矩阵 $\tilde{T}^T\tilde{T}$ 关于特征根 $\hat{\lambda}_1^2 = 0.2817$ 的特征向量 $\tilde{l}_1^T = (l_{11}, l_{12}, l_{13}, l_{14})$ ，解下列方程组：

$$\begin{cases} 0.17l_{11} - 0.05l_{12} - 0.08l_{13} - 0.09l_{14} = 0.2817l_{11} \\ 0.08l_{11} + 0.11l_{12} - 0.07l_{13} - 0.11l_{14} = 0.2817l_{12} \\ 0.05l_{11} + 0.08l_{12} + 0.11l_{13} + 0.04l_{14} = 0.2817l_{13} \\ -0.18l_{11} - 0.09l_{12} + 0.07l_{13} + 0.17l_{14} = 0.2817l_{14} \end{cases}$$

得到矩阵 $\tilde{T}^T\tilde{T}$ 关于特征根 $\lambda_1^2 = 0.2817$ 的特征向量

$$\tilde{l}_1^T = (l_{11}, l_{12}, l_{13}, l_{14}) = (-0.25, -0.54, -0.15, 0.79)$$

由式（10.20），则对标准化实测变量 Y 的典型系数 $\hat{a}_1^T = (-0.53, -1.15, -0.33, 1.69)$。类似地，可以得到关于其他 3 个特征根所对应的典型系数，见表 10.2。

表 10.2　标准化实测变量 Y 线性表达的典型变量 V 的系数

	V_1	V_2	V_3	V_4
Y_1	−0.5296	−0.5531	0.5410	0.4641
Y_2	−1.1489	1.2434	−0.7522	0.9891
Y_3	−0.3281	0.5407	3.7653	−3.6012
Y_4	1.6892	−1.3345	−2.3878	3.3499

同理，可以求出关于 4 个特征根对应的标准化实测变量 X 的典型系数（表 10.3）。

表 10.3　标准化实测变量 X 线性表达的典型变量 U 的系数

	U_1	U_2	U_3	U_4
X_1	1.1719	−0.2370	−1.4538	1.0457
X_2	0.1392	−0.4926	0.6980	−0.2401
X_3	0.5400	−0.3029	1.1979	−0.7744
X_4	−0.0957	0.5622	−0.2189	0.2891
X_5	0.2378	0.0259	−0.8733	−1.5148
X_6	−0.0476	−0.4632	3.8169	1.6447
X_7	−1.2092	1.7903	−3.0313	−0.5655

相应的可以写出 4 对标准化典型变量，即典型相关模型。前两对样本典型变量及典型相关系数分别为：

$$U_1 = 1.1719X_1 + 0.1392X_2 + 0.5400X_3 - 0.0957X_4 + 0.2378X_5 - 0.0476X_6 - 1.2092X_7$$
$$V_1 = -0.5296Y_1 - 1.1489Y_2 - 0.3281Y_3 + 1.6892Y_4$$

第 1 典型相关系数为 $\hat{\rho}_1 = \sqrt{\hat{\lambda}_1^2} = \sqrt{0.2817} = 0.5308$。

$$U_2 = -0.2370X_1 - 0.4926X_2 - 0.3029X_3 + 0.5622X_4 + 0.0259X_5 - 0.4632X_6 + 1.7903X_7$$
$$V_2 = -0.5531Y_1 + 1.2434Y_2 + 0.5407Y_3 - 1.3345Y_4$$

第 2 典型相关系数为 $\hat{\rho}_2 = \sqrt{\hat{\lambda}_2^2} = \sqrt{0.1562} = 0.3952$。

本例中，典型相关系数及其检验，见表 10.4、表 10.5 和表 10.6。

表 10.4　典型相关系数估计值

序号	典型相关系数估计值	近似标准误	特征根	百分比	累计百分比
1	0.5308	0.0673	0.3923	0.5513	0.5513
2	0.3952	0.0790	0.1851	0.2601	0.8114
3	0.2794	0.0863	0.0847	0.1190	0.9304
4	0.2172	0.0892	0.0495	0.0696	1.0000

表 10.5　典型相关系数的显著性检验

	Wilks Λ	F	ν	P
1	0.5324	2.57	28	<0.0001
2	0.7413	1.85	18	0.0201
3	0.8785	1.42	10	0.1733
4	0.9528	1.32	4	0.2658

表 10.6　两组变量 X、Y 典型相关的多变量检验

统计量	值	F	ν_1	ν_2	P
Wilks Λ	0.5324	2.57	28	376.40	<0.0001
Pillai's 迹	0.5631	2.50	28	428.00	<0.0001
Hotelling-Lawley 迹	0.7115	2.61	28	250.41	<0.0001
Roy's 最大平方根	0.3923	6.00	7	107.00	<0.0001

由表 10.4 可知，第 1 典型相关系数为 0.5308，这一数值比儿童的身体形态、身体成分和肺通气功能两组变量间的任意一个相关系数都要大。第 2 典型相关系数是 0.3952，说明相应的第 1 对典型变量和第 2 对典型变量的关系密切程度中等。表 10.5 给出的是似然比检验的结果，检验每一个典型相关系数与零是否有显著性差异。结果表明，前两对典型变量通过显著性检验，P 值分别为 $P<0.0001$ 与 $P<0.0201$。由于因变量多于 1 个，还需要进行两组变量 X、Y 典型相关的多变量检验。表 10.6 显示，Wilks Λ、Pillai's 迹、Hotelling-Lawley 迹和 Roy's 最大平方根统计量的 P 值均小于 0.0001。拒绝 4 个典型相关系数同时为 0 的原假设，认为儿童的身体形态、身体成分变量组能够解释肺通气功能变量组。由此可见，两组变量间的相关性研究可转化为研究前两对典型变量间的相关性。

10.4　典型相关模型的解释

10.4.1　典型相关系数

典型相关变量的实际重要程度体现在典型相关系数的大小上，典型相关系数越大，说明该典型相关系数对应的典型变量就越重要，越能体现原始变量组之间的相关关系。如例 10.1 中计算的第 1 典型相关系数为 $\hat{\rho}_1 = 0.5308$，第 2 典型相关系数为 $\hat{\rho}_2 = 0.3952$，第 3 典型相关系数为 $\hat{\rho}_3 = 0.2794$，第 4 典型相关系数为 $\hat{\rho}_4 = 0.2172$。

10.4.2　标准化系数

典型变量是原始变量的线性组合，若两组变量中没有使用相同单位进行测量，实际意义并不直观。一般可由标准化系数和结构系数的符号及其绝对值的大小作出解释。

对原始变量进行标准化后，其线性表达典型变量的系数称为标准化系数。从表 10.2 和表 10.3 可知来自身体形态、身体成分变量组的第 1 典型变量为

$$U_1 = 1.1719X_1 + 0.1392X_2 + 0.5400X_3 - 0.0957X_4 + 0.2378X_5 - 0.0476X_6 - 1.2092X_7$$

来自肺通气功能变量组的第 1 典型变量为

$$V_1 = -0.5296Y_1 - 1.1489Y_2 - 0.3281Y_3 + 1.6892Y_4$$

在第 1 对典型变量中，U_1 的线性组合中，身高（X_1）、坐高（X_3）和身体总水分（X_7）的载荷系数较大，不过身体总水分在这里起负面作用，表明身体形态、身体成分方面影响肺通气功能的主要因素是身高（X_1）和坐高（X_3）；V_1 是反映肺通气功能指标的线性组合，其中第一秒用力呼气容积（Y_4）较其他变量的载荷系数大，说明第一秒用力呼气容积是肺通气功能中一个较重要的评价指标，即第一秒用力呼气容积越大，则肺通气功能越强。

来自身体形态、身体成分变量组的第 2 典型变量为

$$U_2 = -0.2370X_1 - 0.4926X_2 - 0.3029X_3 + 0.5622X_4 + 0.0259X_5 - 0.4632X_6 + 1.7903X_7$$

来自肺通气功能变量组的第 2 典型变量为

$$V_2 = -0.5531Y_1 + 1.2434Y_2 + 0.5407Y_3 - 1.3345Y_4$$

从第 2 组典型变量中可知，身体总水分（X_7）、胸围（X_4）是身体形态、身体成分的主要因素，而深吸气量（Y_2）是反映肺通气功能的相对重要指标。由于第 2 组典型相关变量提取的信息量比重较大，所以总体上反映身体形态、身体成分的因素按重要程度依次为身高（X_1）、坐高（X_3）、臀围（X_5）、身体总水分（X_7）和胸围（X_4），反映肺通气功能的主要指标依次是第一秒用力呼气容积（Y_4）和深吸气量（Y_2）。

需要说明的是，这里标准化系数由于受到变量间相关的影响，并不能作为解释各个变量在典型变量方程中相对重要性的依据。

10.4.3　典型结构

结构分析是依据原始变量与典型变量之间的相关系数矩阵，分析原始变量和典型变量之间的相关程度，见表 10.7 和表 10.8。原始变量与典型变量的之间的相关系数称为结构系数，反映了每个原始变量对典型变量的相对贡献，通过结构系数可揭示典型相关变量的实际含义。

表 10.7　典型变量与实测变量 X 的相关系数

	U_1	U_2	U_3	U_4	V_1	V_2	V_3	V_4
X_1	0.7826	0.5613	−0.0387	0.2193	0.4154	0.2218	−0.0108	0.0476
X_2	0.3770	0.8169	0.1298	−0.1681	0.2001	0.3229	0.0363	−0.0365
X_3	0.7714	0.4342	0.3661	−0.1476	0.4095	0.1716	0.1023	−0.0321
X_4	0.2022	0.8040	0.0860	−0.2511	0.1073	0.3177	0.0240	−0.0545
X_5	0.4030	0.7941	−0.0501	−0.3453	0.2139	0.3138	−0.0140	−0.0750
X_6	0.3827	0.8631	0.1947	0.1262	0.2031	0.3411	0.0544	0.0274
X_7	0.3675	0.8904	0.1166	0.0743	0.1951	0.3519	0.0326	0.0161

表 10.7 表示身体形态、身体成分组的原始变量组 X 与该组的典型变量 U 以及表示肺通气功能的典型变量 V 之间的相关分析。由表 10.7 可知，身高（X_1）、坐高（X_3）与"身体形态、身体成分组"的第 1 典型变量 U_1 呈较强相关，相关系数分别为 0.7826 和 0.7714，说明身高、坐高在身体形态、身体成分变量组中有重要作用；同时 X_1、X_3 与肺通气功能组的第 1 典型变量 V_1 中度相关，相关系数分别为 0.4154 和 0.4095，说明身高、坐高是身体形态、身体成分变量组中影响肺通气功能的主要因素。体重（X_2）、胸围（X_4）、臀围（X_5）、

瘦体重（X_6）、身体总水分（X_7）与"身体形态、身体成分组"的第 2 典型变量 U_2 呈较强相关，相关系数分别为 0.8169、0.8040、0.7941、0.8631 和 0.8904，同时与肺通气功能组的第 2 典型变量 V_2 也中度相关，相关系数分别为 0.3229、0.3177、0.3138、0.3411 和 0.3519，但由于 U_2、V_2 总体提取信息要小于 U_1、V_1，所以总体上体重、胸围、臀围、瘦体重和身体总水分对肺通气功能的影响要小于身高和坐高。

表 10.8 典型变量与实测变量 Y 的相关系数

	V_1	V_2	V_3	V_4	U_1	U_2	U_3	U_4
Y_1	−0.6384	−0.6332	0.3203	0.2980	−0.3389	−0.2503	0.0895	0.0647
Y_2	0.1124	0.7356	0.4092	0.5280	0.0597	0.2907	0.1143	0.1147
Y_3	0.4689	0.4896	0.6175	0.3988	0.2489	0.1935	0.1725	0.0866
Y_4	0.5594	0.3969	0.4987	0.5300	0.2969	0.1568	0.1393	0.1151

表 10.8 表示肺通气功能组的原始变量 Y 与该组的典型变量 V 以及表示身体形态、身体成分的典型变量 U 之间的相关分析。由表 10.8 可知，呼吸频率（Y_1）、肺活量（Y_3）、第一秒用力呼气容积（Y_4）与"肺通气功能组"的第 1 典型变量 V_1 呈现较强相关性，相关系数分别为−0.6384、0.4689 和 0.5594，体现了呼吸频率、肺活量、第一秒用力呼气容积指标在反映肺通气功能中的主要地位。而 Y_2 虽与"肺通气功能组"的第 2 典型变量 V_2 呈现较强相关性，相关系数为 0.7356，但因 V_2 总体提取信息有限，因而深吸气量在反映肺通气功能的贡献也低于呼吸频率、肺活量、第一秒用力呼气容积。

由于第 1 典型相关变量之间呈较强相关（相关系数为 0.5308），所以导致"身体形态、身体成分组"中的 2 个变量身高 X_1、坐高 X_3 与"肺通气功能组"的第 1 典型变量具有相关性，相关系数分别为 0.4154 和 0.4095；而"肺通气功能组"中的 3 个变量 Y_1、Y_3、Y_4 也与"身体形态、身体成分组"的第 1 典型变量有一定相关性，相关系数分别为−0.3389、0.2489 和 0.2969。根据以上结构可以作出第 1 对典型变量和原始变量的典型结构示意图表示实质的相关关系，如图 10.1 所示。这种一致性从数量上整体体现了"身体形态、身体成分组"对"肺通气功能组"的本质影响，说明典型相关分析结果较为可信。

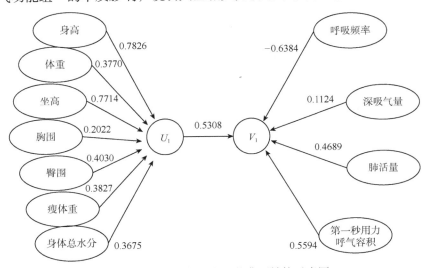

图 10.1 第 1 对典型变量的典型结构示意图

需要说明的是，一个变量同典型变量的相关系数与其在典型变量上的系数符号会出现相反的情形，这在多个原始变量间存在紧密相关的情况下是正常的，可以通过典型结构分析找出这种联系。

当样本量较大时，常常把样本分为训练集和验证集，训练集用来构成并评价该样本的典型变量和典型相关系数，验证集对结果进行"验证"。如果在典型分析中存在实质性的改变，则提示需要重新核查数据是否存在异常值以影响数据的稳定性。

10.4.4　冗余分析

冗余分析（redundancy analysis）是通过原始/实测变量与典型变量间的相关性，分析引起原始变量变异的原因。

1. 原始变量的变异被自己的典型变量所解释的比例

（1）对某个原始变量 X_j：设典型变量为 (U_1, V_1)，(U_2, V_2)，$\cdots$，(U_p, V_p)，这样以原始变量 X_j 为因变量，以典型变量 U_i 为自变量建立回归模型，则相应的决定系数等于 X_j 与 U_i 间相关系数的平方 $r^2(X_j, U_i)$，它描述了由于 X_j 与 U_i 的线性关系引起的 X_j 的变异在 X_j 的总变异中的比例，也可以说 $r^2(X_j, U_i)$ 描述了 X_j 的变异中可由 U_i 解释的比例。

由于 U_1，U_2，$\cdots$，U_p 之间互不相关，故以 X_j 为因变量，以 U_1，U_2，$\cdots$，U_p 为自变量作线性回归，其决定系数为

$$R_j^2 = \sum_{i=1}^p r^2(X_j, U_i) \qquad （10.28）$$

其描述了变量 X_j 的变异中可由其自己的典型变量组 $U = (U_1, U_2, \cdots, U_p)^T$ 解释的比例。且可以证明 $R_j^2 = 1$，说明原始变量 X_j 的全部变异可由自己典型变量组解释。

（2）对原始变量组 X：由前面分析，可推得变量组 $X = (X_1, X_2, \cdots, X_p)^T$ 的变异可由典型变量 U_i 和典型变量组 U 解释的比例分别为

$$\frac{\sum_{j=1}^p r^2(X_j, U_i)}{p}，\quad \frac{\sum_{i=1}^p \sum_{j=1}^p r^2(X_j, U_i)}{p} \qquad （10.29）$$

且

$$\frac{\sum_{i=1}^p \sum_{j=1}^p r^2(X_j, U_i)}{p} = 1 \qquad （10.30）$$

这说明原始变量组 X 的全部变异可由它自己的典型变量组 U 解释。

可以看出，无论单个原始变量还是整个原始变量组，它们的全部变异都可以由它们自己的典型变量组所解释。

类似可以讨论变量组 Y 及其典型变量组 V。

2. 原始变量的变异被另一组的典型变量所解释的比例——冗余度

（1）对某个原始变量 X_j：以原始变量 X_j 为因变量，以典型变量 V_i 为自变量建立回归模型，则相应的决定系数等于 X_j 与 V_i 间相关系数的平方 $r^2(X_j, V_i)$，描述了 X_j 的变异中可由 V_i 解释的比例。

又由于 $V_1, V_2, \cdots, V_p$ 之间互不相关，故以 X_j 为因变量，以 $V_1, V_2, \cdots, V_p$ 为自变量作线性

回归，其决定系数为

$$R_j^{2*} = \sum_{i=1}^{p} r^2(X_j, V_i) \tag{10.31}$$

其描述了变量 X_j 的变异中可由其相对的典型变量组 $V = (V_1, V_2, \cdots, V_p)^T$ 解释的比例。

前面讲到变量 X_j 的全部变异可由它们自己的典型变量组 $U = (U_1, U_2, \cdots, U_p)^T$ 解释，现在典型变量组 $V = (V_1, V_2, \cdots, V_p)^T$ 又解释了 X_j 变异的 R_j^{2*}，说明 X_j 变异中的 R_j^{2*} 被变量组 U 和变量组 V 重复解释，这种重复部分被称为在 U 变量组中冗余而在 V 变量组中存在的部分。

（2）对原始变量组 X：由前面分析，可推得变量组 $X = (X_1, X_2, \cdots, X_p)^T$ 的变异可由典型变量 V_i 解释的比例为

$$\frac{\sum_{j=1}^{p} r^2(X_j, V_i)}{p} \tag{10.32}$$

可由典型变量组 V 解释的比例为

$$\frac{\sum_{i=1}^{p} \sum_{j=1}^{p} r^2(X_j, V_i)}{p} \tag{10.33}$$

它是被两个典型变量组重复描述的部分，被称为在变量组 U 中冗余，而在变量组 V 中存在的冗余测度。

类似讨论变量组 Y 及其相对的典型变量组 U。表 10.9 与表 10.10 给出例 10.1 的标准化典型变量的冗余分析结果。

表 10.9　实测变量组 X 被典型变量所解释的比例

典型变量	典型变量 U		典型 R^2	典型变量 V	
	比例	累积比例		比例	累积比例
1	0.2621	0.2621	0.2817	0.0738	0.0738
2	0.5694	0.8314	0.1562	0.0889	0.1628
3	0.0305	0.8620	0.0781	0.0024	0.1651
4	0.0431	0.9051	0.0472	0.0020	0.1672

从表 10.9 可以看到，X 变量组有 26.21% 的变异被其第 1 典型变量 U_1 所解释，有 56.94% 的变异被其第 2 典型变量 U_2 所解释，有 90.51% 的变异被其前 4 个典型变量所解释。注意到，身体形态、身体成分变量组和肺通气功能变量组之间的因果关系，因此变异的解释只能是单向的，并不能用来自肺通气功能的典型变量 V 去解释身体形态、身体成分变量组 X 的变异。比如不能说 X 变量组有 7.38% 的变异被变量组 Y 的第 1 典型变量 V_1 所解释。

表 10.10　实测变量组 Y 被典型变量所解释的比例

典型变量	典型变量 V		典型 R^2	典型变量 U	
	比例	累积比例		比例	累积比例
1	0.2383	0.2383	0.2817	0.0671	0.0671
2	0.3348	0.5731	0.1562	0.0523	0.1194
3	0.2250	0.7981	0.0781	0.0176	0.1370
4	0.2019	1.0000	0.0472	0.0095	0.1465

类似地，从表 10.10 可以看到，Y 变量组有 23.83% 的变异被其第 1 典型变量 V_1 所解释，有 33.48% 的变异被其第 2 典型变量 V_2 所解释，Y 变量组的变异可被其 4 个典型变量全部解释；Y 变量组有 6.71% 的变异被变量组 X 的第 1 典型变量所解释，有 5.23% 的变异被变量组 X 的第 2 典型变量所解释，有 14.65% 的变异被变量组 X 的 4 个典型变量所解释。

10.5　典型相关分析的注意事项

在进行变量间相关性分析时，如果变量间具有多重相关性，若能定性地分析出变量的层次结构，判断某一个变量受其他几个变量的影响，那么可以采用复相关分析；若并不清楚变量之间的关系，只能将其分为两大类或变量结构复杂，呈现网状结构，这时应采用典型相关分析进行数据的初步分析，若发现了变量间的基本关系后，再采用其他多元统计分析模型进行进一步的深入分析。比如结构方程模型，就是在典型相关分析结果的基础上进一步分析。

进行典型相关分析前，需要对两个变量组进行初步分析，判断变量组之间的影响是双向相关，还是单向的因果关系，这对于结果的解释非常重要。如本例中身体形态、身体成分指标与肺通气功能指标之间有因果关系，因此变异的解释只能是单向的，并不能用来自肺通气功能的典型变量 V 去解释身体形态、身体成分变量组 X 的变异。

对典型相关分析的结果解释上，应注意重点和主次关系，依次是典型相关系数、典型变量的表达式和典型结构分析。首先根据典型相关系数及其检验判断需要选取几对典型变量，通常只选取一对或两对，然后根据典型变量的系数矩阵写出典型变量的表达式，最后由典型结构分析两组变量间的影响程度，并画出简明示意图。

由典型变量的表达式和典型结构示意图可以看出两组变量间的相关关系和影响程度，不过与其他多元分析方法类似，对结果的解释需要研究者较多的经验和对相关专业知识的了解，切忌生搬硬套。

对两组变量间相关分析，除了典型相关分析外，还有多变量线性回归（多个因变量）、主成分回归及偏最小二乘回归分析等，有兴趣的读者请相关专业书籍。

本 章 小 结

典型相关分析是研究两组变量之间相关关系的一种多元统计分析方法。通过提取的多对典型变量来反映两组变量之间的相关关系，不同对的典型变量之间相互独立。典型变量的提取原则是使得每对典型变量间的相关系数达到最大。

线性相关是典型相关的基本假定，包括任意两个变量间的相关系数是基于线性关系的，典型变量间的相关是线性的。

关于典型相关模型的解释，主要使用的是典型相关系数、标准化系数、典型结构。典型相关变量的实际重要程度体现在典型相关系数的大小上，典型相关系数越大，说明该典型相关系数对应的典型变量就越重要，越能体现原始变量组之间的相关关系。由于典型变量是原始变量的线性组合，若两组变量中没有使用相同单位进行测量，实际意义并不直观，一般慎用标准化系数解释典型相关。结构系数反映了每个原始变量对典型变量的相对贡献，通过结构系数可揭示典型相关变量的实际含义。

　　典型冗余分析用来表示典型变量对原始变量组整体的变异解释程度，若某一典型变量无论对自身的原始变量组还是相对的原始变量组的解释能力都较差，说明所选自身变量组可能不太恰当，需要重新补充和调整。

　　最后关于样本量的要求，由于样本量的大小和每个变量是否有足够的观测都影响典型相关分析结果的稳定性，所以典型相关分析一般要求每个变量至少有 10 个观测。

思考与练习

　　为研究 20~30 岁之间女性体质指标和血脂指标之间的相关性，调查了 40 名该年龄段的女性并分别测量了体质指标：BMI（kg/m^2）、脂肪率（%）、脂肪量（kg）、肌肉量（kg）、体内水分（kg）。血脂指标：总胆固醇（mmol/L）、高密度脂蛋白（mmol/L）、低密度脂蛋白（mmol/L）、甘油三酯（mmol/L）。结果见表 10.11。

表 10.11　某地 40 名 20~30 岁女性体质调查数据

ID	BMI X_1	脂肪率 X_2	脂肪量 X_3	肌肉量 X_4	体内水分 X_5	总胆固醇 Y_1	高密度脂蛋白 Y_2	低密度脂蛋白 Y_3	甘油三酯 Y_4
1	21.17	28.0	15.8	33.5	24.6	6.86	1.52	2.99	1.0
2	18.62	26.3	13.4	32.0	26.3	4.49	1.72	2.17	1.1
3	22.77	28.6	16.6	36.6	27.0	5.01	1.55	2.79	1.2
4	24.11	29.2	14.6	34.7	29.9	6.20	1.87	3.87	1.4
5	20.50	32.5	17.3	33.9	26.5	5.92	1.67	3.49	1.5
6	20.56	27.9	12.5	34.7	27.4	5.22	1.78	3.09	1.4
7	20.78	27.5	14.8	31.8	25.6	7.40	2.12	3.39	1.4
8	22.89	31.3	18.7	38.6	29.2	5.11	1.46	3.31	1.1
9	25.11	36.7	24.0	31.1	29.2	6.04	1.55	3.61	1.4
10	19.61	27.3	10.6	34.6	25.8	4.14	1.73	2.23	1.1
11	25.00	29.9	13.8	35.7	28.6	6.83	1.93	3.56	1.1
12	21.00	31.8	17.3	38.8	27.9	4.90	1.53	2.72	1.3
13	21.10	29.9	14.2	34.6	27.5	5.41	2.05	2.88	0.8
14	21.78	29.3	16.8	38.1	28.3	5.37	1.56	2.80	1.1
15	21.30	28.9	15.7	35.5	26.3	6.66	1.50	3.78	1.3
16	21.20	30.1	16.0	35.2	26.7	6.49	1.63	3.67	1.3
17	20.61	32.2	11.4	35.6	29.8	4.85	1.30	2.84	1.0
18	27.78	38.5	21.5	39.9	30.8	4.02	1.21	2.36	0.9
19	23.00	26.9	16.9	35.3	28.5	5.62	1.60	3.17	1.3
20	23.70	33.1	13.4	37.4	28.0	4.22	1.63	3.37	1.5
21	21.20	30.9	15.8	33.5	24.6	5.89	1.52	3.47	1.3
22	28.50	39.6	27.2	38.9	31.6	5.67	1.77	3.28	1.6
23	25.60	26.5	20.0	32.3	31.1	4.34	1.28	2.42	1.2
24	18.70	21.1	19.4	33.9	25.1	5.09	1.78	3.19	1.3
25	25.20	35.5	21.4	36.7	28.4	5.23	1.40	2.47	1.1

续表

ID	BMI X_1	脂肪率 X_2	脂肪量 X_3	肌肉量 X_4	体内水分 X_5	总胆固醇 Y_1	高密度脂蛋白 Y_2	低密度脂蛋白 Y_3	甘油三酯 Y_4
26	27.00	37.7	24.5	38.0	30.3	5.67	1.75	3.22	1.4
27	24.10	21.5	14.6	34.5	25.6	6.24	1.45	3.87	1.4
28	22.10	18.9	11.7	32.2	27.8	5.45	1.36	2.77	1.0
29	20.50	26.7	13.6	35.3	26.1	6.18	1.43	3.83	1.3
30	20.60	26.8	14.4	36.9	27.1	5.78	1.43	2.42	0.9
31	25.80	36.2	23.5	38.8	30.0	5.37	1.48	3.20	1.0
32	23.00	18.7	14.6	36.9	27.7	5.71	1.96	3.12	1.2
33	24.50	20.3	14.9	39.4	29.4	5.12	1.54	3.67	1.3
34	26.20	23.1	15.5	38.8	32.1	4.98	1.24	3.22	1.3
35	21.40	30.4	16.6	35.8	26.2	5.67	1.65	3.29	1.3
36	26.60	36.3	22.9	37.8	30.6	6.00	1.65	3.30	1.5
37	27.50	38.9	24.2	35.8	28.3	5.68	1.70	3.20	1.5
38	26.60	37.2	23.5	37.3	30.0	5.83	1.80	3.19	1.4
39	23.20	32.0	17.0	34.2	26.5	5.82	1.71	3.11	1.4
40	26.00	36.3	21.8	36.1	28.9	5.67	1.60	3.08	1.3

（1）分别计算变量组 X，变量组 Y 和变量组 XY 的相关系数矩阵。

（2）求典型变量 U 和 V。

（3）确定样本典型相关系数。

（4）第 1 典型相关系数是否恰当地综合了各组变量的信息？并请进行假设检验。

（5）如果第 1 典型相关系数不充分，请计算第 2 典型相关系数并进行解释。

（6）请继续分析典型结构并作冗余分析。

（7）试将上述数据分成两部分进行建模和验证，并对其结果给出你的评价和思考。

第11章 聚类分析

对事物进行分类是医学实践中常见的问题。例如，检验科根据各常规生化检测项目的性质和特点对其进行归类，可帮助合理配置检测项目，避免浪费；根据各地监测的细颗粒物、二氧化氮、二氧化硫等不同的空气污染指标，探讨我国空气污染的不同类型。聚类分析（cluster analysis）是处理上述问题的常用统计方法，它是从多元数据中寻找某种"自然的"分组结构，其目的是在异质样本中构建同质的组别，同一组别相似程度越高、各组间的差异越大越好。

按照聚类对象的不同，聚类可分为对样品（即观测）进行聚类（case cluster analysis，Q 型聚类）和对变量进行聚类（variable cluster analysis，R 型聚类）。但在数学上，这两种聚类是对称的，在聚类方法上是一致的。本章重点介绍 Q 型聚类，它是实践中最常用的聚类形式。

根据分类方法的不同，聚类分析主要包括系统聚类法、动态聚类法、有序样品聚类法、模糊聚类法和聚类预报法等，本章将结合实例对前三种进行介绍，因为它们在实践中最为常用。

11.1 聚类统计量

为了将研究对象进行归类，需要用数量化的方法对研究对象之间的相似性进行度量，聚类统计量主要包括距离和相似系数。其中，样品间的相似性常用距离来度量，变量间的相似性度量常采用相似系数度量。变量类型（连续变量和分类变量）也是选择相似性度量方法时需考虑的因素。

11.1.1 样品间距离

距离是用以描述样品间的亲疏程度的最常用统计量。设有 n 个样品，每个样品测得 p 个指标。由 n 个样品、p 个指标形成的数据阵见表 11.1。

表 11.1 观测数据列表

变量 样品	X_1	...	X_j	...	X_p
$X_{(1)}$	x_{11}	...	x_{1j}	...	x_{1p}
⋮	⋮		⋮		⋮
$X_{(i)}$	x_{i1}	...	x_{ij}	...	x_{ip}
⋮	⋮		⋮		⋮
$X_{(n)}$	x_{n1}	...	x_{nj}	...	x_{np}

　　n 个样品可看作是 p 维空间中的 n 个点，以 d_{ij} 表示任意两个样品点 $X_{(i)}=(X_{i1}, X_{i2}, \cdots, X_{ip})^T$ 和 $X_{(j)}=(X_{j1}, X_{j2}, \cdots, X_{jp})^T$ 之间的距离。距离的定义一般需满足以下 4 条性质：

　　（1）$d_{ij} \geqslant 0$，对一切 i 和 j 均成立，即正定性；

　　（2）$d_{ij}=0 \Leftrightarrow$ 样品 i 和样品 j 各个指标相等，即可识别性；

　　（3）$d_{ij}=d_{ji}$，对一切 i 和 j 均成立，即对称性；

　　（4）$d_{ij} \leqslant d_{ik}+d_{jk}$，对一切 i, j, k，即样品间的距离满足三角不等式。

1. 定量资料样品间的距离

　　（1）闵可夫斯基距离：闵可夫斯基距离也称闵氏距离，由闵可夫斯基（H. Minkowski）于 1908 年提出，其定义为

$$d_{ij}(q)=\left[\sum_{t=1}^{p}\left|x_{it}-x_{jt}\right|^{q}\right]^{1/q} \quad (i, j=1, 2, \cdots, n) \tag{11.1}$$

　　当 $q=1$ 时，闵氏距离即是曼哈顿（Manhattan）距离，又称为绝对值距离，

$$d_{ij}(1)=\sum_{t=1}^{p}\left|x_{it}-x_{jt}\right| \tag{11.2}$$

　　当 $q=2$ 时，闵氏距离即是欧氏（Euclidean）距离，

$$d_{ij}(2)=\left[\sum_{t=1}^{p}(x_{it}-x_{jt})^{2}\right]^{1/2} \tag{11.3}$$

　　当 $q \to \infty$ 时，闵氏距离即为切比雪夫（Chebyshev）距离，

$$d_{ij}(\infty)=\max_{1 \leqslant t \leqslant p}\left|x_{it}-x_{jt}\right| \tag{11.4}$$

　　闵氏距离定义简明且计算简单，但不足之处是受变量量纲的影响，在该距离定义下，数量级较大的变量的作用会掩盖数量级较小的变量的作用，变量的量纲发生变化也可能会导致聚类结果发生改变。因此，在使用闵氏距离聚类前有必要对变量进行标准化处理。

　　（2）马氏距离：马氏距离即是我们在绪论一章中所介绍的"统计距离"，由印度统计学家马哈拉诺比斯（P. C. Mahalanobis）于 1936 年提出。马氏距离为

$$d_{ij}^{2}(M)=(X_{(i)}-X_{(j)})^{T}S^{-1}(X_{(i)}-X_{(j)}) \tag{11.5}$$

其中，S^{-1} 表示样本协方差矩阵的逆矩阵。

　　马氏距离的主要优点在于它既考虑了观察值之间的变异性，又考虑变量之间的相关性。式（11.5）中利用样本协方差矩阵 S 标化原始数据，校正了变量之间的方差和协方差。若各观测变量之间互不相关（其协方差矩阵是对角矩阵），马氏距离就退化为用各观测指标的标准差的倒数作为权重的加权欧氏距离。

　　实际应用中，式（11.5）中的样本协方差矩阵 S 可通过计算合并类内的协方差矩阵来获得。但在进行聚类前，研究者可能并不清楚应将研究对象分为多少类，且由于数据中潜在的自然分类的存在，利用全部数据来计算协方差矩阵 S 效果并不是很好，故实际应用中研究者更倾向使用欧氏距离。

　　2. 分类资料样品间的距离　当变量为分类变量时，可考虑根据某些特征的存在与否将样品进行比较，相似的样品要比不相似的样品具有更多的共同特征。此时，某特征是否存在可采用二值变量来表示，当特征存在时该变量取值为 1，不存在时取值为 0。

例 11.1　某研究调查了 100 名在校医学生的血型及其心理状态，数据见表 11.2。

表 11.2　医学生的血型及心理状态

ID	血型				心理状态				
	A	B	O	AB	烦躁	平静	郁闷	无聊	快乐
1	1	0	0	0	1	0	1	0	0
2	0	1	0	0	0	1	1	0	0
3	1	0	0	0	1	1	0	0	0
4	0	0	1	0	0	0	1	1	0
5	1	0	0	0	1	0	0	0	0
6	1	0	0	0	1	0	0	0	0
7	0	1	0	0	0	1	1	0	0
8	0	0	0	1	0	0	1	1	0
9	0	1	0	0	0	1	0	0	1
⋮	⋮	⋮	⋮	⋮	⋮	⋮	⋮	⋮	⋮
100	0	0	0	1	0	1	0	0	1

例 11.1 中，变量类型均为定性变量，我们称变量下各可能的取值为"类目"。例如，血型包括 4 个类目：A、B、O 和 AB。研究对象可对一个变量同时取多个类目，如变量"心理状态"中，9 号研究对象的回答是同时取了"平静"和"快乐"两个类目。

设某数据包含 n 个样品，p 个定性变量，则样品 $X_{(i)}$ 在第 k 个变量上的取值可表示为

$$\eta_i(k,\,1),\,\eta_i(k,\,2),\,\cdots,\,\eta_i(k,\,r_k)\quad(i=1,\,2,\,\cdots,\,n;\,k=1,\,2,\,\cdots,\,p)$$

其中，r_k 是第 k 个变量所包含的类目数。当样品 i 的第 k 个变量的取值为第 l 个类目时，$\eta_i(k,\,l)=1$，否则 $\eta_i(k,\,l)=0$。更加具体的表示为

$$\eta_i(k,\,l)=\begin{cases}1,&\text{当第}i\text{个样品中第}k\text{个项目的分类数据}\\&\text{为第}l\text{个类目时}\\0,&\text{否则}\end{cases}\tag{11.6}$$

如表 11.2 中 1 号研究对象在第 1 个变量（血型）的取值则为（1，0，0，0），这里 $r_1=4$，$\eta_1(1,\,1)=1$，$\eta_1(1,\,l)=0\,(l=2,\,3,\,4)$。

设两个样品分别为 $X_{(i)}$ 和 $X_{(j)}$，若 $\eta_i(k,\,l)=\eta_j(k,\,l)=1$，则称样品 $X_{(i)}$ 和 $X_{(j)}$ 在第 k 个变量的第 l 类目上 1-1 配对（如 1、2 号研究对象在"心理状态"变量中的"郁闷"类目）；若 $\eta_i(k,\,l)=\eta_j(k,\,l)=0$，则称这两样品 $X_{(i)}$ 和 $X_{(j)}$ 在第 k 个变量的第 l 类目上 0-0 配对（如 1、2 号研究对象在"心理状态"中的"快乐"类目）；若 $\eta_i(k,\,l)\neq\eta_j(k,\,l)$，则称为不配对（如 1、2 号研究对象在"心理状态"中的"平静"类目）。

设 p 个变量共包括 T 个类目，则样品 $X_{(i)}$ 和 $X_{(j)}$ 在 T 个类目上配对与不配对的频数可采用四格表的形式给出（表 11.3）。

表 11.3　两个样品类目匹配频数表

		$X_{(j)}$		合计
		1	0	
$X_{(i)}$	1	a	b	$a+b$
	0	c	d	$c+d$
合计		$a+c$	$b+d$	$T=a+b+c+d$

记 a 为样品 $X_{(i)}$ 和 $X_{(j)}$ 在 1-1 配对类目的计数；d 为 0-0 配对类目的计数；$b+c$ 为不配对类目的合计数，总合计数 $T=a+b+c+d$，并称 a，b，c 为"有反应"的类目计数。

两样品 $X_{(i)}$ 和 $X_{(j)}$ 间的距离定义为

$$d_{ij}=(b+c)\big/[a+(b+c)] \tag{11.7}$$

即 d_{ij} 是不配对类目数与有反应的类目的比值。

例 11.1 中，若要度量样品 1 与样品 2 之间的距离，可将匹配情况整理为表 11.3 的形式，有 $a=1$，$d=4$，$b+c=4$，$T=1+4+4=9$。这样，两样品的距离是

$$d_{ij}=(b+c)/(a+(b+c))=4/5=0.8$$

除上述分类资料样品间相似性度量方法，有学者还提出了其他度量方式，其中，部分方法见表 11.4，这种相似性的度量也称匹配系数。

表 11.4　定性资料样品间相似性度量方法

名称	公式	说明
简单匹配系数	$(a+d)/(a+b+c+d)$	分子和分母均考虑 0-0 配对的情况
Jaccard 系数	$a/(a+b+c)$	分子和分母均不考虑 0-0 配对的情况
Gower 和 Legendre 系数	$(a+d)/[a+d+(b+c)/2]$	不配对数的权重减半
Rogers 和 Tanimoto 系数	$(a+d)/[a+d+2(b+c)]$	不配对数的权重加倍
Sneath 和 Sokal 系数	$a/[a+2(b+c)]$	对不配对数双倍加权，且不考虑 0-0 配对

表 11.4 中各度量方法的区别主要在于对 1-1 配对和 0-0 配对的处理不同，这是由于在很多情况下 1-1 配对具有更强的相似性证据（如两例再生障碍性贫血患者之间的相似性很可能要比两例未患有该病的人的相似性更高），此时 0-0 的权重应适当被降低，甚至不予考虑。

11.1.2　变量间的相似系数

聚类分析中，不仅需要对样品进行分类，也需要对变量（指标）进行分类。此时需要对变量间的关系进行度量。通常采用相似系数来度量变量间的相似程度。设 C_{ij} 表示变量 X_i 和变量 X_j 间的相似系数，一般需要满足以下 3 个条件：

（1）$|C_{ij}| \leqslant 1$，对一切 i 和 j 成立；

（2）$C_{ij}=\pm 1 \Leftrightarrow X_i=aX_j$，其中，$a \neq 0$，$a$ 为常数；

（3）$C_{ij}=C_{ji}$，对一切 i 和 j 成立。

实际应用中，对于不同变量类型，其相似性计算方法也不同，下面分别对定量变量和分类变量进行介绍。

1. 定量变量间的相似系数

（1）夹角余弦：多元数据中的变量表现为向量形式，因此可采用多维空间上的有向线段表示，此时相对于变量取值的大小，研究者更多的是对变量的变化趋势或方向感兴趣。因此，可利用夹角余弦来度量变量间的相似程度。其基本原理是利用两个变量在多维空间中所代表的点与原点连接并形成夹角后，根据夹角的大小来确定变量间其亲疏程度。

将 $X_i = (x_{1i}, x_{2i}, \cdots, x_{ni})^T$ 和 $X_j = (x_{1j}, x_{2j}, \cdots, x_{nj})^T$ 看成 n 维空间的两个向量，则 X_i 与 X_j 的夹角 θ_{ij} 的余弦 $\cos\theta_{ij}$ 定义为两变量的相似系数，记为 C_{ij}

$$C_{ij} = \cos\theta_{ij} = \frac{\sum_{t=1}^{n} x_{ti} x_{tj}}{\sqrt{\sum_{t=1}^{n} x_{ti}^2 \sum_{t=1}^{n} x_{tj}^2}} \quad (i, j = 1, 2, \cdots, p) \tag{11.8}$$

当 $\cos\theta_{ij} = 1$，$\theta_{ij} = 0°$，说明两向量 X_i 与 X_j 完全相似；$\cos\theta_{ij}$ 的取值越接近于 1，说明 X_i 与 X_j 的相似性程度越高；当 $\cos\theta_{ij} = 0$ 时，此时 $\theta_{ij} = 90°$，X_i 与 X_j 正交，说明两向量相互垂直。

（2）Pearson 相关系数：Pearson 相关系数由 K. Pearson 于 1948 年提出，本质上是数据中心化（或标准化）后的夹角余弦。变量 X_i 与 X_j 的相关系数常用 r_{ij} 表示，记为 C_{ij}

$$C_{ij} = r_{ij} = \frac{\sum_{t=1}^{n} (x_{ti} - \bar{x}_i)(x_{tj} - \bar{x}_j)}{\sqrt{\sum_{t=1}^{n} (x_{ti} - \bar{x}_i)^2 \sum_{t=1}^{n} (x_{tj} - \bar{x}_j)^2}} \quad (i, j = 1, 2, \cdots, p) \tag{11.9}$$

其中，$\bar{x}_i = \frac{1}{n}\sum_{t=1}^{n} x_{ti}$，$\bar{x}_j = \frac{1}{n}\sum_{t=1}^{n} x_{tj}$，$|r_{ij}| \leq 1$。

由于 Pearson 相关系数取值不受变量量纲的影响，它是目前应用最广泛的相似性度量方法。

（3）变量间的距离：可利用相似系数来定义变量间的距离，即

$$d_{ij} = 1 - |C_{ij}| \quad (i, j = 1, 2, \cdots, p) \tag{11.10}$$

两变量间的相似系数绝对值越大，距离越小。

变量间的距离也可利用样本协方差矩阵 S 定义。设 $S = (s_{ij})_{p \times p} > 0$，变量 X_i 与 X_j 的距离可定义为

$$d_{ij} = s_{ii} + s_{jj} - s_{ij} \quad (i, j = 1, 2, \cdots, p) \tag{11.11}$$

两变量间的协方差越大，距离越小。

2. 分类变量间的相似系数　若 X_i 和 X_j 均为分类变量，可采用列联系数或 Cramér 关联系数来度量 X_i 和 X_j 之间的相似性，两者都是基于（$p \times q$）列联表检验分类变量间独立性的 χ^2 统计量计算得到的。

（1）列联系数，记为 $C_{ij}(1)$

$$C_{ij}(1) = \sqrt{\chi_{ij}^2 / (\chi_{ij}^2 + n)} \tag{11.12}$$

（2）Cramér 关联系数，记为 $C_{ij}(2)$

$$C_{ij}(2) = \sqrt{\frac{\chi_{ij}^2}{n \cdot \min(p-1,\, q-1)}} \tag{11.13}$$

其中，$\chi_{ij}^2 = n\left(\sum\limits_{k=1}^{p}\sum\limits_{l=1}^{q}\frac{n_{kl}^2}{n_{k.}n_{.l}} - 1\right)$，$n$ 为观测总数。k 和 l 分别表示变量 X_i 和 X_j 的取值水平。

当变量类型为有序变量时，可采用 Spearman 秩相关系数对其相似性进行度量。

11.2　类的定义及其特征

11.2.1　类的定义

在解决了聚类对象间相似性度量问题后，我们需要给出关于"类"的定义。由于实践中不同领域里类的含义不尽相同，因此要给出一个统一的定义是困难的。C. R. Rao 在 1977 年给出以下定义。

设 T（$T > 0$）表示事先给定的阈值，若集合 G 中任意两个元素的距离 d_{ij} 都满足

$$d_{ij} \leqslant T \quad (i,j \in G) \tag{11.14}$$

则称 G 对于阈值 T 组成一个类。该定义要求同类中的任意两个元素之间的距离不超过设定值 T。

Rao 的定义简单直观，但从数学上给出阈值 T 比较困难，通常只能通过专业知识来判断。其他定义类的方式，感兴趣的读者可见相关文献。

11.2.2　类的特征

在对类进行定义后，还需对类的特征进行描述。常用于描述类特征的指标主要有以下 3 种：

1. 均值　又称类的重心（centroid）。以 $X_{(1)}, X_{(2)}, \cdots, X_{(n)}$ 表示类别 G 中的元素，其定义公式为

$$\bar{X}_G = \frac{1}{n}\sum_{t=1}^{n}X_{(t)} \tag{11.15}$$

类的重心是类的最重要的特征之一，某个类的重心是该类的"代表"，并且类的其他特征也是基于类的重心来定义的。

2. 样本离差矩阵 SS_G 和样本协方差矩阵 S_G

$$\mathrm{SS}_G = \sum_{t=1}^{n}(X_{(t)} - \bar{X}_G)(X_{(t)} - \bar{X}_G)^T \tag{11.16}$$

$$S_G = \frac{1}{n-1}\mathrm{SS}_G \tag{11.17}$$

以上两式均是对类内元素的离散程度进行描述，离散程度越小，类越"紧凑"；离散程度越大，类越"松散"。

3. 类 G 的直径　类的直径实际上与类的离散程度是紧密联系的。设 D_G 表示类 G 的直径，其定义方式主要有以下两种：

$$D_G = \sum_{t=1}^{n} (X_{(t)} - \overline{X}_G)^T (X_{(t)} - \overline{X}_G) \qquad (11.18)$$

$$D_G = \max_{i,j \in G} d_{ij} \qquad (11.19)$$

式（11.18）是通过类的离差平方和的方式来对定义类的直径，而式（11.19）则是将类中相距最远的两个元素之间的距离作为该类的直径。

11.3 类间距离

聚类分析的另一个关键步骤是定义类与类之间的距离，是 11.4 节系统聚类的基础。本节介绍几种常用的定义类间距离的方法。

设 d_{ij} 表示样品 i 和样品 j 的距离，G_p，G_q，… 表示类，D_{pq} 表示类 G_p 和 G_q 的距离。

1. 最短距离　最短距离又称简单连接（single-linkage），其定义为

$$D_{pq} = \min_{i \in G_p, \; j \in G_q} d_{ij} \qquad (11.20)$$

即类 G_p 与类 G_q 中最近的两样品间的距离。这里 $i \in G_p$ 表示 $X_{(i)} \in G_p$。

2. 最长距离　最长距离又称为完全连接（complete-linkage），其定义为

$$D_{pq} = \max_{i \in G_p, \; j \in G_q} d_{ij} \qquad (11.21)$$

即类 G_p 与类 G_q 中最远的两样品间的距离。

3. 重心距离　最短距离与最长距离在定义类间距离时均未考虑每一类中所含的样品个数。如果将两类间的距离定义为两类重心间的距离，则称为重心法，其定义为

$$D_{pq} = d(\overline{X}_p, \overline{X}_q) \qquad (11.22)$$

其中，

$$\overline{X}_p = \frac{1}{n_p} \sum_{i \in G_p} X_{(i)}, \quad \overline{X}_q = \frac{1}{n_q} \sum_{j \in G_q} X_{(j)}$$

分别为每一类的重心；n_p，n_q 分别代表 G_p，G_q 类中的样品数目。

重心法采用样品均值，因此在存在异常值的情况下仍较为稳健。但重心法不能利用类中所有样品的信息。

4. 类平均法　类平均（average linkage）法是其将不同类的元素两两之间距离的均值定义为类间距离，即

$$D_{pq} = \frac{1}{n_p n_q} \sum_{i \in G_p} \sum_{j \in G_q} d_{ij} \qquad (11.23)$$

其中，n_p 和 n_q 分别为类 G_p 与 G_q 中的样品数目。

由于类平均法充分利用了类中每个样品的信息，故在聚类分析中是一种使用比较广泛、聚类效果较好的方法。

5. 离差平方和法（Ward 法）　离差平方和法由沃德（J.H. Ward）于 1936 年提出，故又称为 Ward 法。Ward 法与前面各法的主要区别在于，它是基于方差分析的思想考虑类间距离的，如果类分得正确，则同类样品之间的离差平方和应当较小，不同类样品之间的离差平方和应当较大。先将 n 个样品各自成一类，然后每次将其中某两类合并为一类，因为每缩小一类离差平方和就要增加，Ward 法是把某两类合并后增加的离差平方和看成类间的平方距离，即令

$$D_{pq}^2 = W_r - (W_p + W_q) \tag{11.24}$$

就是 G_p 与 G_q 的平方距离。其中，W_p，W_q 分别为 G_p，G_q 的类内样本离差平方和，$G_r = \{G_p, G_q\}$。利用 W_r 的定义，可得

$$W_r = \sum_{i=1}^{n_r} (X_{(i)}^{(r)} - \bar{X}^{(r)})^T (X_{(i)}^{(r)} - \bar{X}^{(r)})$$

$$= \sum_{i=1}^{n_p} (X_{(i)}^{(p)} - \bar{X}^{(r)})^T (X_{(i)}^{(p)} - \bar{X}^{(r)}) + \sum_{i=1}^{n_q} (X_{(i)}^{(q)} - \bar{X}^{(r)})^T (X_{(i)}^{(q)} - \bar{X}^{(r)}) \tag{11.25}$$

其中，$\bar{X}^{(r)} = \dfrac{1}{n_r}(n_p \bar{X}^{(p)} + n_q \bar{X}^{(q)})$。经整理可得

$$D_{pq}^2 = \frac{n_p n_q}{n_r} (\bar{X}^{(p)} - \bar{X}^{(q)})^T (\bar{X}^{(p)} - \bar{X}^{(q)}) \tag{11.26}$$

除了上面介绍的五种定义类间距的方法外，还有中间距离、可变类平均法和可变法。由于它们使用较少，这里不再详述。

11.4　系　统　聚　类

系统聚类法（hierarchical clustering）是应用最为广泛的聚类分析方法，其基本思想是在聚类开始时先将各样品视为单独一类，然后根据距离最小原则，将距离最近的两类归为一类，重复该过程直到所有样品聚为一类。最后，聚类过程可用聚类谱系图进行描述。

11.4.1　系统聚类方法

不同类间距离定义产生不同的系统聚类方法。下面我们通过实例对其基本聚类步骤采用最短距离法和最长距离法展开介绍。

1. 最短距离法

例 11.2　从我国人体生理常数调查数据库中选取汉族、苗族等 7 个民族成年男性（≥18 岁）177 人的调查记录，计算了他们的体重指数（kg/m²）和代谢率（cal）的均值（下简称 BMI 和代谢率），试通过这两个指标对 7 个民族进行分类，数据见表 11.5。

表 11.5　7 个民族 177 名成年男性的 BMI 和代谢率平均值

民族	BMI	代谢率	民族	BMI	代谢率
汉族（G_1）	23.8	1444.7	土家族（G_5）	23.4	1473.2
苗族（G_2）	23.5	1434.3	白族（G_6）	20.7	1235.2
傣族（G_3）	21.6	1294.1	壮族（G_7）	21.0	1236.0
朝鲜族（G_4）	23.9	1479.6			

资料来源：科技部科技基础性工作专项重点项目《人体生理常数数据库扩大人群调查》（2006FY110300）

解：由于 BMI 和代谢率测量的量纲不同，聚类前首先对上述数据进行标化。如，对 BMI 变量计算均值 $\bar{x}_1 = 22.557$，标准差 $s_1 = 1.398$，则标准化值

汉族为

$$x_{11}^* = \frac{x_{11} - \bar{x}_1}{s_1} = \frac{23.8 - 22.557}{1.398} = 0.89$$

苗族为 $\qquad$ $x_{21}^{*} = \dfrac{x_{21} - \bar{x}_1}{s_1} = \dfrac{23.5 - 22.557}{1.398} = 0.67$

依此类推，计算全部数据的标化值，见表 11.6。

表 11.6　7 个民族 177 名成年男性的 BMI 和代谢率（标化后）

民族	BMI	代谢率	民族	BMI	代谢率
汉族 (G_1)	0.89	0.66	土家族 (G_5)	0.60	0.92
苗族 (G_2)	0.67	0.57	白族 (G_6)	−1.33	−1.22
傣族 (G_3)	−0.68	−0.69	壮族 (G_7)	−1.11	−1.21
朝鲜族 (G_4)	0.96	0.98			

然后，计算各民族两两之间的欧氏距离，以计算汉族 G_1 和苗族 G_2 为例计算过程如下：

根据式（11.3），G_1 和 G_2 的欧氏距离为

$$
\begin{aligned}
d_{12} &= \sqrt{(x_{11} - x_{21})^2 + (x_{12} - x_{22})^2} \\
&= \sqrt{(0.89 - 0.67)^2 + (0.66 - 0.57)^2} \\
&= 0.23
\end{aligned}
$$

依此类推，可计算全部民族（初始类）两两间的距离矩阵，见表 11.7。

表 11.7　样品间距离矩阵

	G_1	G_2	G_3	G_4	G_5	G_6	G_7
G_1	0.00						
G_2	0.23	0.00					
G_3	2.08	1.85	0.00				
G_4	0.32	0.50	2.34	0.00			
G_5	0.38	0.36	2.06	0.36	0.00		
G_6	2.91	2.69	0.83	3.17	2.88	0.00	
G_7	2.74	2.52	0.68	3.02	2.74	**0.21**	0.00

表 11.7 显示，初始时各个样品自构成一类，此时的样品间的距离就是类间距离。

在上述基础上即可实行聚类，其步骤是：

步骤 1　由表 11.7 可知，距离最近的两个样品分别是 G_6 和 G_7（距离为 0.21），故将其聚为一类，得到新类 $G_8 = \{G_6, G_7\}$。根据最短距离法计算新类 G_8 与其他类 $G_1, G_2, \cdots, G_5$ 的距离，分别为

$$
d_{8,1} = d_{(6,7)1} = \min\{d_{61}, d_{71}\} = \min\{2.91, 2.74\} = 2.74
$$

$$
d_{8,2} = d_{(6,7)2} = \min\{d_{62}, d_{72}\} = \min\{2.69, 2.52\} = 2.52
$$

$$
\cdots\cdots
$$

$$
d_{8,5} = d_{(6,7)5} = \min\{d_{65}, d_{75}\} = \min\{2.88, 2.74\} = 2.74
$$

此时，类别由 7 类缩减为 6 类，得到新分类下的距离矩阵，见表 11.8。

表 11.8 聚为 6 类后的距离矩阵

	G_1	G_2	G_3	G_4	G_5	$G_8 = \{G_6, G_7\}$
G_1	0					
G_2	**0.23**	0				
G_3	2.08	1.85	0			
G_4	0.32	0.50	2.34	0		
G_5	0.38	0.36	2.06	0.36	0	
$G_8 = \{G_6, G_7\}$	2.74	2.52	0.68	3.02	2.74	0

步骤 2 根据表 11.8 的距离矩阵重复步骤 1，将距离最近的两类 G_1 和 G_2（$d_{1,2} = 0.23$）聚为一新，得到新类 $G_9 = \{G_1, G_2\}$，并计算 G_9 与其他类的最短距离，分别为

$$d_{9,3} = d_{(1,2)3} = \min\{d_{13}, d_{23}\} = \min\{2.08, 1.85\} = 1.85$$

$$d_{9,4} = d_{(1,2)4} = \min\{d_{14}, d_{24}\} = \min\{0.32, 0.50\} = 0.32$$

$$\cdots\cdots$$

$$d_{9,8} = d_{(1,2)8} = \min\{d_{18}, d_{28}\} = \min\{2.74, 2.52\} = 2.52$$

此时，类别由 6 类缩减为 5 类，得到新的距离矩阵，见表 11.9。

表 11.9 聚为 5 类后的距离矩阵

	G_3	G_4	G_5	$G_8 = \{G_6, G_7\}$	$G_9 = \{G_1, G_2\}$
G_3	0				
G_4	2.34	0			
G_5	2.06	0.36	0		
$G_8 = \{G_6, G_7\}$	0.68	3.02	2.74	0	
$G_9 = \{G_1, G_2\}$	1.85	**0.32**	0.36	2.52	0

步骤 3 将距离最近的 G_4 和 G_9 聚为一类，得到新类 $G_{10} = (G_1, G_2, G_4)$，聚类距离为 0.32，重复上述过程，得到距离矩阵见表 11.10。

表 11.10 聚为 4 类后的距离矩阵

	G_3	G_5	$G_8 = \{G_6, G_7\}$	$G_{10} = (G_1, G_2, G_4)$
G_3	0			
G_5	2.06	0		
$G_8 = \{G_6, G_7\}$	0.68	2.74	0	
$G_{10} = (G_1, G_2, G_4)$	1.85	**0.36**	2.52	0

步骤 4 将 G_5 和 G_{10} 聚为一类，得到新类 $G_{11} = (G_1, G_2, G_4, G_5)$，聚类距离为 0.36，得到距离矩阵见表 11.11。

表 11.11 聚为 3 类后的距离矩阵

	G_3	$G_8 = \{G_6, G_7\}$	$G_{11} = (G_1, G_2, G_4, G_5)$
G_3	0		
$G_8 = \{G_6, G_7\}$	**0.68**	0	
$G_{11} = (G_1, G_2, G_4, G_5)$	1.85	2.52	0

步骤 5 将距离最近的 G_3 和 G_8 聚为一类，得到 $G_{12} = (G_3, G_6, G_7)$，聚类距离为 0.68，并得到距离矩阵见表 11.12。

表 11.12 聚为 2 类后的距离矩阵

	$G_{12} = (G_3, G_6, G_7)$	$G_{11} = (G_1, G_2, G_4, G_5)$
$G_{12} = (G_3, G_6, G_7)$	0	
$G_{11} = (G_1, G_2, G_4, G_5)$	2.52	0

经上述 5 个步骤，7 个民族最终被分为 2 类：第 1 类为汉族、苗族、朝鲜族和土家族；第 2 类为傣族、白族和壮族。

表 11.13 给出了聚类后各类的均值及其标准误，可发现，汉族、苗族、朝鲜族和土家族的 BMI 和代谢率水平较高，而第 2 个类中傣族、白族和壮族的 BMI 和代谢率处于相对较低水平。

表 11.13 各类均值和标准误

变量	类 1		类 2	
	均值	标准误	均值	标准误
BMI（kg/m²）	23.65	0.12	21.10	0.26
代谢率（cal）	1457.95	10.94	1255.10	19.50

2. 最长距离法

例 11.3 仍然采用例 11.2 中的数据，进行最长距离聚类，步骤完全等同最短距离法。

首先，由表 11.7 中距离最近的两个样品 G_6 和 G_7 的距离为 0.21 开始，将其聚为一类，得到新类 $G_8 = \{G_6, G_7\}$，并根据最长距离法计算新类 G_8 与其他民族（$G_1, G_2, \cdots, G_5$）的距离，分别为

$$d_{8,1} = d_{(6,7)1} = \max\{d_{61}, d_{71}\} = \max\{2.91, 2.74\} = 2.91$$

$$d_{8,2} = d_{(6,7)2} = \max\{d_{62}, d_{72}\} = \max\{2.69, 2.52\} = 2.69$$

$$\cdots$$

$$d_{8,5} = d_{(6,7)5} = \max\{d_{65}, d_{75}\} = \max\{2.88, 2.74\} = 2.88$$

然后，重复步骤 1，将距离最近的 G_1 和 G_2（$d_{1,2} = 0.23$）聚为一类，得到新类 $G_9 = \{G_1, G_2\}$，并计算 G_9 与其他类的最长距离，分别为

$$d_{9,3} = d_{(1,2)3} = \max\{d_{13}, d_{23}\} = \max\{2.08, 1.85\} = 2.08$$

$$d_{9,4} = d_{(1,2)4} = \max\{d_{14}, d_{24}\} = \max\{0.32, 0.50\} = 0.50$$

$$\cdots$$

$$d_{9,8} = d_{(1,2)8} = \max\{d_{18}, d_{28}\} = \max\{2.91, 2.69\} = 2.91$$

依此重复，直到合并为最终一类。

图 11.1 给出了采用最短距离（例 11.2）、最长距离（例 11.3）和其他聚类方法得到的聚类谱系图，谱系图中左边一列是聚类对象，横线的长度代表并类时类间距离的大小。

由图 11.1 可知，本例中 5 种系统聚类方法并类的最终结果是一致的，即

第一类：汉族、苗族、朝鲜族和土家族；

第二类：傣族、白族和壮族。

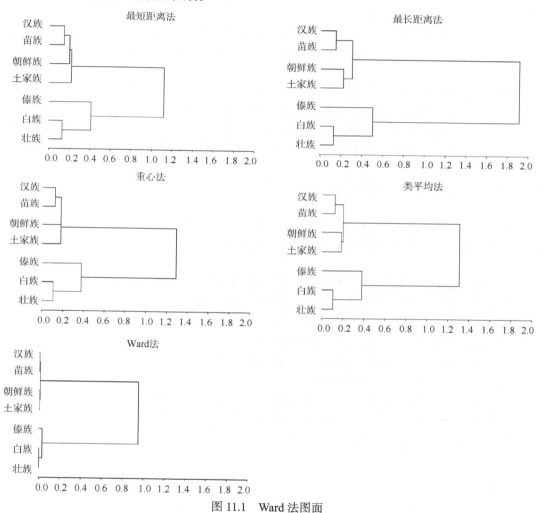

图 11.1 Ward 法图面

11.4.2 基本性质

1. 单调性 单调性是指聚类过程中先结合的类关系较近，后结合的类关系较远。以 D_k 表示系统聚类法第 k 次并类时的距离，若某聚类方法满足下式

$$D_1 < D_2 < \cdots < D_k,$$

即可认为该聚类方法符合单调性，且画出的聚类谱系图符合系统聚类的基本思想。

在本节所介绍的系统聚类法中，最短距离法、最长距离法、类平均法和 Ward 法均具

有单调性，只有重心法不能保证聚类距离的单调性，这是由于并类距离不具有单调性所导致的。

2. 空间的浓缩或扩张　采用不同的系统聚类方法对同一问题进行聚类时，不同方法的并类距离往往相差很大，如采用最长距离法每次并类的距离几乎都要大于采用最短距离法并类的距离（图 11.1）。因此，可以说相对于最长距离法，最短距离法更易使空间浓缩；或者说相对于最短距离法，最长距离法更易使空间扩张。使空间浓缩的方法会导致该聚类方法区别类的能力差，即方法不够灵敏。反之，使空间扩张的方法会导致分类过于精细，当观测个数过多时结果易失真。

本节所介绍的系统聚类方法当中，最短距离法的聚类距离相对来说较小，最长距离法的聚类距离较大，而类平均法相对于其他方法不太浓缩也不太扩张，是应用较多的系统聚类方法。

有关系统聚类的性质，学者们还从其他角度提出了比较优劣的原则。如定义分类损失函数等。各种方法在不同的标准下各有优劣，很难推荐哪个方法是最好的。在应用中，往往根据经验和分类的目的来决定。如果缺少经验，通常就多运用几种方法，如果大多数方法给出的分类结果很相似（图 11.1），则认为研究对象间的确存在这种类结构。

11.4.3　聚类数目的确定

系统聚类法的聚类谱系图中给出了完整的聚类过程，然而研究者往往对具体分为多少类更为感兴趣，此时就需要研究者自己去判断聚类的数目，下面给出几种确定聚类数目的方法。

1. 根据阈值确定类的数目　据事先确定好的阈值 T，要求类与类之间的距离必须大于 T，并通过观察系统聚类的谱系图在距离为 T 处进行截取，从而确定类的数目。但在该标准下，可能会出现某些样品归不了类而自成一类的情况。除此之外，分类数目其依赖于阈值 T 的确定，但很多情况下阈值 T 是很难确定的。

如对于图 11.1 中的最短距离法，当以 $T = 0.6$ 作为阈值时可得到 2 类，当 $T = 0.3$ 作为阈值时则可得到 3 类，此时傣族自成一类。

2. 根据散点图确定类的数目　当变量数目只有 2 个或 3 个时，可直接绘制散点图直观确定分类数目。如例 11.2 中，可以根据 BMI 和代谢率两个变量画出散点图（图 11.2），直观上可认为将 7 个民族聚为 2 类更为合适。

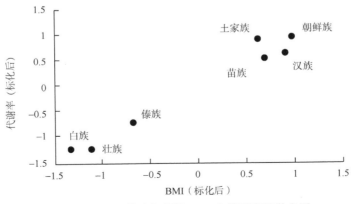

图 11.2　7 个民族成年男性 BMI 和代谢率的散点图

若参与聚类的变量数目很多时，可先利用主成分分析方法得到 2 个或 3 个综合变量，然后再根据综合变量绘制散点图来判断分类数目。

3. 根据统计量确定类的数目 聚类分析中理想的分类结果应该是类内样品差异小，而类间差异较大，因此在系统聚类过程中可根据类内离差平方和与类间离差平方的变化来决定何时停止聚类过程，并得到聚类数目，以下介绍几种根据该原理来确定分类数目的统计量。

（1）R^2 统计量：假定将 n 个样品分为 k 类，记为 G_1，G_2，…，G_k，n_t 表示第 G_t 类的样品个数，$\overline{X}^{(t)}$ 表示 G_t 的重心。$X_{(i)}^{(t)}$ 表示 G_t 中第 i 个样品 $(i=1,…,n_t)$，$\overline{X}$ 表示所有样品的重心，则 G_t 类中 n_t 个样品的离均差平方和为

$$W_t = \sum_{i=1}^{n_t}(X_{(i)}^{(t)}-\overline{X}^{(t)})^T(X_{(i)}^{(t)}-\overline{X}^{(t)}) \qquad (11.27)$$

其中，$X_{(i)}^{(t)}$，$\overline{X}^{(t)}$ 和 $\overline{X}$ 均为 p 维向量，W_t 为一数值；所有样品的总离差平方和为

$$T = \sum_{t=1}^{k}\sum_{i=1}^{n_t}(X_{(i)}^{(t)}-\overline{X})^T(X_{(i)}^{(t)}-\overline{X}) \qquad (11.28)$$

T 又可分解为

$$T = \sum_{t=1}^{k}\sum_{i=1}^{n_t}(X_{(i)}^{(t)}-\overline{X}^{(t)}+\overline{X}^{(t)}-\overline{X})^T(X_{(i)}^{(t)}-\overline{X}^{(t)}+\overline{X}^{(t)}-\overline{X})$$
$$= \sum_{t=1}^{k}W_t + \sum_{t=1}^{k}n_t(\overline{X}^{(t)}-\overline{X})^T(\overline{X}^{(t)}-\overline{X}) = P_k + B_k \qquad (11.29)$$

令

$$R_k^2 = \frac{B_k}{T} = 1-\frac{P_k}{T} \qquad (11.30)$$

式（11.30）中，$0 \le R_k^2 \le 1$，其取值越大说明 k 个类的类间离差平方和的总和 B_k 在总离差平方和 T 中占的比例越大，即分为 k 类是合适的。实际应用中，R_k^2 的取值总是随着分类数目的减少而减小，当发现在某一合并步骤中 R_k^2 下降幅度较大时，意味着该次并类步骤不该进行。

（2）半偏 R^2 统计量：设类 G_p 和 G_q 的离均差平方和分别为 W_p 和 W_q，将 G_p 和 G_q 合并成新类 G_r 后其离均差平方和为 W_r，那么合并后离差平方和的增加量记为 $B_{pq}^2 = W_r - (W_p+W_q)$，则

$$半偏 R_k^2 = \frac{B_{pq}^2}{T} = R_{k+1}^2 - R_k^2 \qquad (11.31)$$

半偏 R_k^2 统计量可用于评价类 G_p 和 G_q 的合并效果。按照式（11.31），半偏 R_k^2 的值是上一步骤 R_{k+1}^2 的值与该步骤 R_k^2 的差值。其取值越大说明上一次并类的效果越好，即本次并类步骤应取消。半偏 R_k^2 统计量仅用于一次合并的效果。

（3）伪 F 统计量

$$伪 F_k = \frac{(T-P_k)/(k-1)}{P_k/(n-k)} = \frac{B_k}{P_k}\times\frac{n-k}{k-1} \qquad (11.32)$$

该统计量可以评价 k 个类的聚类效果，其值越大表示 n 个样品可显著的分为 k 类。因此，它可以用来作为确定类个数的有用指标，但它并不具有像 F 统计量的分布。

（4）伪 t^2 统计量

$$伪t^2 = \frac{B_{pq}^2}{(W_p + W_q)/(n_p + n_q - 2)} \tag{11.33}$$

伪 t^2 统计量值越大，说明 G_p 和 G_q 合并成为 G_r 后类内离差平方和的增量 B_{pq}^2 相对于 G_p 和 G_q 两类的类内离差平方和大，这表明上一次被合并的两个类是很分开的，即聚类的效果是好的。伪 t^2 统计量可以作为确定类个数的有用指标，但它也不具有像 t^2 统计量的分布。

11.4.4　系统聚类法的注意事项

（1）系统聚类法进行聚类时样品不能太多，否则会很耗时且结果不易解读。

（2）系统聚类法聚类过程不可逆，若在聚类过程中两个样品被错聚为一类，则后续步骤均不会分开，从而导致错误的结论。因此，在聚类结束后需要观察聚类谱系图，并对聚类结果的合理性做出评价。

（3）系统聚类法所采用的不同聚类标准都是为了使每一步聚类步骤达到局部最优，虽可避免尝试所有聚类方式并能够减少聚类所需的时间，但同时导致系统聚类法缺乏全局性，即无聚类结果整体最优的目标函数，也就是说系统聚类法本身不能被看作是一个能够使目标函数达到最优的方法。

11.5　动态聚类法

系统聚类法的分类一次形成后就不能改变了，这就需要一次分类分得比较准确，对分类的方法的要求较高，同时在应用于大样本分类时耗时较大，此时可采用动态聚类法。动态聚类（dynamic clustering）法又称逐步聚类法，其基本思想是先将所有样品进行预分类，然后通过不断调整样品所属的类别来获得更为优化的分类效果。

11.5.1　基本原理和步骤

1. 初始凝聚点的选择　初始凝聚点就是一批具有代表性的样品点，是所要形成的类的重心，其不仅直接决定着初始分类，对最终的分类结果也有很大的影响，应慎重选择。初始凝聚点的选择方法有多种，如根据距离最远、随机或根据密度最大原则选取样品点（密度法），在此我们重点介绍更为客观的密度法。

采用密度法选择凝聚点是以某个预先设定的正数 d 为半径，分别以每个样品为球心，计算被该球形所包括的样品的数目，该数目（不包括作为球心的样品）就叫做该样品的密度。接下来，选择密度最大的样品作为第 1 凝聚点，并且人为地规定一个正数 D（一般 $D > d$，常取 $D = 2d$）。然后选取密度第 2 大的样品点，若它与第 1 个凝聚点的距离大于 D，则将其作为第 2 个凝聚点；否则舍去此点。以此类推，直至全部样品考察完毕。这里，d 的取值要合适，太大会使凝聚点的个数太少，太小则会使得凝聚点的个数过多，二者均影响聚类结果的解释。

2. 确定初始分类的方法　在确定了初始凝聚点之后，需要对样品点进行初始分类，主要包括以下几种方法：

（1）将每个样品归到与其距离最近的凝聚点。

（2）选择一批凝聚点后，每个凝聚点自成一类，将样品依次归入到与其距离最近的凝聚点所在的类，并重新计算该类的重心，以代替原来的凝聚点，再继续进行下一个样品的归类，直至所有样品都归到相应的类为止。

（3）将系统聚类方法得到的分类结果作为初始分类，若样品数目很大，可从中随机抽取部分样品，采用系统聚类方法进行聚类，将每类的重心作为凝聚点，然后采用方法（1）或方法（2）得到初始分类。

3. 修改分类　动态聚类的不同方法主要是依据修改分类的不同原则来区分的，常用的有逐个修改法和按批修改法。

（1）逐个修改法：逐个修改法在许多教科书上称为 k-均值法，该方法的具体步骤如下。

步骤 1　假设要将 n 个样品分为 k 类，选取 k 个样品作为初始凝聚点；

步骤 2　对剩余的 $n-k$ 个样品分别计算其与上述 k 个初始凝聚点的距离，并将其归入与其距离最近的凝聚点所在的类中，同时计算该类重心，并将计算得到的新重心作为新凝聚点（即现分的各子类中所包含的样品的均值）代替初始凝聚点；

步骤 3　计算 n 个样品与所有新凝聚点的距离，并将其归入距离最近的凝聚点所代表的类；

步骤 4　重复上述步骤，直至达到迭代要求、聚类结果不再发生改变为止。

下面通过一个例子来说明其聚类过程。

例 11.4　某老年人生活质量研究调查了某地老年人的"行为能力"和"收入满意度"评分，其取值范围为 1.0~8.0 分，评分越高表示行为能力或收入满意度越高，现从中抽取 7 名老年男性并希望根据上述两项评分将其分为 2 类，数据见表 11.14。

表 11.14　7 名老年男性的"行为能力"和"收入满意度"评分

ID	行为能力评分 x_1	收入满意度评分 x_2	ID	行为能力评分 x_1	收入满意度评分 x_2
1	1.0	1.0	5	3.0	5.0
2	1.0	2.0	6	4.0	5.0
3	3.0	4.0	7	3.0	4.0
4	5.0	7.0			

解：第 1 步：确定初始凝聚点。

研究目的是将所有调查者分为两类，不妨考虑将彼此间距离最远的两个调查者定为初始凝聚点。从变量取值或从散点图分布上看，调查者 1 和调查者 4 是距离最远的两个点。因此，取它们作为初始凝聚点，分别命名为类 1 和类 2。

第 2 步：根据就近原则，将余下的调查者划分到与其距离最近的凝聚点所在的类中。每次归类结束后都重新计算类内重心，并将其作为新凝聚点。

如调查者 2 与类 1 的欧氏距离为 $d_{2-1}=\sqrt{(1-1)^2+(2-1)^2}=1.0$，小于其与类 2 的距离 $d_{2-2}=\sqrt{(1-5)^2+(2-7)^2}=\sqrt{41}=6.4$，因此将调查者 2 划分为类 1。此时类 1 包含调查者 1 和 2，其重心变为 $\left(\dfrac{1+1}{2},\dfrac{1+2}{2}\right)=(1.0,1.5)$。其余调查者的归类类似，初始分类过程及结果见表 11.15。

表 11.15　初始分类过程

| | 类1 | | 类2 | |
	调查者	重心	调查者	重心
第1步	1	（1.0, 1.0）	4	（5.0, 7.0）
第2步	1, 2	（1.0, 1.5）	4	（5.0, 7.0）
第3步	1, 2, 3	（1.7, 2.3）	4	（5.0, 7.0）
第4步	1, 2, 3	（1.7, 2.3）	4, 5	（4.0, 6.0）
第5步	1, 2, 3	（1.7, 2.3）	4, 5, 6	（4.0, 5.7）
第6步	1, 2, 3	（1.7, 2.3）	4, 5, 6, 7	（3.8, 5.3）

表 11.16　初始分类及其特征

	调查者	重心
类1	1, 2, 3	（1.7, 2.3）
类2	4, 5, 6, 7	（3.8, 5.3）

聚类后，所得各类的特征见表 11.16。

第 3 步：将各调查者与其所在类的均值的距离与该调查者相对于其他类的均值的距离进行比较并对分类进行修改。

表 11.17　各聚类调查者与类均值的距离

调查者	与类1的距离	与类2的距离	调查者	与类1的距离	与类2的距离
1	1.5	5.1	5	3.0	0.9
2	0.8	4.3	6	3.5	0.4
3	2.1	1.5	7	2.1	1.5
4	5.7	2.1			

由表 11.17 可知，只有调查者 3 与另一个类（类 2）的距离小于其与本身所在类的距离，因此，将调查者 3 重新归为类 2，得到新的分类结果见表 11.18。

最后，采用迭代的方法重复上述步骤，

表 11.18　修改分类后类的特征

	调查者	重心
类1	1, 2	（1.0, 1.5）
类2	3, 4, 5, 6, 7	（3.6, 5.0）

发现聚类的结果并未改变，因此可认为表 11.18 是最终的聚类结果。类 1 包括调查者 1 和 2，该类老年人对于自身的"行为能力"和"收入满意度"评分较低，其余的调查者均被归入类 2 中，该类老年人在上述两方面的评分较高。

k 均值聚类最大的特点是能够迅速处理大数据。尽管对事先给定分类数 k 仍是一个有争议的问题，但在无法给定精确分类时，事先给出一个初始分类也是一个可行的办法，这就需要经验和专业知识更多的加盟。

（2）按批修改法：与逐个修改法所不同的是，按批修改法是选择一批凝聚点（个数人为指定），并选定所用距离定义。第 2 步将所有样品按与其距离最近的凝聚点归类；第 3 步是计算每一类的重心，并将重心作为新的凝聚点，然后转到步骤 2。如果某一步聚类所有的新凝聚点与前一次的老凝聚点重合，则聚类过程结束；有时不绝对要求这个过程收敛，而是人为规定这个修改过程重复若干次即可。

11.5.2　动态聚类法的注意事项

（1）动态聚类前，应首先确定聚类数目 k，即研究者事先对聚类问题有一定的了解。

若很难根据专业知识确定聚类数目，建议尝试不同的聚类数目进行聚类，从中选出最有意义的分类结果。

（2）即使可以确定总体由 k 个类构成，但由于抽样的原因，有时较小的类不会出现在样本中，此时强行将数据分成 k 类可能会导致聚类毫无意义。

（3）本节所介绍的 k-均值法对异常值极其敏感，当异常值存在时易产生特别大的类，从而导致聚类结果的扭曲。

（4）与系统聚类法一样，选择不同的类间距离最终的分类也可能不同。

11.6 有序样品聚类法

有些情况下，聚类样品 $X_{(1)}$, $X_{(2)}$, $\cdots$, $X_{(n)}$ 在时间或空间上是有序排列的，因此聚类过程中样品的次序不能被打乱，具有这种特征的样品聚类问题实际上就是找分割点将聚类对象进行分段，使处于同一阶段内的聚类对象最为相似。针对此类问题，R.A. Fisher 于 1958 年提出一种方法，其基本思想是定义某种误差函数后，计算所有可能分类的误差函数值，并从中求得最优解，该最优解即代表着最优的分类结果。因此，有序样品聚类法又被称为 Fisher 最优分割法，或最优分割法。

最优分割法具体计算步骤如下：

1. 定义类的直径 设有序样品为 $X_{(1)}$, $X_{(2)}$, $\cdots$, $X_{(n)}$，其中 $X_{(i)}$ 为 p 维向量。设某一类 G 所包含的样品为 $\{X_i, X_{i+1}, \cdots, X_j\}$，其中 $1 \leqslant i \leqslant j \leqslant n$。该类的均值向量记为 $\bar{X}_G$，计算公式为

$$\bar{X}_G = \frac{1}{j-i+1}\sum_{t=i}^{j} X_{(t)} \tag{11.34}$$

用 $D(i, j)$ 表示类 G 的直径，有

$$D(i, j) = \sum_{t=i}^{j}(X_{(t)} - \bar{X}_G)^T(X_{(t)} - \bar{X}_G) \tag{11.35}$$

通过类的直径的定义可知，有序样品聚类中类的直径实际上就是同一类中的有序样品的离差平方和。

2. 定义损失函数 损失函数也称为误差函数。以 $p(n, k)$ 表示将 n 个有序样品分为 k 类的某一种分类方式，常记分法 $p(n, k)$ 为

$$G_1 = \{i_1, i_1+1, \cdots, i_2-1\},$$
$$G_2 = \{i_2, i_2+1, \cdots, i_3-1\},$$
$$\cdots\cdots$$
$$G_k = \{i_k, i_k+1, \cdots, n\}$$

其中，分界点为 $1 = i_1 < i_2 < i_3 < \cdots < i_k < n = i_{k+1}-1$。

定义该分类法的损失函数为

$$L[p(n, k)] = \sum_{t=1}^{k} D(i_t, i_{t+1}-1) \tag{11.36}$$

$L[p(n, k)]$ 实际上是按某种方案将 n 个有序样品分为 k 类时，所有类的直径之和。当 n 和 k 固定后，$L[p(n, k)]$ 的取值越小，各类的离差平方和越小，分类也就越为合理。因此，要寻找一种分类方法 $p(n, k)$，使分类损失函数 $L[p(n, k)]$ 达到最小。记 $P(n, k)$ 是使式

（11.36）达到极小的分类法。

3. $L[P(n,k)]$的递推公式　设$P(n, k)$是使损失函数达到最小的分类方式，则最小损失函数的递推公式如下：

$$L[P(n, 2)] = \min_{2 \leq j \leq n} \{D(1, j-1) + D(j, n)\} \tag{11.37}$$

$$L[P(n, k)] = \min_{k \leq j \leq n} \{L[P(j-1, k-1)] + D(j, n)\} \tag{11.38}$$

式（11.37）是对于$k = 2$而言的，即$P(n, 2)$一定是下面分法中的一个

$$\{1, 2, \cdots, j-1\}, \{j, j+1, \cdots, n\}, \quad 2 \leq j \leq n$$

那么，根据式（11.36），分法$\{1, 2, \cdots, j-1\}, \{j, j+1, \cdots, n\}$的损失函数为

$$L[P(n, 2)] = D(1, j-1) + D(j, n)$$

因此，使上式的取值达到最小的j（$2 \leq j \leq n$ $\{1, 2, \cdots, j-1\}, \{j, j+1, \cdots, n\}$）即代表着最好的分法。

而式（11.38）表明，若要将n个有序样品分为k类，可先将其分为两部分：

$$\{1, 2, \cdots, j-1\}, \{j, j+1, \cdots, n\}$$

其中，$\{j, j+1, \cdots, n\}$单独成为一类，而$\{1, 2, \cdots, j-1\}$则会被分为$k-1$类。因此，要寻找将n个样品分为k类的最优分割方案，应建立在将$j-1$（$j = 2, 3, \cdots, n$）个样品分为$k-1$类的最优分割基础上。

4. 最优解的求法　若分类数目k（$1 < k < n$）已知，求分类法$P(n, k)$，使其在损失函数意义下达到最小，具体求法如下：

首先，找到分类点j_k，使下式取值达到最小

$$L[p(n, k)] = L[P(j_k-1, k-1)] + D(j_k, n) \tag{11.39}$$

根据式（11.39），得到第k类$G_k = \{j_k, j_k+1, \cdots, n\}$。接下来寻找$j_{k-1}$并使其满足

$$L[P(j_{k-1}, k-1)] = L[P(j_{k-1}-1, k-2)] + D(j_{k-1}, j_k-1) \tag{11.40}$$

从而得到第$k-1$类$G_{k-1} = \{j_{k-1}, j_{k-1}+1, \cdots, j_k-1\}$。采用类似的方法可依次得到所有的类$G_1, G_2, \cdots, G_k$，这就是我们所求的最优解，即

$$P(n, k) = \{G_1, G_2, \cdots, G_k\}$$

从而完成整个聚类过程。

例 11.5　为了解某地学龄儿童生长发育规律，收集了1178名8~17岁调查对象的身高资料，希望根据每年平均身高增长量将少年儿童生长发育期进一步划分为不同阶段，数据如表11.19。

表 11.19　8~17 岁学龄儿童各年龄组的年平均身高增长量

年龄（岁）	年平均身高增长量（cm）	年龄（岁）	年平均身高增长量（cm）
8	7.1	13	3.1
9	7.3	14	2.9
10	7.5	15	0.9
11	6.8	16	1.0
12	6.4	17	0.4

解：（1）计算类直径：计算得到所有可能的样品组成的类的直径。

以 9 至 11 岁组所组成类的类的直径 $D(2, 4)$ 为例，首先计算该类的均值向量，由于类 G 包含 3 个样品 $\{X_{(2)}, X_{(3)}, X_{(4)}\}$，故有

$$\overline{X}_G = \frac{7.3 + 7.5 + 6.8}{3} = 7.2$$

则该类的直径为

$$D(2, 4) = (7.3 - 7.2)^2 + (7.5 - 7.2)^2 + (6.8 - 7.2)^2 = 0.26$$

以此类推，得到的所有类直径矩阵见表 11.20。

表 11.20　类直径 $D(i, j)$

	8 岁	9 岁	10 岁	11 岁	12 岁	13 岁	14 岁	15 岁	16 岁	17 岁
8 岁	0.000									
9 岁	0.020	0.000								
10 岁	0.080	0.020	0.000							
11 岁	0.268	0.260	0.245	0.000						
12 岁	0.748	0.740	0.620	0.080	0.000					
13 岁	13.553	12.908	11.450	8.247	5.445	0.000				
14 岁	23.854	22.093	18.892	13.060	7.727	0.020	0.000			
15 岁	45.480	41.569	35.320	25.228	15.568	2.960	2.000	0.000		
16 岁	61.536	55.469	46.429	32.828	19.892	4.228	2.540	0.005	0.000	
17 岁	78.784	70.320	58.315	41.154	24.935	6.212	3.620	0.207	0.180	0.000

（2）计算最小误差函数 $L[P(l, k)]$，$3 \leqslant l \leqslant 10$, $2 \leqslant k \leqslant 9$

以 $L[P(5, 2)]$ 为例，计算最小损失函数

$$L[P(5, 2)] = \min_{2 \leqslant j \leqslant 3} \{D(1, j-1) + D(j, 5)\}$$

$$= \min\{D(1, 1) + D(2, 5), D(1, 2) + D(3, 5), D(1, 3) + D(4, 5), D(1, 4) + D(5, 5)\}$$

$$= \min\{0 + 0.740, 0.020 + 0.620, 0.080 + 0.080, 0.268 + 0\}$$

$$= \min\{0.740, 0.640, 0.160, 0.268\}$$

$$= 0.160$$

上式表示将五个样品分为两类，共有四种可能的分法：$\{1\}$, $\{2, 5\}$；$\{1, 2\}$, $\{3, 5\}$；$\{1, 3\}$, $\{4, 5\}$；$\{1, 4\}$, $\{5\}$。这四种分法的最小损失函数值为 0.160，即选择第三种分法。

以此类推，可得到所有可能分类情况下最小损失函数值（表 11.21），其中数字代表最小损失函数值，括号中的数字代表分段样品的起始号。

表 11.21　最小分类损失函数 $L[P(l, k)]$

待分类样品数 l	分类数目 k								
	2	3	4	5	6	7	8	9	10
1									
2	0.000（2）								
3	0.020（2）	0.000（3）							
4	0.080（4）	0.020（4）	0.000（4）						

续表

待分类样品数 l	分类数目 k								
	2	3	4	5	6	7	8	9	10
5	0.160（4）	0.080（5）	0.020（5）	0.000（5）					
6	0.748（6）	0.160（6）	0.080（6）	0.020（6）	0.000（6）				
7	0.768（6）	0.180（6）	0.100（6）	0.040（6）	0.020（6）	0.000（7）			
8	3.708（6）	0.768（8）	0.180（8）	0.100（8）	0.040（8）	0.020（8）	0.000（8）		
9	4.976（6）	0.773（8）	0.185（8）	0.105（8）	0.045（8）	0.025（8）	0.005（8）	0.000（9）	
10	6.960（6）	0.975（8）	0.387（8）	0.185（10）	0.105（10）	0.045（10）	0.025（10）	0.005（10）	0.000（10）

（3）进行分类：根据表 11.21 对样品进行分类，以 G_k 代表所得到的类（ $2 \leqslant k \leqslant 10$ ），假如希望将 10 个年龄段划分为 2 类，分别以 G_1 和 G_2 来表示，那么可读表 10.21 中的第 2 列（ $k=2$ ）的最后一行，其最小损失函数为 6.960，表明第 2 类应由第 6 年龄段开始（ G_2 ：13~17 岁），而其余年龄组可归并为第 1 类（ G_1 ：8~12 岁）。

同理，若要分为 3 类，则由第 3 列最后一行得到第 3 类由第 8 年龄段开始（ G_3 ：15~17 岁），余下的 7 个年龄要分为 2 类，需看第 2 列待分样品数等于 7 的一行，可得出第 2 类由第 6~7 年龄组构成（ G_2 ：13~14 岁），而第 1 类则是由第 1~5 年龄组构成（ G_1 ：8~12 岁），以此类推，可得到所有可能分类的结果。

（4）确定分类数目 k：在得到所有可能的分类结果后，须结合专业知识决定分类数目。若无法利用专业知识判断，可利用碎石图观察最小损失函数 $L[P(l, k)]$ 随分类数目 k 变化的情况，趋势线拐点所对应的分类数目即为最优分类数。

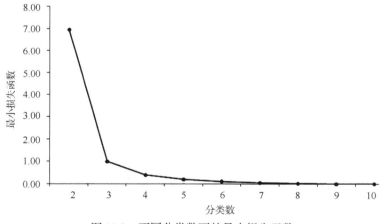

图 11.3 不同分类数下的最小损失函数

由图 11.3 可知，曲线在 $k=3$ 处出现拐点，即分为三类较好。不妨此处将 8~17 岁年龄段根据年平均身高增长量划分为 3 段，即 8~12 岁、13~14 岁和 15~17 岁。

11.7 聚类分析的注意事项

聚类分析适用于对所研究的总体划分还不是十分清楚的情况，用不同的聚类方法和聚类统计量可以取得不同结果，因此，在最后选择聚类方案时必须结合专业知识进行。同时，聚类分析在解决实际问题时，需与其他统计方法结合使用。

1. 影响聚类的因素

（1）聚类变量的选择，因为聚类分析的结果完全依赖于研究者所选的聚类变量，增加或删除一些变量对最终的分类结果都可能产生实质性的影响。

（2）不同的数据变换方法可能导致不同的分类。如标准变换后数据点之间的距离大小顺序就可能发生改变。

（3）不同的距离/相似系数、不同类间距离的定义以及不同聚类的方法，均可能导致不同的分类结果。

（4）在动态聚类方法中，初始聚点和样品进入的次序都可能对迭代的最终分类产生影响。

2. 独立性要求　各种聚类分析方法一般都要求聚类变量相互独立。若聚类变量间高度相关，则可能导致分类的结果没有意义，这时可利用主成分分析先对数据降维，然后利用主成分作为聚类变量再进行分类。此外，当聚类变量中包含过多无特征变量时，数据中的类特征变量就可能被"稀释"，从而导致分类不理想。

3. 缺失值的处理　聚类分析需要以"完整的数据组"为前提，因此，对有缺失值的数据组给出以下几点建议：

（1）将具有大量缺失的变量从分析中排除。但需要注意的是，如果缺失在聚类变量中存在较高比例，则会严重影响分类的结果。

（2）对非聚类变量来说，具有缺失值的情况可在进一步的分析中考虑是否删除，但这样处理也会导致样本量的减少，从而影响分类的最终解释。

（3）对缺失值进行插补。在有效情况下，由一个变量的平均水平代替缺失值，但所带来的问题是，在一个变量中频繁出现缺失值时，插补会扭曲最终结果。

总之，聚类分析的实践性很强，正确理解和掌握聚类分析需要实践中不断积累经验，而专业知识在聚类更加客观合理反映分类结果中不可或缺。

本　章　小　结

聚类分析是在多元数据对象中建立组（类）的一套工具，它能够从数据分析的角度给出相对精确的分类结果，属于探索性分析方法，其最终目的是对研究对象进行分类，并在该分类的基础上能够提出研究假设。聚类分析过程一般分为三个基本步骤：即相似性的确定、合并算法的选择，以及类数的确定。

1. 具体选择哪些变量参与聚类需要一定的理论依据。一般地，所纳入的变量应该具有下列特点：

（1）反映分类对象的特征；

（2）与聚类分析的目标密切相关；

（3）不同研究对象的值具有明显差异；

（4）变量之间应避免高度相关，若两个强相关的变量同时参与聚类分析，在测度距离时会增加这两个变量的贡献，而其他变量的贡献则相对被削弱。

2. 聚类前应对变量作预处理。若变量间量纲不同且变量间取值范围相差较大，此时如用原始数据聚类，则数值较小的变量在描述对象距离或相似性的作用将被削弱，进而影响聚类效果，解决方法是对数据进行适当变换（如标准化变换）。

3. 对聚类的结果进行解释和评价。聚类结束后要包括对各类的特征进行描述，从专业角度对聚类结果做出合理的解释。

4. 聚类结束后还需对聚类结果的可信性和稳定性进行评价。理想的聚类结果应是类间差异较大，而类内差异较小。如有可能，应采用多种聚类方法并比较不同的聚类方法得到的结果，从中得到理想且稳定的聚类结果。

思考与练习

1. 系统聚类法和动态聚类法有哪些异同？
2. 根据例 11.1 的数据，采用 Ward 法进行聚类。
3. 根据例 11.1 的数据，采用动态聚类法对其进行聚类，并将其划分为 3 类。
4. 表 11.22 给出了 2021 年我国 21 个省（自治区、直辖市）的每千人口卫生技术人员（X_1，人）、综合医院门诊患者人均医药费用（X_2，元）和期望寿命（X_3，岁）3 项反映医疗卫生及健康水平的指标，请对地区进行分类。

表 11.22 21 个省（自治区、直辖市）的 3 项重要卫生评价指标

编号	地区	X_1	X_2	X_3
1	北京	12.61	682.1	80.18
2	天津	8.22	457.3	78.89
3	上海	8.62	476.0	80.26
4	河北	6.96	289.9	74.97
5	山西	7.69	295.1	74.92
6	内蒙古	8.41	310.5	74.44
7	吉林	8.81	322.2	76.18
8	黑龙江	7.61	332.0	75.98
9	江苏	7.85	337.7	76.63
10	浙江	8.49	306.6	77.73
11	陕西	9.20	288.8	74.68
12	宁夏	8.14	256.3	73.38
13	安徽	6.75	283.4	75.08
14	广西	7.42	243.4	75.11
15	江西	6.33	305.0	74.33
16	贵州	7.46	274.3	71.10
17	云南	7.76	245.3	69.54
18	甘肃	7.24	211.7	72.23
19	青海	8.26	252.9	69.96
20	山东	8.01	305.9	76.46
21	西藏	6.23	251.6	68.17

资料来源：《2021 年中国卫生健康统计年鉴》

5. 不同年龄儿童的血压差别较大，现获得 1178 名 6~17 岁朝鲜族儿童血压数据，按照年龄分布整理数据见表 10.23。试利用最优分割法进行聚类分析，找出你认为合理的年龄切点。

表 11.23 6~17 岁朝鲜族正常儿童血压的均值

年龄（岁）	人数	收缩压（mmHg）	舒张压（mmHg）
6	38	101.0	64.7
7	55	102.8	63.5
8	80	104.7	67.1
9	59	103.8	65.4
10	68	107.9	68.5
11	65	109.3	66.9
12	100	109.7	69.6
13	122	112.4	68.7
14	152	113.7	71.4
15	189	115.1	71.6
16	150	116.8	70.7
17	100	116.5	71.9

资料来源：科技部科技基础性工作专项重点项目《人体生理常数数据库扩大人群调查》（2006FY110300）

第 12 章 判 别 分 析

如何根据观测资料对研究对象进行判别归类是医学研究中经常遇到的问题。例如，对胸部 CT 显示有结节的患者，医生要通过结节大小、密度、边缘、是否有痰、是否有低烧等一系列指标进一步鉴别肺结节的性质，判断是肺结核、肺部良性肿瘤还是恶性肿瘤等疾病。在临床上，各种症状、体征、实验室检查、病理学检查及医学影像学结果都是判断个体是否患病或对其所患疾病类型进行鉴别诊断的重要依据。判别分析（discriminant analysis）是判断样品所属类别的一种多元统计分析方法。根据一批分类明确的样品资料在若干判别指标上的观测值，建立一个关于指标的判别函数和判别法则，使得按此法则来判断这批样品归属类别的正确率达到最高，进而对给定的样品判断其所属的类别总体。判别分析在医学领域有着广泛的应用和重要的实用价值，特别是近年来，它在计算机辅助诊断、细菌分类、手术并发症评估等领域得到日益广泛的应用。

判别分析根据不同角度有不同的分类。根据资料的性质，判别分析可分为定量资料的判别分析和分类资料的判别分析；根据判别的组数来分，有两类判别分析和多类判别分析；根据区分不同总体所用的数学模型来分，有线性判别和非线性判别；根据判别对所处理的变量方法不同，有 Fisher 判别、逐步判别和序贯判别等。判别分析从不同角度提出问题，因此有不同的判别准则，包括距离最小准则、平均损失最小准则、最大概率准则等。根据不同的判别准则建立判别函数则产生多种判别方法。本章将结合实例，介绍几种常用的判别分析方法：距离判别、Fisher 判别、Bayes 判别和逐步判别。

12.1 距 离 判 别

距离判别的基本思想是：如果已知有 k 个明确分类的数据，将每一类视为一个总体，样品和哪个总体距离最近，则判其归属哪个总体。具体说就是首先根据已知分类的数据分别计算各类总体的重心（即各类指标的均值）；然后计算样品与总体重心的距离，并比较这些距离的大小，把样本归入与其距离最近的类。因此，距离判别法又称为最近邻（nearest neighbor）方法。距离判别法对各类总体的分布无特定的要求，适用于任意分布的资料。由于在应用中欧氏距离易受量纲变化的影响，因此在判别分析中通常采用马氏距离。

12.1.1 马氏距离

下面通过一个一元总体的例子予以介绍。

例 12.1 某医院对甲状腺功能亢进（甲亢）G_1 和非甲亢 G_2 两类就诊患者检测血清三碘甲状腺原氨酸（T3）（mmol/L）水平。已知甲亢患者 T3 的均值 $\mu^{(1)} = 8.4$，标准差 $\sigma_1 = 2.0$；非甲亢患者 T3 的均值 $\mu^{(2)} = 1.4$，标准差 $\sigma_2 = 0.5$。今有一测试者测得 T3 为 $x_0 = 3.0$，假设 T3 服从正态分布，试判断该测试者可能来自哪类人群？

直观地看，该测试者 T3 水平与非甲亢患者 T3 的均值绝对距离较近，那么按距离最近原则是否应该将该测试者判断为非甲亢患者呢？但正如数据所显示，甲亢患者 T3 的标准差要比非甲亢患者的大得多，如果我们希望克服变异的影响，计算相对于离散的平方距离，分别记为 $d^2(x_0, G_1)$ 和 $d^2(x_0, G_2)$，于是就有

$$d^2(x_0, G_1) = \frac{(x_0 - \mu^{(1)})^2}{\sigma_1^2} = \frac{(3.0 - 8.4)^2}{2.0^2} = 7.29 ,$$

$$d^2(x_0, G_2) = \frac{(x_0 - \mu^{(2)})^2}{\sigma_2^2} = \frac{(3.0 - 1.4)^2}{0.5^2} = 10.24 。$$

由于 $d^2(x_0, G_1) < d^2(x_0, G_2)$，所以按相对距离的标准应该判断该测试者来自甲亢人群。

我们进一步用图 12.1 表示上述例题 T3 的分布情形，假设总体 G_1 的分布为 $N(8.4, 2.0^2)$，G_2 的分布为 $N(1.4, 0.5^2)$，可以看出非甲亢患者的 T3 值离散程度较小，出现 3.0 的可能性较小；而甲亢患者的 T3 值离散程度较大，出现 3.0 的可能性较大。因此判断该测试者来自甲亢人群是合理的。

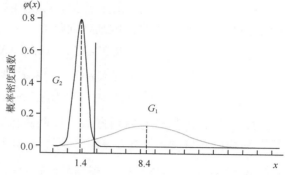

图 12.1　对一元正态总体判别归类示意图

事实上，上述相对平方距离正是马氏距离在一元情形下的实现。为了不失一般性，我们给出一般 p 元总体中马氏距离的定义。

定义　设总体 G 为 p 元总体，有均值向量 $\mu = (\mu_1, \mu_2, \cdots, \mu_p)^T$，协方差矩阵 $\sum = (\sigma_{ij})_{p \times p} > 0$，$X = (X_1, X_2, \cdots, X_p)^T$ 为一样品，则 X 与总体 G 的马氏距离为

$$d^2(X, G) = (X - \mu)^T \sum{}^{-1} (X - \mu) \tag{12.1}$$

当 $p = 1$ 时，有

$$d^2(x, G) = \frac{(x - \mu)^T (x - \mu)}{\sigma^2} = \frac{(x - \mu)^2}{\sigma^2} \tag{12.2}$$

不难看出，马氏距离实际上就是我们已经很熟悉的多元正态联合密度函数指数中的变量部分。因此我们可以说，尽管判别法对各类总体的分布无要求，但当分类总体的分布是正态分布时，其分类方法是简单且高效的，这也正是基于正态分布的分类方法在统计实践中居主导地位的原因。

12.1.2　两类总体的距离判别

设两个总体 G_1 和 G_2，从第一个总体中随机抽取 n_1 个样品、从第二个总体中随机抽取 n_2 个样品构成训练样本。每个样品测量 p 个指标 $(X_1^{(i)}, X_2^{(i)}, \cdots, X_p^{(i)})^T$（$i = 1, 2$），则总体 G_i 的均值向量估计值为

$$\overline{X}^{(i)} = (\overline{X}_1^{(i)}, \overline{X}_2^{(i)}, \cdots, \overline{X}_p^{(i)})^T \tag{12.3}$$

协方差矩阵的估计为

$$S^{(i)} = \frac{1}{n_i - 1} SS^{(i)} = (s_{lj}^{(i)})_{p \times p} \tag{12.4}$$

其中，

$$SS^{(i)}=\sum_{t=1}^{n_i}(X_{(t)}^{(i)}-\overline{X}^{(i)})(X_{(t)}^{(i)}-\overline{X}^{(i)})^T \qquad (12.5)$$

为类内离差矩阵（SSCP）；

$$s_{lj}^{(i)}=\frac{1}{n_i-1}\sum_{t=1}^{n_i}(x_{tl}^{(i)}-\overline{x}_l^{(i)})(x_{tj}^{(i)}-\overline{x}_j^{(i)}) \quad (l,j=1,2,\cdots,p) \qquad (12.6)$$

为类内协方差矩阵的元素。

任取一样品 X，设该样品到两类总体 G_1 和 G_2 的马氏距离分别为 $d^2(X,G_1)$ 和 $d^2(X,G_2)$，则按距离最近准则判别归类，可知判别准则为

$$\begin{cases} \text{判 } X\in G_1, & \text{如果} d^2(X,G_1)<d^2(X,G_2) \\ \text{判 } X\in G_2, & \text{如果} d^2(X,G_1)>d^2(X,G_2) \\ \text{待判，} & \text{如果 } d^2(X,G_1)=d^2(X,G_2) \end{cases}$$

1. $\sum^{(1)}=\sum^{(2)}$ 时的判别方法 设两总体 G_1 和 G_2 分别有均值向量 $\mu^{(1)}$、协方差矩阵 $\sum^{(1)}$ 和均值向量 $\mu^{(2)}$、协方差矩阵 $\sum^{(2)}$，由于 $\sum^{(1)}=\sum^{(2)}$，则可计算合并类内样本协方差矩阵 $S=\dfrac{1}{n_1+n_2-2}\sum_{i=1}^{2}SS^{(i)}$。根据马氏距离的定义，有

$$\begin{aligned} d^2(X,G_i) &= (X-\overline{X}^{(i)})^T S^{-1}(X-\overline{X}^{(i)}) \\ &= X^T S^{-1}X-2\left[(S^{-1}\overline{X}^{(i)})^T X-\frac{1}{2}(\overline{X}^{(i)})^T S^{-1}\overline{X}^{(i)}\right] \qquad (12.7) \\ &= X^T S^{-1}X-2Y_i(X) \quad (i=1,2) \end{aligned}$$

其中，

$$Y_i(X)=(S^{-1}\overline{X}^{(i)})^T X-\frac{1}{2}(\overline{X}^{(i)})^T S^{-1}\overline{X}^{(i)} \qquad (12.8)$$

称 $Y_i(X)$ 是 X 的线性函数，$b_i=S^{-1}\overline{X}^{(i)}$ 为判别系数向量，$a_i=\dfrac{1}{2}(\overline{X}^{(i)})^T S^{-1}\overline{X}^{(i)}$ 为常数项。

这样，对给定样品计算其到各总体的马氏距离，只需要计算 $Y_i(X)$ 即可。

计算样品 X 到两个总体的马氏距离的差值为

$$\begin{aligned} &d^2(X,G_2)-d^2(X,G_1) \\ &= (X-\mu^{(2)})^T S^{-1}(X-\mu^{(2)})-(X-\mu^{(1)})^T S^{-1}(X-\mu^{(1)}) \qquad (12.9) \\ &= 2(Y_1(X)-Y_2(X))\triangleq 2W(X) \end{aligned}$$

其中，

$$W(X)=\left[X-\left(\overline{X}^{(1)}+\overline{X}^{(2)}\right)/2\right]^T S^{-1}(\overline{X}^{(1)}-\overline{X}^{(2)})$$

若令 $\overline{X}=(\overline{X}^{(1)}-\overline{X}^{(2)})/2$，则

$$W(X)=(X-\overline{X})^T S^{-1}(\overline{X}^{(1)}-\overline{X}^{(2)}) \qquad (12.10)$$

称 $W(X)$ 为判别函数，由于它是 X 的线性函数，又称为线性判别函数。

判别准则可表示为

$$\begin{cases} \text{判} X\in G_1, & \text{如果} W(X)>0 \\ \text{判} X\in G_2, & \text{如果} W(X)<0 \\ \text{待判，} & \text{如果} W(X)=0 \end{cases}$$

线性判别函数使用起来最为方便，实际应用中也最为广泛。

线性判别法则可理解为将 p 维空间 R^p 用超平面 $W(x)=0$ 划分为两个区域 D_1（$W(X)>0$）和 D_2（$W(X)<0$）。图 12.2 展现了 $p=2$ 的情形，从距离的角度对 R^2 进行合理的划分。若样品 $X \in D_1$，则判样品 X 来自总体 G_1；若样品 $X \in D_2$，则判样品 X 来自总体 G_2。

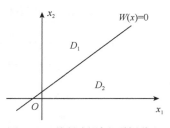

图 12.2　线性判别法则划分空间示意图

$D_1: W(X)>0$　　$D_2: W(X)<0$

判别分析的主要任务就是在空间划分区域，使得错误分类的可能性很小，但不可能全部去除，我们可以从下面的图形分布中看出。

图 12.3 中可以看出，当总体 G_1 的分布为 $N_1(\mu^{(1)}, \sigma_1^2)$，$G_2$ 的分布为 $N_2(\mu^{(2)}, \sigma_2^2)$，且方差相等时（即 $\sigma_1^2 = \sigma_2^2 = \sigma^2$），记样品 X 来自 G_1 而错判为 G_2 的错判概率为 $P(2|1)$，样品 X 来自 G_2 而错判为 G_1 的错判概率为 $P(1|2)$。错判概率见图 12.3 中阴影部分的面积。

可以证明 $P(2|1)=P(1|2)=1-\Phi\left(\dfrac{\left|\mu^{(1)}-\mu^{(2)}\right|}{2\sigma}\right)$。显然，若两总体间的距离越大（即 $\left|\mu^{(1)}-\mu^{(2)}\right|$ 大），错判的概率就越小；若两个总体靠得很近，则无论用何种方法，错判的概率都很大，此时做判别分析的意义不大。因此，只有当两总体的均值向量差异的检验有显著性时，作判别分析才有意义。

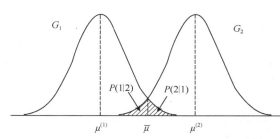

图 12.3　两正态总体错判情形示意图

判别分析应用的前提是假设训练样本中的两样本来自不同的总体。应用中可通过比较两样本的均值向量是否有统计学差异来判断两类总体是否相同。由于正态分布占主流，两类总体判别分析的检验就是检验两个多元正态总体的均值向量是否相等。对单变量的检验可用 t 检验，对多变量的检验可用 Hotelling T^2 检验（见第 3 章）。

2. $\sum^{(1)} \neq \sum^{(2)}$ 时的判别方法　　当 $\sum^{(1)} \neq \sum^{(2)}$ 时，最好的判别办法是非线性的。此时，判别函数中合并协方差矩阵用各自的协方差矩阵代替。判别函数

$$\begin{aligned} W(X) &= d^2(X, G_2) - d^2(X, G_1) \\ &= (X-\mu^{(2)})^T (S^{(2)})^{-1}(X-\mu^{(2)}) - (X-\mu^{(1)})^T (S^{(1)})^{-1}(X-\mu^{(1)}) \end{aligned} \tag{12.11}$$

是 X 的二次函数（非线性）。

按距离最近原则，判别准则仍可以写为

$$\begin{cases} 判 X \in G_1, & 如果 W(X)>0 \\ 判 X \in G_2, & 如果 W(X)<0 \\ 待判, & 如果 W(X)=0 \end{cases}$$

例 12.2　为研究舒张压与血清总胆固醇对冠心病的作用，某研究测定了年龄为 60~69 岁的 18 例男性冠心病患者和 14 例非冠心病患者的舒张压（mmHg）和血清总胆固醇（mmol/ L），资料见表 12.1，试作判别分析。

表 12.1　18 例冠心病患者和 14 例非冠心病患者的舒张压和血清总胆固醇数据

冠心病组			非冠心病组		
ID	舒张压 X_1	总胆固醇 X_2	ID	舒张压 X_1	总胆固醇 X_2
1	90	5.34	19	82	4.48
2	108	7.04	20	78	4.79
3	108	3.95	21	75	3.71
4	102	4.89	22	80	3.29
5	68	5.81	23	80	3.51
6	78	5.78	24	80	4.23
7	84	6.05	25	83	4.07
8	86	6.37	26	75	3.21
9	102	5.30	27	75	3.08
10	98	4.86	28	82	3.63
11	74	4.83	29	69	4.22
12	76	5.27	30	60	5.89
13	88	3.95	31	77	3.25
14	76	5.82	32	80	4.42
15	80	5.06			
16	88	5.49			
17	96	4.61			
18	104	6.21			

解：设两类总体：冠心病患者 G_1 与非冠心病患者 G_2

（1）首先对 G_1 与 G_2 的协方差矩阵进行齐性检验。SAS 软件中 DISCRIM 过程给出的 Box's M 检验有近似 $\chi^2 = 9.5575$，$v = 3$，$p = 0.0227$，在 $\alpha = 0.05$ 水准下，认为两类总体的协方差矩阵存在差异，因此应采用式（12.11）计算判别函数。

（2）分别计算各类样本指标的均值向量和协方差矩阵

$$G_1：\ \overline{X}^{(1)} = (89.2222, 5.3683)^T,\quad S^{(1)} = \begin{bmatrix} 156.3006 & -0.7202 \\ -0.7202 & 0.6494 \end{bmatrix}$$

$$G_2：\ \overline{X}^{(2)} = (77.2143, 3.9843)^T,\quad S^{(2)} = \begin{bmatrix} 37.8736 & -2.6410 \\ -2.6410 & 0.5926 \end{bmatrix}$$

（3）分别用各自的协方差矩阵计算样品到 G_1 与 G_2 类的马氏距离 $d^2(X, G_1)$ 和 $d^2(X, G_2)$，并按最近邻原则将样品判别分类。

样品到 G_1 与 G_2 类的马氏距离分别为

$$d^2(X, G_1) = \begin{bmatrix} X_1 - 89.2222, X_2 - 5.3683 \end{bmatrix} \begin{bmatrix} 156.3006 & -0.7202 \\ -0.7202 & 0.6494 \end{bmatrix}^{-1} \begin{bmatrix} X_1 - 89.2222 \\ X_2 - 5.3683 \end{bmatrix}$$

$$d^2(X, G_2) = \begin{bmatrix} X_1 - 77.2143, X_2 - 3.9843 \end{bmatrix} \begin{bmatrix} 37.8736 & -2.6410 \\ -2.6410 & 0.5926 \end{bmatrix}^{-1} \begin{bmatrix} X_1 - 77.2143 \\ X_2 - 3.9843 \end{bmatrix}$$

对任意一个样品，如 1 号患者观测指标 $x = (90, 5.34)^T$，计算该样品到第 1 类和第 2 类的距离分别为

$$d^2(x, G_1) = [90 - 89.2222, \ 5.34 - 5.3683] \begin{bmatrix} 156.3006 & -0.7202 \\ -0.7202 & 0.6494 \end{bmatrix}^{-1} \begin{bmatrix} 90 - 89.2222 \\ 5.34 - 5.3683 \end{bmatrix}$$

$$= 0.0048$$

$$d^2(x, G_2) = [90 - 77.2143, \ 5.34 - 3.9843] \begin{bmatrix} 37.8736 & -2.6410 \\ -2.6410 & 0.5926 \end{bmatrix}^{-1} \begin{bmatrix} 90 - 77.2143 \\ 5.34 - 3.9843 \end{bmatrix}$$

$$= 16.6810$$

因此，二次判别函数

$$W(X) = d^2(X, G_2) - d^2(X, G_1)$$
$$= 16.6810 - 0.0048$$
$$= 16.6762 > 0$$

故判该患者归属第 1 类（冠心病组）。其余患者类似判别，全部判别分类结果见表 12.2。

表 12.2　例 12.2 中 32 个样品的判别结果

	冠心病组				非冠心病组				
ID	原属类别	$d_1^2(x)$	$d_2^2(x)$	判别归类	ID	原属类别	$d_1^2(x)$	$d_2^2(x)$	判别归类
1	1	0.004818	16.680797	1	19	2	1.648358	2.289025	1*
2	1	7.040505	91.288122	1	20	2	1.420143	1.829166	1*
3	1	5.001274	35.949598	1	21	2	5.893694	0.579394	2
4	1	1.316923	33.207402	1	22	2	7.505935	0.817048	2
5	1	3.064546	5.669168	1	23	2	6.13651	0.396888	2
6	1	1.006289	8.400088	1	24	2	2.702298	0.678812	2
7	1	0.843810	16.997316	1	25	2	2.973258	1.469668	2
8	1	1.573681	24.048413	1	26	2	8.948814	2.241018	2
9	1	1.044738	38.907066	1	27	2	8.952878	1.439190	2
10	1	0.831795	24.643577	1	28	2	5.191610	0.605759	2
11	1	2.055555	1.218703	2*	29	2	5.002041	2.059751	2
12	1	1.157788	3.570565	1	30	2	5.695265	9.042231	1*
13	1	3.147965	4.333085	1	31	2	8.275378	1.375535	2
14	1	1.354846	7.545695	1	32	2	2.06366	1.176515	2
15	1	0.734641	4.153515	1					
16	1	0.030397	15.552274	1					
17	1	1.112191	18.491181	1					
18	1	2.678239	59.969557	1					

注：* 表示错判样品

（4）两类总体判别分析的检验。SAS 软件中的 DISCRIM 过程给出了两类总体的马氏距离为 5.4256。在 H_0 成立时，F 统计量为 20.6511，相应的 $P < 0.0001$，见表 12.3。

表 12.3　类间距离及两总体均值差异的显著性检验

类间马氏距离 d^2	F 统计量（$v_1 = 2, v_2 = 29$）	P
5.4256	20.6511	< 0.0001

说明在 $\alpha = 0.05$ 水准下，认为两类人群的舒张压和血清总胆固醇特征总体上是存在差异的，

因此作判别分析是有意义的。

由例 12.2 的判别分析结果可知，建立在马氏距离上的距离判别法的计算简单、解释是明确的。

12.1.3 判别效果的评价

用所建立的判别函数进行判别分析时，准确度如何是我们最关心的。一般使用错判概率来评价判别效果。错判概率越低，说明判别效果越好。但判别效果的优劣在很大的程度上依赖于两总体的分离程度。实际应用中一般用错判率估计错判概率。

错判率主要是考察对已知类别样本判别的错误分类情况，它等于样品的错判数与全体样品数之比。若考虑各类总体出现的概率不同，还可以采用加权错判率计算总的错判率。一般要求错判率小于 0.1 或 0.2 才有应用的价值。错判率的估计有回代考核和前瞻考核两种方法。

1. 回代考核 在假设检验有统计学意义的基础上，将训练样本中的样品依次代入判别函数，作出类别判断，并与原属类别进行比较，计算错判率或符合率，以考核所建立的函数的判别效果。这种方法一般会高估判别效果，估计的错判率一般低于实际。回代考核结果好，并不能说明用该判别函数判别资料中新样品的效果也好。

表 12.4 是对例 12.2 中的判别函数采用回代考核的结果。冠心病组中编号为 11 的患者被错判到正常组；而非冠心病组中有 3 名患者（编号：19，20，30）错判到冠心病组。总错判率为 4/32=12.5%。

表 12.4 例 12.2 中原分类与距离判别法中回代考核结果的比较

原分类	判别分类		合计
	1	2	
1	17	1	18
2	3	11	14
合计	20	12	32

2. 前瞻考核 当回代符合率较高时，可用已知类别的新个体的各项指标代入判别函数，计算符合率，进一步考核所建立的判别函数的判别效果。前瞻考核的方法有两种，一是当训练样本较大时，先将训练样本分为两部分：一部分用于建立判别函数，另一部分作为前瞻考核的样品；二是刀切法（jackknife）或称交叉验证（cross validation）。这种方法的做法是将训练样本中的 1 到 n 个样品每次去掉一个，用其余 $n-1$ 个样品拟合判别函数用以判别所去掉的这 1 个样品的类别。如此求得训练样本判别函数判断与已知类别的符合率。刀切法一般用于样本较小的情形，可避免强影响点的影响，求得较稳定的判别结果。

实践应用中，无论哪种方法所得的判别函数，其判别效果的评价必须既有回顾性的，又要有前瞻性，只有当前瞻性考核有较高的符合率才能认为此判别法有较强的判别能力。

12.1.4 多类总体的判别

类似两总体的讨论可以推广到多个总体的情况，其基本思想相同。

设有 k 个 p 元总体：$G_1, G_2, \cdots, G_k$ $(k > 2)$，它们的均值向量和协方差矩阵分别为 $\mu^{(i)}$，$\sum^{(i)}$ $(i = 1, 2, \cdots, k)$，对任给定的 p 元样品 $X = (x_1, x_2, \cdots, x_p)^T$，要判断它来自哪个总体。

1. 当 $\sum^{(1)} = \sum^{(2)} = \cdots = \sum^{(k)}$ 时，判别函数为

$$W_{ji}(X) = \frac{1}{2}\left[d^2(X, G_j) - d^2(X, G_i)\right]$$
$$= \left[X - \frac{1}{2}(\overline{X}_j + \overline{X}_i)^T\right]S^{-1}(\overline{X}_j - \overline{X}_i) \quad (j, i = 1, 2, \cdots, k) \tag{12.12}$$

相应的判别准则为

$$\begin{cases} \text{判 } X \in G_i, & \text{如果 } W_{ji}(X) > 0, \text{对所有 } j \neq i, \\ \text{判 } X \in G_j, & \text{如果 } W_{ji}(X) < 0, \text{对所有 } j \neq i, \\ \text{待判}, & \text{如果 } W_{ji}(X) = 0。 \end{cases}$$

2. 当 $\sum^{(1)}, \sum^{(2)}, \cdots, \sum^{(k)}$ 至少一对不等时，判别函数为

$$W_{ji}(X) = \frac{1}{2}\left[d^2(X, G_j) - d^2(X, G_i)\right]$$
$$= (X - \overline{X}_j)S_j^{-1}(X - \overline{X}_j)^T - (X - \overline{X}_i)S_i^{-1}(X - \overline{X}_i)^T \quad (j, i = 1, 2, \cdots, k) \tag{12.13}$$

其判别准则相同。

可以证明，当各类总体均为多元正态分布，且具有相等的协方差矩阵时，距离判别与 12.3 节介绍的 Bayes 判别等价。

例 12.3 为研究慢性心力衰竭患者的自我管理干预策略，依据患者的自我管理水平，分别收集了 4 类患者，每类 5 例，每例患者均接受自我调节行为控制疾病影响能力的测定，包括生活方式（X_1）和自我感知（X_2）（表 12.5 中 X_1 和 X_2 的评分越高，说明自我管理水平越好）。试进行判别分析。

表 12.5 4 类慢性心力衰竭患者的生活方式和自我感知数据

ID	类别	观测指标		ID	类别	观测指标	
		X_1	X_2			X_1	X_2
1	1	32	22	11	3	26	11
2	1	31	17	12	3	24	12
3	1	26	21	13	3	17	12
4	1	33	25	14	3	23	9
5	1	31	21	15	3	23	15
6	2	40	15	16	4	45	20
7	2	39	10	17	4	44	30
8	2	38	16	18	4	39	30
9	2	47	9	19	4	50	25
10	2	37	19	20	4	54	22

资料来源：北京协和医学院青年基金（201248）

解： 本例中，判别指标数 $p = 2$，总体类别数 $k = 4$，且 $n_1 = n_2 = n_3 = n_4 = 5$。

（1）4 类总体的协方差矩阵齐性检验，Box's M 检验有近似 $\chi^2 = 5.3875$，$\nu = 9$，

$p = 0.7993$。说明在 $\alpha = 0.05$ 显著性水平下，尚不能认为 4 类总体的协方差矩阵不等。因此，可采用式（12.12）建立判别函数。

（2）计算各类样本指标的均值向量和合并样本协方差矩阵

$$G_1: \quad \overline{X}^{(1)} = \begin{bmatrix} 30.6 \\ 21.2 \end{bmatrix}, \quad G_2: \quad \overline{X}^{(2)} = \begin{bmatrix} 40.2 \\ 13.8 \end{bmatrix}$$

$$G_3: \quad \overline{X}^{(3)} = \begin{bmatrix} 22.6 \\ 11.8 \end{bmatrix}, \quad G_4: \quad \overline{X}^{(4)} = \begin{bmatrix} 46.4 \\ 25.4 \end{bmatrix}$$

样本合并类内协方差矩阵 $\qquad S = \begin{bmatrix} 16.90 & -6.79 \\ -6.79 & 12.85 \end{bmatrix}$

样本合并类内协方差矩阵的逆 $\qquad S^{-1} = \begin{bmatrix} 0.08 & 0.04 \\ 0.04 & 0.10 \end{bmatrix}$

（3）4 类总体间的马氏距离及均值向量的假设检验，比较结果见表 12.6。所有 $P < 0.05$，说明 4 类总体是可分的，讨论判别分类问题是有意义的。

表 12.6　4 类总体间的马氏距离及均值向量的假设检验

相比较的两类	d^2	F	P
G_1 与 G_2	6.6941	7.8447	0.0047
G_1 与 G_3	19.5010	22.8528	<0.0001
G_1 与 G_4	25.7566	30.1836	<0.0001
G_2 与 G_3	26.4523	30.9988	<0.0001
G_2 与 G_4	21.8845	25.6460	<0.0001
G_3 与 G_4	86.4932	101.3592	<0.0001

（4）分别计算样品到各类总体的马氏距离 $d^2(X, G_1)$，$d^2(X, G_2)$，$d^2(X, G_3)$ 和 $d^2(X, G_4)$。

例如，编号 1：$x_{(1)} = (32, 22)^T$，则该样品到总体 G_1、G_2、G_3、G_4 的距离分别为

$$d^2(x_{(1)}, G_1) = [32 - 30.6, 22 - 21.2] \begin{bmatrix} 16.90 & -6.79 \\ -6.79 & 12.85 \end{bmatrix}^{-1} \begin{bmatrix} 32 - 30.6 \\ 22 - 21.2 \end{bmatrix}$$

$$= 0.2993$$

$$d^2(x_{(1)}, G_2) = [32 - 40.2, 22 - 13.8] \begin{bmatrix} 16.90 & -6.79 \\ -6.79 & 12.85 \end{bmatrix}^{-1} \begin{bmatrix} 32 - 40.2 \\ 22 - 13.8 \end{bmatrix}$$

$$= 6.3567$$

$$d^2(x_{(1)}, G_3) = [32 - 22.6, 22 - 11.8] \begin{bmatrix} 16.90 & -6.79 \\ -6.79 & 12.85 \end{bmatrix}^{-1} \begin{bmatrix} 32 - 22.6 \\ 22 - 11.8 \end{bmatrix}$$

$$= 24.5202$$

$$d^2(x_{(1)}, G_4) = [32 - 46.4, 22 - 25.4] \begin{bmatrix} 16.90 & -6.79 \\ -6.79 & 12.85 \end{bmatrix}^{-1} \begin{bmatrix} 32 - 46.4 \\ 22 - 25.4 \end{bmatrix}$$

$$= 20.6001$$

显然，第 1 个样品距第 G_1 类总体最近，故判该样品归属 G_1 类。其余样品类似判别。

全部判别分类结果见表12.7。

表12.7 例12.3资料中原分类与距离判别法回代考核结果比较

原分类	判别分类				合计
	1	2	3	4	
1	5	0	0	0	5
2	0	5	0	0	5
3	0	0	5	0	5
4	0	0	0	5	5
合计	5	5	5	5	20

结果表明，20个样品全部判对。

对上述已知类别的样品采用刀切法进行判别分类。结果见表12.8。

表12.8 例12.3资料中原分类与距离判别法刀切法考核结果比较

原分类	判别分类				合计
	1	2	3	4	
1	5	0	0	0	5
2	1	4	0	0	5
3	0	0	5	0	5
4	0	0	0	5	5
合计	6	4	5	5	20

第1类、第3类和第4类样品全部判对，第2类中有一个错判，判错率为1/20=5%，其中与原分类不一致的是编号为10的样品，来自第G_2类错判为第G_1类。

由于距离判别简单直观，符合习惯，而且只要求总体的二阶矩阵存在，未涉及分布类型，因此在实践中应用广泛。

12.2 Fisher 判别

Fisher判别又称典型判别（canonical discriminant），由R.A. Fisher 于1936年提出。

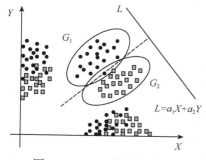

图 12.4 Fisher 判别示意图

12.2.1 Fisher 判别的基本思想

Fisher判别的基本思想就是投影，即把k类总体的p维数据投影（变换）到某一固定的方向，投影后的数据要使得同类样品点"尽可能聚在一起"；不同类样品点"尽可能分开"，以此达到分类的目的。

如图12.4所示的是两类总体判别的问题。

可以看到，G_1与G_2在X轴上的投影重叠很多，在Y轴上的投影亦是如此，难以区分两类总体。但是如果从

垂直 L 的方向看过去，则两类总体就基本分开了。那么，如何找到一投影方向，使得投影后两类总体的重叠情况最少？如何衡量总体之间尽可能地分开？Fisher 判别借鉴一元方差分析的思想，即要求投影点的类间离差与类内离差之比最大，这就是 Fisher 准则。然后在该准则下再选择合适的判别函数，以此对样品进行判别分类。判别函数可以是线性的，也可以是非线性的。由于线性判别函数在实际应用中非常方便，本节我们仅讨论 Fisher 准则下的线性判别函数。与距离判别一样，Fisher 判别对总体分布没有特定的要求，它适用于两类和多类总体的判别。

设从 k 个 p 维总体 $G_1, G_2, \cdots, G_k$ 中分别随机抽取 n_i 个样品，$n = n_1 + n_2 + \cdots + n_k$。令 $a = (a_1, a_2, \cdots, a_p)^T$ 为 p 维空间上某固定非零向量，记 $a^T X$ 为 X 向以 a 为法线方向上的投影。上述 k 个总体的样本的投影分别为

$$G_1:\ a^T X_{(1)}^{(1)}, \cdots, a^T X_{(n_1)}^{(1)}, \quad 记 \ \overline{X}^{(1)} = \frac{1}{n_1} \sum_{t=1}^{n_1} X_{(t)}^{(1)}$$

$$\cdots \qquad\qquad\qquad \cdots$$

$$G_k:\ a^T X_{(1)}^{(k)}, \cdots, a^T X_{(n_k)}^{(k)}, \quad 记 \ \overline{X}^{(k)} = \frac{1}{n_k} \sum_{t=1}^{n_k} X_{(t)}^{(k)}$$

每个总体的数据投影后均为一元数据，对这 k 组数据进行一元方差分析。根据 Fisher 准则，向量 a 的确定，就是使得类间离均差平方和最大，类内离均差平方和最小。

令 B_0 为类间离均差平方和

$$\begin{aligned} B_0 &= \sum_{i=1}^{k} n_i (a^T \overline{X}^{(i)} - a^T \overline{X})^2 \\ &= a^T \left[\sum_{i=1}^{k} n_i (\overline{X}^{(i)} - \overline{X})(\overline{X}^{(i)} - \overline{X})^T \right] a \\ &= a^T B a \end{aligned} \qquad （12.14）$$

其中，$B = \sum_{i=1}^{k} n_i (\overline{X}^{(i)} - \overline{X})(\overline{X}^{(i)} - \overline{X})^T$ 为类间离差矩阵。

令 W_0 为各类的类内离均差平方和

$$\begin{aligned} W_0 &= \sum_{i=1}^{k} \sum_{t=1}^{n_i} (a^T X_{(t)}^{(i)} - a^T \overline{X}^{(i)})^2 \\ &= a^T \left[\sum_{i=1}^{k} \sum_{t=1}^{n_i} (X_{(t)}^{(i)} - \overline{X}^{(i)})(X_{(t)}^{(i)} - \overline{X}^{(i)})^T \right] a \\ &= a^T W a \end{aligned} \qquad （12.15）$$

其中，$W = \left[\sum_{i=1}^{k} \sum_{t=1}^{n_i} (X_{(t)}^{(i)} - \overline{X}^{(i)})(X_{(t)}^{(i)} - \overline{X}^{(i)})^T \right]$ 为合并的类内离差矩阵。

Fisher 的基本思想就是寻找向量 a，使得比值

$$\frac{a^T B a}{a^T W a} \triangleq \Delta(a) \qquad （12.16）$$

最大化。即根据方差分析的基本思想，将问题就转化为求向量 a，使 $\Delta(a)$ 为极大值。

由于 $\Delta(a)$ 不唯一，因此需要增加一个约束条件，即选取 a，使得 $a^T W a = 1$，这样，问题就转化为求向量 a，使得 $\Delta(a) = a^T B a$ 在 $a^T W a = 1$ 条件下达到极大。

需要说明的是，尽管 Fisher 判别法并未假设总体具有正态性，但是隐含有总体协方差矩阵相等的假设，因为使用了公共协方差矩阵的联合估计量。

12.2.2 线性判别函数的求法

已知向量 a 是在 $a^T W a = 1$ 条件下使 $\Delta(a) = a^T B a$ 达到极大的方向。设 $Y(X) = a^T X$ 为线性判别函数，采用拉格朗日乘子法求解条件极值问题的解。令

$$\varphi(a) = a^T B a - \lambda(a^T W a - 1) \tag{12.17}$$

解方程组

$$\begin{cases} \dfrac{\partial \varphi}{\partial a} = 2(B - \lambda W)a = 0 \\ \dfrac{\partial \varphi}{\partial \lambda} = 1 - a^T W a = 0 \end{cases} \tag{12.18}$$

从方程组第一式可知，λ 是 $W^{-1}B$ 的特征根，a 是相应的特征向量，且可以证明 $\lambda = \Delta(a)$。因此，以上条件极值问题就转化为求 $W^{-1}B$ 的最大特征根和相应的特征向量的问题。

设 $W^{-1}B$ 的全部非零特征根为 $\lambda_1, \lambda_2, \cdots, \lambda_r$，满足约束条件下的特征向量设为 $l_1, l_2, \cdots, l_r$，最大化式（12.16）的向量是 $W^{-1}B$ 的最大特征根 λ_1 所对应的特征向量 l_1。因此，令投影向量 $a = l_1$，然后在 l_1 方向上，寻找与 $l_1^T \overline{X}$ 距离最近的 $l_1^T \overline{X}_i$。

在实践中，如果仅用一个特征向量建立线性判别函数不能很好地判别各类总体，这时可用第二大特征根所对应的特征向量，建立第二个线性判别函数，如果还不够，还可建立第三个线性判别函数，以此类推。

线性判别函数个数的确定类似于主成分个数的确定，主要取决于判别效果的好坏。令 $W^{-1}B$ 的 r 个特征根为 $\lambda_1 \geqslant \lambda_2 \geqslant \cdots \geqslant \lambda_r > 0$，相应的特征向量设为 $l_1, l_2, \cdots, l_r$，得到 r 个线性判别函数

$$\begin{cases} Y_1 = l_{11}X_1 + l_{12}X_2 + \cdots + l_{1p}X_p \\ Y_2 = l_{21}X_1 + l_{22}X_2 + \cdots + l_{2p}X_p \\ \qquad\qquad \cdots \\ Y_r = l_{r1}X_1 + l_{r2}X_2 + \cdots + l_{rp}X_p \end{cases} \tag{12.19}$$

$Y_1, Y_2, \cdots, Y_r$ 就是原始数据在不同方向上的投影，相当于将 p 维数据投影到 r 维空间，即将原来 p 个变量综合成 r 个新变量。令 $P_i = \dfrac{\lambda_i}{\sum_{i=1}^{r} \lambda_i}$ 为线性判别函数 $Y_i(x) = l_i^T X$ 的判别能力。易知取所有非零特征根对应的特征向量建立的判别函数，将包含原始变量的全部判别能力。可以证明，$W^{-1}B$ 的非零特征根的个数 $r \leqslant \min(p, k-1)$，k 为总体类别数。

实际应用中，可根据前 l（$l \leqslant r$）个线性判别函数的累计判别能力的大小对判别函数的个数作出选择。一般常取 $(\lambda_1 + \lambda_2 + \cdots + \lambda_l)/(\lambda_1 + \lambda_2 + \cdots + \lambda_r) \geqslant P_0$（一般取 $P_0 \geqslant 0.7$）。

12.2.3 Fisher 线性判别准则

有了判别函数之后，欲建立判别准则还要确定判别临界值（分界点）。Fisher 判别法本身并未给出最合适的分类方法。对 r 个综合变量数据可以按照距离判别准则进行判别归类。

对于多类总体的情形，采用距离判别时需要计算各样品到各类总体重心的距离。由于变换后的指标 Y_i 间是相互独立的，所以样品 X 到第 i 类总体的距离为

$$d^2(X, G_i) = \sum_{l=1}^{r} (Y_l - \overline{Y}_l^{(i)})^2$$

考虑每个判别函数的判别能力不同，一般采用加权距离

$$d^2(X, G_i) = \sum_{l=1}^{r} \lambda_l (Y_l - \overline{Y}_l^{(i)})^2$$

这里，$\overline{Y}_l^{(i)}$ 是第 i 类第 $l(l = 1, 2, \cdots, r)$ 个综合指标的均值，权重就是其对应的特征根。

Fisher 线性判别准则：若 $d^2(X, G_t) = \min\limits_{1 \leqslant i \leqslant k} d^2(X, G_i)$，则判 $X \in G_t$。

例 12.4　对例 12.2 中冠心病患者和非冠心病患者的舒张压和血清总胆固醇数据进行 Fisher 判别。

解：（1）计算类间离差矩阵 B 和类内离差矩阵 W

$$B: \begin{bmatrix} 1135.5005 & 130.8790 \\ 130.8790 & 15.0853 \end{bmatrix}, \quad W: \begin{bmatrix} 3149.4683 & -46.5762 \\ -46.5762 & 18.7438 \end{bmatrix}$$

（2）求 $W^{-1}B$ 的特征根和特征向量

求得 $|B - \lambda W| = 0$ 的特征根，此时 $W^{-1}B$ 仅有一个特征根，$\lambda = 1.4242$，相应的特征向量 $a = (0.0656, 1.1140)^T$。

（3）根据特征向量求线性判别函数

判别函数为：
$$Y = 0.0656X_1 + 1.1140X_2$$

（4）判别准则

分别计算两类 y 值的均值：$\overline{y}^{(1)} = 11.8333$，$\overline{y}^{(2)} = 9.5038$，于是

$$\overline{y}_c = \frac{18 \times 11.8333 + 14 \times 9.5038}{18 + 14} = 10.8141$$

（5）判别效果的评价

对已知类别的样品采用组内回代考核。例如，编号 1 的患者，因 $y = 0.0656 \times 90 + 1.1140 \times 5.34 = 11.8528 > y_c = 10.8141$，故判其归属第 1 类；编号 22 的患者，因 $y = 0.0656 \times 80 + 1.1140 \times 3.29 = 8.9131 < y_c = 10.8141$，故判其归属第 2 类。全部判别结果见表 12.9。

表 12.9　例 12.4 中已知样品回判结果

冠心病组				非冠心病组			
ID	原属类别	$y(x)$	判别归类	ID	原属类别	$y(x)$	判别归类
1	1	11.8528	1	19	2	10.3699	2
2	1	14.9274	1	20	2	10.4529	2
3	1	11.4851	1	21	2	9.0529	2
4	1	12.1387	1	22	2	8.9131	2
5	1	10.9331	1	23	2	9.1581	2
6	1	11.5557	1	24	2	9.9602	2
7	1	12.2501	1	25	2	9.9788	2
8	1	12.7378	1	26	2	8.4959	2
9	1	12.5954	1	27	2	8.6791	2

续表

冠心病组				非冠心病组			
ID	原属类别	$y(x)$	判别归类	ID	原属类别	$y(x)$	判别归类
10	1	11.8428	1	28	2	9.4230	2
11	1	10.2350	2*	29	2	9.2275	2
12	1	10.8564	1	30	2	10.4975	2
13	1	10.1731	2*	31	2	8.6717	2
14	1	11.4691	1	32	2	10.1719	2
15	1	10.8848	1				
16	1	11.8887	1				
17	1	11.4331	1				
18	1	13.7403	1				

注：* 表示错判样品

从表 12.9 可知，原冠心病组中有 2 例错判为正常，编号分别为 11 和 13。而非冠心病组中没有错判。总错判率为 2/32 ≈ 6.25%。相对于距离判别的总错判率 12.5%，Fisher 判别通过投影把多维问题降维处理，形成综合指标建立判别函数，判别效果会有很大的改善。

我们进一步考虑多分类的情形。

例 12.5 为研究全国各省市医疗卫生发展状况，从 2021 年中国卫生健康统计年鉴中，选取 19 个省（自治区、直辖市），考察 3 个重要指标：每千人口卫生技术人员数（X_1，人）、门诊患者次均医药费用（X_2，元）和期望寿命（X_3，岁）。试进行判别分析，并对两个待判省份（山东、西藏）进行判别归类（表 12.10）。

表 12.10 21 个省（自治区、直辖市）的 3 项重要卫生评价指标

ID	类别	地区	X_1	X_2	X_3
1	1	北京	12.61	682.1	80.18
2	1	天津	8.22	457.3	78.89
3	1	上海	8.62	476.0	80.26
4	2	河北	6.96	289.9	74.97
5	2	山西	7.69	295.1	74.92
6	2	内蒙古	8.41	310.5	74.44
7	2	吉林	8.81	322.2	76.18
8	2	黑龙江	7.61	332.0	75.98
9	2	江苏	7.85	337.7	76.63
10	2	浙江	8.49	306.6	77.73
11	2	陕西	9.20	288.8	74.68
12	2	宁夏	8.14	256.3	73.38
13	2	安徽	6.75	283.4	75.08
14	2	广西	7.42	243.4	75.11
15	2	江西	6.33	305.0	74.33

续表

ID	类别	地区	X_1	X_2	X_3
16	3	贵州	7.46	274.3	71.10
17	3	云南	7.76	245.3	69.54
18	3	甘肃	7.24	211.7	72.23
19	3	青海	8.26	252.9	69.96
20	待判	山东	8.01	305.9	76.46
21		西藏	6.23	251.6	68.17

资料来源：《2021 年中国卫生健康统计年鉴》

解：（1）计算类间离差矩阵 B 和组内离差矩阵 W

类间离差矩阵　B：$\begin{bmatrix} 10.5905 & 1329.0573 & 30.8016 \\ 1329.0573 & 170660.9650 & 4320.6208 \\ 30.8016 & 4320.6208 & 143.1139 \end{bmatrix}$

类内离差矩阵　W：$\begin{bmatrix} 20.4766 & 657.7802 & 3.1871 \\ 657.7802 & 41832.7592 & 257.8849 \\ 3.1871 & 257.8849 & 20.5736 \end{bmatrix}$

（2）求特征根和特征向量

求得 $|B - \lambda W| = 0$ 的非零特征根 $\lambda_1 = 9.0679$，$\lambda_2 = 0.9339$，相应的特征向量分别为

$$a_1 = (-0.3728, 0.0143, 0.6381)^T$$
$$a_2 = (0.2990, -0.0219, 0.6552)^T$$

（3）根据特征向量求判别函数

判别函数为：

$$Y_1 = -0.3728X_1 + 0.0143X_2 + 0.6381X_3$$
$$Y_2 = 0.2990X_1 - 0.0219X_2 + 0.6552X_3$$

（4）对 Fisher 判别函数进行评估

表 12.11　特征根及贡献率

函数	特征根	方差贡献比例	累积比例
1	9.0679	0.9066	0.9066
2	0.9339	0.0934	1.0000

表 12.12　判别函数的检验

函数的检验	似然比	近似 F 值	P
1	0.0514	15.93	<0.0001
2	0.5171	7.00	0.0071

表 12.11 和表 12.12，是 SAS 软件输出的结果。可以看出，在 $\alpha = 0.05$ 显著性水平下，两个判别函数的判别能力都是具有统计显著性的，第一个判别函数对应的特征根为 9.0679，方差贡献率（判别效率）为 90.7%，关于判别函数的检验，$P < 0.0001$，说明第一个判别

函数有较强的区分各个类别的能力；第二个判别函数对应的特征根为 0.9339，与第一个判别函数一起解释了 100% 的方差，关于判别函数的检验，$p = 0.0071$，说明第二个判别函数也能较好地区分各个类别。

表 12.13 各类判别得分的均值向量

类别	y_1	y_2
1	54.9459	43.4124
2	49.3855	45.1441
3	45.7739	43.2354

（5）判别归类：根据综合指标 Y_1，Y_2 进行判别归类，首先分别计算样品点 X 到各类重心的加权距离 $d^2(x, G_i)$ $(i = 1, 2, 3)$，并进行比较。表 12.13 是根据综合指标 Y_1，Y_2 计算的各类总体的均值向量。

于是，计算各样品到各类的距离

$$d^2(x, G_1) = 9.0679(y_1 - 54.9459)^2 + 0.9339(y_2 - 43.4124)^2$$
$$d^2(x, G_2) = 9.0679(y_1 - 49.3855)^2 + 0.9339(y_2 - 45.1441)^2$$
$$d^2(x, G_3) = 9.0679(y_1 - 45.7739)^2 + 0.9339(y_2 - 43.2354)^2$$

按最近邻原则进行判别归类，将已知类别的 19 个省（自治区、直辖市）的判别结果和待判两省的判别结果列于表 12.14。

表 12.14 21 个省（自治区、直辖市）的原分类与 Fisher 判别分类

ID	类别	地区	$y_1(x)$	$y_2(x)$	$d_1^2(x)$	$d_2^2(x)$	$d_3^2(x)$	判别类别
1	1	北京	56.2159	41.3663	18.5348	436.3828	991.9805	1
2	1	天津	53.8147	44.1316	12.0869	178.8483	587.0279	1
3	1	上海	54.8072	44.7393	1.8189	266.6994	742.0526	1
4	2	河北	49.3892	44.8526	281.9218	0.0795	120.9660	2
5	2	山西	49.1596	44.9242	305.7445	0.5081	106.6055	2
6	2	内蒙古	48.8051	44.4877	343.0290	3.4574	84.7802	2
7	2	吉林	49.9336	45.4911	231.8543	2.8361	161.6511	2
8	2	黑龙江	50.3934	44.7867	189.6959	9.3316	195.7569	2
9	2	江苏	50.8002	45.1595	158.6965	18.1493	232.5491	2
10	2	浙江	50.8188	46.7527	164.8714	21.0456	242.3426	2
11	2	陕西	48.3534	45.3564	397.6313	9.7017	64.5370	2
12	2	宁夏	47.4543	44.8995	510.9959	33.8758	28.1908	3*
13	2	安徽	49.4448	45.0042	276.7833	0.0501	125.1143	2
14	2	广西	48.6421	46.1002	367.0820	5.8645	82.2641	2
15	2	江西	49.4316	43.9142	275.9625	1.4320	121.7509	2
16	3	贵州	46.5103	42.8081	645.6051	80.0579	5.0881	3
17	3	云南	44.9883	42.5108	899.8694	181.8043	6.0863	3
18	3	甘肃	46.4182	44.8536	661.3725	79.9204	6.2099	3
19	3	青海	45.1786	42.7690	865.4624	165.7505	3.4164	3
20	待判	山东	50.1774	45.7924	211.4839	6.0785	181.9373	2
21		西藏	44.7746	41.0177	943.4758	208.6877	13.6480	3

注：*表示错判样品

可知根据三个判别指标，第 1 类全部判对，北京、天津和上海仍旧判归医疗卫生发展状况发展较好的一类；第 2 类有一个错判，宁夏原属第 2 类，错判为第 3 类；第 3 类中贵州、云南、甘肃和青海依旧判归医疗卫生发展状况一般的一类，全部判对。总错判率为 $1/19 = 5.26\%$。评价结果见表 12.15。

表 12.15　例 12.5 资料中的原分类与 Fisher 判别回代考核结果的比较

原分类	判别分类			合计
	1	2	3	
1	3	0	0	3
2	0	11	1	12
3	0	0	4	4
合计	3	11	5	19

采用求得 Fisher 判别函数对待判的两个地区进行判别。对于山东省，分别计算

$$y_1 = -0.3728 \times 8.01 + 0.0143 \times 305.9 + 0.6381 \times 76.46 = 50.1774，$$

$$y_2 = 0.2990 \times 8.01 - 0.0219 \times 305.9 + 0.6552 \times 76.46 = 45.7924，$$

再计算相应的 $d_1^2(x) = 211.4839$，$d_2^2(x) = 6.0785$，$d_3^2(x) = 181.9373$，由于 $d_2^2(x)$ 最小，所以判山东省归为医疗卫生发展状况中等的第 2 类。类似的，判别西藏归属一般的第 3 类。结合各地区实际状况，山东和西藏的判属类别可以合理解释。由于本例中错判率较低，Fisher 判别函数的判别效果较好，将全国的医疗卫生发展状况划分为 3 类是可行的。

12.2.4　判别能力的评价

对于判别指标是否具有区分多个类别总体的能力包括两方面的检验：

1. 多个具有相同协方差矩阵的多元正态总体的 Wilks Λ 检验　检验的无效假设 H_0：多个具有相同协方差矩阵的多元正态总体的均值向量相同。

利用 Wilks Λ 统计量与 F 统计量的关系，检验统计量 F 为

$$F = \left[\frac{1 - \Lambda^{1/s}}{\Lambda^{1/s}}\right]\left[\frac{rs - 2u}{p(k-1)}\right] \sim F(v_1,\ v_2) \tag{12.20}$$

式中，$\Lambda = |W|/|B + W|$，其中，$|W|$ 表示类内离差矩阵的行列式。$|B + W|$ 表示类间离均差矩阵与类内离均差矩阵之和的行列式。

$$r = (n-1) - \frac{1}{2}(p+k),\ u = [p(k-1) - 2]/4$$

$$s = \begin{cases} \sqrt{\left[p^2(k-1)^2 - 4\right]/\left[p^2 + (k-1)^2 - 5\right]}, & p^2 + (k-1)^2 - 5 \neq 0 \\ 1, & p^2 + (k-1)^2 - 5 = 0 \end{cases} \tag{12.21}$$

其中，n 为样品总数，k 为总体类别数，p 为判别分类指标数。这里自由度 $v_1 = p(k-1)$，$v_2 = rs - 2u$。若 $F > F_{1-\alpha}(v_1, v_2)$，则拒绝无效假设，可认为这 p 个判别指标具有区分 k 个类别的能力；否则尚不能认为 p 个判别指标具有区分 k 个类别的能力。并且当拒绝了无效假设后，需要进一步进行两两比较。

2. 单个判别指标判别能力的检验　检验判别指标的相对重要性要用到 Wilks' Λ 统计

量。在已有 q 个指标的基础上，检验判别分类指标 X_j 是否具有进一步区分类别的能力。无效假设为 H_0：X_j 的判别系数为 0。

利用 Λ 统计量与 F 统计量的关系，检验统计量

$$F = \left[\frac{1 - \Lambda_{jj|q}}{\Lambda_{jj|q}}\right]\left[\frac{n - k - q}{k - 1}\right] \dot{\sim} F(k-1, \ n-k-q) \tag{12.22}$$

式中，$\Lambda_{jj|q} = \dfrac{w_{jj|q}}{t_{jj|q}}$，且 $w_{jj|q}$ 和 $t_{jj|q}$ 分别为已有 q 个判别指标的类内离差矩阵 W 和总离差矩阵 T 中主对角线上第 j 个元素，k 表示类别数，n 为样品总数。

若 $F > F_{1-\alpha}(k-1, \ n-k-q)$，则拒绝无效假设，可认为判别指标 X_j 具有区分 k 个类别的能力；否则尚不能认为判别指标 X_j 对 k 个类别的区分提供了附加信息，这个变量应该剔除。

3. 判别指标判别能力的比较　判别指标由于量纲的不同，不宜用实际的测量尺度进行比较。为了进行比较，首先将各个变量的观测值进行标化，用标化后的数据建立判别函数，得到标准化判别系数。假定我们得到 r 个综合指标 $y_1, y_2, \cdots, y_r$，用标化的变量得到的标准化判别系数为

$$a_i^* = (a_{i1}^*, a_{i2}^*, \cdots, a_{ip}^*)^T \quad (i=1, 2, \cdots, r)，$$

则区分变量 X_j 判别能力的相对重要性的指标为

$$d_j^2 = \left(a_{1j}^*\right)^2 + \left(a_{2j}^*\right)^2 + \cdots + \left(a_{rj}^*\right)^2 \quad (j=1, 2, \cdots, p) \tag{12.23}$$

d_j^2 越大说明该指标判别能力越强，d_j^2 越小说明该指标判别能力越弱，可考虑删除。

例如，例 12.5 中标准化判别系数如表 12.16：

表 12.16　例 12.5 中标准化判别系数

	Y_1	Y_2
X_1	-0.4898	0.3928
X_2	1.5585	-2.3835
X_3	1.9243	1.9758

计算每个变量的判别能力：

$$d_1^2 = (-0.4898)^2 + 0.3928^2 = 0.3942$$
$$d_2^2 = 1.5585^2 + (-2.3835)^2 = 8.1099$$
$$d_3^2 = 1.9243^2 + 1.9758^2 = 7.6067$$

可以看出判别指标 X_2 的判别能力最强。

尽管 Fisher 判别不需要假设 k 个总体的分布情况，但需要各个总体的样本量较为均衡，这一点在实际应用时应该注意。

12.3　Bayes 判别

前两小节讨论的距离判别法和 Fisher 判别法，虽然简单实用，但也有不足。一是判别方法与各类总体出现的概率大小没有关系；二是判别方法没有考虑错判之后造成的损失，

这是不尽合理的。Bayes 判别法则是为了考虑这两个因素而提出的一种判别分析方法。它假定研究者对研究对象已经有一定的认识，用先验概率分布来描述这种认识，然后用获得的训练样本来修正已有的认识得到后验概率分布。各种统计推断通过后验概率分布进行，以概率为判别准则进行分类，计算新样品的条件概率，比较 k 个概率的大小，然后将新样品判归为来自概率最大的总体。Bayes 判别法不仅适用于两类判别，还适用于多类判别，且分析时考虑了数据的分布形态，使得判别能力有较大的提高。

设有 k 个总体 G_1, G_2, $\cdots$, G_k，概率密度函数分别为 $f_1(x), f_2(x), \cdots, f_k(x)$。现从 k 个总体中分别随机抽取 n_i $(i=1, 2, \cdots, k)$ 个样品，共抽取 $n = \sum_{i=1}^{k} n_i$ 个样品。每个样品观测 p 个指标 X_1, X_2, $\cdots$, X_p，若已知这 k 个总体的先验概率为 q_1, q_2, $\cdots$, q_k，我们希望建立一个判别函数和判别准则，判断一个待判样品 X 来自哪类总体。

12.3.1　基本概念

首先给出几个基本概念。

1. 先验概率　先验概率（prior probability）又称事前概率。设有 k 个总体 G_1, G_2, $\cdots$, G_k，它们各自出现的概率为 q_1, q_2, $\cdots$, q_k 称为先验概率，显然 $q_i \geqslant 0$, $\sum_{i=1}^{k} q_i = 1$。例如，某医院急性阑尾炎患者总体中，卡他性炎、蜂窝织炎、坏疽和穿孔导致的腹膜炎分别占 50%、30%、10% 和 10%，则在就诊的阑尾炎患者中任意抽取一名患者，该患者属于以上 4 型的概率分别为 $q_1 = 0.5$，$q_2 = 0.3$，$q_3 = 0.1$，$q_4 = 0.1$。

先验概率是一种权重，Bayes 判别法要求先给出 $q_i (i=1, 2, \cdots, k)$。一般赋值方法有三种：一是利用历史资料或经验给出估计；二是利用随机抽样获得的训练样本中各类样本所占的比例作为估计值；三是假定 $q_1 = q_2 = \cdots = q_k = \dfrac{1}{k}$。

实际应用中第一种获得先验概率的方法需要谨慎，即使有历史资料可查，如 2016 年我国各地肺癌发病率在 $0.09 \times 10^{-7} \sim 1.51 \times 10^{-7}$ 之间，但该值在诊断疾病时并没有使用价值；第三种方法假设各组先验概率相等，事实上也失去了 Bayes 判别法的优势。故实践中应尽量采用第二种方法更为恰当。

2. 后验概率　后验概率（posterior probability）又称事后概率。如果已知某个样品 X 的观测值为 $x = (x_1, x_2, \cdots, x_p)^T$，则该样品 X 属于类别 G_i 的概率 $P(G_i | X)$ 称为后验概率。这个概率作为判别归类的准则，其概率意义更为直观。

假定总体 G_i 的概率密度函数为 $f_i(x)$ $(i=1, 2, \cdots, k)$ 给定，根据 Bayes 条件概率公式，则样品 X 属于类别 G_i 的后验概率为

$$P(G_i | X) = \frac{q_i f_i(x)}{\sum\limits_{j=1}^{k} q_j f_j(x)} \quad (i=1, 2, \cdots, k) \tag{12.24}$$

对于样品 X，属于各类总体的后验概率之和为 1，即

$$P(G_1 | X) + P(G_2 | X) + \cdots + P(G_k | X) = 1$$

3. 错判概率和错判损失　如果我们制定了一个判别分类的法则 R，难免会发生错判现象。假定在这种判别法则下，将本来属于总体 G_i 的样品错判给总体 G_j 的概率记为 $P(j | i, R)$，这种错判造成的损失记为 $C(j | i)$。当然有 $C(i | i) = 0$，$C(j | i) \geqslant 0$，

$(j \neq i; \ i, j = 1, 2, \cdots, k)$。于是在这种判别法则下，错判对总体 G_i 而言所造成的损失，应该是错判到其他总体 $G_1, \cdots, G_{i-1}, G_{i+1}, \cdots, G_k$ 的所有损失之和。考虑到各种误判出现的概率不同，则因为这种判别法则 R，把来自总体 G_i 的样品错判到其他总体的平均损失为

$$E(i, R) = \sum_{j=1}^{k} C(j \mid i) P(j \mid i, R) \qquad （12.25）$$

再考虑到各类样品的先验概率为 $q_i \ (i = 1, 2, \cdots, k)$。于是此种判别法则，所造成的总平均损失为

$$L(R) = q_1 E(1, R) + q_2 E(2, R) + \cdots + q_k E(k, R)$$
$$= \sum_{i=1}^{k} \left(q_i \sum_{j=1}^{k} C(j \mid i) P(j \mid i, R) \right) \qquad （12.26）$$

实际应用中，错判损失 $C(j \mid i)$ 很难定量给出，但在应用 Bayes 准则时，要求定量给出。一般赋值方法有两种：

（1）由经验人为给出；

（2）如果认为不论何种错判损失相同，就令

$$C(j \mid i) = \begin{cases} 1, & i \neq j \\ 0, & i = j \end{cases}$$

这时总平均损失函数为

$$L(R) = \sum_{i=1}^{k} \sum_{\substack{j=1 \\ j \neq i}}^{k} q_i P(j \mid i, R) \qquad （12.27）$$

Bayes 准则就是要选择判别法则 R，使得错判造成的总平均损失 $L(R)$ 达到最小。

12.3.2 Bayes 判别准则

按 Bayes 准则，所建立的 k 个判别函数及其相应的判别法则要满足式（12.27）达到最小。那么，如何寻找一判别法则呢，我们给出以下定理。

设有 k 个总体 $G_1, G_2, \cdots, G_k$，已知总体 G_i 的概率密度函数为 $f_i(x) \ (i = 1, 2, \cdots, k)$，先验概率为 q_i，在判别准则 $R = (R_1, R_2, \cdots, R_k)$ 下，来自总体 G_i 的样品错判给总体 G_j 的概率为 $P(j \mid i, R)$，错判损失为 $C(j \mid i)$。于是 Bayes 判别的解 $R^* = (R_1^*, R_2^*, \cdots, R_k^*)$ 为

$$R_t^* = \left\{ X \mid h_t(X) < h_j(X), \ j \neq t, j = 1, 2, \cdots, k \right\} \ (t = 1, 2, \cdots, k) \qquad （12.28）$$

其中，$h_j(X) = \sum_{i=1}^{k} q_i C(j \mid i) f_i(X)$，表示样品 X 错判到总体 G_j 的平均损失。

以上定理给出了具体的判别方法：对样品 X，分别计算 k 个按先验分布加权的错判平均损失 $h_j(X) \ (j = 1, 2, \cdots, k)$，选其最小者，即可判定样品 X 来自哪个总体。

当错判损失都相等时，上述公式可写为

$$R_t^* = \left\{ X \mid q_t f_t(X) > q_j f_j(X), \ j \neq t, \ j = 1, 2, \cdots, k \right\} \ (t = 1, 2, \cdots, k) \qquad （12.29）$$

具体的判别方法即为：对样品 X，分别计算 k 个 $q_j f_j(X) \ (j = 1, 2, \cdots, k)$，选其最大者，即可判定样品 X 来自哪个总体。用公式表示，则为

若

$$P(G_t \mid X) = \frac{q_t f_t(x)}{\sum_{i=1}^{k} q_i f_i(x)} = \max_{1 \leqslant j \leqslant k} \frac{q_j f_j(x)}{\sum_{i=1}^{k} q_i f_i(x)} \qquad （12.30）$$

则判定样品 X 来自 G_t。

若令 $y_j(x) = \ln\left[q_j f_j(x)\right]$，则样品 X 属于类别 G_j 的后验概率为

$$P(G_j \mid X) = \frac{\exp y_j(x)}{\sum\limits_{i=1}^{k} \exp y_i(x)} \tag{12.31}$$

由后验概率公式可以知道，分母相同，因此只需计算分子，比较 k 个 $y_j(x) = \ln\left[q_j f_j(x)\right]$ 的大小。

12.3.3 多元正态总体的 Bayes 判别

当各类数据满足多元正态分布时，此时 Bayes 判别为参数判别。设 G_i 为 p 元正态总体，即 $G_i \sim N_p(\mu^{(i)}, \sum^{(i)})$ $(i=1, 2, \cdots, k)$。假定错判损失相等，其先验概率为 q_i $(i=1, 2, \cdots, k)$。令总体 G_i 的密度函数 $f_i(x)$ 为

$$f_i(x) = (2\pi)^{-\frac{p}{2}} \left|\sum^{(i)}\right|^{-\frac{1}{2}} \exp\left[-\frac{1}{2}(x-\mu^{(i)})^T (\sum^{(i)})^{-1}(x-\mu^{(i)})\right] \ (i=1, 2, \cdots, k) \tag{12.32}$$

这里 $\mu^{(i)}$ 和 $\sum^{(i)}$ 分别表示第 i 类总体的均值向量和协方差矩阵。实际应用中常使用样本 $\overline{X}^{(i)}$ 和 $S^{(i)}$ 估计。

若令 $y_i(x) = \ln\left[q_i f_i(x)\right]$，由式（12.32）可以得到

$$y_i(x) = \ln(q_i) - \frac{p}{2}\ln(2\pi) - \frac{1}{2}\ln(|\sum^{(i)}|) - \frac{1}{2}(x-\mu^{(i)})^T (\sum^{(i)})^{-1}(x-\mu^{(i)}) \ (i=1, 2, \cdots, k) \tag{12.33}$$

式中，前三项是个常数项，后一项是关于 x 的 2 次多项式。

1. 当 $\sum^{(1)} = \sum^{(2)} = \cdots = \sum^{(k)} = \sum$，$\sum$ 未知时

考虑式（12.33），因类内变异相同，使用组内合并协方差矩阵 S 估计 $\sum$，样本均值向量 $\overline{X}^{(i)}$ 估计 $\mu^{(i)}$。于是

$$y_i(x) = \ln(q_i) - \frac{p}{2}\ln(2\pi) - \frac{1}{2}\ln(|S|) - \frac{1}{2}x^T S^{-1}x + (\overline{x}^{(i)})^T S^{-1}x - \frac{1}{2}(\overline{x}^{(i)})^T S^{-1}\overline{x}^{(i)} \tag{12.34}$$

略去与 i 无关的项，不妨仍用 $y_i(x)$ 表示，于是

$$y_i(x) = \ln(q_i) + (\overline{x}^{(i)})^T S^{-1}x - \frac{1}{2}(\overline{x}^{(i)})^T S^{-1}\overline{x}^{(i)} \ (i=1, 2, \cdots, k) \tag{12.35}$$

不难看出，要比较 k 个 $q_i f_i(X)$ $(i=1, 2, \cdots, k)$，实际只需要比较 k 个 $y_i(x)$。看哪个 $y_i(x)$ 最大，就判样品 X 属于哪个总体。

上述 $y_i(x)$ 称为第 i 个总体的分类函数，且 $y_i(x)$ 是 x 的线性函数。于是判别函数可写为

$$y_i(x) = c_0^{(i)} + c_1^{(i)}x_1 + c_2^{(i)}x_2 + \cdots + c_p^{(i)}x_p \ (i=1, 2, \cdots, k) \tag{12.36}$$

此时，式（12.36）称为 Bayes 线性判别函数。且判别函数的系数计算如下

$$c^{(i)} = \begin{bmatrix} c_1^{(i)} \\ c_2^{(i)} \\ \vdots \\ c_p^{(i)} \end{bmatrix} = S^{-1}\overline{x}^{(i)}, \quad c_0^{(i)} = \ln q_i - \frac{1}{2}\left(c_1^{(i)} c_2^{(i)} \cdots c_p^{(i)}\right) \begin{bmatrix} \overline{x}_1^{(i)} \\ \overline{x}_2^{(i)} \\ \vdots \\ \overline{x}_p^{(i)} \end{bmatrix}$$

与距离判别法比较可以看出，此时的 Bayes 判别法除了常数项考虑了先验概率的部分 $\ln(q_i)$，与协方差矩阵相等情况下的马氏距离判别法是一致的。

2. $\sum^{(1)}, \sum^{(2)}, \cdots, \sum^{(k)}$ 不全相等时

此时，使用类内协方差矩阵，得到的是 x 的二次函数。例如，$p=2$ 时，此时判别函数为

$$y_i(x) = c_0^{(i)} + c_1^{(i)}x_1 + c_2^{(i)}x_2 + c_3^{(i)}x_1^2 + c_4^{(i)}x_2^2 + c_5^{(i)}x_1x_2 \ (i=1,\ 2,\ \cdots,\ k) \qquad (12.37)$$

称式（12.37）为 Bayes 二次判别函数。

例 12.6 利用例 12.5 中已知类别的 19 个省（自治区、直辖市）的反映医疗卫生发展状况的 3 个指标数据建立 Bayes 判别函数（假设各类协方差矩阵相等）。

解：（1）确定先验概率

本例采用各类别样品比例作为先验概率。由于各类的观测例数为 $n_1=3$，$n_2=12$，$n_3=4$，总观测例数为 $n=19$。所以取

$$q_1 = 0.1579,\ q_2 = 0.6316,\ q_3 = 0.2105$$

（2）求 Bayes 判别函数的判别系数

1）计算各类的均值向量

$$\overline{x}^{(1)} = \begin{bmatrix} 9.8167 \\ 538.4667 \\ 79.7767 \end{bmatrix},\ \overline{x}^{(2)} = \begin{bmatrix} 7.8050 \\ 297.5750 \\ 75.2858 \end{bmatrix},\ \overline{x}^{(3)} = \begin{bmatrix} 7.6800 \\ 246.0500 \\ 70.7075 \end{bmatrix}$$

2）计算总协方差矩阵 S 和总协方差矩阵的逆 S^{-1}

$$S = \begin{bmatrix} 1.2798 & 41.1113 & 0.1992 \\ 41.1113 & 2614.547 & 16.1178 \\ 0.1992 & 16.1178 & 1.2859 \end{bmatrix}$$

$$S^{-1} = \begin{bmatrix} 1.5851 & -0.0254 & 0.0725 \\ -0.0254 & 0.0008 & -0.0064 \\ 0.0725 & -0.0064 & 0.8461 \end{bmatrix}$$

3）计算判别系数 $c_0^{(i)}$，$c^{(i)}$，$(i=1,\ 2,\ 3)$

$$c_0^{(1)} = \ln 0.1579 - \frac{1}{2}(9.8167,\ 538.4667,\ 79.7767) \times$$

$$\begin{bmatrix} 1.5851 & -0.0254 & 0.0725 \\ -0.0254 & 0.0008 & -0.0064 \\ 0.0725 & -0.0064 & 0.8461 \end{bmatrix} \begin{bmatrix} 9.8167 \\ 538.4667 \\ 79.7767 \end{bmatrix}$$

$$= -2539.3417$$

$$c_0^{(2)} = \ln 0.6316 - \frac{1}{2}(7.8050,\ 297.5750,\ 75.2858) \times$$

$$\begin{bmatrix} 1.5851 & -0.0254 & 0.0725 \\ -0.0254 & 0.0008 & -0.0064 \\ 0.0725 & -0.0064 & 0.8461 \end{bmatrix} \begin{bmatrix} 7.8050 \\ 297.5750 \\ 75.2858 \end{bmatrix}$$

$$= -2324.2681$$

$$c_0^{(3)} = \ln 0.2105 - \frac{1}{2}(7.6800, \ 246.0500, \ 70.7075) \times$$

$$\begin{bmatrix} 1.5851 & -0.0254 & 0.0725 \\ -0.0254 & 0.0008 & -0.0064 \\ 0.0725 & -0.0064 & 0.8461 \end{bmatrix} \begin{bmatrix} 7.6800 \\ 246.0500 \\ 70.7075 \end{bmatrix}$$

$$= -2069.1266$$

$$c^{(1)} = (9.8167, \ 538.4667, \ 79.7767) \begin{bmatrix} 1.5851 & -0.0254 & 0.0725 \\ -0.0254 & 0.0008 & -0.0064 \\ 0.0725 & -0.0064 & 0.8461 \end{bmatrix}$$

$$= (7.6801, \ -0.3142, \ 64.7909)$$

$$c^{(2)} = (7.8050, \ 297.5750, \ 75.2858) \begin{bmatrix} 1.5851 & -0.0254 & 0.0725 \\ -0.0254 & 0.0008 & -0.0064 \\ 0.0725 & -0.0064 & 0.8461 \end{bmatrix}$$

$$= (10.2776, \ -0.4323, \ 62.3762)$$

$$c^{(3)} = (7.6800, \ 246.0500, \ 70.7075) \begin{bmatrix} 1.5851 & -0.0254 & 0.0725 \\ -0.0254 & 0.0008 & -0.0064 \\ 0.0725 & -0.0064 & 0.8461 \end{bmatrix}$$

$$= (11.055, \ -0.4423, \ 58.8208)$$

4）建立每一类的 Bayes 判别函数

$$y_1(x) = -2539.3417 + (7.6801, \ -0.3142, \ 64.7909) \begin{bmatrix} x_1 \\ x_2 \\ x_3 \end{bmatrix}$$

$$y_2(x) = -2324.2681 + (10.2776, \ -0.4323, \ 62.3762) \begin{bmatrix} x_1 \\ x_2 \\ x_3 \end{bmatrix}$$

$$y_3(x) = -2069.1266 + (11.0550, \ -0.4423, \ 58.8208) \begin{bmatrix} x_1 \\ x_2 \\ x_3 \end{bmatrix}$$

（3）将训练样本中的样品进行组内回代考核，比较 $y_1(x)$, $y_2(x)$, $y_3(x)$, 看哪个 $y_i(x)$ 最大，就判样品 X 属于哪类总体，判别分类结果见表 12.17。

表 12.17　例 12.5 资料中的原分类与 Bayes 判别回代考核结果的比较

原分类	判别分类			合计
	1	2	3	
1	3	0	0	3
2	0	12	0	12
3	0	0	4	4
合计	3	12	4	19

本例采用 Bayes 判别，3 类样品全部判对，回代法考核总错判率为 0。再用求得的 Bayes 判别函数对待判的两地区进行判别。对于西藏自治区，分别计算

$$y_1(x) = -2539.3417 - 7.6801 \times 6.23 - 0.3142 \times 251.6 + 64.7909 \times 68.17 = 1846.2392$$

$$y_2(x) = -2324.2681 + 10.2776 \times 6.23 - 0.4323 \times 251.6 + 62.3762 \times 68.17 = 1883.1787$$

$$y_3(x) = -2069.1266 + 11.055 \times 6.23 - 0.4423 \times 251.6 + 58.8208 \times 68.17 = 1898.2676$$

由于 y_3 最大，所以判西藏自治区归属第 3 类。类似地，判别山东省归属第 2 类。尽管对待判的两地区两种判别方法判别结果一致，但对比于 Fisher 判别中回代考核的总错判率 5.26%，本例采用 Bayes 判别函数的判别效果更好。说明相对于 Fisher 判别，Bayes 判别充分利用样本的多元正态分布和先验概率的信息计算后验概率，增强了判别效果。而 Fisher 判别并不考虑样本的具体分布，只求组间差异和组内差异的比值最大化，这是两者的区别。

Bayes 判别中除了使用判别函数对样品进行判别归类外，还可以进一步计算样品属于各总体的后验概率，通过比较各样品后验概率概率的大小进行判别归类。例如，根据式（12.31）计算例 12.6 中的西藏自治区（编号为 21）的后验概率

$$P(G_1 \mid X_{(21)}) = \frac{e^{1846.2392}}{e^{1846.2392} + e^{1883.1787} + e^{1898.2676}} = 0.0000$$

$$P(G_2 \mid X_{(21)}) = \frac{e^{1883.1787}}{e^{1846.2392} + e^{1883.1787} + e^{1898.2676}} = 0.0000$$

$$P(G_3 \mid X_{(21)}) = \frac{e^{1898.2676}}{e^{1846.2392} + e^{1883.1787} + e^{1898.2676}} = 1.0000$$

可见，根据 Bayes 判别法计算西藏自治区归属第 3 类的后验概率最大，为 1.0000，因此根据后验概率仍然判西藏自治区归属第 3 类。

Bayes 判别法优于距离判别法的原因在于考虑了先验概率。实际应用中，如果样本是随机抽取的，一般取各类别样本所占比例作为先验概率的估计。若取先验概率相等，Bayes 判别法就失去了优势。

Bayes 判别法依赖总体的分布。当各类数据的分布不清楚或分布极端偏离多元正态分布，且经过对数转换仍然不满足正态分布的要求时，此时可用非参数判别分析法。常用的非参数分析法有 Kernel 法和 K-nearest-neighbor 法。由于非参数判别法得不到判别函数，对于判别指标不满足正态分布的要求或很难满足参数判别法的要求时，特别是有些判别指标是二值或三值变量等情况下，一般常用 logistic 回归分析法来进行判别。

12.4 逐 步 判 别

12.4.1 基本原理

从第 4 章的多元线性回归分析中可知，回归方程的自变量并非越多越好。作用不大的变量进入方程后，估计的精度不但不能提高，反而可能降低了。在判别分析中也有类似的情况，判别指标不是越多越好。变量在判别函数中的作用一般来说是不同的，解释变量的特异性越强，判别能力越强；而那些判别能力弱的解释变量如果引入判别函数，不但增加了数据的计算量，而且削弱了判别函数的判别效果。因此，我们希望在建立判别函数时，类似逐步回归分析一样，既不能遗漏有显著判别能力的变量，又能将判别能力很弱的变量

从判别函数中剔除。逐步判别分析（stepwise discriminant analysis）是达到这一目的的重要方法。它可在建立判别函数时，类似逐步回归分析，采用"有进有出"的算法，即按照变量的判别能力逐步引入剔除，对判别指标进行筛选，使最终所得判别函数的判别效果达到"最优"。

逐步回归是根据自变量偏回归平方和的大小来筛选变量的，自变量的引入或剔除导致偏回归平方和增大或减小；逐步判别则是根据多元方差分析中介绍的 Wilks Λ 统计量来筛选判别指标的，判别指标的引入或剔除会导致 Λ 的减小或增大。每引入或剔除一个判别指标考察是否导致 Λ 明显减小或增大，从而实现判别指标筛选的目的。

Wilks Λ 统计量定义为

$$\Lambda_r = \frac{|W_r|}{|T_r|} \tag{12.38}$$

其中，r 是判别指标的个数，W_r 是类内离差矩阵，T_r 是总离差矩阵，$|\cdot|$ 表示矩阵的行列式。判别作用好的判别指标，应当使得类内离差矩阵的值变化不大，而使总的离差矩阵的值变化较大，即统计量 Λ 越小越好。根据引入或剔除一个判别指标时，Λ 是否明显减小或增大来决定是否引入或剔除该判别指标。

12.4.2 计算步骤

设有 k 类总体，p 个观测指标。

1. 准备工作

（1）确定引入和剔除的检验水准 α 和 β，一般有 $0 \leq \alpha \leq \beta$，或确定两个 F 界值，一般有 $F_{1-\alpha} \geq F_{1-\beta} \geq 0$；

（2）计算各类每个变量的均值及总均值；

（3）对所有 p 个观测指标，分别计算 p 个 Λ_i（$i = 1, 2, \cdots, p$）。

$$\Lambda_i = \frac{{}_0 w_{ii}}{{}_0 t_{ii}} \tag{12.39}$$

其中，${}_0 w_{ii}$ 和 ${}_0 t_{ii}$ 分别是总的类内离差矩阵 ${}_0 W$ 和总离差矩阵 ${}_0 T$ 中主对角线上第 i 个元素。选取 Λ_i 最小的指标首先进入判别式。

2. 逐步筛选变量 假定已经有 r 个变量进入判别式。记 ${}_r W$ 为 r 个变量的总的类内离差矩阵，${}_r T$ 为 r 个变量的总离差矩阵。进一步考察变量 X_s 能否引入或剔除。

（1）对变量 X_s 引入或剔除均需要以 (s, s) 为主元对矩阵 ${}_r W$ 和 ${}_r T$ 同时作消去变换。对矩阵 ${}_r W$ 实施 (s, s) 的消去变换

$$\begin{cases} {}_{r+1} w_{ij} = \dfrac{1}{{}_r w_{ss}} & (i = s, j = s) \\[2mm] {}_{r+1} w_{ij} = \dfrac{{}_r w_{sj}}{{}_r w_{ss}} & (i = s, j \neq s) \\[2mm] {}_{r+1} w_{ij} = -\dfrac{{}_r w_{is}}{{}_r w_{ss}} & (i \neq s, j = s) \\[2mm] {}_{r+1} w_{ij} = {}_r w_{ij} - \dfrac{{}_r w_{is} \cdot {}_r w_{sj}}{{}_r w_{ss}} & (i \neq s, j \neq s) \end{cases} \tag{12.40}$$

类似对矩阵 ${}_r T$ 实施 (s, s) 的消去变换

$$\begin{cases} _{r+1}t_{ij} = \dfrac{1}{_{r}t_{ss}} & (i=s,\ j=s) \\[2ex] _{r+1}t_{ij} = \dfrac{_{r}t_{sj}}{_{r}t_{ss}} & (i=s,\ j\neq s) \\[2ex] _{r+1}t_{ij} = -\dfrac{_{r}t_{is}}{_{r}t_{ss}} & (i\neq s,\ j=s) \\[2ex] _{r+1}t_{ij} = {_{r}t_{ij}} - \dfrac{_{r}t_{is}\cdot {_{r}t_{sj}}}{_{r}t_{ss}} & (i\neq s,\ j\neq s) \end{cases} \qquad (12.41)$$

（2）考察该变量是否需要引入

设判别函数中已经有 r 个指标，记为 X^*，考虑是否需要引入变量 X_s，计算 F 统计量

$$F = \frac{n-k-r}{k-1} \cdot \frac{1-\Lambda(X_s \mid X^*)}{\Lambda(X_s \mid X^*)} \sim F(\nu_1, \nu_2), \quad \nu_1 = k-1, \ \nu_2 = n-k-(r-1) \qquad (12.42)$$

这里，$\Lambda(X_s \mid X^*) = \dfrac{_{R}w_{ss}}{_{R}t_{ss}}$ 表示已有 r 个指标选入判别函数，对矩阵 W, T 已作了 R 次变换（r 可与 R 相同，也可不同），对于待选指标 X_s，$\Lambda(X_s \mid X^*)$ 越小，说明其判别能力越强。若 $F > F_{1-\alpha}(\nu_1, \nu_2)$，则该变量的判别能力有统计学意义，该变量被引入判别函数。

（3）考察该变量是否要剔除

计算

$$F = \frac{n-k-(r-1)}{k-1} \cdot \frac{1-\Lambda(X_s \mid X^*)}{\Lambda(X_s \mid X^*)} \sim F(\nu_1, \nu_2), \quad \nu_1 = k-1, \ \nu_2 = n-k-(r-1) \qquad (12.43)$$

类似地，$\Lambda(X_s \mid X^*) = \dfrac{_{R}w_{ss}}{_{R}t_{ss}}$ 表示已有 r 个指标选入判别函数，对矩阵 W，T 已作了 R 次变换（r 可与 R 相同，也可不同），对于已入选的指标 X_s，$\Lambda(X_s \mid X^*)$ 越大，说明其判别能力越差。若 $F < F_{1-\beta}(\nu_1, \nu_2)$，则该变量的判别能力没有统计学意义，需要剔除该变量。

（4）判别效果

每一步所得判别函数的判别能力，可用 Wilks Λ 统计量来衡量，Λ 越小，表明该判别函数在 k 类之间的判别能力越强；反之，判别能力越弱。

无论本步是引入变量还是剔除变量，Λ 都可以按下式递推：

$$_{r}\Lambda = {_{r-1}\Lambda} \frac{_{r}w_{ss}}{_{r}t_{ss}} \qquad (12.44)$$

Λ 的检验可用 χ^2 检验：

$$\chi^2 = -\left(n-1-\frac{r+k}{2}\right)\ln \Lambda, \quad \nu = r(k-1) \qquad (12.45)$$

3. 计算判别系数，建立判别函数　设在第二阶段经过 L 步计算后有 m 个变量入选判别函数，可以选择距离最小或后验概率最大等准则进行判别归类。则各类的判别函数的系数可用下式计算

$$C_i(k) = (n-k)\sum_{j=1}^{m} {_{L}w_{ij}}\bar{x}_j(k) \quad (i=1,\ 2,\ \cdots,\ m) \qquad (12.46)$$

其中，$_{L}w_{ij}$ 为最后一次作消去变换后得到的 W 矩阵中的元素；$C_i(k)$ 是第 k 类判别函数中变量 X_i 的判别系数。

用矩阵表示

$$\begin{bmatrix} C_1(k) \\ C_2(k) \\ \vdots \\ C_m(k) \end{bmatrix} = (n-k) \begin{bmatrix} {}_L w_{11} & {}_L w_{12} & \cdots & {}_L w_{1m} \\ {}_L w_{21} & {}_L w_{22} & \cdots & {}_L w_{2m} \\ \vdots & \vdots & & \vdots \\ {}_L w_{m1} & {}_L w_{m2} & \cdots & {}_L w_{mm} \end{bmatrix} \begin{bmatrix} \overline{x}_1(k) \\ \overline{x}_2(k) \\ \vdots \\ \overline{x}_m(k) \end{bmatrix} \qquad (12.47)$$

再求常数 $C_0(k)$

$$C_0(k) = \frac{1}{2} \sum_{i=1}^{m} C_i(k)\overline{x}_i(k) \qquad (12.48)$$

由此可得到判别函数。

4. 比较每两类间的判别能力　求出判别函数后，此判别函数的判别能力及其统计学意义已经在第 2 步算得，此 Wilks Λ 统计量是评价该函数在 k 类间的总的判别能力，但它在每两类间的判别能力未必相等。若进一步评价该函数在两类间（比如 A 类和 B 类）的判别能力，则需要用到马氏距离

$$d_{AB}^2 = \sum_i \left[C_i(A) - C_i(B) \right] \left[\overline{x}_i(A) - \overline{x}_i(B) \right]$$

这里 i 为已经引入的变量号。

5. 对样品进行判别归类　将各训练样品代入判别函数，求出各类的判别函数值或后验概率，取其最大进行判别归类。

例 12.7　例 12.2 中关于慢性心衰患者的自我管理干预策略的研究，对每一类患者测定自我调节行为控制疾病影响能力，除了测定生活方式（ X_4 ），自我感知（ X_5 ）这两个指标，还测定了另外 3 个指标：掌握疾病知识（ X_1 ），提高自我效能（ X_2 ），症状管理（ X_3 ），数据资料见表 12.18。试进行判别分析。

表 12.18　例 12.7 的原始数据

类别	ID	观测指标				
		X_1	X_2	X_3	X_4	X_5
1	1	8	15	16	32	22
1	2	6	13	13	31	17
1	3	6	14	8	26	21
1	4	5	15	17	33	25
1	5	7	14	16	31	21
2	6	7	11	12	40	15
2	7	4	16	16	39	10
2	8	8	11	12	38	16
2	9	9	9	6	47	9
2	10	3	13	11	37	19
3	11	4	12	4	26	11
3	12	3	20	20	24	12
3	13	5	9	16	17	12
3	14	8	15	11	23	9
3	15	7	8	12	23	15

类别	ID	观测指标				
		X_1	X_2	X_3	X_4	X_5
4	16	10	19	20	45	20
4	17	11	20	20	44	30
4	18	15	18	11	39	30
4	19	12	19	17	50	25
4	20	13	10	10	54	22

本例类别数 $k = 4$，指标数 $p = 5$，$n_1 = n_2 = n_3 = n_4 = 5$，$n = 20$。以各类样本比例作为先验概率的估计。

1. 准备工作

（1）确定选入、剔除变量的界值 α，β，本例 $\alpha = 0.05$，$\beta = 0.1$。

（2）计算各类别、各指标的均值向量及总均值向量（表 12.19）。

表 12.19　例 12.7 资料的各类别指标的均值向量及总的均值向量

类别	X_1	X_2	X_3	X_4	X_5
1	6.4	14.2	14.0	30.6	21.2
2	6.2	12.0	11.4	40.2	13.8
3	5.4	12.8	12.6	22.6	11.8
4	12.2	17.2	15.6	46.4	25.4
总均值	7.55	14.05	13.40	34.95	18.05

（3）计算类内离差矩阵和总的离差矩阵（表 12.20）。

表 12.20　$_0W$ 矩阵和 $_0T$ 矩阵

变量		X_1	X_2	X_3	X_4	X_5
$_0W$	X_1	64.0000	−50.2000	−64.2000	15.0000	−4.2000
	X_2	−50.2000	192.4000	145.0000	−58.4000	20.2000
	X_3	−64.2000	145.0000	341.6000	−63.4000	31.8000
	X_4	15.0000	−58.4000	−63.4000	270.4000	−108.6000
	X_5	−4.2000	20.2000	31.8000	−108.6000	205.6000
$_0T$	X_1	210.9500	49.4500	5.6000	403.5500	244.4500
	X_2	49.4500	270.9500	205.6000	142.0500	220.9500
	X_3	5.6000	205.6000	390.8000	46.4000	189.6000
	X_4	403.5500	142.0500	46.4000	1920.9500	518.0500
	X_5	244.4500	220.9500	189.6000	518.0500	810.9500

2. 筛选变量

第 1 步，已进行的步数：$g = 0$，入选变量数：$r = 0$。

（1）计算函数外变量的 Λ 值：

$$\Lambda_1 = {_0w_{11}} \big/ {_0t_{11}} = 64/210.95 = 0.3033 ，$$

$$\Lambda_2 = {}_0w_{22}\big/{}_0t_{22} = 192.4/270.95 = 0.7101 ,$$

$$\Lambda_3 = {}_0w_{33}\big/{}_0t_{33} = 341.6/390.8 = 0.8741 ,$$

$$\Lambda_4 = {}_0w_{44}\big/{}_0t_{44} = 270.4/1920.95 = 0.1408 ,$$

$$\Lambda_5 = {}_0w_{55}\big/{}_0t_{55} = 205.6/810.95 = 0.2535$$

其中，Λ_4 最小，对其作 F 检验，有

$$F = \frac{n-k-r}{k-1} \cdot \frac{1 - \Lambda(X_4 \mid X^*)}{\Lambda(X_4 \mid X^*)} = \frac{20-4-0}{4-1} \cdot \frac{1-0.1408}{0.1408} = 32.56$$

$$\nu_1 = 4-1 = 3 , \quad \nu_2 = 20-4-0 = 16 , \quad P < 0.0001$$

因此 X_4 进入判别函数。

（2）检验判别函数的判别效果，Wilks Λ 统计量 $\Lambda_4 = 0.1408$，

$$\chi^2 = -\left(20-1-\frac{1+4}{2}\right)\ln 0.1408 = 32.36 , \quad \nu = 1\times(4-1) = 3 , \quad P < 0.0001$$

说明此时判别函数有判别能力。

（3）以 $(4,4)$ 元素为主元对 ${}_0W, {}_0T$ 矩阵作消去变换，得到 ${}_1W, {}_1T$ 矩阵（表 12.21）。

表 12.21　${}_1W$ 矩阵和 ${}_1T$ 矩阵

	变量	X_1	X_2	X_3	X_4	X_5
${}_1W$	X_1	63.1679	−46.9604	−60.6830	−0.0555	1.8244
	X_2	−46.9604	179.7870	131.3071	0.2160	−3.2550
	X_3	−60.6830	131.3071	326.7348	0.2345	6.3368
	X_4	0.0555	−0.2160	−0.2345	0.0037	−0.4016
	X_5	1.8244	−3.2550	6.3368	0.4016	161.9833
${}_1T$	X_1	126.1729	19.6084	−4.1476	−0.2101	135.6189
	X_2	19.6084	260.4457	202.1688	−0.0739	182.6413
	X_3	−4.1476	202.1688	389.6792	−0.0242	177.0867
	X_4	0.2101	0.0739	0.0242	0.0005	0.2697
	X_5	135.6189	182.6413	177.0867	−0.2697	671.2401

第 2 步，已进行的步数：$g=1$，入选变量数：$r=1$。

（1）计算函数外其余四个变量的 Λ 值

$$\Lambda_1 = {}_1w_{11}\big/{}_1t_{11} = 63.1679/126.1729 = 0.5006 ,$$

$$\Lambda_2 = {}_1w_{22}\big/{}_1t_{22} = 179.7870/260.4457 = 0.6903 ,$$

$$\Lambda_3 = {}_1w_{33}\big/{}_1t_{33} = 326.7348/389.6792 = 0.8385 ,$$

$$\Lambda_5 = {}_1w_{55}\big/{}_1t_{55} = 161.9833/671.2401 = 0.2413$$

因 Λ_5 最小，对其作 F 检验，由

$$F = \frac{n-k-r}{k-1} \cdot \frac{1 - \Lambda(X_5 \mid X^*)}{\Lambda(X_5 \mid X^*)} = \frac{20-4-1}{4-1} \cdot \frac{1-0.2413}{0.2413} = 15.72$$

$$\nu_1 = 4-1 = 3 , \quad \nu_2 = 20-4-1 = 15 , \quad P < 0.0001$$

所以 X_5 引入判别函数。

（2）检验判别函数的判别效果，此时有两个变量进入判别函数，Wilks 统计量 $\Lambda_5 = 0.2413$，

$$\chi^2 = -\left(20 - 1 - \frac{2+4}{2}\right)\ln 0.2413 = 22.75, \quad \nu = 2(4-1) = 6, \quad P < 0.0001$$

说明包含两个变量 X_4, X_5 的判别函数亦有显著的判别能力。重复上述过程，直至判别函数中没有变量被引入，也没有变量被剔除。最终有两个变量 X_4, X_5 入选判别函数。

3. 先验概率取等概率，建立 Bayes 判别函数

$$\begin{cases} y_1 = -84.4810 + 3.1392x_4 + 3.3080x_5 \\ y_2 = -93.4856 + 3.5667x_4 + 2.9579x_5 \\ y_3 = -38.0227 + 2.1655x_4 + 2.0621x_5 \\ y_4 = -160.8525 + 4.4925x_4 + 4.3496x_5 \end{cases}$$

4. 采用刀切法判别归类，并给出后验概率 见表 12.22 和表 12.23。

表 12.22　刀切法判别结果

ID	实际类别	判别归类	后验概率			
			类1	类2	类3	类4
1		1	0.9401	0.0598	0.0000	0.0001
2		1	0.7247	0.2667	0.0086	0.0000
3	1	1	0.9810	0.0079	0.0111	0.0000
4		1	0.9287	0.0658	0.0000	0.0054
5		1	0.9483	0.0516	0.0001	0.0000
6		2	0.0669	0.9330	0.0000	0.0001
7		2	0.0299	0.9695	0.0006	0.0000
8	2	2	0.1883	0.8116	0.0000	0.0001
9		2	0.0002	0.9998	0.0000	0.0001
10		1	0.6602	0.3385	0.0000	0.0013
11		3	0.0011	0.0001	0.9988	0.0000
12		3	0.0005	0.0000	0.9995	0.0000
13	3	3	0.0000	0.0000	1.0000	0.0000
14		3	0.0000	0.0000	1.0000	0.0000
15		3	0.0061	0.0001	0.9937	0.0000
16		4	0.0177	0.2000	0.0000	0.7823
17		4	0.0000	0.0000	0.0000	1.0000
18	4	4	0.0043	0.0002	0.0000	0.9954
19		4	0.0000	0.0000	0.0000	1.0000
20		4	0.0000	0.0000	0.0000	1.0000

表 12.23　原分类与刀切法判别结果比较

原分类	判别分类				合计
	1	2	3	4	
1	5	0	0	0	5
2	1	4	0	0	5
3	0	0	5	0	5
4	0	0	0	5	5
合计	6	4	5	5	20

从表 12.23 可知，4 类慢性心衰患者中，第 1 类全部判对，第 2 类有一个错判，10 号被错判为第 1 类，第 3 类和第 4 类全部判对，总错判率为 5%。

与逐步回归一样，逐步判别所得结果并不一定是最优的判别函数。逐步判别分析适用于定量资料，或部分指标为定性资料的数据。

12.5　判别分析的注意事项

1. 判别分析的适用条件　在定义类时单个类的样本个数不能太少，且类的个数不应大于判别变量的个数。必要时可将几个类合并成一个类。

要正确使用判别分析，需要知道判别分析的前提和假设。

（1）判别指标与判别函数的关系满足线性假定。线性判别函数要求此条件，否则应采用二次判别或核密度判别分析等其他非参数判别分析法。

（2）类间协方差矩阵相等。判别分析最简单和最常用的是线性判别函数。在各类协方差矩阵相等的假设条件下，判别函数的计算和显著性检验都相对简单。

（3）各类判别变量之间具有多元正态分布。此条件是对 Bayes 线性判别而言，可以计算后验概率。

（4）判别变量是否存在多重共线性。若判别变量之间存在多重共线性，则无法估计判别函数。可采取逐步判别进行判别分析。

2. 判别效果的评价　评估判别函数的效能涉及三个方面，一是原始数据分类要准确可靠；二是指标变量对判别函数的作用要显著；三是错判率和事后概率错误尽可能的小。

判别分析效果的优劣取决于训练样本，原始资料中，分类越正确，所选指标越合适，各指标值测量越精确，训练样本数越多，所建立判别函数越有效。对新样品的分类也越可靠。

类别数越多判别效果越差，因为某些指标在判别某两类效果较好，而在判别其他类别时效果就差，这些变量在进行多类判别时虽然能进入判别函数，但判别效果会不尽如人意。

无论哪种方法所得的判别函数，其判别效果的考核必须既有回顾性的，又要有前瞻性，而且主要由前瞻性考核而定。同时通过考核对判别函数进行修正，以提高判别能力。

3. 判别方法的比较　距离判别法与 Fisher 判别法未对总体的分布提出特殊的要求，而 Bayes 判别法要求总体分布明确，且 Bayes 线性判别法要求总体服从多元正态分布。

在多元正态分布和等协方差矩阵的条件下，Bayes 线性判别法（不考虑先验概率的影响）等价于距离判别。

不加权的 Fisher 判别法等价于距离判别法，因此在等协方差矩阵的条件下，距离判别法、Bayes 线性判别法、Fisher 判别法是等价的。特别在进行两类判别时，Bayes 判别的两个分类函数相减可得到一个判别函数。

本 章 小 结

判别分析是根据一批分类明确的样品资料在若干判别指标上的观测值，建立一个关于分类对象类别归属的预测模型。它要求样本足够大，具有好的代表性，样本的原始分类必须正确无误，否则得不到可靠的判别函数；判别指标的选择要适当，能代表分类对象的主要特征，必要时应对判别指标进行筛选。根据小样本资料建立的判别函数，需要预留足够的验证样本来考察其判别能力。实际应用中，应不断累积新的资料对判别函数进行修正。

距离判别中，当各总体协方差矩阵相等时，判别函数为线性判别函数；当总体协方差矩阵不等时，其判别函数为非线性的二次判别函数。

Bayes 判别中，当用训练样本中各类的构成比作为先验概率的估计值时，需要注意样本构成比是否代表总体情况。如果样本具有足够的代表性，可用构成比代替，否则不妨取各类别的先验概率为 $1/k$，更为妥当。

在两类判别分析的应用中，Fisher 判别、Bayes 线性判别以及二分类 logistic 回归是等价的，它们都属于线性判别。

距离判别法、贝叶斯判别法以及 Fisher 判别法等都是利用给定的全部变量来进行判别，但这些变量在判别式中所起的作用是不同的，有些重要，有些则不是很重要。逐步判别是按照变量的判别能力逐步引入剔除，对判别指标进行筛选，使最终所得判别函数的判别效果达到"最优"。

思考与练习

表 12.24 数据为最为经典的鸢尾花卉数据集，给出了花萼片长度、花萼片宽度、花瓣长度、花瓣宽度（单位：cm）共 4 个特征，以及花的种类（共 3 类：分别是刚毛鸢尾花、变色鸢尾花和弗吉尼亚鸢尾花）。

表 12.24　鸢尾花卉数据

刚毛鸢尾花				变色鸢尾花				弗吉尼亚鸢尾花			
萼片长度 x_1	萼片宽度 x_2	花瓣长度 x_3	花瓣宽度 x_4	萼片长度 x_1	萼片宽度 x_2	花瓣长度 x_3	花瓣宽度 x_4	萼片长度 x_1	萼片宽度 x_2	花瓣长度 x_3	花瓣宽度 x_4
5.1	3.5	1.4	0.2	7.0	3.2	4.7	1.4	6.3	3.3	6.0	2.5
4.9	3.0	1.4	0.2	6.4	3.2	4.5	1.5	5.8	2.7	5.1	1.9
4.7	3.2	1.3	0.2	6.9	3.1	4.9	1.5	7.1	3.0	5.9	2.1
4.6	3.1	1.5	0.2	5.5	2.3	4.0	1.3	6.3	2.9	5.6	1.8
5.0	3.6	1.4	0.2	6.5	2.8	4.6	1.5	6.5	3.0	5.8	2.2
5.4	3.9	1.7	0.4	5.7	2.8	4.5	1.3	7.6	3.0	6.6	2.1
4.6	3.4	1.4	0.3	6.3	3.3	4.7	1.6	4.9	2.5	4.5	1.7
5.0	3.4	1.5	0.2	4.9	2.4	3.3	1.0	7.3	2.9	6.3	1.8
4.4	2.9	1.4	0.2	6.6	2.9	4.6	1.3	6.7	2.5	5.8	1.8
4.9	3.1	1.5	0.1	5.2	2.7	3.9	1.4	7.2	3.6	6.1	2.5

续表

刚毛鸢尾花				变色鸢尾花				弗吉尼亚鸢尾花			
萼片长度 x_1	萼片宽度 x_2	花瓣长度 x_3	花瓣宽度 x_4	萼片长度 x_1	萼片宽度 x_2	花瓣长度 x_3	花瓣宽度 x_4	萼片长度 x_1	萼片宽度 x_2	花瓣长度 x_3	花瓣宽度 x_4
5.4	3.7	1.5	0.2	5.0	2.0	3.5	1.0	6.5	3.2	5.1	2.0
4.8	3.4	1.6	0.2	5.9	3.0	4.2	1.5	6.4	2.7	5.3	1.9
4.8	3.0	1.4	0.1	6.0	2.2	4.0	1.0	6.8	3.0	5.5	2.1
4.3	3.0	1.1	0.1	6.1	2.9	4.7	1.4	5.7	2.5	5.0	2.0
5.8	4.0	1.2	0.2	5.6	2.9	3.6	1.3	5.8	2.8	5.1	2.4
5.7	4.4	1.5	0.4	6.7	3.1	4.4	1.4	6.4	3.2	5.3	2.3
5.4	3.9	1.3	0.4	5.6	3.0	4.5	1.5	6.5	3.0	5.5	1.8
5.1	3.5	1.4	0.3	5.8	2.7	4.1	1.0	7.7	3.8	6.7	2.2
5.7	3.8	1.7	0.3	6.2	2.2	4.5	1.5	7.7	2.6	6.9	2.3
5.1	3.8	1.5	0.3	5.6	2.5	3.9	1.1	6.0	2.2	5.0	1.5
5.4	3.4	1.7	0.2	5.9	3.2	4.8	1.8	6.9	3.2	5.7	2.3
5.1	3.7	1.5	0.4	6.1	2.8	4.0	1.3	5.6	2.8	4.9	2.0
4.6	3.6	1.0	0.2	6.3	2.5	4.9	1.5	7.7	2.8	6.7	2.0
5.1	3.3	1.7	0.5	6.1	2.8	4.7	1.2	6.3	2.7	4.9	1.8
4.8	3.4	1.9	0.2	6.4	2.9	4.3	1.3	6.7	3.3	5.7	2.1
5.0	3.0	1.6	0.2	6.6	3.0	4.4	1.4	7.2	3.2	6.0	1.8
5.0	3.4	1.6	0.4	6.8	2.8	4.8	1.4	6.2	2.8	4.8	1.8
5.2	3.5	1.5	0.2	6.7	3.0	5.0	1.7	6.1	3.0	4.9	1.8
5.2	3.4	1.4	0.2	6.0	2.9	4.5	1.5	6.4	2.8	5.6	2.1
4.7	3.2	1.6	0.2	5.7	2.6	3.5	1.0	7.2	3.0	5.8	1.6
4.8	3.1	1.6	0.2	5.5	2.4	3.8	1.1	7.4	2.8	6.1	1.9
5.4	3.4	1.5	0.4	5.5	2.4	3.7	1.0	7.9	3.8	6.4	2.0
5.2	4.1	1.5	0.1	5.8	2.7	3.9	1.2	6.4	2.8	5.6	2.2
5.5	4.2	1.4	0.2	6.0	2.7	5.1	1.6	6.3	2.8	5.1	1.5
4.9	3.1	1.5	0.1	5.4	3.0	4.5	1.5	6.1	2.6	5.6	1.4
5.0	3.2	1.2	0.2	6.0	3.4	4.5	1.6	7.7	3.0	6.1	2.3
5.5	3.5	1.3	0.2	6.7	3.1	4.7	1.5	6.3	3.4	5.6	2.4
4.9	3.1	1.5	0.1	6.3	2.3	4.4	1.3	6.4	3.1	5.5	1.8
4.4	3.0	1.3	0.2	5.6	3.0	4.1	1.3	6.0	3.0	4.8	1.8
5.1	3.4	1.5	0.2	5.5	2.5	4.0	1.3	6.9	3.1	5.4	2.1
5.0	3.5	1.3	0.3	5.5	2.6	4.4	1.2	6.7	3.1	5.6	2.4
4.5	2.3	1.3	0.3	6.1	3.0	4.6	1.4	6.9	3.1	5.1	2.3
4.4	3.2	1.3	0.2	5.8	2.6	4.0	1.2	5.8	2.7	5.1	1.9
5.0	3.5	1.6	0.6	5.0	2.3	3.3	1.0	6.8	3.2	5.9	2.3
5.1	3.8	1.9	0.4	5.6	2.7	4.2	1.3	6.7	3.3	5.7	2.5

续表

刚毛鸢尾花				变色鸢尾花				弗吉尼亚鸢尾花			
萼片长度 x_1	萼片宽度 x_2	花瓣长度 x_3	花瓣宽度 x_4	萼片长度 x_1	萼片宽度 x_2	花瓣长度 x_3	花瓣宽度 x_4	萼片长度 x_1	萼片宽度 x_2	花瓣长度 x_3	花瓣宽度 x_4
4.8	3.0	1.4	0.3	5.7	3.0	4.2	1.2	6.7	3.0	5.2	2.3
5.1	3.8	1.6	0.2	5.7	2.9	4.2	1.3	6.3	2.5	5.0	1.9
4.6	3.2	1.4	0.2	6.2	2.9	4.3	1.3	6.5	3.0	5.2	2.0
5.3	3.7	1.5	0.2	5.1	2.5	3.0	1.1	6.2	3.4	5.4	2.3
5.0	3.3	1.4	0.2	5.7	2.8	4.1	1.3	5.9	3.0	5.1	1.8

（1）计算三组的协方差矩阵并检验协方差矩阵是否相等。

（2）对上述数据分别进行距离判别分析，根据（1）的结果选择合适的判别方法。

（3）试进一步采用 Fisher 线性判别、Bayes 判别，并计算上述各种方法下的错判率。

（4）对上述数据进行逐步判别分析，对判别指标逐一进行筛选。

（5）请对判别的最终结果进行对比讨论，阐述各自的优缺点，并选择出最适合该数据的判别方法。

参 考 文 献

白志东. 2012. 大维统计分析. 北京: 高等教育出版社.

陈峰. 2000. 医用多元统计分析方法. 北京: 中国统计出版社.

陈峰. 2007. 医用多元统计分析方法. 第 2 版. 北京: 中国统计出版社.

陈素领, 魏朝晖, 于浩, 等. 2004. 临床随访研究中样本含量的估计. 中国新药杂志, 13(8): 732-735.

陈希孺. 2002. 广义线性模型(一). 数理统计与管理, 21(5): 8.

陈希孺. 2002. 广义线性模型(二). 数理统计与管理, 21(6): 8.

陈希孺. 2003. 广义线性模型(三). 数理统计与管理, 22(1): 51.

范金城, 梅长林. 2010. 数据分析. 第 2 版. 北京: 科学出版社.

方积乾. 2006. 生物医学研究的统计方法. 北京: 高等教育出版社.

费宇. 2007. 应用数理统计——基本概念与方法. 北京: 科学出版社.

高惠璇. 2001. 实用统计方法与 SAS 系统. 北京: 北京大学出版社.

高惠璇. 2005. 应用多元统计分析. 北京: 北京大学出版社.

何晓群. 2007. 现代统计方法与应用. 第 2 版. 北京: 中国人民大学出版社.

姜晶梅. 2022. 医学统计学(基础篇). 第 2 版. 北京: 科学出版社

金丕焕, 陈峰. 2009. 医用统计方法. 第 3 版. 上海: 复旦大学出版社.

李海波, 张正平, 胡彦平, 等. 2009. 基于随机截尾数据下 Weibull 分布的参数极大似然估计与应用. 强度与环境, 36(4): 60-64.

李卫东. 2008. 应用多元统计分析. 北京: 北京大学出版社.

刘来福, 程书肖, 李仲来. 2007. 生物统计. 第 2 版. 北京: 北京师范大学出版社.

刘勤. 2002. 分类数据的统计分析及 SAS 编程. 上海: 复旦大学出版社.

柳青. 2004. 中国医学统计百科全书-多元统计分册. 北京: 人民卫生出版社.

施侣元. 2001. 流行病学词典. 北京: 科学出版社.

孙振球. 2006. 医学统计学. 北京: 人民卫生出版社.

王丽萍, 马林茂. 2002. 用 SAS 软件拟合广义线性模型. 中国卫生统计, 19(1): 50-53.

谢宇. 2006. 回归分析. 北京: 社会科学文献出版社.

颜虹. 2010. 医学统计学. 第 2 版. 北京: 人民卫生出版社.

余红梅, 何大卫. 2000. 检查 Cox 模型比例风险假定的几种图示法. 中国卫生统计, 17(4): 215-218.

余松林. 2002. 医学统计学. 北京: 人民卫生出版社.

张家放. 2002. 医用多元统计方法. 武汉: 华中科技大学出版社.

张文彤. 2002. SPSS 统计分析教程-高级篇. 北京: 北京希望电子出版社.

钟晓妮. 2019. 医学统计学. 第 2 版. 北京: 科学出版社.

Abdi H, Williams LJ. 2010. Principal component analysis. WIREs Computational Statistics, 2: 433-459.

Anderson TW. 2010. 多元统计分析导论. 张润楚译. 北京: 人民邮电出版社.

Ata N, Sözer MT. 2007. Cox regression models with nonproportional hazards applied to lung cancer survival data. Hacettepe Journal of Mathematics and Statistics, 36(2): 157-167.

Bonifazzi C, Cinti MN. 2006. Principal component analysis of scintimammographic images. Physica Medica, 91-93.

Boyd AP, Kittelson JM, Gillen DL. 2012. Estimation of treatment effect under non-proportional hazards and conditionally independent censoring. Statistics in Medicine, 31(28): 3504-3515.

Brian SE, Sabine L, Morven L, et al. 2011. Cluster analysis. fifth edition. United Kingdom: John Wiley & Sons, Ltd.

Brown TA. 2006. Confirmatory factor analysis for applied research. New York: The Guilford Press.

Campbell MJ. 2007. Medical statistics. fourth edition. Hoboken: John Wiley & Sons Inc.

Costello AB, Osborne JW. 2005. Best practices in exploratory factor analysis: Four recommendations for getting the most from your analysis. Practical assessment, research & evaluation, 10(7): 1-9.

D′Agostino RB, Sullivan LM. 2006. Introductory applied biostatistics. Belmont: Brooks/Cole.

Dobson AJ. 2001. An introduction to generalized linear models. second edition. London: CRC Press Company.

Dunteman GH, O'Connell AA, Menard S, et al. 2011. 广义线性模型. 吴晓刚译. 上海: 格致出版社.

Fernando DLT, Black MJ. 2001. Robust Principal Component Analysis for Computer Vision. International Conference on Computer

Vision, 1-8.

Francxois O, Mathias C, Ray N. 2010. Principal component analysis under population genetic models of range expansion and admixture. Molecular Biology and Evolution, 27(6): 1257-1268.

Hardle WK, Simar L. 2012. Applied multivariate statistical analysis. New York: Springer.

Hubert M, Rousseeuw PJ. 2005. ROBPCA: A new approach to robust principal component analysis. Technometrics, 47(1): 64-79.

Ivanov IT. 2011. Principal component analysis. Linear Algebra II ESP Project.

John PK, Melvin L. 2003. Survival analysis techniques for censored and truncated data. 2nd Edition. New York: Springer-Verlag.

Johnson RA, Wichern DW. 2001. 实用多元统计分析. 第 4 版. 陆璇译. 北京: 清华大学出版社.

Johnson RA, Wichern DW. 2007. Applied multivariate statistical analysis. sixth edition. Upper Saddle River: Pearson Prentice Hall.

Johnson RA, Wichern DW. 2008. 实用多元统计分析. 第 6 版. 陆璇译. 北京: 清华大学出版社.

Jong PD, Heller GZ. 2008. Generalized linear models for insurance data. Cambridge: Cambridge University Press.

Jonson DW. 2005. Applied Multivariate Methods for data analysis. New York: Springer.

Kleinbaum DG. 2005. Survival analysis a self-learning text. second edition. New York: Springer.

Lawrence N. 2005. Probabilistic non-linear principal component analysis with Gaussian process latent variable models. Journal of Machine Learning Research, 6: 1783-1816.

Lee ET, Wang JW. 2003. Statistical methods for survival data analysis. third edition. Hoboken: John Wiley & Sons Inc.

Markus R. 2008. What is principal component analysis? Nature Biotechnology, 26(3): 303-304.

Paul DA. 2010. Survival Analysis Using SAS: A practical guide. second edition. Cary, NC: SAS Institute Inc.

Reich D, Price AL, Patterson N. 2008. Principal component analysis of genetic data. Nature Genetics, 40(5): 491-492.

Rosner B. 2004. 生物统计学基础. 第 5 版. 孙尚拱译. 北京: 科学出版社.

Rosner B. 2011. Fundamentals of biostatistics. seventh edition. Boston: Brooks/Cole.

Wang JH, Wang XQ. 2019. Structural equation modeling: Applications using Mplus. 2nd Edition. New York: Wiley.

Yeung KY, Ruzzo WL. 2001. Principal component analysis for clustering gene expression data. Bioinformatics, 17(9): 763-774.

Zhu M, DiStefano C, Mindrila D. 2009. Understanding and using factor scores: Considerations for the applied researcher. Practical Assessment, Research & Evaluation, 14(20): 1-11.

附　　录

附录1　矩阵代数初步

矩阵代数是进行多元统计分析的重要工具，矩阵表示的各种关系很容易在计算机上编程，从而使一些重要统计量的计算可由程序来完成。针对本书的需要，这里将有关的矩阵代数知识进行回顾和介绍，熟悉以下内容将对学习本书有所帮助。

1.1　向量与长度

1. 向量的定义及几何意义

由 n 个实数 $x_1, x_2, \cdots, x_n$ 组成一个数组 X，排列成一列称为 n 维向量。记为

$$X = \begin{bmatrix} x_1 \\ x_2 \\ \vdots \\ x_n \end{bmatrix} \text{ 或 } X = (x_1, x_2, \cdots, x_n)^T,$$

其中，括号右上角的 T 表示转置。

n 维向量 $X = (x_1, x_2, \cdots, x_n)^T$ 在几何上表示一个有方向的线段。它沿第一个轴的分量为 x_1，沿第二个轴的分量为 x_2，依次类推，沿第 n 个轴的分量为 x_n。相应的 n 维向量 $X = (x_1, x_2, \cdots, x_n)^T$ 也对应 n 维空间中的一点。例如，对于 $n = 3$ 的情形，向量 $X = (1, 2, 3)^T$ 对应于三维坐标空间的点 $(1, 2, 3)$。

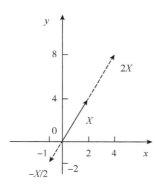

附图 1.1　向量的数乘

向量可以进行数乘和加法运算。向量通过乘一个常数 c 来实现伸长或缩短，得到伸长或缩短后的向量为 $Y = cX = (cx_1, \cdots, cx_n)^T$，如附图 1.1 所示；当 $c > 1$ 时，向量 Y 是 X 由沿正方向伸长为原来的 c 倍得到的；当 $0 < c < 1$ 时，向量 Y 是由 X 沿正方向缩短为原来的 c 倍得到的；当 $c < 0$ 时，向量 Y 是由 X 沿反方向伸长或缩短原来的 $|c|$ 倍得到的。

两个 n 维向量 $X = (x_1, x_2, \cdots, x_n)^T$ 和 $Y = (y_1, y_2, \cdots, y_n)^T$ 的和为 n 维向量 $X + Y$，即

$$X + Y = \begin{bmatrix} x_1 \\ \vdots \\ x_n \end{bmatrix} + \begin{bmatrix} y_1 \\ \vdots \\ y_n \end{bmatrix} = \begin{bmatrix} x_1 + y_1 \\ \vdots \\ x_n + y_n \end{bmatrix},$$

其对应的第 i 个元素为 $x_i + y_i$。

在几何上，两个从坐标原点出发的向量和，等于以这两个向量为邻边所构成的平行四边形的对角线，如附图 1.2 所示。

由 n 个 0 组成的一个数组称为零向量，记为 $0=(0, 0, \cdots, 0)^T$，$-X$ 对应的数组是 $(-x_1, -x_2, \cdots, -x_n)^T$。

2. 向量的长度

向量既有方向又有长度。将向量 $X=(x_1, x_2, \cdots, x_n)^T$ 的长度记为 L_X，它的定义为：$L_X=\sqrt{x_1^2+x_2^2+\cdots+x_n^2}$。

对任意常数 c，令 $Y=cX$，则 $L_Y=L_{cX}=\sqrt{c^2x_1^2+c^2x_2^2+\cdots+c^2x_n^2}=|c|L_X$。当取 $c=L_X^{-1}$ 且 $c\neq0$ 时，得到长度为 1 且与 X 同方向的单位向量 $Y=L_X^{-1}X$。

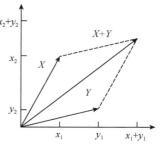

附图 1.2　向量的加法

3. 两向量间的夹角

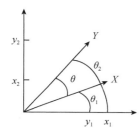

附图 1.3　两向量之间的夹角

下面讨论两个向量 X 和 Y 之间的夹角 θ。

当 $n=2$ 时，若记向量 $X=(x_1, x_2)^T$ 和 $Y=(y_1, y_2)^T$ 与横坐标的夹角分别为 θ_1 和 θ_2，如附图 1.3 所示，根据定义

$$\cos(\theta_1)=\frac{x_1}{L_X} \qquad \cos(\theta_2)=\frac{y_1}{L_Y}$$

$$\sin(\theta_1)=\frac{x_2}{L_X} \qquad \sin(\theta_2)=\frac{y_2}{L_Y}$$

则两向量之间的夹角 $\theta=\theta_1-\theta_2$，得到

$$\begin{aligned}\cos\theta&=\cos(\theta_1-\theta_2)\\&=\cos(\theta_1)\cos(\theta_2)+\sin(\theta_1)\sin(\theta_2)\\&=\frac{x_1}{L_X}\frac{y_1}{L_Y}+\frac{x_2}{L_X}\frac{y_2}{L_Y}=\frac{x_1y_1+x_2y_2}{L_XL_Y}\end{aligned}$$

推广到任意正整数 n，对两个 n 维向量之间的夹角也有类似的定义。

两个 n 维向量 X 和 Y 间的内积的定义为两个向量分量乘积之和，即

$$\langle X,Y\rangle=x_1y_1+x_2y_2+\cdots+x_ny_n,$$

用符号 X^TY 或 Y^TX 表示，即 $\langle X,Y\rangle=X^TY=Y^TX$，内积也称为点积。

利用内积定义，能将两个非零 n 维向量的长度和夹角自然地推广为

向量 X 的长度：
$$L_X=\sqrt{X^TX}$$

两个向量 X 和 Y 的夹角：
$$\cos\theta=\frac{x_1y_1+\cdots+x_ny_n}{L_XL_Y}=\frac{X^TY}{\sqrt{X^TX}\sqrt{Y^TY}}$$

当且仅当 $X^TY=0$ 时，$\cos\theta=0$，所以在 $X^TY=0$ 时向量 X 和 Y 相互垂直。

例 1.1　计算向量的长度及它们之间的夹角

给定向量 $X=(1,3,2)^T$ 和 $Y=(-2,1,-1)^T$，求 $3X$ 和 $X+Y$，然后确定 X 和 Y 的长度以及它们之间的夹角，并验算 $3X$ 的长度是 X 长度的 3 倍。

首先

$$3X = 3\begin{bmatrix} 1 \\ 3 \\ 2 \end{bmatrix} = \begin{bmatrix} 3 \\ 9 \\ 6 \end{bmatrix},$$

$$X + Y = \begin{bmatrix} 1 \\ 3 \\ 2 \end{bmatrix} + \begin{bmatrix} -2 \\ 1 \\ -1 \end{bmatrix} = \begin{bmatrix} 1-2 \\ 3+1 \\ 2-1 \end{bmatrix} = \begin{bmatrix} -1 \\ 4 \\ 1 \end{bmatrix}。$$

然后

$$L_X = \sqrt{X^T X} = \sqrt{1^2 + 3^2 + 2^2} = \sqrt{14} = 3.472,$$

$$L_Y = \sqrt{Y^T Y} = \sqrt{(-2)^2 + 1^2 + (-1)^2} = \sqrt{6} = 2.449,$$

$$\cos(\theta) = \frac{X^T Y}{L_X L_Y} = \frac{1\times(-2) + 3\times 1 + 2\times(-1)}{3.472 \times 2.449} = \frac{-1}{3.472 \times 2.449} = -0.109。$$

最后

$$L_{3X} = \sqrt{3^2 + 9^2 + 6^2} = \sqrt{126},$$

$$3L_X = 3\sqrt{14} = \sqrt{126}。$$

所以 $L_{3X} = 3L_X$。

4. 向量的线性相关和线性无关

一组同维向量 $X_1, X_2, \cdots, X_n$，若存在不全为零的常数 $c_1, c_2, \cdots, c_n$，使得

$$c_1 X_1 + c_2 X_2 + \cdots + c_n X_n = 0,$$

则称该组向量线性相关，否则称该组向量线性无关。若上述线性相关的等式成立，则至少有一个向量 X_i 可以表示成该组其余向量的线性组合，这意味着该组有"多余"的向量，而在线性无关的向量组中没有这样"多余"的向量。

例 1.2 识别线性无关向量

如果

$$X_1 = \begin{bmatrix} 1 \\ 2 \\ 1 \end{bmatrix} \qquad X_2 = \begin{bmatrix} 1 \\ 0 \\ -1 \end{bmatrix} \qquad X_3 = \begin{bmatrix} 1 \\ -2 \\ 1 \end{bmatrix},$$

令

$$c_1 X_1 + c_2 X_2 + c_3 X_3 = 0,$$

代入向量值可以得到方程组

$$c_1 + c_2 + c_3 = 0$$
$$2c_1 + 0 - 2c_3 = 0$$
$$c_1 - c_2 + c_3 = 0$$

此线性方程组对应的唯一解为 $c_1 = c_2 = c_3 = 0$。所以找不到不全为零的常数 c_1, c_2, c_3 使得 $c_1 X_1 + c_2 X_2 + c_3 X_3 = 0$，因此向量组 X_1, X_2, X_3 线性无关；

又如

$$X_1 = \begin{bmatrix} 1 \\ 1 \\ 1 \end{bmatrix} \qquad X_2 = \begin{bmatrix} 2 \\ 5 \\ -1 \end{bmatrix} \qquad X_3 = \begin{bmatrix} 0 \\ 1 \\ -1 \end{bmatrix}$$

由于存在不全为零的常数 $c_1 = 2$，$c_2 = -1$，$c_3 = 3$，使得

$$2X_1 - X_2 + 3X_3 = 0$$

因此，向量 X_1，X_2，X_3 是一组线性相关的向量，即至少有一个向量可以表示为其他向量的线性组合（如 $X_2 = 2X_1 + 3X_3$）。本例由于 c_1，c_2，c_3 都不为零，所以每个向量都可以表示为其他向量的线性组合。

任意 n 个线性无关的向量都可作为 n 维向量空间的一组基，即 n 维空间中每一个向量可以唯一表示为该组基的一个线性组合。

如 $n = 3$ 时，向量组

$$e_1 = \begin{bmatrix} 1 \\ 0 \\ 0 \end{bmatrix} \qquad e_2 = \begin{bmatrix} 0 \\ 1 \\ 0 \end{bmatrix} \qquad e_3 = \begin{bmatrix} 0 \\ 0 \\ 1 \end{bmatrix}$$

容易证明这三个向量线性无关，且每个均为单位长度，它们之间是相互垂直的。故 3 维空间中任意一个 3 维向量可以唯一地表示为

$$X = \begin{bmatrix} x_1 \\ x_2 \\ x_3 \end{bmatrix} = x_1 \begin{bmatrix} 1 \\ 0 \\ 0 \end{bmatrix} + x_2 \begin{bmatrix} 0 \\ 1 \\ 0 \end{bmatrix} + x_3 \begin{bmatrix} 0 \\ 0 \\ 1 \end{bmatrix} = x_1 e_1 + x_2 e_2 + x_3 e_3$$

5. 向量 X 在向量 Y 上的投影

设 $X = (x_1, x_2, \cdots, x_n)^T$ 和 $Y = (y_1, y_2, \cdots, y_n)^T$，则定义向量 X 在向量 Y 上的投影为

$$\frac{\langle X, Y \rangle}{\langle Y, Y \rangle} Y = \frac{X^T Y}{L_Y} \frac{1}{L_Y} Y$$

其中，单位向量 $L_Y^{-1} Y$ 为向量 X 在向量 Y 上的投影单位向量，所以向量 X 在向量 Y 上的投影长度为

$$\frac{\left| X^T Y \right|}{L_Y} = L_X \left| \frac{X^T Y}{L_X L_Y} \right| = L_X \left| \cos \theta \right|,$$

其中 θ 为向量 X 和向量 Y 之间的夹角。

1.2　矩阵的定义及基本运算

1. 矩阵的定义

将 $n \times p$ 个实数 $a_{11}, a_{12}, \cdots, a_{1p}$；$a_{21}, a_{22}, \cdots, a_{2p}$；$a_{n1}, a_{n2}, \cdots, a_{np}$ 排列成如下形式的矩阵数表，记为

$$A = \begin{bmatrix} a_{11} & a_{12} & \cdots & a_{1p} \\ a_{21} & a_{22} & \cdots & a_{2p} \\ \vdots & \vdots & & \vdots \\ a_{n1} & a_{n2} & \cdots & a_{np} \end{bmatrix},$$

则称 A 为 $n \times p$ 阶矩阵，一般记为 $A = (a_{ij})_{n \times p}$，其中 a_{ij} 是 A 中第 i 行第 j 列的元素，a_{ij} 一般为实数，也可以为复数。若 $p = n$，则 $A = (a_{ij})_{n \times n}$ 也称为 n 阶方阵。

上一节中向量的概念很多可以直接推广到矩阵。

如果矩阵 A 中所有元素都为 0，则称 A 为 $n \times p$ 阶零矩阵，记为 $A = 0_{n \times p}$ 或 $A = 0$；

当 $p = 1$ 时，A 只有一列，称 A 为列向量，记为

$$a = \begin{bmatrix} a_{11} \\ a_{21} \\ \vdots \\ a_{n1} \end{bmatrix} = (a_{11}, a_{21}, \cdots, a_{n1})^T$$

当 $n = 1$ 时，A 只有一行，称 A 为行向量，记为

$$a = (a_{11}, a_{12}, \cdots, a_{1p})$$

当 $n = p$ 时，A 为 n 阶方阵，此时称 $a_{11}, a_{22}, \cdots, a_{nn}$ 为 A 的对角线元素，其他元素称为非对角线元素。

如果矩阵 A 的对角线元素不为零，非对角线元素全为 0，则称 A 为对角线矩阵，简称对角矩阵，记为

$$A = \begin{bmatrix} a_{11} & 0 & \cdots & 0 \\ 0 & a_{22} & \cdots & 0 \\ \vdots & \vdots & & \vdots \\ 0 & 0 & \cdots & a_{nn} \end{bmatrix} = \mathrm{diag}(a_{11}, a_{22}, \cdots, a_{nn})$$

如果矩阵 A 为 n 阶对角矩阵，且对角线元素均为 1，即

$$A = \begin{bmatrix} 1 & 0 & \cdots & 0 \\ 0 & 1 & \cdots & 0 \\ \vdots & \vdots & & \vdots \\ 0 & 0 & \cdots & 1 \end{bmatrix},$$

此时称矩阵 A 为 n 阶单位矩阵，记为 $A = I_n$ 或 $A = I$。

在一个 n 阶方阵 A 中，若满足脚标 $i > j$ 的所有元素 a_{ij} 均为零，即

$$A = \begin{bmatrix} a_{11} & a_{12} & \cdots & a_{1p} \\ 0 & a_{22} & \cdots & a_{2p} \\ \vdots & \vdots & & \vdots \\ 0 & 0 & \cdots & a_{nn} \end{bmatrix},$$

此时称矩阵 A 为上三角矩阵；同理，当满足脚标 $i < j$ 的所有元素 a_{ij} 均为零时，则称 A 为下三角矩阵。

如果将 $n \times p$ 阶矩阵 A 的行与列互换，称其所形成的矩阵为 A 的转置矩阵，记为 A^T，即

$$A^T = \begin{bmatrix} a_{11} & a_{21} & \cdots & a_{n1} \\ a_{12} & a_{22} & \cdots & a_{n2} \\ \vdots & \vdots & & \vdots \\ a_{1p} & a_{2p} & \cdots & a_{np} \end{bmatrix}$$

若 A 是方阵，且 $A = A^T$，则称 A 为对称矩阵。若 A^T 为下三角矩阵，则 A 为上三角矩阵。

例 2.1 矩阵的转置

如果

$$A_{2 \times 3} = \begin{bmatrix} 2 & 5 & 4 \\ 4 & -2 & 8 \end{bmatrix},$$

则其对应的转置矩阵为

$$A_{3 \times 2}^T = \begin{bmatrix} 2 & 4 \\ 5 & -2 \\ 4 & 8 \end{bmatrix}。$$

2. 矩阵的基本运算

若 $A = (a_{ij})_{n \times p}$，而 $B = (b_{ij})_{n \times p}$，则 A 与 B 的和定义为
$$A + B = (a_{ij} + b_{ij})_{n \times p}$$
若 c 为一常数，则它与 $A = (a_{ij})_{n \times p}$ 的乘积定义为
$$cA = (ca_{ij})_{n \times p}$$
若 $A = (a_{ik})_{n \times p}$，而 $B = (b_{kj})_{p \times r}$，则 A 与 B 的积定义为

$$A \times B = AB = (\sum_{k=1}^{p} a_{ik} b_{kj})_{n \times r}$$

两个矩阵 A 与 B 相乘，必须满足矩阵 A 的列数等于矩阵 B 的行数。一般情况下 $AB \neq BA$。

根据上述定义可以得出如下的运算规律：

（1） $A + (-1)A = 0$，

（2） $(AB)^T = B^T A^T$，

（3） $(A^T)^T = A$，

（4） $(A + B)^T = A^T + B^T$，

（5） $A(BC) = (AB)C$，

（6） $A(B + C) = AB + AC$，

（7） $(A + B)C = AC + BC$，

（8） $AI = IA = A$，

（9）任意常数 c，恒有 $c(A + B) = cA + cB$，

（10）对任意常数 c，恒有 $c(AB) = (cA)B = A(cB)$。

其中，A、B、C 是适合以上运算的矩阵。

例 2.2 矩阵之和及矩阵与常数之积

如果

$$A_{2 \times 3} = \begin{bmatrix} 2 & -4 & 9 \\ 6 & 1 & 7 \end{bmatrix} \qquad B_{2 \times 3} = \begin{bmatrix} -3 & -4 & 8 \\ 2 & 5 & 1 \end{bmatrix}$$

则

$$4A_{2\times3} = \begin{bmatrix} 8 & -16 & 36 \\ 24 & 4 & 28 \end{bmatrix},$$

$$A_{2\times3} + B_{2\times3} = \begin{bmatrix} 2-3 & -4-4 & 9+8 \\ 6+2 & 1+5 & 7+1 \end{bmatrix} = \begin{bmatrix} -1 & -8 & 17 \\ 8 & 6 & 8 \end{bmatrix}。$$

例 2.3 矩阵乘法

如

$$A_{2\times3} = \begin{bmatrix} 3 & -1 & 2 \\ 1 & 5 & 4 \end{bmatrix} \qquad B_{3\times1} = \begin{bmatrix} -2 \\ 7 \\ 9 \end{bmatrix} \qquad C_{2\times2} = \begin{bmatrix} 2 & 0 \\ 1 & -1 \end{bmatrix}$$

则

$$A_{2\times3}B_{3\times1} = \begin{bmatrix} 3 & -1 & 2 \\ 1 & 5 & 4 \end{bmatrix} \begin{bmatrix} -2 \\ 7 \\ 9 \end{bmatrix} = \begin{bmatrix} 3\times(-2)+(-1)\times7+2\times9 \\ 1\times(-2)+5\times7+4\times9 \end{bmatrix} = \begin{bmatrix} 5 \\ 69 \end{bmatrix}_{2\times1}$$

$$C_{2\times2}A_{2\times3} = \begin{bmatrix} 2 & 0 \\ 1 & -1 \end{bmatrix} \begin{bmatrix} 3 & -1 & 2 \\ 1 & 5 & 4 \end{bmatrix}$$

$$= \begin{bmatrix} 2\times3+0\times(-1) & 2\times(-1)+0\times5 & 2\times2+0\times4 \\ 1\times3+(-1)\times1 & 1\times(-1)+(-1)\times5 & 1\times2+(-1)\times4 \end{bmatrix}$$

$$= \begin{bmatrix} 6 & -2 & 4 \\ 2 & -6 & -2 \end{bmatrix}_{2\times3}$$

而矩阵乘积

$$A_{2\times3}C_{2\times2} = \begin{bmatrix} 3 & -1 & 2 \\ 1 & 5 & 4 \end{bmatrix} \begin{bmatrix} 2 & 0 \\ 1 & -1 \end{bmatrix}$$

不能计算，这是由于矩阵 A 的列数为 3，矩阵 B 的行数为 2，不满足两个矩阵相乘的条件。

例 2.4 非零矩阵的乘积可以为零矩阵

在实代数中，若两个数的乘积为零，则其中至少有一个数为零，即 $ab=0$ 则 $a=0$ 或 $b=0$。然而在矩阵代数中，两个非零矩阵的乘积可以为零矩阵。如

$$A_{2\times3} = \begin{bmatrix} 3 & 1 & 3 \\ 1 & 2 & 2 \end{bmatrix} \qquad B_{3\times1} = \begin{bmatrix} 4 \\ 3 \\ -5 \end{bmatrix},$$

此时 $A \neq 0, B \neq 0$，然而

$$A_{2\times3}B_{3\times1} = \begin{bmatrix} 3 & 1 & 3 \\ 1 & 2 & 2 \end{bmatrix} \begin{bmatrix} 4 \\ 3 \\ -5 \end{bmatrix} = \begin{bmatrix} 0 \\ 0 \end{bmatrix} = 0,$$

同时，当 $A_{p\times q}=0_{p\times q}$ 或 $B_{q\times p}=0_{q\times p}$ 时，则 $A_{p\times q}B_{q\times p}=0_{p\times p}$ 和 $B_{q\times p}A_{p\times q}=0_{q\times q}$ 也是成立的。

3. 正交矩阵

若 A 是方阵，且满足 $AA^T = A^TA = I$，则称 A 为正交矩阵。如

$$\begin{bmatrix} \cos\theta & -\sin\theta \\ \sin\theta & \cos\theta \end{bmatrix} \begin{bmatrix} \cos\theta & \sin\theta \\ -\sin\theta & \cos\theta \end{bmatrix}$$

$$=\begin{bmatrix} \cos\theta\cos\theta+\sin\theta\sin\theta & \cos\theta\sin\theta-\sin\theta\cos\theta \\ \sin\theta\cos\theta-\cos\theta\sin\theta & \sin\theta\sin\theta+\cos\theta\cos\theta \end{bmatrix}$$

$$=\begin{bmatrix} 1 & 0 \\ 0 & 1 \end{bmatrix}=I_2$$

$$\begin{bmatrix} \cos\theta & \sin\theta \\ -\sin\theta & \cos\theta \end{bmatrix} \begin{bmatrix} \cos\theta & -\sin\theta \\ \sin\theta & \cos\theta \end{bmatrix}$$

$$=\begin{bmatrix} \cos\theta\cos\theta+\sin\theta\sin\theta & -\cos\theta\sin\theta+\sin\theta\cos\theta \\ -\sin\theta\cos\theta+\cos\theta\sin\theta & \sin\theta\sin\theta+\cos\theta\cos\theta \end{bmatrix}$$

$$=\begin{bmatrix} 1 & 0 \\ 0 & 1 \end{bmatrix}=I_2$$

若 T 为正交矩阵，则称 $T^T A T$ 为对矩阵 A 的正交变换，对称矩阵经过正交变化后仍然为对称矩阵。

4. 投影矩阵

若 A 是方阵，且满足 $A^2=A$，则称 A 为幂等矩阵。如

$$\begin{bmatrix} 1 & 1 \\ 0 & 0 \end{bmatrix} \begin{bmatrix} 1 & 1 \\ 0 & 0 \end{bmatrix}=\begin{bmatrix} 1+0 & 1+0 \\ 0+0 & 0+0 \end{bmatrix}=\begin{bmatrix} 1 & 1 \\ 0 & 0 \end{bmatrix}$$

对称的幂等矩阵称为投影矩阵，如

$$\begin{bmatrix} \dfrac{1}{2} & \dfrac{1}{2} \\ \dfrac{1}{2} & \dfrac{1}{2} \end{bmatrix} \begin{bmatrix} \dfrac{1}{2} & \dfrac{1}{2} \\ \dfrac{1}{2} & \dfrac{1}{2} \end{bmatrix}=\begin{bmatrix} \left(\dfrac{1}{2}\right)^2+\left(\dfrac{1}{2}\right)^2 & \left(\dfrac{1}{2}\right)^2+\left(\dfrac{1}{2}\right)^2 \\ \left(\dfrac{1}{2}\right)^2+\left(\dfrac{1}{2}\right)^2 & \left(\dfrac{1}{2}\right)^2+\left(\dfrac{1}{2}\right)^2 \end{bmatrix}=\begin{bmatrix} \dfrac{1}{2} & \dfrac{1}{2} \\ \dfrac{1}{2} & \dfrac{1}{2} \end{bmatrix}$$

为投影矩阵。

5. 矩阵的分块

对于任意一个 $n\times p$ 阶矩阵 A，可以用纵线和横线按某种需要将它们划分为若干块低阶矩阵，也可以看作是以所分成的子块为元素的矩阵，称之为分块矩阵。如 $A=(a_{ij})_{n\times p}$，可以将它分成四块，即

$$A=\left[\begin{array}{c|c} A_{11} & A_{12} \\ \hline A_{21} & A_{22} \end{array}\right]$$

其中 $A_{11}=(a_{ij})_{k\times l}$，　$A_{12}=(a_{ij})_{k\times(p-l)}$，　$A_{21}=(a_{ij})_{(n-k)\times l}$，　$A_{22}=(a_{ij})_{(n-k)\times(p-l)}$。

矩阵的分块是任意的，同一个矩阵可以根据不同的需要划分为不同的子块，构成不同的分块矩阵。矩阵的分块是在处理阶数较高的矩阵时常用的方法。

分块矩阵中满足如下的各种运算规律：

（1）若 A 和 B 有相同的分块，且各对应子块中的行数和列数相等，则

$$A + B = \left[\begin{array}{c|c} A_{11} + B_{11} & A_{12} + B_{12} \\ \hline A_{21} + B_{21} & A_{22} + B_{22} \end{array} \right]$$

（2）若 $A = \left[\begin{array}{c|c} A_{11} & A_{12} \\ \hline A_{21} & A_{22} \end{array} \right]$，则 $A^T = \left[\begin{array}{c|c} A_{11}^T & A_{21}^T \\ \hline A_{12}^T & A_{22}^T \end{array} \right]$

（3）若 $C = (c_{kj})_{p \times r}$ 矩阵分成

$$C = \left[\begin{array}{c|c} C_{11} & C_{12} \\ \hline C_{21} & C_{22} \end{array} \right]$$

其中，$C_{11} = (c_{ij})_{l \times m}$，$C_{12} = (c_{ij})_{l \times (r-m)}$，$C_{21} = (c_{ij})_{(p-l) \times m}$，$C_{22} = (c_{ij})_{(p-l) \times (r-m)}$，则

$$AC = \left[\begin{array}{c|c} A_{11} & A_{12} \\ \hline A_{21} & A_{22} \end{array} \right] \left[\begin{array}{c|c} C_{11} & C_{12} \\ \hline C_{21} & C_{22} \end{array} \right]$$

$$= \left[\begin{array}{c|c} A_{11}C_{11} + A_{12}C_{21} & A_{11}C_{12} + A_{12}C_{22} \\ \hline A_{21}C_{11} + A_{22}C_{21} & A_{21}C_{12} + A_{22}C_{22} \end{array} \right]$$

也就是说，可以把每个矩阵块看成一个"元素"，A 和 C 看成是"2×2 矩阵"，然后按照通常的乘法进行，就得到上式右端。

1.3 矩阵的行列式、逆和秩

1. 行列式

一个 p 阶方阵 $A = (a_{ij})_{p \times p}$ 的行列式对应一个数，记为 $|A|$，定义为

$$|A| = \begin{vmatrix} a_{11} & a_{12} & \cdots & a_{1p} \\ a_{21} & a_{22} & \cdots & a_{2p} \\ \vdots & \vdots & & \vdots \\ a_{p1} & a_{p2} & \cdots & a_{pp} \end{vmatrix}$$

$$= \sum_{j_1 j_2 \cdots j_p} (-1)^{\tau(j_1 j_2 \cdots j_p)} a_{1j_1} a_{2j_2} \cdots a_{pj_p}$$

称 $|A|$ 为 A 的行列式，也可以记为 $\det A$。这里的 $\sum\limits_{j_1 j_2 \cdots j_p}$ 表示对所有 p 元的排列求和，$\tau(j_1 j_2 \cdots j_p)$ 表示排列 $j_1, j_2, \cdots, j_p$ 的逆序数。在一个排列 $j_1, j_2, \cdots, j_t, \cdots, j_s, \cdots, j_p$ 中，若 $j_t > j_s$，则称这两个数组成一个逆序。一个排列中逆序的总数称为此排列的逆序数。

由以上定义式得出

$$|A| = \sum_{j=1}^{p} (-1)^{i+j} a_{ij} |M_{ij}| \quad (i = 1, 2, \cdots, p),$$

其中，M_{ij} 是在 A 中去掉第 i 行和第 j 列形成的 $p-1$ 阶方阵。称 $(-1)^{i+j} |M_{ij}|$ 为 a_{ij} 的代数余子式，通常记为 A_{ij}。则有以下公式成立：

$$|A| = \sum_{j=1}^{p} a_{ij} A_{ij} = \sum_{i=1}^{p} a_{ij} A_{ij} \quad (i, j = 1, 2, \cdots, p)$$

$$\sum_{j=1}^{p} a_{kj} A_{ij} = 0 \quad (k \neq i)$$

$$\sum_{i=1}^{p} a_{ik} A_{ij} = 0 \quad (k \neq j)$$

以上式子说明 p 阶行列式等于该方阵任意一行或一列的所有元素与它们的对应代数余子式的乘积之和。

当 $p=2$ 时，任意一个 2×2 矩阵的行列式有

$$\begin{vmatrix} a_{11} & a_{12} \\ a_{21} & a_{22} \end{vmatrix} = a_{11}(-1)^{1+1}|a_{22}| + a_{12}(-1)^{1+2}|a_{21}| = a_{11}a_{22} - a_{12}a_{21}$$

当 $p=3$ 时，任意一个 3×3 矩阵的行列式有

$$\begin{vmatrix} a_{11} & a_{12} & a_{13} \\ a_{21} & a_{22} & a_{23} \\ a_{31} & a_{32} & a_{33} \end{vmatrix}$$

$$= a_{11}\begin{vmatrix} a_{22} & a_{23} \\ a_{32} & a_{33} \end{vmatrix}(-1)^2 + a_{12}\begin{vmatrix} a_{21} & a_{23} \\ a_{31} & a_{33} \end{vmatrix}(-1)^3 + a_{13}\begin{vmatrix} a_{21} & a_{22} \\ a_{31} & a_{32} \end{vmatrix}(-1)^4$$

$$= a_{11}a_{22}a_{33} + a_{12}a_{23}a_{31} + a_{21}a_{32}a_{13} - a_{31}a_{22}a_{13} - a_{21}a_{12}a_{33} - a_{11}a_{23}a_{32}$$

由行列式的定义可以得到如下的基本性质：

（1）若 A 的某行（或某列）为零，则 $|A|=0$；

（2）$|A| = |A^T|$；

（3）若将 A 的某一行（或某一列）乘以常数 c，则所得矩阵的行列式为 $c|A|$；

（4）若 A 是一个 p 阶方阵，c 为一常数，则 $|cA| = c^p|A|$；

（5）若互换 A 的任意两行（或列），所得矩阵的行列式等于 $-|A|$；

（6）若 A 的某两行（或某两列）相同，则其行列式为零；

（7）若将 A 的某一行（或某一列）的倍数加到另一行（或列），则所得矩阵的行列式不变，仍然等于 $|A|$；

（8）若 A 的某一行（或某一列）是其他一些行（或列）的线性组合，则该矩阵的行列式为零；

（9）若 A 和 B 均为 p 阶方阵，则有 $|AB| = |A||B|$；

（10）若 $A = \begin{bmatrix} A_{11} & A_{12} \\ A_{21} & A_{22} \end{bmatrix}$，$A_{11}$ 和 A_{22} 是方阵且是非退化阵，则

$$|A| = |A_{11}||A_{22} - A_{21}A_{11}^{-1}A_{12}| = |A_{22}||A_{11} - A_{12}A_{22}^{-1}A_{21}|。$$

例 3.1　求解方阵的行列式

如果

$$A = \begin{bmatrix} 1 & 3 \\ 6 & 4 \end{bmatrix} \quad B = \begin{bmatrix} 3 & 1 & 6 \\ 7 & 4 & 5 \\ 2 & -7 & 1 \end{bmatrix} \quad C = \begin{bmatrix} 1 & 0 & 0 \\ 0 & 1 & 0 \\ 0 & 0 & 1 \end{bmatrix}$$

则

$$|A| = \begin{vmatrix} 1 & 3 \\ 6 & 4 \end{vmatrix} = 1 \times |4| \times (-1)^2 + 3 \times |6| \times (-1)^3 = 1 \times 4 + 3 \times 6 \times (-1) = -14$$

$$|B| = \begin{vmatrix} 3 & 1 & 6 \\ 7 & 4 & 5 \\ 2 & -7 & 1 \end{vmatrix} = 3 \begin{vmatrix} 4 & 5 \\ -7 & 1 \end{vmatrix} (-1)^2 + 1 \begin{vmatrix} 7 & 5 \\ 2 & 1 \end{vmatrix} (-1)^3 + 6 \begin{vmatrix} 7 & 4 \\ 2 & -7 \end{vmatrix} (-1)^4$$

$$= 3 \times 39 - 1 \times (-3) + 6 \times (-57) = -222$$

$$|C| = \begin{vmatrix} 1 & 0 & 0 \\ 0 & 1 & 0 \\ 0 & 0 & 1 \end{vmatrix} = 1 \begin{vmatrix} 1 & 0 \\ 0 & 1 \end{vmatrix} (-1)^2 + 0 \begin{vmatrix} 0 & 0 \\ 0 & 1 \end{vmatrix} (-1)^3 + 0 \begin{vmatrix} 0 & 1 \\ 0 & 0 \end{vmatrix} (-1)^4,$$

$$= 1 \times 1 = 1$$

如果 I 是 $p \times p$ 阶单位矩阵，则 $|I| = 1$。

2. 逆矩阵

若 A 为 p 阶方阵，$|A| \neq 0$，则称 A 是非退化阵或非奇异阵；若 $|A| = 0$，则称 A 是退化阵或奇异阵。

设 $A = (a_{ij})$ 是一个 p 阶非退化阵，若方阵 C 满足 $AC = I$，则称 C 为 A 的逆矩阵，记为 $C = A^{-1}$，A^{-1} 仍是一个非退化方阵。若令

$$B = \begin{bmatrix} \dfrac{A_{11}}{|A|} & \dfrac{A_{21}}{|A|} & \cdots & \dfrac{A_{p1}}{|A|} \\ \dfrac{A_{12}}{|A|} & \dfrac{A_{22}}{|A|} & \cdots & \dfrac{A_{p2}}{|A|} \\ \vdots & \vdots & & \vdots \\ \dfrac{A_{1p}}{|A|} & \dfrac{A_{2p}}{|A|} & \cdots & \dfrac{A_{pp}}{|A|} \end{bmatrix},$$

其中 A_{ij} 是 a_{ij} 的代数余子式，则容易验证 $AB = BA = I$。由于 $C = BAC = B$，因此 A^{-1} 是唯一的，且 $(A^{-1})^{-1} = A$。

一般情况下，以上的求逆公式具有理论价值但不常用，在实际多元分析中采用消去变换来实现矩阵的求逆，并且同时能求得该矩阵的行列式。消去变换将在第 6 节介绍。

逆矩阵具有如下的基本性质：

（1）$AA^{-1} = A^{-1}A = I$；

（2）$(A^T)^{-1} = (A^{-1})^T$；

（3）若 A 和 C 均为同阶非退化方阵，则 $(AC)^{-1} = C^{-1}A^{-1}$；

（4）$|A^{-1}| = |A|^{-1}$；

（5）若 A 是正交矩阵，由于 $AA^T = I$，则 $A^{-1} = A^T$；

（6）若 $A = \mathrm{diag}(a_{11}, a_{22}, \cdots, a_{pp})$ 且非退化（$a_{ii} \neq 0$，$i = 1, 2, \cdots, p$），则 $A^{-1} = \mathrm{diag}(a_{11}^{-1}, a_{22}^{-1}, \cdots, a_{pp}^{-1})$；

（7）若 A 和 B 均为同阶非退化方阵，则 $\begin{bmatrix} A & 0 \\ 0 & B \end{bmatrix}^{-1} = \begin{bmatrix} A^{-1} & 0 \\ 0 & B^{-1} \end{bmatrix}$；

（8）设 A 为 p 阶非退化方阵，b 和 a 为 p 维列向量，则方程 $Ab = a$ 的解为 $b = A^{-1}a$。

例 3.2　逆矩阵的存在

如果

$$A = \begin{bmatrix} 3 & 2 \\ 4 & 1 \end{bmatrix}$$

可以验证

$$\begin{bmatrix} -\dfrac{1}{5} & \dfrac{2}{5} \\ \dfrac{4}{5} & -\dfrac{3}{5} \end{bmatrix} \begin{bmatrix} 3 & 2 \\ 4 & 1 \end{bmatrix} = \begin{bmatrix} 1 & 0 \\ 0 & 1 \end{bmatrix}$$

所以 A^{-1} 为

$$\begin{bmatrix} -\dfrac{1}{5} & \dfrac{2}{5} \\ \dfrac{4}{5} & -\dfrac{3}{5} \end{bmatrix}$$

并且

$$c_1 \begin{bmatrix} 3 \\ 4 \end{bmatrix} + c_2 \begin{bmatrix} 2 \\ 1 \end{bmatrix} = \begin{bmatrix} 0 \\ 0 \end{bmatrix}$$

唯一的解为 $c_1 = c_2 = 0$，满足 A 是非退化阵的条件。

3. 矩阵的秩

矩阵 A 的线性无关行向量的最大数目称为该矩阵的行秩，其线性无关列向量的最大数目称为该矩阵的列秩。矩阵的行秩和列秩必然相等，故统一将其称为 A 的秩，记作 $\mathrm{rank}(A)$。也就是说，若矩阵 A 存在一个 r 阶子方阵的行列式不为零，而 A 的一切 $(r+1)$ 阶子方阵的行列式均为零，则矩阵 A 的秩为 r，或记作 $\mathrm{rank}(A) = \mathrm{rk}(A) = r$。

矩阵的秩具有如下的基本性质：

（1）$\mathrm{rk}(A) = 0$ 当且仅当 $A = 0$；

（2）若 A 为 $p \times q$ 矩阵，且 $A \neq 0$，则 $1 \leqslant \mathrm{rk}(A) \leqslant \min(p, q)$（若 $\mathrm{rk}(A) = p$，则称 A 为行满秩的；若 $\mathrm{rk}(A) = q$，则称 A 为列满秩的）；

（3）$\mathrm{rk}(A) = \mathrm{rk}(A^T)$；

（4）$\mathrm{rk}\begin{pmatrix} A & 0 \\ 0 & B \end{pmatrix} = \mathrm{rk}\begin{pmatrix} 0 & A \\ B & 0 \end{pmatrix} = \mathrm{rk}(A) + \mathrm{rk}(B)$；

（5）$\mathrm{rk}(AB) \leqslant \min\{\mathrm{rk}(A), \mathrm{rk}(B)\}$；

（6）若 A 和 C 均为非退化方阵，则 $\mathrm{rk}(ABC) = \mathrm{rk}(B)$；

（7）p 阶方阵 A 是非退化的，当且仅当 $\mathrm{rk}(A) = p$（此时称 A 是满秩的）；

（8）$\mathrm{rk}(AA^T) = \mathrm{rk}(A^T A) = \mathrm{rk}(A)$。

例 3.3　求矩阵的秩

如果

$$A = \begin{bmatrix} 1 & 1 & 1 \\ 2 & 5 & -1 \\ 0 & 1 & -1 \end{bmatrix}$$

把它的行写成向量形式，即

$$x_1^T = (1,\ 1,\ 1)\quad x_2^T = (2,\ 5,\ -1)\quad x_3^T = (0,\ 1,\ -1)$$

则满足

$$2x_1 - x_2 + 3x_3 = 0$$

即 A 的行秩为 2；同时 A 的列秩也为 2，因为

$$-2\begin{bmatrix}1\\2\\0\end{bmatrix} + \begin{bmatrix}1\\5\\1\end{bmatrix} + \begin{bmatrix}1\\-1\\-1\end{bmatrix} = \begin{bmatrix}0\\0\\0\end{bmatrix}$$

所以 A 的秩为 2，即 $\mathrm{rk}(A) = 2$。

1.4 特征根、特征向量和矩阵的迹

1. 特征根和特征向量

设 A 是 p 阶方阵，若对于一个数 λ，存在一个 p 维非零向量 x，使得 $Ax = \lambda x$，则称 λ 为 A 的一个特征值或特征根，而称 x 为 A 的属于特征值 λ 的一个特征向量。依据该定义有，$(A - \lambda I)x = 0$，而 $x \neq 0$，故必有

$$|A - \lambda I| = 0$$

其中 $|A - \lambda I|$ 是关于 λ 的 p 次多项式，称其为特征多项式。

方程 $|A - \lambda I| = 0$ 有 p 个根（可能存在重根），记作 $\lambda_1, \lambda_2, \cdots, \lambda_p$，它们可能为实数，也可能为复数（虽然 A 是实数矩阵）。反之，若 λ_i 是方程的一个根，则 $A - \lambda_i I$ 为退化矩阵，故存在一个 p 维的非零向量 x_i，使得

$$(A - \lambda_i I)x_i = 0,$$

即 λ_i 是 A 的一个特征值，而 x_i 是 λ_i 相应的特征向量。今后一般取 x_i 为单位向量，即满足 $x_i^T x_i = 1$。

特征值和特征向量具有如下的基本性质：

（1）A 和 A^T 有相同的特征值；

（2）若 A 和 B 分别是 $p \times q$ 和 $q \times p$ 阶矩阵，则 AB 和 BA 有相同的非零特征值；

（3）若 A 为实对称矩阵，则 A 的特征值为全为实数，p 个特征值按大小次序排列为 $\lambda_1 \geqslant \lambda_2 \geqslant \cdots \geqslant \lambda_p$，若 $\lambda_i \neq \lambda_j$ $(i, j = 1, 2, \cdots, p;\ i \neq j)$，则相应的特征向量 x_i 和 x_j 必正交，即 $x_i^T x_j = 0$；

（4）若 A 是三角矩阵（上三角或下三角），则 A 的特征根为其对角线元素；特别地，若 $A = \mathrm{diag}(a_{11}, a_{22}, \cdots, a_{pp})$，则 $a_{11}, a_{22}, \cdots, a_{pp}$ 为 A 的 p 个特征根，相应的特征向量分别为 $\mathrm{e}_1 = (1, 0, \cdots, 0)^T, \mathrm{e}_2 = (0, 1, \cdots, 0)^T, \cdots, \mathrm{e}_p = (0, 0, \cdots, 1)^T$；

（5）$|A| = \prod_{i=1}^{p} \lambda_i$，即 A 的行列式等于其特征根的乘积。可见，A 为非退化矩阵，当且仅当 A 的特征根均不为零；若 A 为退化矩阵，当且仅当 A 至少有一个特征根为零；

（6）若 $\lambda_1, \lambda_2, \cdots, \lambda_p$ 是 A 的特征根，A 可逆，则 A^{-1} 的特征根为 $\lambda_1^{-1}, \lambda_2^{-1}, \cdots, \lambda_p^{-1}$；

（7）若 A 为 $p \times q$ 实数矩阵，则存在 p 阶正交矩阵 U 和 q 阶正交矩阵 V，使得 $A = U\Lambda V'$，其中 $p \times q$ 矩阵 Λ 中，坐标为的 (i, i) 元素 $\lambda_i \geqslant 0$（$i = 1, 2, \cdots, \min(p, q)$），其他

元素均为零。λ_i 称为 A 的奇异值，分解式 $A = U \Lambda V^T$ 称为奇异值分解。

例 4.1　求解方阵的特征根和特征向量

如果

$$A = \begin{bmatrix} 1 & 0 \\ 1 & 3 \end{bmatrix}$$

则

$$|A - \lambda I| = \left| \begin{bmatrix} 1 & 0 \\ 1 & 3 \end{bmatrix} - \lambda \begin{bmatrix} 1 & 0 \\ 0 & 1 \end{bmatrix} \right|$$

$$= \begin{vmatrix} 1 - \lambda & 0 \\ 1 & 3 - \lambda \end{vmatrix} = (1 - \lambda)(3 - \lambda) = 0$$

所以方阵的两个特征根为 $\lambda_1 = 1$ 和 $\lambda_2 = 3$；对应这些特征值的特征向量可以通过解下述方程来求解：

$$\begin{bmatrix} 1 & 0 \\ 1 & 3 \end{bmatrix} \begin{bmatrix} x_1 \\ x_2 \end{bmatrix} = 1 \begin{bmatrix} x_1 \\ x_2 \end{bmatrix}$$
$$Ax = \lambda_1 x$$

$$\begin{bmatrix} 1 & 0 \\ 1 & 3 \end{bmatrix} \begin{bmatrix} x_1 \\ x_2 \end{bmatrix} = 3 \begin{bmatrix} x_1 \\ x_2 \end{bmatrix}$$
$$Ax = \lambda_2 x$$

第一个等式可以得到

$$x_1 = x_1$$
$$x_1 + 3x_2 = x_2$$

因此

$$x_1 = -2x_2$$

可以求出 x_1 和 x_2 的很多解。令 $x_2 = 1$（任意的），得出 $x_1 = -2$，此时

$$x = \begin{bmatrix} -2 \\ 1 \end{bmatrix}$$

是对应于特征值 1 的一个特征向量；同样的方式可以求得

$$x = \begin{bmatrix} 0 \\ 1 \end{bmatrix}$$

是特征值 3 对应的特征向量，通常习惯确定一个特征向量使它为单位长度，因此，$\lambda_1 = 1$ 时其对应的特征向量为 $(-2/\sqrt{5},\ 1/\sqrt{5})^T$，$\lambda_2 = 3$ 时对应的特征向量为 $(0,\ 1)^T$；

又，如果

$$B = \begin{bmatrix} 13 & -4 & 2 \\ -4 & 13 & -2 \\ 2 & -2 & 10 \end{bmatrix}$$

则方程

$$|B - \lambda I| = \begin{vmatrix} 13 - \lambda & -4 & 2 \\ -4 & 13 - \lambda & -2 \\ 2 & -2 & 10 - \lambda \end{vmatrix} = -\lambda^3 + 36\lambda^2 - 405\lambda + 1458 = 0$$

存在三个根：$\lambda_1 = 9$、$\lambda_2 = 9$ 和 $\lambda_3 = 18$；即 9 和 18 为方阵 B 的特征值，其中 9 为二次根，18 为一次根。

2. 矩阵的迹

若 A 是 p 阶方阵，则它的对角线元素之和称为 A 的迹，记为 $\text{tr}(A)$，即

$$\text{tr}(A) = a_{11} + a_{22} + \cdots + a_{pp} = \sum_{i=1}^{p} a_{ii}$$

若 A 是 p 阶方阵，它的特征根为 $\lambda_1, \lambda_2, \cdots, \lambda_p$，则

$$\text{tr}(A) = \lambda_1 + \lambda_2 + \cdots + \lambda_p = \sum_{i=1}^{p} \lambda_i$$

方阵的迹具有如下的基本性质：

（1）$\text{tr}(AB) = \text{tr}(BA)$，特别地对于向量 a 和 b，$\text{tr}(ab^T) = b^T a$；

（2）$\text{tr}(A) = \text{tr}(A^T)$；

（3）$\text{tr}(A + B) = \text{tr}(A) + \text{tr}(B)$；

（4）任意常数 c 满足 $\text{tr}(cA) = c\text{tr}(A)$；

（5）$\text{tr}(\sum_{i=1}^{k} A_i) = \sum_{i=1}^{k} \text{tr}(A_i)$；

（6）设 $A = (a_{ij})$ 为 $p \times q$ 矩阵，则 $\text{tr}(A^T A) = \text{tr}(AA^T) = \sum_{i=1}^{p} \sum_{j=1}^{q} a_{ij}^2$。

例 4.2 求方阵 A 的迹

如果

$$A = \begin{bmatrix} 2 & 2 \\ 1 & 3 \end{bmatrix}$$

则

$$\text{tr}(A) = 2 + 3 = 5$$

同时求得方阵的特征根为 $\lambda_1 = 1$ 和 $\lambda_2 = 4$，即也满足

$$\text{tr}(A) = \lambda_1 + \lambda_2 = 1 + 4 = 5$$

1.5 二次型、谱分析与正定矩阵

1. 二次型

称表达式 $Q = \sum_{i=1}^{p} \sum_{j=1}^{p} a_{ij} x_i x_j$ 为二次型，其中 $a_{ij} = a_{ji}$ 是实常数；$x_1, x_2, \cdots, x_p$ 是 p 个实变量。

若 $A = (a_{ij})_{p \times p}$ 为实对称矩阵，$X = (x_1, \cdots, x_p)^T$，则 $Q = \sum_{i=1}^{p} \sum_{j=1}^{p} a_{ij} x_i x_j = X^T A X$。

例 5.1 二次型

如果

$$Q_1(x) = x_1^2 + 2x_1 x_2 + x_2^2$$
$$Q_2(x) = x_1^2 + 6x_1 x_2 - x_2^2 - 4x_2 x_3 + 2x_3^2$$

则

$$Q_1(x) = \begin{bmatrix} x_1 & x_2 \end{bmatrix} \begin{bmatrix} 1 & 1 \\ 1 & 1 \end{bmatrix} \begin{bmatrix} x_1 \\ x_2 \end{bmatrix} = x_1^2 + 2x_1x_2 + x_2^2$$

$$Q_2(x) = \begin{bmatrix} x_1 & x_2 & x_3 \end{bmatrix} \begin{bmatrix} 1 & 3 & 0 \\ 3 & -1 & -2 \\ 0 & -2 & 2 \end{bmatrix} \begin{bmatrix} x_1 \\ x_2 \\ x_3 \end{bmatrix} = x_1^2 + 6x_1x_2 - x_2^2 - 4x_2x_3 + 2x_3^2$$

2. 谱分析

任何对称方阵可以由它的特征值和特征向量重构，这个特殊的表达式揭示了依据特征值的相对大小和特征向量的方向，每一个特征值-特征向量对的相对重要性。涉及二次型和对称矩阵的许多结论，在多数情况下可以直接由对称矩阵的称为谱分析的展开式得出。

定义对称矩阵的谱分解式为：设 A 是 p 阶对称矩阵，则可以用它的 p 个特征值-特征向量对 (λ_i, e_i) 表示为

$$A_{p \times p} = \sum_{i=1}^{p} \lambda_i e_i e_i^T = \lambda_1 e_1 e_1^T + \lambda_2 e_2 e_2^T + \cdots + \lambda_p e_p e_p^T$$

其中 $\lambda_1, \lambda_2, \cdots, \lambda_p$ 是 A 的特征值，$e_1, e_2, \cdots, e_p$ 是相对应的标准化特征向量，此时

$$e_i^T e_i = 1 \quad e_i^T e_j = 1 \quad (i, j = 1, 2, \cdots, p; \ i \neq j)。$$

例 5.2　矩阵的谱分解

如果对称矩阵

$$A = \begin{bmatrix} 13 & -4 & 2 \\ -4 & 13 & -2 \\ 2 & -2 & 10 \end{bmatrix}$$

已知从特征方程 $|A - \lambda I| = 0$ 得到的特征值是 $\lambda_1 = 9, \lambda_2 = 9$ 和 $\lambda_3 = 18$，对应的特征向量 e_1, e_2, e_3 是按照方程 $Ae_i = \lambda_i e_i (i = 1, 2, 3)$ 标准化求得的解，即

$$\begin{bmatrix} 13 & -4 & 2 \\ -4 & 13 & -2 \\ 2 & -2 & 10 \end{bmatrix} \begin{bmatrix} e_{11} \\ e_{21} \\ e_{31} \end{bmatrix} = 9 \begin{bmatrix} e_{11} \\ e_{21} \\ e_{31} \end{bmatrix}$$

对应线性方程

$$13e_{11} - 4e_{21} + 2e_{31} = 9e_{11}$$
$$-4e_{11} + 13e_{21} - 2e_{31} = 9e_{21}$$
$$2e_{11} - 2e_{21} + 10e_{31} = 9e_{31}$$

任意假设 $e_{11} = 1$ 或 $e_{21} = 1$，求解得 $e_{31} = 0$，将此对应的特征向量 e_1 标准化得到 $e_1^T = (1/\sqrt{2}, 1/\sqrt{2}, 0)$；同理可得 $e_2^T = (1/\sqrt{18}, -1/\sqrt{18}, -4/\sqrt{18})$ 也是 $\lambda_2 = 9$ 的标准化向量，$e_3^T = (2/3, -2/3, 1/3)$ 是特征值 $\lambda_3 = 18$ 对应的标准化特征向量；

并且在 $i \neq j, e_i^T e_j = 0$ 时，容易得到 A 的谱分解为

$$A = \lambda_1 e_1 e_1^T + \lambda_2 e_2 e_2^T + \lambda_3 e_3 e_3^T$$

即可以写为

$$\begin{bmatrix} 13 & -4 & 2 \\ -4 & 13 & -2 \\ 2 & -2 & 10 \end{bmatrix} = 9 \begin{bmatrix} 1/\sqrt{2} \\ 1/\sqrt{2} \\ 0 \end{bmatrix} \begin{bmatrix} 1/\sqrt{2} & 1/\sqrt{2} & 0 \end{bmatrix}$$

$$+9 \begin{bmatrix} 1/\sqrt{18} \\ -1/\sqrt{18} \\ -4/\sqrt{18} \end{bmatrix} \begin{bmatrix} 1/\sqrt{18} & -1/\sqrt{18} & -4/\sqrt{18} \end{bmatrix}$$

$$+18 \begin{bmatrix} 2/3 \\ -2/3 \\ 1/3 \end{bmatrix} \begin{bmatrix} 2/3 & -2/3 & 1/3 \end{bmatrix}$$

谱分解的思想可以推广到长方阵而不只是方阵的分解。若 A 是一个长方阵，则 A 的展开式中的向量分别是 $A^T A$ 和 AA^T 的特征向量，因此定义长方阵的奇异值分解：设 A 是 $m \times k$ 的实数矩阵，则存在一个 $m \times m$ 正交矩阵 U 和 $k \times k$ 正交矩阵 V 使得

$$A = U\Lambda V^T$$

此处的 $m \times k$ 矩阵 Λ 中，坐标为 (i,i) 的元素 $\lambda_i \geq 0$, $(i = 1, 2, \cdots, \min(m, k))$，其他元素是零。$\lambda_i$ 称为 A 的奇异值。

3. 正定矩阵

设 A 是 p 阶对称方阵，若对一切的 p 维向量 $x \neq 0$，都有 $x^T Ax > 0$，则称 A 为正定矩阵，记作 $A > 0$，其对应的二次型也是正定的；若对一切 $x \neq 0$，都有 $x^T Ax \geq 0$，则称 A 为非负定矩阵，记作 $A \geq 0$，其对应的二次型也为非负定的。

对于非负定矩阵 A 和 B，记 $A > B$ 表示 $A - B > 0$；记 $A \geq B$ 表示 $A - B \geq 0$。

正定矩阵和非负定矩阵具有如下的基本性质：

（1）设 A 是对称矩阵，则 A 是正定（或非负定）矩阵，当且仅当 A 所有的特征根均为正（或非负）；

（2）若 $A \geq 0$，则 A 的秩等于 A 的正特征值个数；

（3）若 $A > 0$，则 $A^{-1} > 0$；

（4）若 $A > 0$，则 $cA > 0$，其中为 c 正常数；

（5）若 $A \geq 0$，则 $A > 0$ 当且仅当 $|A| \neq 0$；

（6）若 $A > 0$（或 $A \geq 0$），则 $|A| > 0$（或 $|A| \geq 0$）；

（7）$BB^T \geq 0$ 对一切矩阵 B 成立；

（8）若对称矩阵 $A \geq 0$，则必存在一个正交阵 Γ，使得 $\Gamma^T A\Gamma = \mathrm{diag}(\lambda_1, \lambda_2, \cdots, \lambda_p) = \Lambda$，其中 $\lambda_1, \lambda_2, \cdots, \lambda_p$ 为 A 的特征根，Γ 的列向量为相应的特征向量，于是 $A = \Gamma^T \Lambda \Gamma$；

（9）非负定矩阵 $A \geq 0$，特征根 $\lambda_1, \lambda_2, \cdots, \lambda_p$ 均为非负，即 $\Lambda \geq 0$。记 $f(\Lambda) = \mathrm{diag}(f(\lambda_1), \cdots, f(\lambda_p))$，$f(A) = \Gamma f(\Lambda) \Gamma^T$，特别地 $\Lambda^{\frac{1}{2}} = \mathrm{diag}(\lambda_1^{\frac{1}{2}}, \cdots, \lambda_p^{\frac{1}{2}})$，则有 $A^{\frac{1}{2}} = \Gamma \Lambda^{\frac{1}{2}} \Gamma^T$，称 $A^{\frac{1}{2}}$ 为 A 的平方根；

（10）若 $A > 0$（或 $A \geq 0$），则存在 $A^{\frac{1}{2}} > 0$（或 $A^{\frac{1}{2}} \geq 0$），使得 $A = A^{\frac{1}{2}} A^{\frac{1}{2}}$；

（11）若 $A \geqslant 0$ 是 p 阶秩为 r 的矩阵，则存在一个秩为 r（即列满秩）的 $p \times r$ 矩阵 B，使得 $A = BB^T$。

例 5.3　正定矩阵和二次型

证明二次型

$$3x_1^2 + 2x_2^2 - 2\sqrt{2}x_1x_2$$

是正定的。

首先写出二次型的矩阵表示形式

$$\begin{bmatrix} x_1 & x_2 \end{bmatrix} \begin{bmatrix} 3 & -\sqrt{2} \\ -\sqrt{2} & 2 \end{bmatrix} \begin{bmatrix} x_1 \\ x_2 \end{bmatrix} = x^T A x$$

求解得到该方阵的特征根 $\lambda_1 = 4$ 和 $\lambda_2 = 1$，利用谱分析可得

$$A = \lambda_1 \mathrm{e}_1 \mathrm{e}_1^T + \lambda_2 \mathrm{e}_2 \mathrm{e}_2^T$$
$$= 4\mathrm{e}_1 \mathrm{e}_1^T + \mathrm{e}_2 \mathrm{e}_2^T$$

其中 e_1 和 e_2 是分别对应于特征值 $\lambda_1 = 4$ 和 $\lambda_2 = 1$ 的标准化正交特征向量；任意一非零向量 $x^T = (x_1, x_2)$ 分别左乘和右乘 A 时

$$x^T A x = 4x^T \mathrm{e}_1 \mathrm{e}_1^T x + x^T \mathrm{e}_2 \mathrm{e}_2^T x$$
$$= 4y_1^2 + y_2^2 \geqslant 0$$

其中

$$y_1 = x^T \mathrm{e}_1 = \mathrm{e}_1^T x \qquad y_2 = x^T \mathrm{e}_2 = \mathrm{e}_2^T x$$

说明 y_1 和 y_2 不全为零，因此 $x^T A x = 4y_1^2 + y_2^2 > 0$，即 A 是正定的；

从 y_1 和 y_2 的定义可以看出

$$\begin{bmatrix} y_1 \\ y_2 \end{bmatrix} = \begin{bmatrix} \mathrm{e}_1^T x_1 \\ \mathrm{e}_2^T x_2 \end{bmatrix}, \quad 即 \ y = Ex。$$

现在 E 是正交阵，所以存在逆矩阵 E^T，因此，$x = E^T y$；由于 x 是非零向量，则 $0 \neq x = E^T y$，即 $y \neq 0$。

1.6　消去变换

在多元分析中经常要求解线性方程组，求矩阵的逆和行列式，或进行某种逆推运算，通过消去变换可以达到上述目的。

矩阵的消去变换是古典高斯消去法的发展，它具有计算量小省内存等优点，故在多元分析的计算方法中被广泛应用。

设 $A = (a_{ij})$ 是 $n \times m$ 阵，若 $a_{ij} \neq 0$，将 A 变换为 $A^* = (a_{ij}^*)$，使得

$$a_{ij}^* = \begin{cases} a_{\alpha\beta} - a_{i\beta}a_{\alpha j}/a_{ij} & 当 \alpha \neq i, \beta \neq j \\ -a_{\alpha j}/a_{ij} & 当 \alpha \neq i, \beta = j \\ a_{i\beta}/a_{ij} & 当 \alpha = i, \beta \neq j \\ 1/a_{ij} & 当 \alpha = i, \beta = j \end{cases}$$

即 A^* 阵为如下形式：

$$A^* = \begin{bmatrix} & & & -a_{1j}/a_{ij} & & & \\ * & * & & \vdots & & * & * \\ & & & -a_{(i-1)j}/a_{ij} & & & \\ a_{i1}/a_{ij} & \cdots & a_{i(j-1)}/a_{ij} & 1/a_{ij} & a_{i(j+1)}/a_{ij} & \cdots & a_{im}/a_{ij} \\ & & & -a_{(i+1)j}/a_{ij} & & & \\ * & * & & \vdots & & * & * \\ & & & -a_{nj}/a_{ij} & & & \end{bmatrix}$$

其中*部分第 (α, β) 位置的元素是 $a_{\alpha\beta} - a_{\alpha j}a_{i\beta}/a_{ij}$。此变换称为以 (i, j) 为枢轴的消去变换，记作 $A^* = T_{ij}(A)$。

消去变换具有如下的基本性质：

（1）若 A 剖分为 $A = \begin{bmatrix} A_{11} & A_{12} \\ A_{21} & A_{22} \end{bmatrix}$，其中 A_{11} 为 r 阶可逆矩阵，若对 A 实施变换 $T_{11}, \cdots, T_{rr}$（在可以实施的条件下），这时 A 将变成

$$\begin{bmatrix} A_{11}^{-1} & A_{11}^{-1}A_{12} \\ -A_{21}A_{11}^{-1} & A_{22} - A_{21}A_{11}^{-1}A_{12} \end{bmatrix};$$

（2）$T_{ij}(T_{ij}A) = A$，即对 A 连续实施 (i, j) 消去变换，其结果不变；

（3）若 $i \neq k, j \neq l$，则 $T_{kl}(T_{ij}A) = T_{ij}(T_{kl}A)$，表明 T_{ij} 和 T_{kl} 在某种意义下的可交换性。

1.7 矩阵的微商

设 $x = (x_1, x_2, \cdots, x_p)$ 为实向量，$y = f(x)$ 为 x 的实函数。则 $f(x)$ 关于 x 的微商定义为偏导数列向量

$$\frac{\partial f(x)}{\partial x} = \begin{bmatrix} \dfrac{\partial f}{\partial x_1} \\ \vdots \\ \dfrac{\partial f}{\partial x_p} \end{bmatrix}$$

或者 $\dfrac{\partial f(x)}{\partial x^T}$ 是同样的偏导数组成的行向量，且 $\dfrac{\partial f(x)}{\partial x}$ 称为 f 的梯度。

同时引进二阶导数：$\dfrac{\partial^2 f(x)}{\partial x \partial x^T}$ 是 $p \times p$ 的矩阵，其中元素 $\dfrac{\partial^2 f(x)}{\partial x_i \partial x_j}$（$i = 1, 2, \cdots, p$；$j = 1, 2, \cdots, p$），且 $\dfrac{\partial^2 f(x)}{\partial x \partial x^T}$ 称为 f 的黑塞（Hessian）矩阵。

若

$$X = \begin{bmatrix} x_{11} & \cdots & x_{1p} \\ \vdots & & \vdots \\ x_{n1} & \cdots & x_{np} \end{bmatrix}$$

则 $f(x)$ 的黑塞矩阵定义

$$\frac{\partial f(X)}{\partial X} = \begin{bmatrix} \dfrac{\partial f}{\partial x_{11}} & \cdots & \dfrac{\partial f}{\partial x_{1p}} \\ \vdots & & \vdots \\ \dfrac{\partial f}{\partial x_{n1}} & \cdots & \dfrac{\partial f}{\partial x_{np}} \end{bmatrix}$$

由以上定义可以推出以下公式：

（1）若 $x = (x_1, \cdots, x_p)^T$，$A = (a_1, \cdots, a_p)^T$，则 $\dfrac{\partial(x^T A)}{\partial x} = A$；

（2）若 $x = (x_1, \cdots, x_p)^T$，则 $\dfrac{\partial(x^T x)}{\partial x} = 2x$；

（3）若 $x = (x_1, \cdots, x_p)^T$，$B = (b_{ij})_{p \times p}$，则 $\dfrac{\partial(x^T B x)}{\partial x} = 2Bx$；

（4）若 $y = \mathrm{tr}(X^T A X)$，式中 X 为 $n \times p$ 阶矩阵，A 为 $n \times n$ 阶矩阵，则

$$\frac{\partial \mathrm{tr}(X^T A X)}{\partial X} = (A + A^T)X,$$

若 A 为对称矩阵，则 $\dfrac{\partial \mathrm{tr}(X^T A X)}{\partial X} = 2AX$。

例 7.1　求矩阵 A 的导数

如果

$$A = \begin{bmatrix} 1 & 2 \\ 2 & 3 \end{bmatrix}$$

可以得到 $Q(x) = x^T A x$ 的梯度为

$$\frac{\partial x^T A x}{\partial x} = 2Ax = 2\begin{bmatrix} 1 & 2 \\ 2 & 3 \end{bmatrix} x = \begin{bmatrix} 2x & 4x \\ 4x & 6x \end{bmatrix}$$

黑塞矩阵为

$$\frac{\partial^2 x^T A x}{\partial x \partial x^T} = 2A = 2\begin{bmatrix} 1 & 2 \\ 2 & 3 \end{bmatrix} = \begin{bmatrix} 2 & 4 \\ 4 & 6 \end{bmatrix}$$

附录 2　例题中的主要 SAS 程序

```
/* 第 3 章 */

/* 例 3.2 */
proc anova data = data_example_3_2;
    model CD4 VLOD=   / nouni;
    manova  h = intercept  / printe  printh
    ;
run;

/* 例 3.3 */
proc anova data = data_example_3_3;
    class HYP;
    model BMI GLU = HYP  / nouni;
```

```
      manova  h = HYP  /  printe  printh;
run;
```

```
/* 例 3.5 */
proc anova data = data_example_3_5;
    class GROUP;
    model  SBP TC BMI = GROUP   / nouni;
    manova  h = GROUP  / printe  printh;
run;
```

```
/* 例 3.6 */
proc anova data = data_example_3_6;
    class BLOCK TIME;
    model  CD4 VLOD = BLOCK TIME   / nouni;
    manova  h = BLOCK TIME  / printe  printh;
run;
```

```
/* 第 4 章 */
```

```
/* 例 4.1 */
proc reg data = data_example_4_1;
    model Y = X1 X2 X3/selection = stepwise
        spec
        CLB
        VIF
        TOL
        COLLIN
        STB
        CP
        AIC
        ;
    output out = out_1 LCLM = LCLM UCLM = UCLM LCL = LCL UCL = UCL
r = REC;
run;
```

```
/* 例 4.2*/
proc reg  data = data_example_4_2 outest = ridge OUTSEB outvif;
    model Y = X1 X2 X4 / ridge = 0 to 0.1 by 0.01 0.2 0.3 0.4 0.5;
    plot/ridgeplot;
run;
```

```
/* 第 5 章 */
```

```
/* 例 5.3 */
proc genmod data = data_example_5_3 descending;
    model  Y_01 = AGE_GROUP / dist = binomial  link = identity;
    output out = pred_9  p = p_hat;
run;
```

```
ods Graphics on;
proc logistic data=data_example_5_3 plots = influence OUT = out_1
plots =roc;
    model Y_01(ref="0")=AGE_GROUP /  lackfit influence aggregate
scale = none outroc=roc1;
```

```
        output out=pred_9 p=p  RESCHI = rechi;
run;
ods Graphics off;

proc genmod data = data_example_5_3 descending;
    model  Y_01 = AGE_GROUP / dist = bin link = probit aggregate type1
type3;
run;

/* 例 5.4 */
proc genmod data = data_example_5_4;
    weight WEIGHT;
    model  Y_HEART = AGE_GROUP  SURG_TIME   COMP
    /
    link = log
    dist = poisson
    type1
    type3
    lrci
    obstats
    residuals
    AGGREGATE
    ;
    output out = data_11 PRED = pred_hat;
    ODS OUTPUT  parameterestimates = PARA  obstats = OBS
    ;
run;

/* 例 5.5 */
proc genmod data = data_example_5_5;
    model  score_12_new = age
    /
    link = log
    dist = nb
    type1
    type3
    ;
run;

/* 例 5.6 */
proc genmod data = data_example_5_6   descending;
    weight WEIGHT;
    model  Y_HEART = AGE_GROUP  SURG_TIME   COMP
    / dist = binomial  link = logit  aggregate;
run;

proc genmod data = data_example_5_6 descending;
    weight WEIGHT;
    model  Y_HEART = AGE_GROUP  SURG_TIME   COMP
    / dist = bin link = probit aggregate type1 type3;
run;
```

```
/* 第 6 章 */

/* 例 6.5-6.6 */
ods Graphics on;
proc logistic data=data_example_6_1  plots = influence OUT = out_1
plots =roc;
    class   pelvicsurgery(ref=" 无 "  param=ref)      BMI(ref="<24"
param=ref)    delivery(ref="阴道分娩" param=ref);
    model UI_2(ref="未患尿失禁")=AGE  pelvicsurgery  BMI  delivery /
selection=  stepwise  lackfit  influence  aggregate  scale = none
outroc=roc1;
    output out=pred_9 p=p RESCHI = Pearson    RESDEV = Deviance;
run;
ods Graphics off;

/* 例 6.7 */
proc phreg data = data_example_6_2;
    class pelvicsurgery(ref="无" param=ref);
    model TIME*DISEASE(0) = PELVICSURGERY / ties= discrete;
    strata PAIR_NUM;
run;

/* 例 6.8 */
proc logistic data=data_example_6_8;
    class   pelvicsurgery(ref=" 无 "  param=ref)      BMI(ref="<24"
param=ref)    delivery(ref="阴道分娩" param=ref);
    model UI(ref="无")= age  BMI  pelvicsurgery delivery
    /link=glogit  lackfit;
    output out=pred_10 p=p RESCHI = rechi;
run;

/* 例 6.9*/
proc logistic data=data_example_6_9  desc;
    class delivery(ref="阴道分娩" param = ref)   BMI(ref="<24"   param
= ref)  pelvicsurgery(ref="无"  param = ref);
    model severity_C3  = age BMI  pelvicsurgery   delivery
    / link=clogit lackfit;
run;

/* 第 7 章 */

/* 例 7.3 */
proc lifereg data = data_example_7_2;
    model TIME*STATUS(0) = FQ1  SS / dist = exponential;
run;

/* 例 7.4 */
proc lifereg data = data_example_7_4;
    model TIME*STATUS(0) = FQ1  SS / dist = weibull;
run;
```

```
/* 例 7.5 */
proc phreg data = data_example_7_5  ZPH;
    model TIME*STATUS(0) = AGEFZ  X2   /*X3*/;
    output out = out_1  xbeta = xbeta survival = survival  RESSCH =
RESSCH;
run;
/* 例 7.6 */
proc phreg data = data_example_7_6;
    model TIME*STATUS(0) = x1   hv1    hv2;
    if TIME <50 then hv1 = X3; else hv1 = 0;
    if TIME >= 50 then hv2 = X3; else hv2 = 0;
run;

/* 例 7.7 */
proc phreg data = data_example_7_7  covs (aggregate);
    class GROUP_C(ref='静脉全麻' param=ref)  SEX_C(ref='女' param=ref)
agefz_C(ref='小于等于70岁' param=ref);
    model (START,  STOP ) * EVENT(0)  =  GROUP_C  SEX_C  agefz_C
NYHA1  NYHA2;
    id id;
run;

/* 第8章 */

/* 例 8.1 */
proc princomp data = data_example_8_1 cov out = data_out_1 prefix
= Z;  /*cov: compute princomp with cov, if not ,using correlation
coefficient matrix */
    var X1 --  X12;
    ods select Eigenvalues;
run;

/* 例 8.3 */
proc princomp data = data_example_8_3  out = data_out_1 prefix = Z;
    var X1  X2  X3  X4;
run;

proc reg data = data_out_1;
    model FVC = Z1 Z2 Z3 /vif;
run;

/* 第9章 */

/* 例 9.1 */
proc factor data = data_example_9_1
    method = principal
    corr
    nfact = 2
    rotate = varimax
    reorder
    res
    preplot
    plot
    scree
```

```
      score
      out = data_score
      ;
      var  X1--X12;
run;
```

/* 第 10 章 */

/* 例 10.1 */
```
proc cancorr data = data_example_10_1
      redundancy all
      ;
      var X1 X2 X3 X4 X5 X6 X7;
      with Y1 Y2 Y3 Y4;
run;
```

/* 第 11 章 */

/* 例 11.2 */
```
proc cluster data = data_example_11_2
      method = single  /*/complete/centroid/ward/ave*/
      std
      pseudo
      rsquare
      ccc
      ;
      id RACE;
run;
```

/* 第 12 章 */

/* 例 12.2 */
```
proc discrim data = data_example_12_2   out = data_out_1
      method = NORMAL
      simple
      wcov
      tcov
      bsscp
      psscp
      distance
      pool = test
      crosslisterr
      mahalanobis
      manova
      list
      ;
      class group;
      var X1 X2;
run;
```

/* 例 12.3 */
```
proc discrim data = data_example_12_3
      method = NORMAL
      simple
```

```
        wcov
        tcov
        pcov
        bsscp
        psscp
        distance
        pool = test
        CROSSLISTERR
        MAHALANOBIS
        MANOVA
        list
        ;
        class group;
        var X4    X5;
    run;


/* 例 12.4 */
    proc candisc data = data_example_12_4
        out =  out_1
        ncan = 1
        distance
        simple
        bsscp
        psscp
        ;
        class GROUP;
        var X1 X2;
    run;


    proc discrim data = out_1
        simple
        distance
        list
        listerr
        ;
        class group;
        var can1;
    run;


/* 例 12.5 */
    proc candisc data = data_example_12_5
        out =  out_1
        ncan = 2
        distance
        simple
        bsscp
        psscp
        ;
        class GROUP;
        var X1 X2 X3;
    run;


    proc discrim data = out_1
        simple
        distance
        list
```

```
    listerr
    ;
    class  group;
    var can1  can2;
run;
```

```
/* 例 12.6 */
proc discrim data = data_example_12_6
    method = normal
    pool = yes
    simple
    wcov
    tcov
    manova
    distance
    list
    psscp
    wsscp
    pcov
    ;
    class  group;
    var  X1 X2 X3;
    priors
    proportional
    ;
run;
```

```
/* 例 12.7 */
proc stepdisc data = data_example_12_7
    method = stepwise
    slentry = 0.05
    slstay = 0.1
    ;
    var X1 X2 X3 X4 X5;
    class GROUP;
run;
```

```
proc discrim data = data_example_12_7
    method = normal
    pool = yes
    simple
    wcov
    tcov
    manova
    distance
    list
    CROSSLISTERR
    psscp
    wsscp
    pcov
    ;
    class  group;
    var  X4 X5;
    priors
    proportional
    ;
run;
```

附　　表

附表 1　t 分布界值表

自由度 ν	α									
单侧	0.25	0.20	0.10	0.05	0.025	0.01	0.005	0.0025	0.001	0.0005
双侧	0.50	0.40	0.20	0.10	0.05	0.02	0.01	0.005	0.002	0.001
1	1.000	1.376	3.078	6.314	12.706	31.821	63.657	127.321	318.309	636.619
2	0.816	1.061	1.886	2.920	4.303	6.965	9.925	14.089	22.327	31.599
3	0.765	0.978	1.638	2.353	3.182	4.541	5.841	7.453	10.215	12.924
4	0.741	0.941	1.533	2.132	2.776	3.747	4.604	5.598	7.173	8.610
5	0.727	0.920	1.476	2.015	2.571	3.365	4.032	4.773	5.893	6.869
6	0.718	0.906	1.440	1.943	2.447	3.143	3.707	4.317	5.208	5.959
7	0.711	0.896	1.415	1.895	2.365	2.998	3.499	4.029	4.785	5.408
8	0.706	0.889	1.397	1.860	2.306	2.896	3.355	3.833	4.501	5.041
9	0.703	0.883	1.383	1.833	2.262	2.821	3.250	3.690	4.297	4.781
10	0.700	0.879	1.372	1.812	2.228	2.764	3.169	3.581	4.144	4.587
11	0.697	0.876	1.363	1.796	2.201	2.718	3.106	3.497	4.025	4.437
12	0.695	0.873	1.356	1.782	2.179	2.681	3.055	3.428	3.930	4.318
13	0.694	0.870	1.350	1.771	2.160	2.650	3.012	3.372	3.852	4.221
14	0.692	0.868	1.345	1.761	2.145	2.624	2.977	3.326	3.787	4.140
15	0.691	0.866	1.341	1.753	2.131	2.602	2.947	3.286	3.733	4.073
16	0.690	0.865	1.337	1.746	2.120	2.583	2.921	3.252	3.686	4.015
17	0.689	0.863	1.333	1.740	2.110	2.567	2.898	3.222	3.646	3.965
18	0.688	0.862	1.330	1.734	2.101	2.552	2.878	3.197	3.610	3.922
19	0.688	0.861	1.328	1.729	2.093	2.539	2.861	3.174	3.579	3.883
20	0.687	0.860	1.325	1.725	2.086	2.528	2.845	3.153	3.552	3.850
21	0.686	0.859	1.323	1.721	2.080	2.518	2.831	3.135	3.527	3.819
22	0.686	0.858	1.321	1.717	2.074	2.508	2.819	3.119	3.505	3.792
23	0.685	0.858	1.319	1.714	2.069	2.500	2.807	3.104	3.485	3.768
24	0.685	0.857	1.318	1.711	2.064	2.492	2.797	3.091	3.467	3.745
25	0.684	0.856	1.316	1.708	2.060	2.485	2.787	3.078	3.450	3.725
26	0.684	0.856	1.315	1.706	2.056	2.479	2.779	3.067	3.435	3.707
27	0.684	0.855	1.314	1.703	2.052	2.473	2.771	3.057	3.421	3.690
28	0.683	0.855	1.313	1.701	2.048	2.467	2.763	3.047	3.408	3.674
29	0.683	0.854	1.311	1.699	2.045	2.462	2.756	3.038	3.396	3.659
30	0.683	0.854	1.310	1.697	2.042	2.457	2.750	3.030	3.385	3.646

续表

自由度	单侧	0.25	0.20	0.10	0.05	0.025	0.01	0.005	0.0025	0.001	0.0005
v	双侧	0.50	0.40	0.20	0.10	0.05	0.02	0.01	0.005	0.002	0.001
31		0.682	0.853	1.309	1.696	2.040	2.453	2.744	3.022	3.375	3.633
32		0.682	0.853	1.309	1.694	2.037	2.449	2.738	3.015	3.365	3.622
33		0.682	0.853	1.308	1.692	2.035	2.445	2.733	3.008	3.356	3.611
34		0.682	0.852	1.307	1.691	2.032	2.441	2.728	3.002	3.348	3.601
35		0.682	0.852	1.306	1.690	2.030	2.438	2.724	2.996	3.340	3.591
36		0.681	0.852	1.306	1.688	2.028	2.434	2.719	2.990	3.333	3.582
37		0.681	0.851	1.305	1.687	2.026	2.431	2.715	2.985	3.326	3.574
38		0.681	0.851	1.304	1.686	2.024	2.429	2.712	2.980	3.319	3.566
39		0.681	0.851	1.304	1.685	2.023	2.426	2.708	2.976	3.313	3.558
40		0.681	0.851	1.303	1.684	2.021	2.423	2.704	2.971	3.307	3.551
50		0.679	0.849	1.299	1.676	2.009	2.403	2.678	2.937	3.261	3.496
60		0.679	0.848	1.296	1.671	2.000	2.390	2.660	2.915	3.232	3.460
70		0.678	0.847	1.294	1.667	1.994	2.381	2.648	2.899	3.211	3.435
80		0.678	0.846	1.292	1.664	1.990	2.374	2.639	2.887	3.195	3.416
90		0.677	0.846	1.291	1.662	1.987	2.368	2.632	2.878	3.183	3.402
100		0.677	0.845	1.290	1.660	1.984	2.364	2.626	2.871	3.174	3.390
200		0.676	0.843	1.286	1.653	1.972	2.345	2.601	2.839	3.131	3.340
500		0.675	0.842	1.283	1.648	1.965	2.334	2.586	2.820	3.107	3.310
1000		0.675	0.842	1.282	1.646	1.962	2.330	2.581	2.813	3.098	3.300
∞		0.6745	0.8416	1.2816	1.6449	1.9600	2.3263	2.5758	2.8070	3.0902	3.2905

附表 2　F 分布界值表(方差分析用)

$\alpha = 0.10$

ν_2	ν_1																	
	1	2	3	4	5	6	7	8	9	10	15	20	30	50	100	200	500	∞
1	39.9	49.5	53.6	55.8	57.2	58.2	58.9	59.4	59.9	60.2	61.2	61.7	62.3	62.7	63.0	63.2	63.3	63.3
2	8.53	9.00	9.16	9.24	9.29	9.33	9.35	9.37	9.38	9.39	9.42	9.44	9.46	9.47	9.48	9.49	9.49	9.49
3	5.54	5.46	5.39	5.34	5.31	5.28	5.27	5.25	5.24	5.23	5.20	5.18	5.17	5.15	5.14	5.14	5.14	5.13
4	4.54	4.32	4.19	4.11	4.05	4.01	3.98	3.95	3.94	3.92	3.87	3.84	3.82	3.80	3.78	3.77	3.76	3.76
5	4.06	3.78	3.62	3.52	3.45	3.40	3.37	3.34	3.32	3.30	3.24	3.21	3.17	3.15	3.13	3.12	3.11	3.10
6	3.78	3.46	3.29	3.18	3.11	3.05	3.01	2.98	2.96	2.94	2.87	2.84	2.80	2.77	2.75	2.73	2.73	2.72
7	3.59	3.26	3.07	2.96	2.88	2.83	2.78	2.75	2.72	2.70	2.63	2.59	2.56	2.52	2.50	2.48	2.48	2.47
8	3.46	3.11	2.92	2.81	2.73	2.67	2.62	2.59	2.56	2.54	2.46	2.42	2.38	2.35	2.32	2.31	2.30	2.29
9	3.36	3.01	2.81	2.69	2.61	2.55	2.51	2.47	2.44	2.42	2.34	2.30	2.25	2.22	2.19	2.17	2.17	2.16
10	3.29	2.92	2.73	2.61	2.52	2.46	2.41	2.38	2.35	2.32	2.24	2.20	2.16	2.12	2.09	2.07	2.06	2.06
11	3.23	2.86	2.66	2.54	2.45	2.39	2.34	2.30	2.27	2.25	2.17	2.12	2.08	2.04	2.01	1.99	1.98	1.97
12	3.18	2.81	2.61	2.48	2.39	2.33	2.28	2.24	2.21	2.19	2.10	2.06	2.01	1.97	1.94	1.92	1.91	1.90
13	3.14	2.76	2.56	2.43	2.35	2.28	2.23	2.20	2.16	2.14	2.05	2.01	1.96	1.92	1.88	1.86	1.85	1.85
14	3.10	2.73	2.52	2.39	2.31	2.24	2.19	2.15	2.12	2.10	2.01	1.96	1.91	1.87	1.83	1.82	1.80	1.80
15	3.07	2.70	2.49	2.36	2.27	2.21	2.16	2.12	2.09	2.06	1.97	1.92	1.87	1.83	1.79	1.77	1.76	1.76
16	3.05	2.67	2.46	2.33	2.24	2.18	2.13	2.09	2.06	2.03	1.94	1.89	1.84	1.79	1.76	1.74	1.73	1.72
17	3.03	2.64	2.44	2.31	2.22	2.15	2.10	2.06	2.03	2.00	1.91	1.86	1.81	1.76	1.73	1.71	1.69	1.69
18	3.01	2.62	2.42	2.29	2.20	2.13	2.08	2.04	2.00	1.98	1.89	1.84	1.78	1.74	1.70	1.68	1.67	1.66
19	2.99	2.61	2.40	2.27	2.18	2.11	2.06	2.02	1.98	1.96	1.86	1.81	1.76	1.71	1.67	1.65	1.64	1.63
20	2.97	2.59	2.38	2.25	2.16	2.09	2.04	2.00	1.96	1.94	1.84	1.79	1.74	1.69	1.65	1.63	1.62	1.61
21	2.96	2.57	2.36	2.23	2.14	2.08	2.02	1.98	1.95	1.92	1.83	1.78	1.72	1.67	1.63	1.61	1.60	1.59
22	2.95	2.56	2.35	2.22	2.13	2.06	2.01	1.97	1.93	1.90	1.81	1.76	1.70	1.65	1.61	1.59	1.58	1.57
23	2.94	2.55	2.34	2.21	2.11	2.05	1.99	1.95	1.92	1.89	1.80	1.74	1.69	1.64	1.59	1.57	1.56	1.55
24	2.93	2.54	2.33	2.19	2.10	2.04	1.98	1.94	1.91	1.88	1.78	1.73	1.67	1.62	1.58	1.56	1.54	1.53
25	2.92	2.53	2.32	2.18	2.09	2.02	1.97	1.93	1.89	1.87	1.77	1.72	1.66	1.61	1.56	1.54	1.53	1.52
26	2.91	2.52	2.31	2.17	2.08	2.01	1.96	1.92	1.88	1.86	1.76	1.71	1.65	1.59	1.55	1.53	1.51	1.50
27	2.90	2.51	2.30	2.17	2.07	2.00	1.95	1.91	1.87	1.85	1.75	1.70	1.64	1.58	1.54	1.52	1.50	1.49
28	2.89	2.50	2.29	2.16	2.06	2.00	1.94	1.90	1.87	1.84	1.74	1.69	1.63	1.57	1.53	1.50	1.49	1.48
29	2.89	2.50	2.28	2.15	2.06	1.99	1.93	1.89	1.86	1.83	1.73	1.68	1.62	1.56	1.52	1.49	1.48	1.47
30	2.88	2.49	2.28	2.14	2.05	1.98	1.93	1.88	1.85	1.82	1.72	1.67	1.61	1.55	1.51	1.48	1.47	1.46
40	2.84	2.44	2.23	2.09	2.00	1.93	1.87	1.83	1.79	1.76	1.66	1.61	1.54	1.48	1.43	1.41	1.39	1.38
50	2.81	2.41	2.20	2.06	1.97	1.90	1.84	1.80	1.76	1.73	1.63	1.57	1.50	1.44	1.39	1.36	1.34	1.33
60	2.79	2.39	2.18	2.04	1.95	1.87	1.82	1.77	1.74	1.71	1.60	1.54	1.48	1.41	1.36	1.33	1.31	1.29
70	2.78	2.38	2.16	2.03	1.93	1.86	1.80	1.76	1.72	1.69	1.59	1.53	1.46	1.39	1.34	1.30	1.28	1.27
80	2.77	2.37	2.15	2.02	1.92	1.85	1.79	1.75	1.71	1.68	1.57	1.51	1.44	1.38	1.32	1.28	1.26	1.24
100	2.76	2.36	2.14	2.00	1.91	1.83	1.78	1.73	1.69	1.66	1.56	1.49	1.42	1.35	1.29	1.26	1.23	1.21
200	2.73	2.33	2.11	1.97	1.88	1.80	1.75	1.70	1.66	1.63	1.52	1.46	1.38	1.31	1.24	1.20	1.17	1.14
500	2.72	2.31	2.09	1.96	1.86	1.79	1.73	1.68	1.64	1.61	1.50	1.44	1.36	1.28	1.21	1.16	1.12	1.09
∞	2.71	2.30	2.08	1.94	1.85	1.77	1.72	1.67	1.63	1.60	1.49	1.42	1.34	1.25	1.18	1.13	1.08	1.00

$\alpha = 0.05$ 续表

ν_2	ν_1														
	1	2	3	4	5	6	7	8	9	10	11	12	13	14	15
1	161.4	199.5	215.7	224.6	230.2	234.0	236.8	238.9	240.5	241.9	243.0	243.9	244.7	245.4	245.9
2	18.51	19.00	19.16	19.25	19.30	19.33	19.35	19.37	19.38	19.40	19.40	19.41	19.42	19.42	19.43
3	10.13	9.55	9.28	9.12	9.01	8.94	8.89	8.85	8.81	8.79	8.76	8.74	8.73	8.71	8.70
4	7.71	6.94	6.59	6.39	6.26	6.16	6.09	6.04	6.00	5.96	5.94	5.91	5.89	5.87	5.86
5	6.61	5.79	5.41	5.19	5.05	4.95	4.88	4.82	4.77	4.74	4.70	4.68	4.66	4.64	4.62
6	5.99	5.14	4.76	4.53	4.39	4.28	4.21	4.15	4.10	4.06	4.03	4.00	3.98	3.96	3.94
7	5.59	4.74	4.35	4.12	3.97	3.87	3.79	3.73	3.68	3.64	3.60	3.57	3.55	3.53	3.51
8	5.32	4.46	4.07	3.84	3.69	3.58	3.50	3.44	3.39	3.35	3.31	3.28	3.26	3.24	3.22
9	5.12	4.26	3.86	3.63	3.48	3.37	3.29	3.23	3.18	3.14	3.10	3.07	3.05	3.03	3.01
10	4.96	4.10	3.71	3.48	3.33	3.22	3.14	3.07	3.02	2.98	2.94	2.91	2.89	2.86	2.85
11	4.84	3.98	3.59	3.36	3.20	3.09	3.01	2.95	2.90	2.85	2.82	2.79	2.76	2.74	2.72
12	4.75	3.89	3.49	3.26	3.11	3.00	2.91	2.85	2.80	2.75	2.72	2.69	2.66	2.64	2.62
13	4.67	3.81	3.41	3.18	3.03	2.92	2.83	2.77	2.71	2.67	2.63	2.60	2.58	2.55	2.53
14	4.60	3.74	3.34	3.11	2.96	2.85	2.76	2.70	2.65	2.60	2.57	2.53	2.51	2.48	2.46
15	4.54	3.68	3.29	3.06	2.90	2.79	2.71	2.64	2.59	2.54	2.51	2.42	2.40	2.37	2.35
16	4.49	3.63	3.24	3.01	2.85	2.74	2.66	2.59	2.54	2.49	2.46	2.42	2.35	2.33	2.31
17	4.45	3.59	3.20	2.96	2.81	2.70	2.61	2.55	2.49	2.45	2.41	2.38	2.35	2.33	2.31
18	4.41	3.55	3.16	2.93	2.77	2.66	2.58	2.51	2.46	2.41	2.37	2.34	2.31	2.29	2.27
19	4.38	3.52	3.13	2.90	2.74	2.63	2.54	2.48	2.42	2.38	2.34	2.31	2.28	2.26	2.23
20	4.35	3.49	3.10	2.87	2.71	2.60	2.51	2.45	2.39	2.35	2.31	2.28	2.25	2.22	2.20
21	4.32	3.47	3.07	2.84	2.68	2.57	2.49	2.42	2.37	2.32	2.28	2.25	2.22	2.20	2.18
22	4.30	3.44	3.05	2.82	2.66	2.55	2.46	2.40	2.34	2.30	2.26	2.23	2.20	2.17	2.15
23	4.28	3.42	3.03	2.80	2.64	2.53	2.44	2.37	2.32	2.27	2.24	2.20	2.18	2.15	2.13
24	4.26	3.40	3.01	2.78	2.62	2.51	2.42	2.36	2.30	2.25	2.22	2.18	2.15	2.13	2.11
25	4.24	3.39	2.99	2.76	2.60	2.49	2.40	2.34	2.28	2.24	2.20	2.16	2.14	2.11	2.09
26	4.23	3.37	2.98	2.74	2.59	2.47	2.39	2.32	2.27	2.22	2.18	2.15	2.12	2.09	2.06
27	4.21	3.35	2.96	2.73	2.57	2.46	2.37	2.31	2.25	2.20	2.17	2.13	2.10	2.08	2.06
28	4.20	3.34	2.95	2.71	2.56	2.45	2.36	2.29	2.24	2.19	2.15	2.12	2.09	2.06	2.04
29	4.18	3.33	2.93	2.70	2.55	2.43	2.35	2.28	2.22	2.18	2.14	2.10	2.08	2.05	2.03
30	4.17	3.32	2.92	2.69	2.53	2.42	2.33	2.27	2.21	2.16	2.13	2.09	2.06	2.04	2.01
32	4.15	3.29	2.90	2.67	2.51	2.40	2.31	2.24	2.19	2.14	2.10	2.07	2.04	2.01	1.99
34	4.13	3.28	2.88	2.65	2.49	2.38	2.29	2.23	2.17	2.12	2.08	2.05	2.02	1.99	1.97
36	4.11	3.26	2.87	2.63	2.48	2.36	2.28	2.21	2.15	2.11	2.07	2.03	2.00	1.98	1.95
38	4.10	3.24	2.85	2.62	2.46	2.35	2.26	2.19	2.14	2.09	2.05	2.02	1.99	1.96	1.94
40	4.08	3.23	2.84	2.61	2.45	2.34	2.25	2.18	2.12	2.08	2.04	2.00	1.97	1.95	1.92
42	4.07	3.22	2.83	2.59	2.44	2.32	2.24	2.17	2.11	2.06	2.03	1.99	1.96	1.94	1.91
44	4.06	3.21	2.82	2.58	2.43	2.31	2.23	2.16	2.10	2.05	2.01	1.98	1.95	1.92	1.90
46	4.05	3.20	2.81	2.57	2.42	2.30	2.22	2.15	2.09	2.04	2.00	1.97	1.94	1.91	1.89
48	4.04	3.19	2.80	2.57	2.41	2.29	2.21	2.14	2.08	2.03	1.99	1.96	1.93	1.90	1.88
50	4.03	3.18	2.79	2.56	2.40	2.29	2.20	2.13	2.07	2.03	1.99	1.95	1.92	1.89	1.87
100	3.94	3.09	2.70	2.46	2.31	2.19	2.10	2.03	1.97	1.93	1.89	1.85	1.82	1.79	1.77
125	3.92	3.07	2.68	2.44	2.29	2.17	2.08	2.01	1.96	1.91	1.87	1.83	1.80	1.77	1.75
150	3.90	3.06	2.66	2.43	2.27	2.16	2.07	2.00	1.94	1.89	1.85	1.82	1.79	1.76	1.73
200	3.89	3.04	2.65	2.42	2.26	2.14	2.06	1.98	1.93	1.88	1.84	1.80	1.77	1.74	1.72
300	3.87	3.03	2.63	2.40	2.24	2.13	2.04	1.97	1.91	1.86	1.82	1.78	1.75	1.72	1.70
500	3.86	3.01	2.62	2.39	2.23	2.12	2.03	1.96	1.90	1.85	1.81	1.77	1.74	1.71	1.69
1000	3.85	3.00	2.61	2.38	2.22	2.11	2.02	1.95	1.89	1.84	1.80	1.76	1.73	1.70	1.68
∞	3.84	3.00	2.60	2.37	2.21	2.10	2.01	1.94	1.88	1.83	1.79	1.75	1.72	1.69	1.67

$\alpha = 0.05$

续表

ν_2	ν_1														
	16	18	20	25	30	35	40	45	50	100	200	300	400	500	∞
1	246.5	247.3	248.0	249.3	250.1	250.7	251.1	251.5	251.8	253.0	253.7	253.9	254.0	254.1	254.3
2	19.43	19.44	19.45	19.46	19.46	19.47	19.47	19.47	19.48	19.49	19.49	19.49	19.49	19.49	19.50
3	8.69	8.67	8.66	8.63	8.62	8.60	8.59	8.59	8.58	8.55	8.54	8.54	8.53	8.53	8.53
4	5.84	5.82	5.80	5.77	5.75	5.73	5.72	5.71	5.70	5.66	5.65	5.64	5.64	5.64	5.63
5	4.60	4.58	4.56	4.52	4.50	4.48	4.46	4.45	4.44	4.41	4.39	4.38	4.38	4.37	4.36
6	3.92	3.90	3.87	3.83	3.81	3.79	3.77	3.76	3.75	3.71	3.69	3.68	3.68	3.68	3.67
7	3.49	3.47	3.44	3.40	3.38	3.36	3.34	3.33	3.32	3.27	3.25	3.24	3.24	3.24	3.23
8	3.20	3.17	3.15	3.11	3.08	3.06	3.04	3.03	3.02	2.97	2.95	2.94	2.94	2.94	2.93
9	2.99	2.96	2.94	2.89	2.86	2.84	2.83	2.81	2.80	2.76	2.73	2.72	2.72	2.72	2.71
10	2.83	2.80	2.77	2.73	2.70	2.68	2.66	2.65	2.64	2.59	2.56	2.55	2.55	2.55	2.54
11	2.70	2.67	2.65	2.60	2.57	2.55	2.53	2.52	2.51	2.46	2.43	2.42	2.42	2.42	2.40
12	2.60	2.57	2.54	2.50	2.47	2.44	2.43	2.41	2.40	2.35	2.32	2.31	2.31	2.31	2.30
13	2.51	2.48	2.46	2.41	2.38	2.36	2.34	2.33	2.31	2.26	2.23	2.23	2.22	2.22	2.21
14	2.44	2.41	2.39	2.34	2.31	2.28	2.27	2.25	2.24	2.19	2.16	2.15	2.15	2.14	2.13
15	2.38	2.35	2.33	2.28	2.25	2.22	2.20	2.19	2.18	2.12	2.10	2.09	2.08	2.08	2.07
16	2.33	2.30	2.28	2.23	2.19	2.17	2.15	2.14	2.12	2.07	2.04	2.03	2.02	2.02	2.01
17	2.29	2.26	2.23	2.18	2.15	2.12	2.10	2.09	2.08	2.02	1.99	1.98	1.98	1.97	1.96
18	2.25	2.22	2.19	2.14	2.11	2.08	2.06	2.05	2.04	1.98	1.95	1.94	1.93	1.93	1.92
19	2.21	2.18	2.16	2.11	2.07	2.05	2.03	2.01	2.00	1.94	1.91	1.90	1.89	1.89	1.88
20	2.18	2.15	2.12	2.07	2.04	2.01	1.99	1.98	1.97	1.91	1.88	1.86	1.86	1.86	1.84
21	2.16	2.12	2.10	2.05	2.01	1.98	1.96	1.95	1.94	1.88	1.84	1.83	1.83	1.83	1.81
22	2.13	2.10	2.07	2.02	1.98	1.96	1.94	1.92	1.91	1.85	1.82	1.81	1.80	1.80	1.78
23	2.11	2.08	2.05	2.00	1.96	1.93	1.91	1.90	1.88	1.82	1.79	1.78	1.77	1.77	1.76
24	2.09	2.05	2.03	1.97	1.94	1.91	1.89	1.88	1.86	1.80	1.77	1.76	1.75	1.75	1.73
25	2.07	2.04	2.01	1.96	1.92	1.89	1.87	1.86	1.84	1.78	1.75	1.73	1.73	1.73	1.71
26	2.05	2.02	1.99	1.94	1.90	1.87	1.85	1.84	1.82	1.76	1.73	1.71	1.71	1.71	1.69
27	2.04	2.00	1.97	1.92	1.88	1.86	1.84	1.82	1.81	1.74	1.71	1.70	1.69	1.69	1.67
28	2.02	1.99	1.96	1.91	1.87	1.84	1.82	1.80	1.79	1.73	1.69	1.68	1.67	1.67	1.65
29	2.01	1.97	1.94	1.89	1.85	1.83	1.81	1.79	1.77	1.71	1.67	1.66	1.66	1.65	1.64
30	1.99	1.96	1.93	1.88	1.84	1.81	1.79	1.77	1.76	1.70	1.66	1.65	1.64	1.64	1.62
32	1.97	1.94	1.91	1.85	1.82	1.79	1.77	1.75	1.74	1.67	1.63	1.62	1.61	1.61	1.59
34	1.95	1.92	1.89	1.83	1.80	1.77	1.75	1.73	1.71	1.65	1.61	1.60	1.59	1.59	1.57
36	1.93	1.90	1.87	1.81	1.78	1.75	1.73	1.71	1.69	1.62	1.59	1.57	1.57	1.56	1.55
38	1.92	1.88	1.85	1.80	1.76	1.73	1.71	1.69	1.68	1.61	1.57	1.55	1.55	1.54	1.53
40	1.90	1.87	1.84	1.78	1.74	1.72	1.69	1.67	1.66	1.59	1.55	1.54	1.53	1.53	1.51
42	1.89	1.86	1.83	1.77	1.73	1.70	1.68	1.66	1.65	1.57	1.53	1.52	1.51	1.51	1.49
44	1.88	1.84	1.81	1.76	1.72	1.69	1.67	1.65	1.63	1.56	1.52	1.51	1.50	1.49	1.48
46	1.87	1.83	1.80	1.75	1.71	1.68	1.65	1.64	1.62	1.55	1.51	1.49	1.49	1.48	1.46
48	1.86	1.82	1.79	1.74	1.70	1.67	1.64	1.62	1.61	1.54	1.49	1.48	1.47	1.47	1.45
50	1.85	1.81	1.78	1.73	1.69	1.66	1.63	1.61	1.60	1.52	1.48	1.47	1.46	1.46	1.44
100	1.75	1.71	1.68	1.62	1.57	1.54	1.52	1.49	1.48	1.39	1.34	1.32	1.31	1.31	1.28
125	1.73	1.69	1.66	1.59	1.55	1.52	1.49	1.47	1.45	1.36	1.31	1.29	1.28	1.27	1.25
150	1.71	1.67	1.64	1.58	1.54	1.50	1.48	1.45	1.44	1.34	1.29	1.27	1.26	1.25	1.22
200	1.69	1.66	1.62	1.56	1.52	1.48	1.46	1.43	1.41	1.32	1.26	1.24	1.23	1.22	1.19
300	1.68	1.64	1.61	1.54	1.50	1.46	1.43	1.41	1.39	1.30	1.23	1.21	1.20	1.19	1.15
500	1.66	1.62	1.59	1.53	1.48	1.45	1.42	1.40	1.38	1.28	1.21	1.18	1.17	1.16	1.11
1000	1.65	1.61	1.58	1.52	1.47	1.43	1.41	1.38	1.36	1.26	1.19	1.16	1.14	1.13	1.08
∞	1.64	1.60	1.57	1.51	1.46	1.42	1.39	1.37	1.35	1.24	1.17	1.14	1.12	1.11	1.00

$\alpha = 0.01$

ν_2	ν_1															
	1	2	3	4	5	6	7	8	9	10	12	14	16	18	20
1	4052	5000	5403	5625	5764	5859	5928	5981	6022	6056	6106	6143	6170	6192	6209
2	98.50	99.00	99.17	99.25	99.30	99.33	99.36	99.37	99.39	99.40	99.42	99.43	99.44	99.44	99.45
3	34.12	30.82	29.46	28.71	28.24	27.91	27.67	27.49	27.35	27.23	27.05	26.92	26.83	26.75	26.69
4	21.20	18.00	16.69	15.98	15.52	15.21	14.98	14.80	14.66	14.55	14.37	14.25	14.15	14.08	14.02
5	16.26	13.27	12.06	11.39	10.97	10.67	10.46	10.29	10.16	10.05	9.89	9.77	9.68	9.61	9.55
6	13.75	10.92	9.78	9.15	8.75	8.47	8.26	8.10	7.98	7.87	7.72	7.60	7.52	7.45	7.40
7	12.25	9.55	8.45	7.85	7.46	7.19	6.99	6.84	6.72	6.62	6.47	6.36	6.28	6.21	6.16
8	11.26	8.65	7.59	7.01	6.63	6.37	6.18	6.03	5.91	5.81	5.67	5.56	5.48	5.41	5.36
9	10.56	8.02	6.99	6.42	6.06	5.80	5.61	5.47	5.35	5.26	5.11	5.01	4.92	4.86	4.81
10	10.04	7.56	6.55	5.99	5.64	5.39	5.20	5.06	4.94	4.85	4.71	4.60	4.52	4.46	4.41
11	9.65	7.21	6.22	5.67	5.32	5.07	4.89	4.74	4.63	4.54	4.40	4.29	4.21	4.15	4.10
12	9.33	6.93	5.95	5.41	5.06	4.82	4.64	4.50	4.39	4.30	4.16	4.05	3.97	3.91	3.86
13	9.07	6.70	5.74	5.21	4.86	4.62	4.44	4.30	4.19	4.10	3.96	3.86	3.78	3.72	3.66
14	8.86	6.51	5.56	5.04	4.69	4.46	4.28	4.14	4.03	3.94	3.80	3.70	3.62	3.56	3.51
15	8.68	6.36	5.42	4.89	4.56	4.32	4.14	4.00	3.89	3.80	3.67	3.56	3.49	3.42	3.37
16	8.53	6.23	5.29	4.77	4.44	4.20	4.03	3.89	3.78	3.69	3.55	3.45	3.37	3.31	3.26
17	8.40	6.11	5.18	4.67	4.34	4.10	3.93	3.79	3.68	3.59	3.46	3.35	3.27	3.21	3.16
18	8.29	6.01	5.09	4.58	4.25	4.01	3.84	3.71	3.60	3.51	3.37	3.27	3.19	3.13	3.08
19	8.18	5.93	5.01	4.50	4.17	3.94	3.77	3.63	3.52	3.43	3.30	3.19	3.12	3.05	3.00
20	8.10	5.85	4.94	4.43	4.10	3.87	3.70	3.56	3.46	3.37	3.23	3.13	3.05	2.99	2.94
21	8.02	5.78	4.87	4.37	4.04	3.81	3.64	3.51	3.40	3.31	3.17	3.07	2.99	2.93	2.88
22	7.95	5.72	4.82	4.31	3.99	3.76	3.59	3.45	3.35	3.26	3.12	3.02	2.94	2.88	2.83
23	7.88	5.66	4.76	4.26	3.94	3.71	3.54	3.41	3.30	3.21	3.07	2.97	2.89	2.83	2.78
24	7.82	5.61	4.72	4.22	3.90	3.67	3.50	3.36	3.26	3.17	3.03	2.93	2.85	2.79	2.74
25	7.77	5.57	4.68	4.18	3.85	3.63	3.46	3.32	3.22	3.13	2.99	2.89	2.81	2.75	2.70
26	7.72	5.53	4.64	4.14	3.82	3.59	3.42	3.29	3.18	3.09	2.96	2.86	2.78	2.72	2.66
27	7.68	5.49	4.60	4.11	3.78	3.56	3.39	3.26	3.15	3.06	2.93	2.82	2.75	2.68	2.63
28	7.64	5.45	4.57	4.07	3.75	3.53	3.36	3.23	3.12	3.03	2.90	2.79	2.72	2.65	2.60
29	7.60	5.42	4.54	4.04	3.73	3.50	3.33	3.20	3.09	3.00	2.87	2.77	2.69	2.63	2.57
30	7.56	5.39	4.51	4.02	3.70	3.47	3.30	3.17	3.07	2.98	2.84	2.74	2.66	2.60	2.55
32	7.50	5.34	4.46	3.97	3.65	3.43	3.26	3.13	3.02	2.93	2.80	2.70	2.62	2.55	2.50
34	7.44	5.29	4.42	3.93	3.61	3.39	3.22	3.09	2.98	2.89	2.76	2.66	2.58	2.51	2.46
36	7.40	5.25	4.38	3.89	3.57	3.35	3.18	3.05	2.95	2.86	2.72	2.62	2.54	2.48	2.43
38	7.35	5.21	4.34	3.86	3.54	3.32	3.15	3.02	2.92	2.83	2.69	2.59	2.51	2.45	2.40
40	7.31	5.18	4.31	3.83	3.51	3.29	3.12	2.99	2.89	2.80	2.66	2.56	2.48	2.42	2.37
42	7.28	5.15	4.29	3.80	3.49	3.27	3.10	2.97	2.86	2.78	2.64	2.54	2.46	2.40	2.34
44	7.25	5.12	4.26	3.78	3.47	3.24	3.08	2.95	2.84	2.75	2.62	2.52	2.44	2.37	2.32
46	7.22	5.10	4.24	3.76	3.44	3.22	3.06	2.93	2.82	2.73	2.60	2.50	2.42	2.35	2.30
48	7.19	5.08	4.22	3.74	3.43	3.20	3.04	2.91	2.80	2.71	2.58	2.48	2.40	2.33	2.28
50	7.17	5.06	4.20	3.72	3.41	3.19	3.02	2.89	2.78	2.70	2.56	2.46	2.38	2.32	2.27
60	7.08	4.98	4.13	3.65	3.34	3.12	2.95	2.82	2.72	2.63	2.50	2.39	2.31	2.25	2.20
80	6.96	4.88	4.04	3.56	3.26	3.04	2.87	2.74	2.64	2.55	2.42	2.31	2.23	2.17	2.12
100	6.90	4.82	3.98	3.51	3.21	2.99	2.82	2.69	2.59	2.50	2.37	2.27	2.19	2.12	2.07
125	6.84	4.78	3.94	3.47	3.17	2.95	2.79	2.66	2.55	2.47	2.33	2.23	2.15	2.08	2.03
150	6.81	4.75	3.91	3.45	3.14	2.92	2.76	2.63	2.53	2.44	2.31	2.20	2.12	2.06	2.00
200	6.76	4.71	3.88	3.41	3.11	2.89	2.73	2.60	2.50	2.41	2.27	2.17	2.09	2.03	1.97
300	6.72	4.68	3.85	3.38	3.08	2.86	2.70	2.57	2.47	2.38	2.24	2.14	2.06	1.99	1.94
500	6.69	4.65	3.82	3.36	3.05	2.84	2.68	2.55	2.44	2.36	2.22	2.12	2.04	1.97	1.92
1000	6.66	4.63	3.80	3.34	3.04	2.82	2.66	2.53	2.43	2.34	2.20	2.10	2.02	1.95	1.90
∞	6.63	4.61	3.78	3.32	3.02	2.80	2.64	2.51	2.41	2.32	2.18	2.08	2.00	1.93	1.88

$\alpha = 0.01$

ν_2	ν_1														
	22	24	26	28	30	35	40	45	50	60	80	100	200	500	∞
1	6223	6235	6245	6253	6261	6276	6287	6296	6303	6313	6326	6334	6350	6360	6366
2	99.45	99.46	99.46	99.46	99.47	99.47	99.47	99.48	99.48	99.48	99.49	99.49	99.49	99.50	99.50
3	26.64	26.60	26.56	26.53	26.50	26.45	26.41	26.38	26.35	26.32	26.27	26.24	26.18	26.15	26.13
4	13.97	13.93	13.89	13.86	13.84	13.79	13.75	13.71	13.69	13.65	13.61	13.58	13.52	13.49	13.46
5	9.51	9.47	9.43	9.40	9.38	9.33	9.29	9.26	9.24	9.20	9.16	9.13	9.08	9.04	9.02
6	7.35	7.31	7.28	7.25	7.23	7.18	7.14	7.11	7.09	7.06	7.01	6.99	6.93	6.90	6.88
7	6.11	6.07	6.04	6.02	5.99	5.94	5.91	5.88	5.86	5.82	5.78	5.75	5.70	5.67	5.65
8	5.32	5.28	5.25	5.22	5.20	5.15	5.12	5.09	5.07	5.03	4.99	4.96	4.91	4.88	4.86
9	4.77	4.73	4.70	4.67	4.65	4.60	4.57	4.54	4.52	4.48	4.44	4.41	4.36	4.33	4.31
10	4.36	4.33	4.30	4.27	4.25	4.20	4.17	4.14	4.12	4.08	4.04	4.01	3.96	3.93	3.91
11	4.06	4.02	3.99	3.96	3.94	3.89	3.86	3.83	3.81	3.78	3.73	3.71	3.66	3.62	3.60
12	3.82	3.78	3.75	3.72	3.70	3.65	3.62	3.59	3.57	3.54	3.49	3.47	3.41	3.38	3.36
13	3.62	3.59	3.56	3.53	3.51	3.46	3.43	3.40	3.38	3.34	3.30	3.27	3.22	3.19	3.17
14	3.46	3.43	3.40	3.37	3.35	3.30	3.27	3.24	3.22	3.18	3.14	3.11	3.06	3.03	3.01
15	3.33	3.29	3.26	3.24	3.21	3.17	3.13	3.10	3.08	3.05	3.00	2.98	2.92	2.89	2.87
16	3.22	3.18	3.15	3.12	3.10	3.05	3.02	2.99	2.97	2.93	2.89	2.86	2.81	2.78	2.75
17	3.12	3.08	3.05	3.03	3.00	2.96	2.92	2.89	2.87	2.83	2.79	2.76	2.71	2.68	2.65
18	3.03	3.00	2.97	2.94	2.92	2.87	2.84	2.81	2.78	2.75	2.70	2.68	2.62	2.59	2.57
19	2.96	2.92	2.89	2.87	2.84	2.80	2.76	2.73	2.71	2.67	2.63	2.60	2.55	2.51	2.49
20	2.90	2.86	2.83	2.80	2.78	2.73	2.69	2.67	2.64	2.61	2.56	2.54	2.48	2.44	2.42
21	2.84	2.80	2.77	2.74	2.72	2.67	2.64	2.61	2.58	2.55	2.50	2.48	2.42	2.38	2.36
22	2.78	2.75	2.72	2.69	2.67	2.62	2.58	2.55	2.53	2.50	2.45	2.42	2.36	2.33	2.31
23	2.74	2.70	2.67	2.64	2.62	2.57	2.54	2.51	2.48	2.45	2.40	2.37	2.32	2.28	2.26
24	2.70	2.66	2.63	2.60	2.58	2.53	2.49	2.46	2.44	2.40	2.36	2.33	2.27	2.24	2.21
25	2.66	2.62	2.59	2.56	2.54	2.49	2.45	2.42	2.40	2.36	2.32	2.29	2.23	2.19	2.17
26	2.62	2.58	2.55	2.53	2.50	2.45	2.42	2.39	2.36	2.33	2.28	2.25	2.19	2.16	2.13
27	2.59	2.55	2.52	2.49	2.47	2.42	2.38	2.35	2.33	2.29	2.25	2.22	2.16	2.12	2.10
28	2.56	2.52	2.49	2.46	2.44	2.39	2.35	2.32	2.30	2.26	2.22	2.19	2.13	2.09	2.07
29	2.53	2.49	2.46	2.44	2.41	2.36	2.33	2.30	2.27	2.23	2.19	2.16	2.10	2.06	2.04
30	2.51	2.47	2.44	2.41	2.39	2.34	2.30	2.27	2.25	2.21	2.16	2.13	2.07	2.03	2.01
32	2.46	2.42	2.39	2.36	2.34	2.29	2.25	2.22	2.20	2.16	2.11	2.08	2.02	1.98	1.96
34	2.42	2.38	2.35	2.32	2.30	2.25	2.21	2.18	2.16	2.12	2.07	2.04	1.98	1.94	1.91
36	2.38	2.35	2.32	2.29	2.26	2.21	2.18	2.14	2.12	2.08	2.03	2.00	1.94	1.90	1.87
38	2.35	2.32	2.28	2.26	2.23	2.18	2.14	2.11	2.09	2.05	2.00	1.97	1.90	1.86	1.84
40	2.33	2.29	2.26	2.23	2.20	2.15	2.11	2.08	2.06	2.02	1.97	1.94	1.87	1.83	1.81
42	2.30	2.26	2.23	2.20	2.18	2.13	2.09	2.06	2.03	1.99	1.94	1.91	1.85	1.80	1.78
44	2.28	2.24	2.21	2.18	2.15	2.10	2.07	2.03	2.01	1.97	1.92	1.89	1.82	1.78	1.75
46	2.26	2.22	2.19	2.16	2.13	2.08	2.04	2.01	1.99	1.95	1.90	1.86	1.80	1.76	1.73
48	2.24	2.20	2.17	2.14	2.12	2.06	2.02	1.99	1.97	1.93	1.88	1.84	1.78	1.73	1.71
50	2.22	2.18	2.15	2.12	2.10	2.05	2.01	1.97	1.95	1.91	1.86	1.82	1.76	1.71	1.68
60	2.15	2.12	2.08	2.05	2.03	1.98	1.94	1.90	1.88	1.84	1.78	1.75	1.68	1.63	1.60
80	2.07	2.03	2.00	1.97	1.94	1.89	1.85	1.82	1.79	1.75	1.69	1.65	1.58	1.53	1.50
100	2.02	1.98	1.95	1.92	1.89	1.84	1.80	1.76	1.74	1.69	1.63	1.60	1.52	1.47	1.43
125	1.98	1.94	1.91	1.88	1.85	1.80	1.76	1.72	1.69	1.65	1.59	1.55	1.47	1.41	1.37
150	1.96	1.92	1.88	1.85	1.83	1.77	1.73	1.69	1.66	1.62	1.56	1.52	1.43	1.38	1.33
200	1.93	1.89	1.85	1.82	1.79	1.74	1.69	1.66	1.63	1.58	1.52	1.48	1.39	1.33	1.28
300	1.89	1.85	1.82	1.79	1.76	1.70	1.66	1.62	1.59	1.55	1.48	1.44	1.35	1.28	1.22
500	1.87	1.83	1.79	1.76	1.74	1.68	1.63	1.60	1.57	1.52	1.45	1.41	1.31	1.23	1.17
1000	1.85	1.81	1.77	1.74	1.72	1.66	1.61	1.58	1.54	1.50	1.43	1.38	1.28	1.19	1.12
∞	1.83	1.79	1.76	1.72	1.70	1.64	1.59	1.55	1.52	1.47	1.40	1.36	1.25	1.15	1.00

附表 3　χ^2 分布界值表

自由度 ν	$1-\alpha$												
	0.005	0.010	0.025	0.050	0.100	0.250	0.500	0.750	0.900	0.950	0.975	0.990	0.995
1					0.02	0.10	0.45	1.32	2.71	3.84	5.02	6.63	7.88
2	0.01	0.02	0.05	0.10	0.21	0.58	1.39	2.77	4.61	5.99	7.38	9.21	10.60
3	0.07	0.11	0.22	0.35	0.58	1.21	2.37	4.11	6.25	7.81	9.35	11.34	12.84
4	0.21	0.30	0.48	0.71	1.06	1.92	3.36	5.39	7.78	9.49	11.14	13.28	14.86
5	0.41	0.55	0.83	1.15	1.61	2.67	4.35	6.63	9.24	11.07	12.83	15.09	16.75
6	0.68	0.87	1.24	1.64	2.20	3.45	5.35	7.84	10.64	12.59	14.45	16.81	18.55
7	0.99	1.24	1.69	2.17	2.83	4.25	6.35	9.04	12.02	14.07	16.01	18.48	20.28
8	1.34	1.65	2.18	2.73	3.49	5.07	7.34	10.22	13.36	15.51	17.53	20.09	21.95
9	1.73	2.09	2.70	3.33	4.17	5.90	8.34	11.39	14.68	16.92	19.02	21.67	23.59
10	2.16	2.56	3.25	3.94	4.87	6.74	9.34	12.55	15.99	18.31	20.48	23.21	25.19
11	2.60	3.05	3.82	4.57	5.58	7.58	10.34	13.70	17.28	19.68	21.92	24.72	26.76
12	3.07	3.57	4.40	5.23	6.30	8.44	11.34	14.85	18.55	21.03	23.34	26.22	28.30
13	3.57	4.11	5.01	5.89	7.04	9.30	12.34	15.98	19.81	22.36	24.74	27.69	29.82
14	4.07	4.66	5.63	6.57	7.79	10.17	13.34	17.12	21.06	23.68	26.12	29.14	31.32
15	4.60	5.23	6.26	7.26	8.55	11.04	14.34	18.25	22.31	25.00	27.49	30.58	32.80
16	5.14	5.81	6.91	7.96	9.31	11.91	15.34	19.37	23.54	26.30	28.85	32.00	34.27
17	5.70	6.41	7.56	8.67	10.09	12.79	16.34	20.49	24.77	27.59	30.19	33.41	35.72
18	6.26	7.01	8.23	9.39	10.86	13.68	17.34	21.60	25.99	28.87	31.53	34.81	37.16
19	6.84	7.63	8.91	10.12	11.65	14.56	18.34	22.72	27.20	30.14	32.85	36.19	38.58
20	7.43	8.26	9.59	10.85	12.44	15.45	19.34	23.83	28.41	31.41	34.17	37.57	40.00
21	8.03	8.90	10.28	11.59	13.24	16.34	20.34	24.93	29.62	32.67	35.48	38.93	41.40
22	8.64	9.54	10.98	12.34	14.04	17.24	21.34	26.04	30.81	33.92	36.78	40.29	42.80
23	9.26	10.20	11.69	13.09	14.85	18.14	22.34	27.14	32.01	35.17	38.08	41.64	44.18
24	9.89	10.86	12.40	13.85	15.66	19.04	23.34	28.24	33.20	36.42	39.36	42.98	45.56
25	10.52	11.52	13.12	14.61	16.47	19.94	24.34	29.34	34.38	37.65	40.65	44.31	46.93
26	11.16	12.20	13.84	15.38	17.29	20.84	25.34	30.43	35.56	38.89	41.92	45.64	48.29
27	11.81	12.88	14.57	16.15	18.11	21.75	26.34	31.53	36.74	40.11	43.19	46.96	49.64
28	12.46	13.56	15.31	16.93	18.94	22.66	27.34	32.62	37.92	41.34	44.46	48.28	50.99
29	13.12	14.26	16.05	17.71	19.77	23.57	28.34	33.71	39.09	42.56	45.72	49.59	52.34
30	13.79	14.95	16.79	18.49	20.60	24.48	29.34	34.80	40.26	43.77	46.98	50.89	53.67
40	20.71	22.16	24.43	26.51	29.05	33.66	39.34	45.62	51.81	55.76	59.34	63.69	66.77
50	27.99	29.71	32.36	34.76	37.69	42.94	49.33	56.33	63.17	67.50	71.42	76.15	79.49
60	35.53	37.48	40.48	43.19	46.46	52.29	59.33	66.98	74.40	79.08	83.30	88.38	91.95
70	43.28	45.44	48.76	51.74	55.33	61.70	69.33	77.58	85.53	90.53	95.02	100.43	104.21
80	51.17	53.54	57.15	60.39	64.28	71.14	79.33	88.13	96.58	101.88	106.63	112.33	116.32
90	59.20	61.75	65.65	69.13	73.29	80.62	89.33	98.65	107.57	113.15	118.14	124.12	128.30
100	67.33	70.06	74.22	77.93	82.36	90.13	99.33	109.14	118.50	124.34	129.56	135.81	140.17

中英文对照

B

半参数回归模型　semi-parametric regression model
比数　odds
比数比　odds ratio，OR
边缘分布函数　marginal distribution function
边缘密度函数　marginal density function
标准化残差　standardized residual
标准化偏回归系数　standardized partial regression
　coefficient
不完全数据　incomplete data

C

残差　residual
残差平方和　residual sum of squares
超散布性　overdispersion
尺度参数　scale parameter
赤池信息量准则　Akaike information criterion，AIC
抽样分布　sampling distribution

D

单独效应　unique effect
刀切法　jackknife
得分函数　score function
等比例风险　proportional hazards
典型判别　canonical discriminant
动态聚类　dynamic clustering
对数线性 Poisson 模型　log-linear Poisson model
对数优势比　logarism of odds ratio
多重共线性　multicollinearity
多项分布　multinomial distribution
多元统计分析　multivariate statistical analysis
多元线性回归模型　multiple linear regression model
多元正态分布　multivariate normal distribution

F

方差膨胀因子　variance inflation factor，VIF
方差协方差矩阵　variance-covariance matrix
风险比　hazard ratio，HR
风险函数　hazard function
风险指数　hazard index，HI
负二项分布　negative binomial distribution

G

概率　probability

广义距离　generalized distance
广义 Logit 模型　generalized Logit model
广义线性模型　generalized linear model，GLM

H

行向量　row vector
后验概率　posterior probability

J

极大似然　maximum likelihood，ML
极大似然估计值　maximum likelihood estimate，
　MLE
迹　trace
简单连接　single-linkage
交叉验证　cross validation
结　ties
聚类分析　cluster analysis
决定系数　coefficient of determination
均方根误差　root mean square error，RMSE
均方误差　mean square error，MSE
均值向量　mean vector

L

拉格朗日乘数　Lagrange multiplier，LM
类平均　average linkage
累积风险函数　cumulative hazard function
累积 Logit 模型　cumulative Logit model
离散参数　dispersion parameter
连接函数　link function
联合分布函数　joint distribution function
联合概率密度函数　joint probability density
　function
联合概率质量函数　joint probability mass function
列向量　column vector

N

拟合优度　goodness of fit

O

欧几里得距离　Euclidean distance

P

判别分析　discriminant analysis
偏差统计量　deviance statistic
偏回归系数　partial regression coefficient
偏效应　partial effect

普通最小二乘法　ordinary least square，OLS

Q

起始事件　initial event

区间删失　interval censored

R

容忍度　tolerance，TOL

S

删失数据　censored data

生存分析　survival analysis

生存函数　survival function

生存时间　survival time

剩余标准差　residual standard deviation

失访　loss to follow-up

失效时间　failure time

失效事件　failure event

似然比　likelihood ratio，LR

数据矩阵　data matrix

随机向量　random vector

T

特征根　eigenvalue

条件分布　conditional distribution

条件指数　condition index

统计距离　statistical distance

椭球形分布　elliptical distribution

调整决定系数或校正决定系数　adjusted coefficient of determination

W

完全连接　complete-linkage

完全数据　complete data

无偏估计量　unbiased estimator

误差　error

误差平方和　sum of squares for error

X

系统聚类法　hierarchical clustering

先验概率　prior probability

线性 Poisson 模型　linear Poisson model

相对危险度　relative risk

相关系数矩阵　correlation matrix

响应函数　response function

效应编码　effect coding

协方差矩阵　covariance matrix

信息矩阵　information matrix

形状参数　shape parameter

Y

哑变量编码　dummy variable coding

异常点　outliers

右删失　right censored

Z

指数分布　exponential distribution

中心极限定理　central limit theorem

终点事件　endpoint event

重心　centroid

逐步判别分析　stepwise discriminant analysis

自然参数　natural parameter

总离差平方和　total sum of squares of deviations

最近邻　nearest neighbor

左删失　left censored

其他

Cox 比例风险回归模型　Cox's proportional hazards regression model

Q 型聚类　case cluster analysis

R 型聚类　variable cluster analysis